健康中国 2030·专科护理健康教育系列丛书

传染科护理健康教育

主　编　李海兰　李　园　张　昕

副主编　王莉慧　陈晓薇　林晓岚　曾华志

编　者　（按姓氏汉语拼音排序）

陈晓薇（南方医科大学南方医院）　　　　陈苑莉（中山大学附属第三医院）

范玉云（广州市胸科医院）　　　　　　　李　园（南方医科大学南方医院）

李海兰（南方医科大学南方医院）　　　　林晓岚（中山大学附属第三医院）

吴　丹（中国人民解放军第三〇二医院）　王莉慧（南方医科大学南方医院）

熊　玲（南方医科大学南方医院）　　　　杨　滢（中国人民解放军第三〇二医院）

曾华志（广州市胸科医院）　　　　　　　张　玲（广州市胸科医院）

张　昕（中国人民解放军第三〇二医院）　郑丽花（中山大学附属第三医院）

钟　婷（广州市白云区同德街社区卫生服务中心）

秘　书　熊　玲

科学出版社

北　京

内 容 简 介

　　本书以传染科患者的护理及健康教育为主线,以临床工作者关注的问题为主题,简述了各种传染病(包括近年来新发传染病)的基本概念、病因病理,重点阐述了其流行病学特征、临床表现、在院病人的病情观察、护理治疗措施、用药观察、应急处置、消毒隔离以及慢性传染病的自我观察、病情进展监测、用药指导、生活保健、家庭与社会相关传播的预防措施等。

　　本书可供传染科医生、社区医务人员及患者家属阅读参考。

图书在版编目(CIP)数据

传染科护理健康教育 / 李海兰,李园,张昕主编. —北京:科学出版社,2018.6

(健康中国 2030·专科护理健康教育系列丛书)

ISBN 978-7-03-057866-2

Ⅰ. ①传… Ⅱ. ①李… ②李… ③张… Ⅲ. ①传染病—护理学—健康教育 Ⅳ. ①R473.5

中国版本图书馆 CIP 数据核字(2018)第 125953 号

责任编辑:张天佐　胡治国 / 责任校对:郭瑞芝
责任印制:徐晓晨 / 封面设计:陈　敬

科学出版社 出版
北京东黄城根北街 16 号
邮政编码:100717
http://www.sciencep.com

北京科印技术咨询服务有限公司数码印刷分部印刷
科学出版社发行　各地新华书店经销
*

2018 年 6 月第 一 版　　开本:789×1092　1/16
2025 年 3 月第四次印刷　　印张:16 1/4
字数:389 000
定价:**98.00 元**
(如有印装质量问题,我社负责调换)

健康中国 2030·专科护理健康教育系列丛书
丛书编委会

丛 书 前 言

　　随着社会的进步，生活水平和文化生活的不断提高，人们对疾病护理和健康知识的需求越来越高，给护理工作提出了新的要求。同时，随着医学模式由生物学向生物-心理-社会医学的转变，护理模式也由单纯的疾病护理向以患者为中心的整体护理转变。健康教育则是整体护理中的一个重要环节，护士在健康服务体系中不仅仅是一个照护者、治疗者，而且是健康的维护者、教育者。它要求护士不仅为患者提供适当的治疗和护理，还要针对不同的患者、不同的人群开展相关疾病的健康教育，以提高患者的自控行为能力，减轻或消除患者的心理负担，促进疾病的治疗和康复。不仅有利于提高患者对医护人员的信任感，同时有利于增强患者的自我保健意识，防止疾病的复发，而且对患者在住院期间的不同阶段也会产生不同的促进作用。

　　目前我国护理队伍普遍存在学历偏低、年轻化、经验不足、资源分配不均等特点，如何帮助这支年轻的护理队伍在短时间内掌握疾病的基础知识及新技术的护理要点，使临床护理人员更加专业、全面地给患者或家属提供专业个性的指导成为当务之急。正是在这样的背景下，科学出版社及时组织临床护理专家出版了"健康中国 2030·专科护理健康教育系列丛书"，该系列丛书的出版对于推进我国当前护理工作的开展具有现实意义。第一辑共有 20 个分册，各分册间相互独立又彼此关联，涵盖了内科、外科、妇科、产科、儿科等多个学科。归纳起来，本系列丛书具有以下特色。

　　1. 内容丰富、涵盖面广。

　　2. 注重讲解各专科疾病的基本概念、发病病因、临床表现、相关检查、治疗原则、护理要点、预防保健等，对于各专科患者关心的运动、心理、社会、日常保健、调养、康复等相关的健康教育，以及大众所关心的热点问题、难点问题、常见的认识误区、容易混淆的概念做了明确的解答。

　　3. 全书采用问答形式，便于查阅。

　　4. 编写队伍由活跃在临床一线的经验丰富的护理业务骨干组成，具有较高水准，对于实际工作的指导性很强。

　　我们真诚地希望护理同仁们通过阅读本丛书，能提高自己的专业知识和自身素质，在实践中为患者提供优质、安全、贴心的护理。

　　本系列丛书的编写，我们力求准确全面，但由于水平有限，不足之处在所难免，我们真诚地希望广大读者和护理同仁批评指正，以便我们今后不断修正。

周宏珍

2017 年 6 月

前　　言

  本书根据临床需要，集国内本专业著名医院优势专家撰写。在长期临床实践经验基础上，参考前沿研究成果，以传染病患者的护理及健康教育为主线，以临床工作者关注问题为主题，简述了各传染病（包括近年来新发传染病）的基本概念、病因病理，重点阐述了其流行病学特征、临床表现、在院患者的病情观察、护理治疗措施、用药观察、应急处置、消毒隔离，以及慢性传染病的自我观察、病情进展监测、用药指导、生活保健、家庭与社会相关传播的预防措施等。

  本书希望对临床工作者（特别是传染病临床护理人员）、传染病社区护理人员及传染病预防控制人员提高护理和教育水平有所裨益，也希望对慢性传染病预防保健有较高需求的患者或其家属有所帮助。

  本书旨在与同道们共同交流本专业知识和成功经验，使我们的护理和教育更贴近患者和社会的需要。

  本书是群体智慧和经验的汇集，谨向关注、支持、直接和间接帮助过参编人员的老师、朋友和家人表示真诚的谢意。

李海兰

2017 年 3 月 7 日于广州

目　　录

第一章 总 论

一、什么是传染病？它与感染性疾病有什么区别？

传染病（communicable diseases）是由病原体感染人体后引起的具有传染性的疾病。常见的病原体有朊毒体、病毒、细菌、衣原体、立克次体、支原体、螺旋体、真菌、原虫、蠕虫等。其中，由原虫和蠕虫感染人体后引起的疾病又称寄生虫病。

感染性疾病（infectious diseases）是指由病原体感染所致的疾病，包括传染病和非传染性感染性疾病（noncommunicable infectious diseases）。传染病传染性强，各病有传染期，可引起社会上健康的易感者发病，在一定条件下可致某病的流行或大流行。非传染性感染性疾病一般通过接触传播，以散发为主，在医院内可因医源性诊疗使病原菌侵入体内或病原体在体内移位而引起感染或定植，免疫低下的患者可引起机会性感染，消毒隔离不力可导致医院感染的局部暴发。

二、我国法定传染病有哪些？

2004 年 12 月 1 日起施行的《中华人民共和国传染病防治法》规定的传染病分为甲类、乙类和丙类。

甲类传染病：鼠疫、霍乱。

乙类传染病：传染性非典型肺炎、艾滋病、病毒性肝炎、脊髓灰质炎、人感染高致病性禽流感、麻疹、流行性出血热、狂犬病、流行性乙型脑炎、登革热、炭疽、细菌性和阿米巴性痢疾、肺结核、伤寒和副伤寒、流行性脑脊髓膜炎、百日咳、白喉、新生儿破伤风、猩红热、布鲁菌病、淋病、梅毒、钩端螺旋体病、血吸虫病、疟疾。对乙类传染病中传染性非典型肺炎、炭疽中的肺炭疽和人感染高致病性禽流感，采取甲类传染病的预防、控制措施。

丙类传染病：流行性感冒、流行性腮腺炎、风疹、急性出血性结膜炎、麻风病、流行性和地方性斑疹伤寒、黑热病、包虫病、丝虫病，除霍乱、细菌性和阿米巴性痢疾、伤寒和副伤寒以外的感染性腹泻病。

对乙类传染病中传染性非典型肺炎、炭疽中的肺炭疽和人感染高致病性禽流感，采取本法所称甲类传染病的预防、控制措施。其他乙类传染病和突发原因不明的传染病需要采取本法所称甲类传染病的预防、控制措施的，由国务院卫生行政部门及时报经国务院批准后予以公布、实施。

三、目前我国法定传染病疫情概况怎样？

中华人民共和国国家卫生和计划生育委员会 2016 年 5 月公布：2016 年 4 月（2016 年 4 月 1 日 0 时至 4 月 30 日 24 时），全国（不含港澳台，下同）共报告法定传染病 653 680 例，死亡 1285 人。其中，甲类传染病中鼠疫无发病、死亡报告，霍乱报告发病 2 例，无死亡。乙类传染病中传染性非典型肺炎、脊髓灰质炎、人感染高致病性禽流感和白喉无发病、死亡报告，其余 22 种传染病共报告发病 303 684 例，死亡 1259 人。报告发病数居前 5 位的病种依次为病毒性肝炎、肺结核、梅毒、淋病及细菌性和阿米巴性痢疾，占乙类传染病报告病例总数的 92%。

同期，全国共报告丙类传染病发病 349 994 例，死亡 26 人，无丝虫病发病、死亡报告。报告发病数居前 3 位的病种依次为手足口病、其他感染性腹泻病和流行性感冒，占丙类传染病报告病例总数的 95%。

四、医疗机构在传染病防治中的职责是什么？

2004 年 12 月 1 日起施行的《中华人民共和国传染病防治法》要求医疗机构承担与医疗救治有关的传染病防治工作和责任区域内的传染病预防工作，不得泄露涉及个人隐私的有关信息、资料。任何单位和个人不得歧视传染病患者、病原携带者和疑似传染病患者。2013 年 1 月 1 日起施行的

《性病防治管理办法》指出：医疗机构及其医务人员对就诊者进行性病相关检查时，应当遵循知情同意的原则。

五、传染病患者在传染病防治中的责任是什么？

2004 年 12 月 1 日起施行的《中华人民共和国传染病防治法》指出：在中华人民共和国领域内的一切单位和个人，必须接受疾病预防控制机构、医疗机构有关传染病的调查、检验、采集样本、隔离治疗等预防、控制措施，如实提供有关情况。传染病患者、病原携带者和疑似传染病患者，在治愈前或者在排除传染病嫌疑前，不得从事法律、行政法规和国务院卫生行政部门规定禁止从事的易使该传染病扩散的工作。

六、性病患者有哪些权利和义务？

2013 年 1 月 1 日起施行的《性病防治管理办法》指出：任何单位和个人不得歧视性病患者及其家属。性病患者就医、入学、就业、婚育等合法权益受法律保护。性病患者应当采取必要的防护措施，防止感染他人，不得以任何方式故意传播性病。性病患者违反规定，导致性病传播扩散，给他人人身、财产造成损害的，应当依法承担民事赔偿责任；构成犯罪的，依法追究刑事责任。

七、感染过程的临床表现有哪些？有何特点？

感染过程的表现包括病原体被清除、隐性感染（亚临床感染）、显性感染（临床感染）、病原携带状态、潜伏性感染等 5 种，这 5 种感染表现形式可在一定的条件下相互转化，在不同的传染病中各有侧重。一般地说，隐性感染最常见，病原携带次之，显性感染比例最少，一旦出现容易识别。在病原携带状态时，不显出临床症状而能排出病原体，成为传染病流行的重要传染源。

八、感染过程中病原体的致病因素有哪些？

感染过程中病原体的致病因素：侵袭力、毒力、数量及变异性。对于呼吸道传播的疾病在病房内加强通风，降低病原体的数量，以减少其致病作用。

九、感染过程中机体的免疫应答作用有哪些？

感染过程中机体的免疫应答有非特异性免疫应答（天然屏障、吞噬作用、体液因子）和特异性免疫应答。免疫应答可以是保护机体免受病原体入侵、破坏的保护性免疫应答，也可以是促进病理生理过程及组织损伤的变态反应。病原体入侵机体后是否发病，取决于病原体的致病能力和机体免疫应答的综合作用。

十、传染病的基本特征有哪些？

传染病有 4 个基本特征：有病原体、有传染性、有流行病学特征及感染后免疫。其中流行病学特征包括流行性（散发、流行、大流行、暴发）、季节性及地方性。

十一、传染病的临床特点有哪些？

（1）病程发展的阶段性：急性传染病的发生、发展和转归，通常分为潜伏期、前驱期、症状明显期、恢复期四个阶段。有些传染病进入恢复期后，可出现复发或再燃，有些患者会留下后遗症。

（2）常见的症状与体征：发热、皮疹、毒血症状及单核-巨噬细胞系统反应等。

（3）临床类型：根据传染病临床过程的长短、轻重及临床特征，可分为急性、亚急性、慢性、轻型；中型、重型、暴发型；典型及非典型等。

十二、传染病流行的基本条件是什么？

构成传染病流行的 3 个基本条件是传染源、传播途径和人群易感性。

（1）传染源：主要有患者、隐性感染者、病原携带者、受感染的动物等。

（2）传播途径：包括接触传播、空气传播及飞沫传播。接触传播可以是直接接触，也可以通过媒介间接接触，如水、食物、手、用具、玩具、昆虫、血液、血制品、体液、土壤等。空气传播是指带有病原微生物的微粒子（≤5μm）通过空气流动导致的疾病传播。飞沫传播是指带有病原微生物的飞沫核（>5μm），在空气中短距离（1 米内）移动到易感人群的口、鼻黏膜或眼结膜等导致的传播。

（3）人群易感性：易感者在某一特定人群中的比例决定该人群的易感性。易感人群越多，人群易感性越高。普遍推行人工自动免疫，可把人群易感性降到最低，使流行不再发生。

十三、怎样预防传染病的传播？

传染病的预防工作应根据各种传染病的特点，针对流行过程的三个环节，采取相应的预防措施。

（1）管理传染源：对患者应尽量做到早发现、早诊断、早报告、早隔离、早治疗；对接触者应做好检疫；对病原携带者应早发现，做好登记，加强保健及预防疾病传播的教育，指导督促养成良好的卫生和生活习惯，定期随访，必要时应调整工作岗位或隔离；对动物传染源应根据动物的病种和经济价值，予以隔离、治疗或杀灭。

（2）切断传播途径：通过消毒隔离的方法切断传染病的传播途径。

（3）保护易感人群

1）通过加强体育锻炼、调节饮食、养成良好卫生生活习惯、改善居住条件、协调人际关系、保持心情愉快等增强机体非特异性免疫力。

2）通过预防接种（包括人工主动免疫和人工被动免疫）增强机体的特异性免疫力。计划免疫和儿童基础免疫方案的实施对传染病的预防起关键性的作用。

3）对某些尚无特异性免疫方法或免疫效果不理想的传染病，在流行期间可给易感者口服预防药物，对降低发病率和控制流行有一定的作用。如艾滋病职业暴露后尽快服用抗病毒药物，服用乙胺嘧啶预防疟疾等。

十四、什么是隔离？隔离的管理要求有哪些？

隔离（isolation）是采用各种方法、技术，防止病原体从患者及携带者传播给他人的措施。

隔离的管理有如下要求：

（1）在新建、改建与扩建时，建筑布局应具备隔离预防的功能，区域划分应明确、标识清楚。

（2）应根据国家的有关法规，结合本医院的实际情况，制订隔离预防制度并实施。

（3）应加强传染病患者的管理与教育，使患者自觉配合隔离措施及护理措施的落实。

（4）应采取有效措施，管理感染源、切断传播途径和保护易感人群。

（5）应加强医务人员隔离与预防知识的培训，为其提供合适的、必要的防护用品，掌握常见传染病的传播途径、隔离方式和防护技术，熟练掌握操作规程。

（6）医务人员的手卫生应符合 WS/T313。

（7）隔离区域的消毒应符合国家有关规定。

十五、标准预防的定义是什么？

标准预防是基于患者的血液、体液、分泌物（不包括汗液）、排泄物、非完整皮肤和黏膜均含有感染性因子的原则，针对医院所有患者和医务人员采取的一组预防感染措施，包括手卫生，根据预期可能的暴露选用手套、口罩、帽子、护目镜或防护面屏、隔离衣、防护服、负压担架、负压病房等防护服用品和设备，以及安全注射。也包括穿戴合适的防护用品处理患者环境中污染的物品与医疗器械。

在标准预防中我们需要特别注意"预期可能的暴露选用合适的防护用品"的意义。它要求我们在进行某项工作或操作前对暴露于患者的血液、体液、分泌物（不包括汗液）、排泄物、非完整皮肤和黏膜等情境，以及处理患者环境中污染的物品与医疗器械时，做出预期的判断，并根据预期的判断选择和使用好防护用品。另外，我们在脱御防护用品时要注意避免自己的身体和衣物不被使用后的防护用品污染，脱手套后要进行手卫生，若意识到可能被污染时要及时对被污染的部分进行消毒处理，或按职业暴露后的处理方法进行紧急处理。

十六、标准预防的核心内容有哪些？

标准预防的核心内容：①标准预防针对医院所有患者和医务人员；②既要防止血源性疾病的传播，也要防止非血源性疾病的传播；③强调双向防护，即既要防止疾病从患者传至医护人员，又要防止疾病从医护人员传至患者。

十七、什么是安全注射？实现安全注射的措施有哪些？

安全注射：注射不伤及接受者和提供者，并且保障所产生的废物不对社会造成危害。

实现安全注射的措施：

（1）改善患者和医护人员的行为，降低过度注射，保障注射安全。

（2）提供安全注射装置和容器，在接触有害化学药物时要提供个人防护用品。

（3）按要求对医疗锐器废物进行管理。

十八、传染病病区的隔离原则与要求有哪些？

（1）遵循"标准预防"和"基于疾病传播途径的预防"的原则，结合本院的实际情况，制订相应的隔离与预防措施。如经粪-口传播的疾病患者应特别注意"便后洗手"之后再接触其他物品及排泄物的处理；呼吸道传染病应特别注意"避免痰对环境的污染"及其消毒；蚊子传播的疾病应铲除蚊子的滋生地、患者和医务人员防蚊，环境灭蚊等。

（2）病区内应分区明确，标识清楚。隔离病室应有隔离标志（黄色：空气传播的隔离，粉色：飞沫传播的隔离，蓝色：接触传播的隔离），限制人员的出入。

（3）病房应通风良好。呼吸道传染病病房不要使用集中空调，要加强自然通风或安装机械通风设施，以保证病房内空气流通。空气传播的疾病最好收于负压病房，并按负压病房要求严格管理。

（4）传染病患者或可疑传染病患者应安置在单人隔离房间。受条件限制的医院，同种病原体感染的患者可安置于一室，每间病室不应超过4人，病床间距应不少于1.1米。患者不可以串病房，减少转运。

（5）应配备适量非接触式开关的流动水洗手设施及干手消毒液。

十九、负压病房有哪些管理要求？

（1）交付使用前应由厂家进行使用和维护的培训，并制订出相关制度。

（2）定期检测和维护设备，并做好记录。其项目有设备外观检查、单机/联机试运转试验、换气次数测定、静压差测定、高效过滤器阻力监测及检漏、更换高效过滤器等。

（3）严格区域划分和管理，设立两通道和三区之间的缓冲间。缓冲间两侧的门不应同时开启，以减少区域之间空气流通。病室的气压宜为–30Pa，缓冲间的气压宜为–15Pa。

（4）人员管理：①患者头朝排气口。②所有人员进入防护着装要求一样，处于上风位置、不要背对气流，减少停留，轻声少讲话，避免流汗，最后做易产生飞沫、气溶胶的操作。③注意手卫生。

（5）制订病房的消毒制度，并做好病房的消毒及终末消毒。患者出院所带物品应消毒处理。

（6）一间负压病室宜安排一个患者，无条件时可安排同种呼吸道感染疾病患者，并限制患者到本病室外活动。

二十、疾病的传播途径有哪些？

在《医院隔离技术规范》中将疾病的传播途径主要分为：空气传播（airborne transmission）、飞沫传播（droplet transmission）、接触传播（contact transmission）。空气传播指带有病原微生物的微粒子（≤5μm）通过空气流动导致的疾病传播。飞沫传播指带有病原微生物的飞沫核（>5μm），在空气中短距离（1米内）移动到易感人群的口、鼻黏膜或眼结膜等导致的传播。接触传播指病原体通过手、媒介物直接或间接接触导致的传播，生物媒介常见有蚊子、恙虫、跳蚤等。

二十一、经接触传播的疾病有哪些？应采取哪些隔离措施？

经接触传播疾病有肠道感染、多重耐药菌感染、皮肤感染、血液-体液传播疾病、狂犬病及寄生虫病等，工作中应采取的隔离措施有：

（1）遵循标准预防及隔离管理和隔离原则的要求进行管理和使用个人防护用品。

（2）根据感染因子载体（患者的血液、体液、分泌物、排泄物、非完整性皮肤黏膜及被感染因子污染的物品和医疗器械）存在的形式和医务人员接触感染因子的部位选择合适的隔离防护措施。如果为乙型病毒性肝炎患者采血戴手套即可。如果是抢救上消化道大出血的慢性乙型病毒性肝炎患者，我们应考虑到可能有血液的喷溅，应使用帽子、外科口罩、护目镜、手套、隔离衣、鞋套等。如果是接触疫水，当然应该对接触疫水的皮肤进行隔离防护。医务人员工作时手接触感染因子的机会最多，应注意戴手套（若皮肤有破损时应戴双层手套），脱手套后洗手。外科医生手术时应戴双层手套，在手术时间长时不管是否感到手套有破损都应更换手套。

二十二、经飞沫传播的疾病有哪些？应采取哪些隔离措施？

飞沫传播的疾病主要有百日咳、白喉、流行性感冒、病毒性腮腺炎、流行性脑脊髓膜炎等。

隔离措施在遵循"标准预防"和"隔离管理原则要求"进行管理和使用个人防护用品基础上，还应特别注意：

（1）病房加强通风，必要时进行空气的消毒。

（2）患者病情允许时，应戴外科口罩，并定期更换。应限制患者的活动范围。加强患者呼吸道分泌物管理与消毒。

（3）所有接触患者的人与患者之间的距离应保持在 1 米以上，并戴外科口罩。若工作需要接触距离小于 1 米时，应戴帽子及医用防护口罩。进行可能产生呼吸道分泌喷溅的诊疗操作时（如开放式吸痰、气管切开等），应加戴护目镜或防护面罩，必要时穿防护服。

（4）应严格按照区域流程，在不同的区域，穿戴不同的防护用品，离开时按要求摘脱，并正确处理使用后物品。

二十三、经空气传播的疾病有哪些？应采取哪些隔离措施？

空气传播的疾病主要有肺结核、水痘等，在标准预防的基础上，还应采用空气传播的隔离与预防。

隔离措施在遵循"标准预防"和"隔离管理原则要求"进行管理和使用个人防护用品基础上，还应特别注意：

（1）收入负压病房或加强病房通风，适时进行空气的消毒。无条件收治时，应尽快转送至有条件收治呼吸道传染病的医疗机构进行收治，并注意转运过程中医务人员的防护。

（2）患者病情容许时，应戴外科口罩，并定期更换。应限制患者的活动范围。加强患者呼吸道分泌物管理与消毒。

（3）进入确诊或可疑传染病患者房间时，应戴帽子、医用防护口罩。进行可能产生呼吸道分泌喷溅的诊疗操作时（如开放式吸痰、气管切开等），应加戴护目镜或防护面罩，必要时穿防护服。

（4）应严格按照区域流程，在不同的区域，穿戴不同的防护用品，离开时按要求摘脱，并正确处理使用后物品。

二十四、多重耐药菌、泛耐药菌及全耐药菌的定义是什么？

卫生部 2011 年《多重耐药菌医院感染预防与控制技术指南（试行）》中关于多重耐药菌（multidrug-resistant organism，MDRO）的定义：指对临床使用的三类或三类以上抗菌药物同时呈现耐药的细菌。

Magiorakos 等专家于 2012 年在 *Clinical Microbiology and Infection* 杂志上还提出了 XDR（extensively drug resistant）和 PDR（pan drug resistant）的概念，XDR 我们理解为泛耐药：指只对

常用有代表性抗菌药物中的 1～2 类药物敏感的细菌。PDR 我们理解为全耐药：指对所有代表性抗菌药物均不敏感。

二十五、应进行监测的常见多重耐药菌有哪些？多重耐药菌应进行怎样的隔离？

卫生部 2011 年《多重耐药菌医院感染预防与控制技术指南（试行）》中指出：常见多重耐药菌包括耐甲氧西林金黄色葡萄球菌（MRSA）、耐万古霉素肠球菌（VRE）、产超广谱 β-内酰胺酶（ESBLs）细菌、耐碳青霉烯类抗菌药物肠杆菌科细菌（CRE）（如产 I 型新德里金属 β-内酰胺酶[NDM-1]或产碳青霉烯酶[KPC]的肠杆菌科细菌）、耐碳青霉烯类抗菌药物鲍曼不动杆菌（CR-AB）、多重耐药/泛耐药铜绿假单胞菌（MDR/PDR-PA）和多重耐药结核分枝杆菌等。各医院可根据自己监测的情况制订自己的监测范围，除此外的其他耐药菌也应按要求进行管理。多重耐药菌应按接触隔离的措施进行隔离管理。

二十六、常用的消毒灭菌方法有哪两大类？各有何特点？

消毒是清除或杀灭传播媒介上病原微生物，使其达到无害化的处理。常用的消毒灭菌方法有物理与化学两大类消毒、灭菌方法。

物理消毒灭菌多数需要一定的场地和设备，对于耐高热、耐湿的诊疗器械、器具和物品，应首选此消毒方法，可减少环境污染和细菌耐药。化学消毒灭菌方法常使用消毒剂，携带使用方便，应注意科学地掌握消毒剂的浓度和场所，避免过度使用和滥用消毒而造成的环境污染、人体损伤及医疗器械的损坏等不良作用。

二十七、什么是斯伯尔丁分类法（E.H.Spaulding classification）？

1968 年 E.H.Spaulding 根据医疗器械污染后使用所致感染的危险性大小及在患者使用之间的消毒或灭菌要求，将医疗器械分为三类。

（1）高度危险性物品：进入人体无菌组织、器官、脉管系统，或有无菌体液从中流过的物品或接触破损皮肤、破损黏膜的物品，一旦被微生物污染，具有极高感染风险，如手术器械、穿刺针、腹腔镜、活检钳、心脏导管、植入物等。

（2）中度危险性物品：与完整黏膜相接触，而不进入人体无菌组织、器官和血流，也不接触破损皮肤、破损黏膜的物品，如胃肠道内镜、气管镜、喉镜、肛表、口表、呼吸机管道、麻醉机管道、压舌板、肛门直肠压力测量导管等。

（3）低度危险性物品：与完整皮肤接触而不与黏膜接触的器材，如听诊器、血压计袖带等；病床围栏、床面及床头柜、被褥；墙面、地面；痰盂（杯）和便器等。

二十八、什么是消毒因子作用水平？

根据消毒因子的适当剂量（浓度）或强度和作用时间对微生物的杀灭能力，可将其分为四个作用水平的消毒方法。

（1）灭菌：杀灭或清除医疗器械、器具和物品上一切微生物的处理。

（2）高水平消毒：杀灭一切细菌繁殖体，包括分枝杆菌、病毒、真菌及其孢子和绝大多数细菌芽孢。达到高水平消毒常用的方法包括采用含氯制剂、二氧化氯、邻苯二甲醛、过氧乙酸、过氧化氢、臭氧、碘酊等及能达到灭菌效果的化学消毒剂在规定的条件下，以合适的浓度和有效的作用时间进行消毒的方法。

（3）中水平消毒：杀灭除细菌芽孢以外的各种病原微生物，包括分枝杆菌。达到中水平消毒常用的方法包括采用碘类消毒剂（碘伏、氯己定碘等）、醇类和氯己定的复方、醇类和季铵盐类化合物的复方、酚类等消毒剂，在规定条件下，以合适的浓度和有效的作用时间进行消毒的方法。

（4）低水平消毒：能杀灭细菌繁殖体（分枝杆菌除外）和亲脂病毒的化学消毒方法，以及通风换气、冲洗等机械除菌法如采用季铵盐类消毒剂（苯扎溴铵等）、双胍类消毒剂（氯己定）等，在规定的条件下，以合适的浓度和有效的作用时间进行消毒的方法。

二十九、消毒灭菌有哪些基本要求?

（1）重复作用的诊疗器械、器具和物品，使用后应先清洁，再进行消毒或灭菌。

（2）耐热、耐湿的手术器械，应首选压力蒸汽灭菌，不应采用化学消毒剂浸泡灭菌。

（3）环境与物体表面，一般情况下先清洁，再消毒；当受到患者的血液、体液等污染时，先去除污染物，再清洁与消毒。

（4）医疗机构消毒工作中使用的消毒产品应经卫生行政部门批准或符合相应标准技术规范，并应遵循批准使用的范围、方法和注意事项。

三十、消毒灭菌方法有哪些选择原则?

（1）根据物品污染后导致感染的风险高低选择相应的消毒或灭菌方法。

1）高度危险性物品，应采用灭菌方法处理。

2）中度危险性物品，应采用达到中水平消毒以上效果的消毒方法。

3）低度危险性物品，宜采用低水平消毒方法，或做清洁处理；遇有病原微生物污染时，针对所污染病原微生物的种类选择有效的消毒方法。

（2）根据物品上污染微生物的种类、数量选择消毒或灭菌方法。

1）对受到致病菌芽孢、真菌孢子、分枝杆菌和经血传播病原体（乙型肝炎病毒、丙型肝炎病毒、艾滋病病毒等）污染的物品，应采用高水平消毒或灭菌。

2）对受到真菌、亲水病毒、螺旋体、支原体、衣原体等病原微生物污染的物品，应采用中水平以上的消毒方法。

3）对受到一般细菌和亲脂病毒等污染的物品，应采用达到中水平或低水平的消毒方法。

4）杀灭被有机物保护的微生物时，应加大消毒药剂的使用剂量和（或）延长消毒时间。

5）消毒微生物污染特别严重的物品时，应加大消毒剂的使用剂量和（或）延长消毒时间。

（3）根据消毒物品的性质选择消毒或灭菌方法。

1）耐高热、耐湿的诊疗器械、器具和物品，应首选压力蒸汽灭菌或其他物理消毒或灭菌方法；耐热的油剂类和干粉类等应采用干热灭菌。

2）不耐热、不耐湿的物品，宜采用低温灭菌方法如环氧乙烷灭菌、过氧化氢低温等离子体灭菌或低温甲醛蒸汽灭菌等。

3）物体表面消毒，宜考虑表面性质，光滑表面宜选择合适的消毒剂擦拭或紫外线消毒器近距离照射；多孔材料表面宜采用浸泡或喷雾消毒法。

三十一、感染性疾病科（病房）环境表面清洁、消毒有哪些要求?

根据《医疗机构环境表面清洁与消毒管理规范》（2016年）要求，感染疾病科（病房）属于感染高风险的部门（病房），其环境表面应保持清洁、干燥，每天至少2次清洁或消毒，清洁工具应分区使用，实行颜色标记。清洁病房或诊疗区域时，应有序进行，由上而下，由里到外，由轻度污染到重度污染；有多名患者共同居住的病房，应遵循清洁单元化操作。对高度易感患者高频接触的环境表面，实施中、低水平消毒。在诊疗过程中发生患者体液、血液等污染时，应随时进行污点清洁与消毒。环境表面常用消毒方法参见《医疗机构环境表面清洁与消毒管理规范》表C.2。对精密仪器设备表面进行清洁与消毒时，应参考仪器设备说明书。

三十二、清洁工具使用要注意什么?使用后的清洁工具怎样进行处理?

根据《病区医院感染管理规范》及《医疗机构环境表面清洁与消毒管理规范》（2016年）要求，按病区或科室的规模设立清洁工具复用处理的房间，房间应具备相应的处理设施和储存条件，并保持环境干燥、通风换气。清洁工具的数量、复用处理设施应满足病区或科室规模的需要。擦拭布巾和地巾宜使用微细纤维材料，不应将使用后或污染的擦拭布巾或地巾重复浸泡至清洁用水、使用中清洁剂和消毒剂内，布巾不可跨越清洁单元使用，地巾不可跨越病房使用。

清洁工具使用后应及时清洁与消毒，干燥保存，其复用处理方式包括机械清洗和手工清洗。有条件的医疗机构宜采用机械清洗、热力消毒、机械干燥、装箱备用的处理流程。热力消毒要求 A_0 值达到 600 及以上，相当于 80℃持续时间 10min，90℃持续时间 1min，或 93℃持续时间 30s。化学消毒方法可用 500mg/L 有效氯消毒剂中浸泡 30min。

三十三、怎样做好传染病病房的终末消毒？

对一般接触传播或飞沫传播的疾病病房终末消毒可采用浸泡消毒、擦拭消毒，或加紫外线照射。消毒剂可选用中、低水平消毒剂或根据病原体类型选择消毒剂（参见《医疗机构环境表面清洁与消毒管理规范》表 C）。环境表面消毒参见第 "31" 题。患者的生活卫生用品（毛巾、面盆、痰杯、便器、餐饮具等）可浸泡消毒，便器可使用浸泡消毒或冲洗消毒器进行清洗消毒；床垫、被褥及枕芯可采用臭氧消毒机，有条件可采用床单元机械集中清洗消毒，等等。

甲类及按甲类管理的乙类传染病患者、气性坏疽、其他严重传染病及不明原因病原体感染患者等病房的终末消毒可采用过氧乙酸或过氧化氢按要求的浓度和剂量进行气溶胶喷雾或熏蒸消毒（具体方法和注意事项参见《医疗机构消毒技术规范》）。此后，再按要求分别对器械、物体及环境表面、织物等进一步消毒处理。病房内的垃圾均按感染性医疗废物双层包装、写好标识，严格交接登记处理，有条件的可先对垃圾进行灭菌处理后再按程序做下一步处理。

三十四、消毒灭菌工作中应注意哪些职业防护？

因消毒工作中医务人员可能受到锐器、化学、物理及生物等因素的伤害，应根据实际工作情境注意做好以下防护。

（1）处理锐利器械和用具时，应避免或减少利器伤的发生。

（2）不同消毒、灭菌方法的防护如下：

1）热力消毒、灭菌：操作人员接触高温物品和设备时应使用防烫的棉手套、着长袖工装；排除压力蒸汽灭菌器蒸汽泄漏故障时应进行防护，防止皮肤的灼伤。

2）紫外线消毒：应避免对人体的直接照射，必要时戴防护镜和穿防护服进行保护。

3）气体化学消毒、灭菌：应预防有毒有害消毒气体对人体的危害，使用环境应通风良好。对环氧乙烷灭菌应严防发生燃烧和爆炸。环氧乙烷、甲醛气体灭菌和臭氧消毒的工作场所，应定期检测空气中的浓度，并达到国家规定的要求。

4）液体化学消毒、灭菌：应防止过敏及对皮肤、黏膜的损伤。

（3）做好医院感染的相关防护。

三十五、住院患者健康教育的要点有哪些？

（1）介绍医院环境和相关制度，以便患者能较快地适应医院的就医生活。

（2）讲解患者所患疾病的基本知识，本次疾病的特点、治疗检查的意义，消除心理顾虑，以取得对诊疗护理工作更好的配合。

（3）患者所得疾病的传播途径与预防方法，以消除患者及其家属的恐惧心理，更融洽相处，提高生活质量。

（4）病情自我观察及随访的意义和要求。

（5）出院后的工作与生活注意事项，保健指导。

健康教育可以面对面讲解、发放资料、讲座及制作宣传教育片等形式，也可以将健康教育渗透在日常工作中，根据患者的需求以非正式的形式进行。出院的患者还可以电话、微信等形式访探。

三十六、居家隔离患者健康教育的要点有哪些？

有些轻症急性传染病流行期间，在医院床位不足时患者常常需要居家隔离治疗，如手足口病、水痘、感染性腹泻等。在宣教中，除使患者掌握疾病传播的预防措施（即居家的消毒隔离方法）外，还要注意学会对疾病观察的知识。特别是小儿，病情变化快而表达能力较差，要让家长知道什么症状和体征是病情加重的指标，什么情况下要及时到医院复诊。此外，药物的合理使用、对症护理方法都要在宣教中明确。

对于慢性传染病，如慢性病毒性肝炎、艾滋病、慢性痢疾等，医务人员担负着社会教育与患者教育双重任务，对社会要使公众正确认识疾病和预防感染的措施，消除对患者的恐惧和歧视，并对有需要的患者给予必要的援助。对患者应疏导不良情绪，帮助鼓起生活勇气，教育主动预防疾病的传播，通过自己的努力回报社会和家人的关怀和支持。慢性传染病的宣教应包括患者的饮食、休息、用药及工作生活中的保健等知识，鼓励患者在家中及社会活动中主动采取预防疾病传播的措施。健康教育可以采用面谈、培训及发放健康教育资料相结合的方式，以使患者及其家属对所患疾病有较好的认识和理解。

（李海兰 李 园）

第二章　病毒性疾病

第一节　病毒性肝炎

一、什么是病毒性肝炎？

病毒性肝炎是由多种肝炎病毒引起的以肝脏损害为主的一组全身性传染病。

二、病毒性肝炎有多少种类型？

目前按病原学明确分类的有甲型、乙型、丙型、丁型和戊型 5 种病毒性肝炎。

三、甲型肝炎病毒的病原学特点是什么？

甲型肝炎病毒（HAV）属于嗜肝 RNA 病毒属，呈球形，无包膜，在电镜下可见实心或空心两种颗粒：实心颗粒为完整的 HAV 颗粒，含 HAV RNA，有传染性；空心颗粒为未成熟的不含 HAV RNA 的颗粒，具有抗原性，但无传染性。HAV 对外界抵抗力较强，耐酸碱，室温下可生存 1 周，在贝壳类、污水、海水、泥土中也存活数月；能耐受 60℃ 30min，80℃ 5min 或 100℃ 1min 才能完全使之灭活；对紫外线、氯、甲醛等敏感。

四、甲型肝炎病毒的流行病学特点有哪些？

（1）传染源：主要为急性期患者和隐性感染者，后者是最重要的传染源。自潜伏期至发病后 10 天传染性最强；急性黄疸期患者黄疸前期传染性最强；发病后 3～4 周，基本无传染性。

（2）传播途径：主要经粪-口传播。散发流行以日常生活接触为主，若水源或食物污染可导致暴发流行，尤其是生食毛蚶、蛤蜊、牡蛎等水产品。

（3）易感人群：好发于儿童和青少年，有家庭聚集现象。感染后可产生持久免疫力。

五、诊断甲型病毒性肝炎特有的血清标志物是什么？

血清中的抗 HAV-IgM 抗体是诊断 HAV 急性感染指标，而抗 HAV-IgG 是保护性抗体，为机体产生免疫力的标志。

六、甲型病毒性肝炎的临床特点有哪些？

（1）潜伏期 2～6 周。

（2）散发病例无明显季节性；暴发流行多见于秋冬季节或雨水多、洪水泛滥季节。

（3）HAV 隐性感染多于显性感染；临床病例无黄疸型多于黄疸型。

七、甲型病毒性肝炎患者预后如何？

甲型病毒性肝炎患者预后良好。无慢性化倾向，无演化成肝癌的危险，发生肝衰竭者罕见。

八、乙型病毒性肝炎的病原学特点是什么？

乙型肝炎病毒（HBV）属于嗜肝 DNA 病毒科。电镜下 HBV 感染者血清可见 3 种形式的颗粒：①大球形颗粒，又称 Dane 颗粒，是完整的 HBV 颗粒，由包膜和核心组成，包膜内含有乙型肝炎表面抗原（HBsAg）、糖蛋白与细胞脂肪；核心部分含环状双股 DNA、DNA 聚合酶和核心抗原（HBcAg），是病毒复制的主体；②小球形颗粒；③丝状或核状颗粒。后两种颗粒由 HBsAg 组成，为空心包膜，不含核酸，无感染性。HBV 至少有 9 个基因型，我国以 B 型和 C 型为主。乙型肝炎病毒抵抗力很强，对热、低温、干燥、紫外线及一般浓度的消毒剂均能耐受。37℃可存活 1 周，−20℃可保存 15 年，100℃ 10min、65℃ 10 小时或高压蒸汽消毒可灭活，对 0.2%苯扎溴铵及 0.5%过氧乙酸敏感。

九、乙型肝炎病毒的流行病学特点有哪些？

（1）传染源：主要是急、慢性乙型肝炎患者和病毒携带者。

（2）传播途径：乙型肝炎病毒主要经血液传播、母婴传播及性接触传播。

（3）易感人群：抗-HBs 阴性者均为易感人群。婴幼儿期是获得乙型肝炎病毒感染最危险的时期。感染或接种疫苗后出现抗-HBs 者具有免疫力。

十、乙型病毒性肝炎的高危人群有哪些？

乙型病毒性肝炎高危人群包括 HBsAg 阳性母亲的新生儿、HBsAg 阳性者家属、反复输血或血制品者、多个性伴侣、血液透析者、静脉药瘾者及接触血液的医务工作者等。

十一、乙型病毒性肝炎有哪些特异性化验检查，有何意义？

（1）乙型肝炎表面抗原（HBsAg）：有抗原性而无传染性。HBsAg 阳性是已感染乙型肝炎病毒的标志。

（2）乙型肝炎表面抗体（HBsAb）：为保护性抗体，HBsAb 阳性表明既往感染过乙型肝炎病毒，但病毒已经被清除，或接种过乙型肝炎疫苗，产生保护性抗体。

（3）e 抗原（HBeAg）：阳性说明乙型肝炎病毒在体内复制活跃，传染性强。

（4）e 抗体（HBeAb）：随着 HBeAg 的消失而出现，阳性有两种可能，其一代表病毒复制活动减弱，病毒量少，传染性减弱；其二是病毒变异，不能或很少产生 HBeAg，但病毒水平仍然较高。

（5）核心抗体（抗-HBc）：抗 HBc-IgM 是近期感染乙型肝炎病毒或慢性乙型病毒性肝炎患者病毒活动的标志；但凡感染过乙型肝炎病毒者抗 HBc-IgG 均可阳性。

（6）乙型肝炎病毒 DNA 定量检测（HBV DNA）：为乙型肝炎病毒感染最直接、特异性最强、灵敏度高的指标，其结果是乙型肝炎病毒复制活跃程度及有无传染性最直接的证据。由于检查方法的不同，HBV DNA 的检测值有国际单位/毫升（IU/ml）和拷贝/毫升（copies/ml）两种单位，它们之间的换算为 1 国际单位相当于 5～6 拷贝。

十二、乙肝"两对半"检测内容有哪些？

乙肝"两对半"是最常用的检测乙型肝炎病毒感染的血清标志物，包括表面抗原（HBsAg）和表面抗体（抗-HBs）、e 抗原（HBeAg）、e 抗体（抗-HBe）及核心抗体（抗-HBc），检查的意义在于评估是否感染 HBV 及感染的状态。

十三、什么是"大三阳"？

"大三阳"通常指"两对半"结果中的乙型肝炎表面抗原（HBsAg）、e 抗原（HBeAg）、核心抗体（抗-HBc）为阳性。

十四、什么是"小三阳"？

"小三阳"通常指"两对半"结果中乙型肝炎表面抗原（HBsAg）、e 抗体（HBeAb）、核心抗体（抗-HBc）为阳性。

十五、乙型病毒性肝炎的疾病过程分为几个期？

乙型病毒性肝炎的疾病过程分为免疫耐受期、免疫清除期、非活动或低（非）复制期和再活动期 4 个期。

十六、乙型病毒性肝炎患者预后如何？

（1）婴幼儿期感染：近 90%转为慢性。

（2）成年人感染：85%以上可痊愈，10%转为慢性。

（3）慢性乙型病毒性肝炎患者中肝硬化的年发生率为 2%～10%。

（4）肝硬化患者中肝癌的发生率为 3%～6%。

十七、影响乙型病毒性肝炎慢性化的主要因素是什么？

年龄是影响其慢性化最主要的因素。在围生期和婴幼儿时期感染 HBV 者中，分别有 90%和 25%～30%将发展为慢性感染，而 5 岁以后感染者仅有 5%～10%发展为慢性感染。我国乙型肝炎病毒感染多为围生期或婴幼儿时期感染。

十八、丙型肝炎病毒的病原学特点是什么？

丙型肝炎病毒（HCV）为黄病毒科丙型肝炎病毒属。HCV 为球形病毒颗粒，外有脂质外壳、囊膜和棘突结构，内由核心蛋白及核酸组成核衣壳。HCV 基因组为线状单股正链 RNA。HCV 是多变异的病毒，是 5 种肝炎病毒中最容易发生变异的一种。根据基因序列的差异，以 Simmonds 的分型命名系统，目前可将 HCV 分为 6 个不同的基因型，1、2、3 型可再分亚型，1 型最常见，呈世界性分布，中国、日本、美国以 1 型为主，我国 1b 和 2a 基因型常见。抗-HCV 不是保护性抗体，为 HCV 感染的标志。HCV 在体外抵抗力弱，氯仿（10%～20%）、甲醛 6 小时及 60℃ 10 小时可使 HCV 灭活。

十九、丙型肝炎病毒的流行病学特点有哪些？

（1）传染源：急、慢性患者和无症状病毒携带者，慢性患者和病毒携带者是最主要的传染源。

（2）传播途径：丙型病毒性肝炎（HCV）主要经血液/体液传播，包括：

1）经输血和血制品、单采血浆返输血细胞传播。

2）经破损的皮肤和黏膜传播，这是目前最主要的传播方式，包括使用非一次性注射器和针头、未经严格消毒的牙科器械、内镜、侵入性操作和针刺等。共用剃须刀、共用牙刷、文身和穿耳环等也是 HCV 潜在的经血传播方式。

3）性传播，与 HCV 感染者性接触和多个性伴侣者感染 HCV 的危险性较高；同时伴有其他性传播疾病者特别是感染 HIV 者，感染 HCV 的危险性更高。

4）母婴传播，抗-HCV 阳性母亲将 HCV 传播给新生儿的危险性约 2%，HCV 病毒高载量可能增加传播的危险性。

（3）易感人群：人群普遍易感。经治愈后患者对 HCV 无免疫力，可再次感染。

二十、丙型病毒性肝炎的临床特点有哪些？

（1）隐性感染者及慢性无症状 HCV 携带者多见。

（2）急性丙型肝炎少见。

（3）起病较隐匿，临床症状轻。

二十一、丙型病毒性肝炎有哪些特异性化验检查项目？

丙型病毒性肝炎特异性化验检查项目有丙肝抗体（抗-HCV）、丙肝病毒定量检测（HCV RNA）、丙肝基因分型、HCV 耐药相关基因检测、宿主 IL-28B 基因型。

二十二、丙型病毒性肝炎患者预后如何？

（1）极易转为慢性。

（2）30%～50%的慢性丙型病毒性肝炎患者发展为肝硬化。

（3）肝癌发生率明显高于乙型病毒性肝炎。

二十三、丁型病毒性肝炎的病原学特点是什么？

丁型病毒性肝炎（HDV）呈球形，为单股负链 RNA 病毒，是一种缺陷病毒，必须依赖嗜肝 DNA 病毒才能复制。

二十四、丁型肝炎病毒的流行病学特点有哪些？

HDV 传染源和传播途径同乙型肝炎。

（1）传染源：急性、慢性丁型病毒性肝炎患者及慢性乙型/丁型肝炎病毒携带者。

（2）传播途径：主要经血液传播、母婴传播及性接触传播。

（3）易感人群：未受 HBV 感染及已感染 HBV 的人群。在我国西南地区感染率较高，在 HBsAg 阳性人群中超过 3%。

二十五、诊断丁型病毒性肝炎特有的血清标志物有哪些？

血清中若检测到 HDVAg 是诊断 HDV 感染的直接依据。抗-HDV 不是保护性抗体。抗 HDV-IgM 抗体是 HDV 早期感染标志，抗 HDV-IgG 是既往感染 HDV 的标志，慢性 HDV 感染时两种抗体可长期存在。

二十六、丁型病毒性肝炎患者预后如何？

HBV 感染者混合或重叠感染 HDV 后易加重病情、易慢性化、易演变为肝硬化、易发展为肝癌。

二十七、戊型肝炎病毒的病原学特点是什么？

戊型肝炎病毒（HEV）为 α 病毒亚组成员。电镜下为 20 面对称体圆球形颗粒，无包膜，基因组为单股正链 RNA。根据同源性可将 HEV 分为至少 4 个基因型，基因 1 型和 2 型只感染人，3 型和 4 型既可感染人也可感染多种动物，可在人和动物之间传播；基因 4 型流行于亚洲，是我国饲养的猪及我国人群散发 HEV 感染的优势基因型，容易感染老年及免疫力低下人群。HEV 在碱性环境下较稳定，对高热、氯仿、氯化铯敏感。

二十八、戊型肝炎病毒的流行病学特点有哪些？

戊型病毒性肝炎传染源和传播途径与甲肝相似，但有以下特点：

（1）暴发流行均由粪便污染水源所致。散发多由于不洁食物或饮品所引起。

（2）隐性感染多见，显性感染主要发生于成年。

（3）有春冬季高峰。

（4）原有慢性 HBV 感染者或晚期孕妇感染 HEV 后病死率高。

二十九、戊型病毒性肝炎的临床特点有哪些？

（1）发病无家庭聚集现象。

（2）急性黄疸型发生率高于甲型病毒性肝炎，且黄疸较深。

（3）临床症状及肝损害程度较甲型病毒性肝炎重。

（4）老年人及孕妇感染后易发展为重型肝炎，病死率高。

三十、诊断戊型病毒性肝炎特有的血清标志物是什么？

患者血清中若检测到抗 HEV-IgM 或抗 HEV-IgG 抗体任意一项即可诊断。

三十一、戊型病毒性肝炎患者预后如何？

（1）不转为慢性。

（2）孕妇患戊肝病死率较高；老年人患戊肝病情相对较重，黄疸高，恢复慢。

三十二、病毒性肝炎的临床类型有哪些？

临床上将病毒性肝炎分为急性肝炎（急性无黄疸型、急性黄疸型）、慢性肝炎、重型肝炎（急性重型肝炎、亚急性重型肝炎、慢性重型肝炎）、淤胆型肝炎和肝炎肝硬化。

三十三、急性肝炎的诊断依据有哪些？

（1）流行病学史：有进食未煮熟的海产品尤其是贝壳类食物，不洁饮食史，有助于甲型、戊型肝炎的诊断；有不洁注射史、手术史及输注血液或血制品史、肝炎密切接触史等与血液传播相关病史病程少于 6 个月。

（2）症状体征：发热、乏力、纳差、恶心、呕吐、黄疸等。

（3）实验室检查：肝功能异常，病毒相关指标阳性。

三十四、急性肝炎有何病理特征？

急性肝炎肝细胞坏死不严重，以肝细胞水肿、气球样变和嗜酸性变为特点，可以点状坏死和灶性坏死，黄疸型可有毛细胆管扩张或含胆栓。

三十五、急性黄疸型肝炎有哪些临床表现？

急性黄疸型肝炎典型的临床表现分 3 期，病程 2～4 个月。

（1）黄疸前期：甲型、戊型起病较急，约 80%患者有发热伴畏寒。乙、丙、丁型肝炎起病相对较缓，仅少数有发热。主要症状有全身乏力、食欲减退、恶心、呕吐、厌油、腹胀、肝区痛、尿色加深等，肝功能改变为 ALT 和 AST 升高，本期持续 5～7 天。

（2）黄疸期：皮肤巩膜黄染，尿黄如浓茶，1～3 周内黄疸达高峰。体温恢复正常，患者自觉症状好转。部分患者有一过性粪便颜色变浅、皮肤瘙痒、心动过缓等梗阻性黄疸表现。肝脾肿大，有压痛及叩痛。肝功能结果示血清胆红素和 ALT 升高、尿胆红素阳性。本期持续 2～6 周。

（3）恢复期：症状逐渐减轻、消失，黄疸逐渐消退，肝脾回缩，肝功能逐渐恢复正常。本期持续 1～2 个月。

三十六、急性无黄疸型肝炎有哪些临床表现？

急性无黄疸型肝炎除无黄疸外其他临床表现与黄疸型相似。无黄疸型发病率远高于黄疸型。无黄疸型起病较缓慢，症状较轻，主要表现为全身乏力、食欲下降、恶心、腹胀、肝区痛、肝大、有轻压痛和叩痛等。恢复较快，病程多在 3 个月内，易被忽视。

三十七、急性肝炎患者预后如何？

（1）甲、戊型肝炎均为急性自限性过程，无慢性化。

（2）甲型肝炎病死率很低；戊型肝炎病死率高于甲型肝炎。

（3）90%以上成人急性乙型肝炎可以痊愈，10%成人急性乙型肝炎转为慢性。

（4）急性丙型肝炎慢性化率高达 60%～80%。

三十八、急性肝炎患者的护理要点？

（1）单间隔离。甲型、戊型肝炎主要通过粪-口传播，乙型、丙型、丁型主要通过接触患者的血液-体液传播，均按接触隔离处理，告知患者生活中养成勤洗手习惯，贝壳类食物要煮熟，避免生吃。

（2）休息与活动症状明显及有黄疸者应卧床休息，恢复期逐渐增加活动量，但避免过劳。

（3）饮食护理患者常有食欲缺乏、厌油、恶心、呕吐等症状，不强调高营养或强迫进食，饮食宜清淡、易消化、富含维生素流食。若进食量不足太少不能满足生理需要的可遵医嘱静脉补充葡萄糖、脂肪乳和维生素。黄疸消退后逐渐增加进餐次数和进食量，保证营养摄入。避免暴饮暴食，避免饮酒和应用损害肝脏药物。

（4）对症治疗辅以药物对症及恢复肝功能，药物不宜过多，以免加重肝脏负担。一般不采用抗病毒治疗，急性丙型肝炎除外，因急性丙型肝炎容易转为慢性，早期应用抗病毒治疗可降低转慢率。

三十九、什么是慢性肝炎？

慢性肝炎是指嗜肝病毒感染超过 6 个月而未能清除病毒。只有乙型、丙型肝炎病毒存在慢性感染。

四十、慢性肝炎有何病理特征？

（1）轻度：类似急性肝炎，但可有轻度纤维组织增生。

（2）中度和重度：以碎屑样坏死或桥状坏死为特点，有明显的纤维组织增生或间隔形成。

四十一、慢性肝炎患者有哪些临床表现？

急性肝炎病程超过半年，或原有肝炎急性发作后再次出现肝炎症状、体征及肝功能异常者即为慢性肝炎。主要见于乙型、丙型和丁型肝炎，依据病情轻重可分为轻度、中度和重度慢性肝炎。

（1）轻度：病情较轻，反复出现疲乏、头晕、食欲减退、厌油、尿黄、肝区不适、睡眠欠佳，肝稍大伴轻触痛，可有轻度脾大，部分患者无症状、体征，肝功能指标仅1项或2项轻度异常。

（2）中度：症状、体征和实验室检查介于轻度和重度之间。

（3）重度：有明显或持续的肝炎症状，如乏力、纳差、腹胀、尿黄、腹泻等，伴肝病面容，肝掌、蜘蛛痣、肝脾肿大。ALT和（或）AST反复或持续升高，白蛋白降低、丙种球蛋白明显升高。

四十二、慢性肝炎的治疗要点有哪些？

慢性肝炎应根据患者具体情况采用综合性治疗方案。

（1）一般治疗

1）适当休息：卧床可增加肝脏血流量，有助恢复，病情稳定后活动以不觉得疲乏为度。

2）合理饮食：适当高蛋白、高热量、高维生素的易消化食物有利于肝脏修复，不过分强调高营养，以防发生脂肪肝，避免饮酒。

（2）抗病毒治疗：是慢性肝炎治疗的关键，目的是抑制病毒复制，减少传染性，改善肝功能；减轻肝组织病变；提高生活质量；减少或延缓肝硬化、肝衰竭和HCC的发生，延长存活时间。

（3）其他治疗：如抗炎保肝、免疫调节、抗肝纤维化等药物治疗作用有限。

四十三、什么是慢性乙型肝炎和慢性HBV感染？

（1）慢性乙型肝炎是由乙型肝炎病毒持续感染引起的肝脏慢性炎症性疾病，分为HBeAg阳性慢性乙型肝炎和HBeAg阴性慢性乙型肝炎。

（2）慢性HBV感染是指有乙型病毒性肝炎或HBsAg阳性史超过6个月，现HBsAg和（或）HBV DNA仍为阳性者。

四十四、乙型肝炎康复的概念是什么？

乙型肝炎康复的概念是既往有急性或慢性乙型肝炎病史，HBsAg阴性，HBsAb阳性或阴性，抗-HBc阳性，HBV DNA低于最低检测值，ALT在正常范围内。

四十五、什么是慢性乙型肝炎急性发作？

慢性乙型肝炎急性发作指慢性乙型肝炎患者血清ALT升至正常上限10倍以上。

四十六、慢性乙型肝炎的诊断依据有哪些？

（1）流行病学史：血液传播相关病史、家族聚集史。

（2）症状体征：消化道症状、黄疸、肝掌、蜘蛛痣等。

（3）实验室诊断：肝功能、乙肝两对半、HBV DNA载量。

（4）影像学检查：B超、CT、肝硬度扫描。

（5）病理学诊断：肝脏组织病理学检查结果。

四十七、慢性乙型肝炎的治疗目标是什么？

慢性乙型肝炎的治疗目标是最大限度地长期抑制HBV复制,减轻肝细胞炎性坏死及肝纤维化，延缓和减少肝功能衰竭、肝硬化失代偿、原发性肝癌及其他并发症的发生，从而改善生活质量和延长生存时间。

四十八、慢性乙型肝炎的患者抗病毒治疗的适应证有哪些？

（1）HBV DNA水平：HBeAg阳性患者,HBV DNA≥20 000IU/ml(相当于10^5copies/ml);HBeAg阴性患者，HBV DNA≥2000IU/ml（相当于10^4copies/ml）。

（2）ALT 水平：一般要求 ALT 持续升高大于 2 倍正常值上限（超过 3 个月）；如用于干扰素治疗则 ALT 应小于 10 倍正常值上限，血清总胆红素应小于 2 倍正常值上限。

（3）达不到以上标准但存在下述情形之一者，可考虑抗病毒治疗：

1）存在明显肝脏炎症（2 级以上）或肝纤维化，特别是肝纤维化 2 级以上者。

2）ALT 持续处于 1～2 倍正常值上限，特别是年龄大于 40 岁者，建议行肝穿刺活检或无创检查明确肝脏纤维化情况后给予抗病毒治疗。

3）ALT 持续正常（每 3 个月检查一次，持续 12 个月），年龄大于 30 岁，伴有肝硬化或肝癌家族史，建议行肝穿刺活检或无创检查明确肝脏纤维化情况后给予抗病毒治疗。

4）存在肝硬化的客观依据时，无论 ALT 和 HBeAg 情况，均建议积极抗病毒治疗。

四十九、慢性乙型肝炎的抗病毒治疗的终点是什么？

（1）理想终点：HBeAg 阳性或 HBeAg 阴性患者，停药后获得持久的 HBsAg 消失，可伴或不伴 HBsAg 血清学转换。

（2）满意终点：HBeAg 阳性患者，停药后获得持续的病毒学应答，ALT 复常，并伴有 HBeAg 血清学转换；HBeAg 阴性患者停药后获得持续的病毒学应答和 ALT 复常。

（3）基本终点：如无法获得停药后持续应答，抗病毒治疗期间长期维持病毒学应答（HBV DNA 检测不到）。

五十、慢性乙型肝炎抗病毒治疗药物有哪些？

（1）干扰素-α（IFN-α）：主要通过直接抑制病毒复制和调节抗病毒免疫起作用，在多个环节发挥抗病毒作用。用法：IFN-α 每次 5WU，每周 3 次，皮下注射或肌内注射，疗程 1 年；PegIFN-α（聚乙二醇化干扰素）180μg，每周 1 次，疗程 1 年。

（2）核苷类似物（NAs）：分为核苷类似物和核苷酸类似物两类，前者包括拉米夫定、恩替卡韦、替比夫定等，后者包括阿德福韦酯、替诺福韦酯等，其中恩替卡韦和替诺福韦酯是国内外指南推荐的首选核苷（酸）类抗病毒药物。

五十一、核苷（酸）类药物常见的不良反应有哪些？

核苷（酸）类药物常见不良反应有疲劳、头痛、腹胀、腹泻、恶心、呕吐、皮疹等症状。长期使用替诺福韦有潜在肾毒性，需监测肾功能；恩替卡韦有发生乳酸酸中毒的个案报道。

五十二、临床上评价慢性乙型肝炎抗病毒治疗疗效好的指标有哪些？

（1）生化学应答：血清丙氨酸氨基转移酶（ALT）正常。

（2）血清学应答：①HBeAg 消失；②HBeAg 转变为 HBeAb；③HBsAg 消失；④由 HBsAg 转为 HBsAb。4 项中有一项符合即可。

（3）病毒学应答：HBV DNA 水平低于 2000IU/ml。

（4）组织学应答：肝穿刺活检结果前后对比，肝脏炎症坏死或肝纤维化程度有改善。

五十三、什么是慢性乙型肝炎的临床治愈和临床复发？

（1）临床治愈：指持续的病毒学应答且 HBsAg 阴转或伴有抗-HBs 阳转、ALT 正常、肝组织学轻微或无病变。

（2）临床复发：病毒学复发并且 ALT 大于 2 倍正常值上限，但应排除其他因素引起的 ALT 增高。

五十四、慢性乙型肝炎患者抗病毒期间应定期检查的内容有哪些？

（1）口服抗病毒药物：肝功能（前 3 个月每月 1 次，之后每 3 个月 1 次）；病毒定量监测（前 3 个月每月 1 次，之后每 3～6 个月 1 次），每 3～6 个月检测 AFP 及肝硬度扫描，每半年行腹部超声检查。

（2）注射干扰素治疗：血常规（开始第一个月每1～2周检测1次，以后每月检测）；肝功能（前3个月每月1次，之后每3个月1次）；病毒定量（前3个月每月1次，之后每3～6个月1次）；甲状腺功能、血糖、抗核抗体、尿常规（每3个月检测1次）；两对半、AFP、肝硬度扫描（每3～6个月检测1次）；每半年行腹部超声检查；密切观察患者的精神状态。

五十五、慢性乙型肝炎患者发生肝硬化的危险因素有哪些？

慢性乙型肝炎患者肝硬化的年发生率为2%～10%，危险因素包括宿主（年龄大、男性、发生HBeAg血清学转换时年龄大于40岁、ALT持续升高），病毒（HBV DNA＞2000IU/ml），HBeAg持续阳性，C基因型，合并HCV、HDV或HIV感染及环境（酒精和肥胖）。

五十六、恩替卡韦为什么不能跟食物同服？

恩替卡韦与食物一起吃会影响药物吸收，使血液中药物浓度明显降低，从而影响治疗效果，所以需要空腹服用（餐前或餐后空腹至少2小时），建议睡前空腹2小时后服用。

五十七、干扰素（IFN-α）有哪些不良反应？如何处理？

（1）流感样症候群：表现为发热、头痛、肌痛和乏力等，可在睡前注射IFN-α，或在注射后同时服用解热镇痛药。

（2）一过性外周血细胞减少：如中性粒细胞绝对计数≤0.75×10^9/L和血小板＜50×10^9/L，应降低IFN-α剂量，1～2周后复查，如恢复，则逐渐增加至原量；中性粒细胞绝对计数≤0.5×10^9/L和血小板＜25×10^9/L，则应暂停使用IFN-α。对中性粒细胞明显降低者，可试用粒细胞集落刺激因子或粒细胞巨噬细胞集落刺激因子治疗。

（3）精神异常：可表现为抑郁、妄想和重度焦虑等精神症状。症状严重者停药，必要时请心理专科医师进一步诊治。

（4）自身免疫现象：部分患者可出现自身抗体，少部分患者出现甲状腺疾病、糖尿病、血小板减少、银屑病、类风湿关节炎和系统性红斑狼疮样综合征等，应请相关科室医师会诊，严重者停药。

（5）其他少见的不良反应如肾脏损害、心血管并发症、视网膜病变、听力下降和间质性肺炎等，应停止IFN-α治疗。

五十八、慢性乙型肝炎患者需要长期服用抗病毒药物吗？

对于初治的HBeAg阳性慢性乙型肝炎指南推荐核苷类似物的总疗程建议至少4年，在达到HBV DNA低于检测下限、谷丙转氨酶复常、HBeAg血清学转换后，再巩固治疗至少3年仍保持不变者，可考虑停药，但延长疗程可减少复发；对于HBeAg阴性慢性乙型肝炎治疗建议达到HBsAg消失且HBV DNA检测不到，在巩固治疗1年半仍保持不变可考虑停药，停药后密切监测；肝硬化患者不建议停药。

五十九、慢性乙型肝炎患者传染性高低取决于哪项指标？

慢性乙型肝炎患者传染性的高低取决于血液中HBV DNA水平，与血清ALT、AST或胆红素无关。

六十、普通人群应如何预防乙型肝炎病毒感染？

（1）接种乙型肝炎疫苗：是预防乙型肝炎病毒感染最有效的方法。在新生儿出生后24小时内接种首针，全程需要接种3针，按照0、1、6个月程序，即在接种第1针疫苗后，间隔1个月和6个月分别注射第2针和第3针乙型肝炎疫苗。新生儿接种部位为臀部上外侧肌肉，儿童和成人为上臂三角肌中部。接种乙型肝炎疫苗后有抗体应答者的保护效果一般至少可持续12年。

（2）乙型肝炎病毒表面抗原阳性母亲所生新生儿的免疫预防：对于乙型肝炎病毒表面抗原阳性母亲的新生儿应在出生后24小时内尽早（12小时内更好）注射乙型肝炎免疫球蛋白和乙型肝炎疫苗进行联合免疫，间隔1个月和6个月再分别接种第2针和第3针乙型肝炎疫苗。

（3）意外暴露后预防：按照自伤口近心端向远心端挤血、流动水冲洗、消毒、包扎程序处理好伤口，采血化验，再根据具体情况处理：

1）血清学检测：应立即检测 HBV DNA、乙肝两对半和肝功能，酌情在 3 个月和 6 个月内复查。

2）主动和被动免疫：如已接种过乙型肝炎疫苗，且抗-HBs 阳性者，可不进行特殊处理。如未接种过乙型肝炎疫苗或虽接种过乙型肝炎疫苗，但抗-HBs＜10mIU/ml 或抗-HBs 水平不详者，应立即注射乙型肝炎免疫球蛋白 200～400IU，并同时在不同部位接种 1 针乙型肝炎疫苗（20μg），于 1 个月和 6 个月后分别接种第 2 和第 3 针乙型肝炎疫苗（各 20μg）。

（4）对患者和携带者的管理：对已经确定的 HBsAg 阳性者，应按规定向当地疾病预防控制中心（CDC）报告，并建议对患者的家庭成员进行血清 HBsAg、抗-HBs、抗-HBc 检测，并对其中易感者进行接种乙型肝炎疫苗。对于慢性乙型肝炎病毒感染者及非活动性 HBsAg 携带者，除不能捐献血液、组织器官及从事国家明文规定的职业或工种外，可照常工作学习，但应定期进行医学随访。

（5）切断传播途径：大力推广安全注射（包括针灸的针具）。服务行业所用的理发、刮脸、修脚、穿刺和文身等器具应严格消毒。注意个人卫生，杜绝共用剃须刀和牙具等用品。若性伴侣为 HBsAg 阳性者，用接种乙型肝炎疫苗或采用安全套；对 HBsAg 阳性的孕妇，应避免羊膜腔穿刺，保证胎盘的完整性，尽量减少新生儿暴露于母血的机会。

六十一、日常接触会感染乙型肝炎吗？

日常接触不会感染乙型肝炎，乙型肝炎病毒（HBV）不经呼吸道和消化道传播。因此日常学习、工作或生活接触如同一办公室工作、握手、拥抱、同住一宿舍、同一餐厅用餐、共用厕所等无血液暴露的接触不会传染 HBV，也未发现 HBV 能经吸血昆虫（蚊和臭虫等）传播。

六十二、慢性乙型肝炎患者可以抽烟喝酒吗？

酒精及其代谢产物都会对肝脏产生毒性作用，饮酒对慢性乙型肝炎患者来说"有百害而无一益"，应严格禁酒；抽烟可在一定程度上加重肝脏纤维化的程度，并与肝癌的发生有一定关系，因此也要尽量戒烟。

六十三、慢性乙型肝炎患者日常可以参加体育运动吗？

慢性肝炎患者在肝功能不正常的情况下，不主张进行剧烈的体育锻炼，可考虑进行轻度的有氧活动如散步等。肝功能正常时可适当进行中等强度的有氧运动如慢跑、游泳等，但注意避免过度疲劳。

六十四、慢性乙型肝炎为何容易复发？

乙型肝炎易复发的原因主要是目前的抗病毒药物仅能抑制乙型肝炎病毒的复制，虽然患者经治疗后血液中测不到 HBV DNA 了，但乙型肝炎病毒并没有从患者体内彻底被清除。一旦停用核苷类药物，肝细胞内的 cccDNA 病毒又会再次复制，造成乙型肝炎复发。

六十五、乙型肝炎治疗中为何经常出现耐药？

乙型肝炎病毒在复制过程中可以发生病毒变异。长期不合理使用核苷类药物治疗也可加快病毒变异。当病毒变异达到一定数量和规模时，原来有效的药物可失去疗效，血液中的 HBV DNA 又变成阳性，乙型肝炎也再次复发了。

六十六、服用核苷（酸）类药物一定会出现耐药吗？

随着使用核苷（酸）类药物时间的延长，市面上已有的各种药物都会出现一定程度的耐药性，其中以拉米夫定出现耐药性的频率最高，恩替卡韦和替诺福韦酯最低。

六十七、出现核苷（酸）类耐药会有什么后果？

一旦出现耐药性，则病毒对原来所用的药物就不那么敏感了，疗效就会降低，甚至使之前治疗所取得的疗效逆转，导致肝炎复发，疾病进展。

六十八、如何防止核苷（酸）类耐药的发生？

（1）严格掌握抗病毒治疗适应证，避免不必要的抗病毒药物滥用。

（2）在条件许可情况下，优先选择强效低耐药的药物（恩替卡韦和替诺福韦酯）。

（3）在抗病毒药物治疗过程中定期对疗效进行监测是十分必要的，一旦出现疗效不佳或病毒水平上升应及时采取补助治疗手段。

六十九、如何降低乙型肝炎病毒母婴传播？

新生儿标准乙肝免疫预防及母亲有效的抗病毒治疗可显著降低乙型肝炎病毒母婴传播发生率。妊娠中后期如果 HBV DNA 载量>$2×10^6$IU/ml，在与患者充分沟通、知情同意基础上，可于妊娠 24~28 周开始给予替诺福韦酯（TDF）、替比夫定（LdT）或拉米夫定（LAM），并于产后 1~3 个月停药，停药后可以母乳喂养。而新生儿（母亲为乙型肝炎病毒表面抗原阳性）的预防即：在出生后 24 小时内尽早（12 小时内更好）注射乙型肝炎免疫球蛋白和乙型肝炎疫苗进行联合免疫，间隔 1 个月和 6 个月再分别接种第 2 针和第 3 针乙型肝炎疫苗。

七十、乙型肝炎病毒阳性的母亲能给新生儿哺乳吗？

如果新生儿出生后注射了乙型肝炎疫苗和乙型肝炎免疫球蛋白，那么乙型肝炎病毒阳性的母亲就可以给新生儿哺乳。

七十一、慢性丙型肝炎的诊断依据有哪些？

（1）流行病学史：既往有输血或手术史、静脉吸毒共用注射器等。

（2）症状体征：消化道症状、黄疸、肝脏、蜘蛛痣等。

（3）HCV 感染超过 6 个月，或不明原因但肝脏组织病理学符合慢性肝炎。

（4）实验室诊断：肝功能，抗 HCV，HCV RNA 定量。

七十二、慢性丙型肝炎抗病毒治疗方案有哪些？

（1）聚乙二醇化干扰素联合利巴韦林（PR）：基本疗程为 48 周，DAAs 在中国上市之前，PR 方案仍是我国 HCV 感染者接受抗病毒治疗的主要方案。

（2）直接抗病毒药物（DAAs）：2016 年 EASL 发布的最新丙肝治疗指南中以基因型和不同人群为基础，推荐无 IFN 方案。这类药物中的多种药物已经陆续在美国和欧洲等地上市，包括非结构蛋白 3/4A 蛋白酶抑制剂（Simeprevir）、NS5A 抑制剂（Daclatasvir）和 NS5B 聚合酶抑制剂（Sofosbuvir）等。如索非布韦（Sofosbuvir）、索非布韦/雷迪帕韦（Sofosbuvir/ledipasvir）、达卡他韦（Daclatasvir）等，1 片/次，每天 1 次（晨服），疗程 12 周。

七十三、直接抗病毒药物（DAAs）常见不良反应有哪些？

DAAs 常见的不良反应有乏力、头痛、恶心、皮疹、瘙痒等，严重不良反应有胸痛、气促。由于部分 DAAs 从肾脏或胆汁排泄，用药期间还需要定期监测肝肾功能。

七十四、慢性丙型肝炎 DAA 治疗有效率和预后如何？

使用 DAA 治疗的丙型肝炎患者可以在短时间内（一般为 12 周）有效地清除 HCV 感染，有效率高达 95%~99%，预期由慢性丙型肝炎进展至肝硬化的比例及需要肝移植的患者会大幅度下降，肝癌发生率也会明显下降。

七十五、什么是淤胆型肝病？

淤胆型肝病是各种原因引起的胆汁形成、分泌和（或）胆汁排泄异常引起的肝脏病变。

七十六、淤胆型肝病有哪些临床特点？

（1）"三分离"特征：黄疸深，消化道症状轻，谷丙转氨酶（ALT）升高不明显，凝血酶原活动度（PTA）下降不明显。

（2）"梗阻性"特征：在黄疸加深的同时，伴全身皮肤瘙痒，粪便颜色变浅或灰白色；血清碱性磷酸酶、谷氨酰转肽酶和胆固醇显著升高，尿胆红素增加，尿胆原明显减少或消失。

七十七、淤胆型肝炎的病理特征有哪些？

淤胆型肝炎的病理特征有炎细胞浸润及肝细胞坏死轻微，有明显毛细胆管扩张、胆汁淤积和胆栓形成。

七十八、由病毒性肝炎引起的淤胆型肝病如何进行用药治疗？

由各型病毒性肝炎引发的胆汁淤积型肝病治疗上强调在病因治疗基础上进行保肝、改善胆汁淤积治疗。胆汁淤积治疗推荐使用 SAMe（丁二磺酸腺苷蛋氨酸）、UDCA（熊去氧胆酸）及中医中药治疗，在排除禁忌证情况下，可在密切观察下短程使用肾上腺皮质激素。

七十九、肝衰竭可分为哪几个类型？每一类型都有哪些特征性改变？

肝衰竭分为四型，分别是：

（1）急性重型肝炎（急性肝衰竭，ALF），又称暴发型肝炎：特征是起病急，发病 2 周内出现以 II 度以上肝性脑病为特征的肝衰竭症候群。发病多有诱因，本型病死率高，病程不超过 3 周。

（2）亚急性重型肝炎（亚急性肝衰竭，SALF）：起病较急，发病 2 周内出现肝衰竭症候群。白细胞升高，血红蛋白下降，低血糖，低胆固醇，低胆碱酯酶。一旦出现肝肾综合征，预后极差。本型病程较长，为 3～26 周，易转为慢性肝炎或肝硬化。

（3）慢加急性（亚急性）重型肝炎（慢加急性肝衰竭，ACLF）：是在慢性肝病的基础上出现的急性或亚急性肝功能失代偿。

（4）慢性重型肝炎（慢性肝衰竭，CLF）：是在肝硬化基础上，肝功能进行性减退导致的以腹水或门脉高压、凝血功能障碍和肝性脑病等主要表现的慢性肝功能失代偿。

八十、肝衰竭有哪些病理特征？

（1）急性重型肝炎：为大块状肝坏死，肝细胞再生不明显。

（2）亚急性和慢性重型肝炎：为亚大块状肝坏死，可有肝细胞再生，假小叶形成。

八十一、引起肝衰竭的诱因是什么？

肝衰竭的诱因：病后未适当休息；合并各种感染，常见胆系感染、原发性腹膜炎等；长期大量嗜酒或在病后嗜酒；服用对肝脏有损害的药物如利福平、异烟肼；合并其他疾病如甲状腺功能亢进、糖尿病等；合并妊娠。

八十二、肝衰竭症候群有哪些表现？

肝衰竭症候群表现：极度乏力，严重消化道症状，神经、精神症状（嗜睡、性格改变、烦躁不安、昏迷等），有明显出血倾向，凝血酶原时间显著延长及凝血酶原活动度（PTA）<40%。黄疸进行性加深，胆红素每天上升 17.1μmol/L 或大于正常值 10 倍。胆酶分离，血氨升高。可出现腹部高度胀气（中毒性鼓肠）、肝臭、肝肾综合征等。可有扑翼样震颤及病理反射，肝浊音界进行性缩小。

八十三、肝衰竭患者的治疗原则是什么？

肝衰竭的治疗原则是要依据病情发展的不同时期予以支持、对症、抗病毒等内科综合治疗为基础，早期免疫控制，中后期预防并发症及免疫调节为主，辅以人工肝支持系统疗法，争取适当时期进行肝脏移植治疗。

（1）早期诊断，及早卧床休息。

（2）对症支持治疗：静脉滴注白蛋白、血浆；保持维持水、电解质平衡，防止和纠正低血钾。静脉滴注葡萄糖，保证热量平衡；补充维生素 B、维生素 C、维生素 K。

（3）抗病毒治疗：乙型重型肝炎患者 HBV DNA 阳性或 HBsAg 阳性，应尽早抗病毒治疗，药物选择以核苷类药物为主，不主张使用干扰素类。

（4）免疫调节：肝衰竭早期多以免疫亢进为主，后期以免疫抑制为主。故早期适当使用激素，后期使用免疫增强药是有益的。但激素使用必须严格掌握适应证，对发病时间较早，ALT 水平较高，无肝硬化及其他激素禁忌证患者，可短程使用。

（4）并发症防治：预防和控制出血、肝性脑病、肝肾综合征、感染等并发症发生。

（5）人工肝支持系统和肝移植：非生物型人工肝支持系统已应用于临床，主要作用是清除患者血中毒性物质及补充生物活性物质，延长患者的生存时间，为肝移植赢得时机。

八十四、肝衰竭患者有哪些护理诊断？

（1）体温过高：与抵抗力下降感染有关。

（2）活动无耐力：与肝功能受损、能量代谢障碍有关。

（3）营养失调：低于机体需要量　与食欲下降、呕吐、消化和吸收功能障碍有关。

（4）有皮肤完整性受损的危险：与胆盐沉积刺激皮肤引起皮肤瘙痒、腹水、长期卧床有关。

（5）有跌倒的危险：与营养不良、长期卧床有关。

（6）潜在并发症

1）上消化道出血：与门静脉高压食管胃底静脉曲张破裂出血有关。

2）肝性脑病：与各种原因导致的血氨升高有关。

3）感染：与抵抗力下降、腹水有关。

4）肝肾综合征：与肾血流灌注不足有关。

八十五、如何护理肝衰竭患者？

（1）休息与活动：危重期嘱患者绝对卧床休息，以增加肝脏血流量，降低机体代谢，有利于肝细胞休息。协助患者做好进餐、床上擦浴、如厕等生活护理，待肝功能改善、黄疸减轻、症状好转后逐渐增加活动量，以不感疲乏为度。首次下床动作要缓慢，无头晕、下肢无力等感觉后方可在陪人扶持下行走，以免跌倒。

（2）饮食管理：重肝患者食欲极差、肝脏合成能力低下、热量摄入不足应及时给予碳水化合物为主的营养支持治疗，减少脂肪和蛋白质的分解，同时需限制食物中蛋白质入量，以控制肠内氨的来源，每日蛋白质摄入小于 0.5g/kg。宜进食清淡、易消化、富含维生素流质，如大米粥、小米粥、藕粉等，少量多餐，不强迫进食，如进食量太少，可遵医嘱补充葡萄糖、维生素等。鼓励睡前加餐，减少晨间低血糖发生。肝性脑病时限制动物蛋白摄入，恢复期食欲好转后，可逐渐增加饮食，要避免暴饮暴食；多食水果、蔬菜等含维生素丰富食物，使用植物油烹调，选用鸡蛋、牛奶、鱼、瘦肉、豆制品等优质蛋白，腹胀者可减少产气食品如牛奶、豆制品的摄入。不宜长期摄入高糖高热量食物，以防诱发糖尿病和脂肪肝。禁止饮酒或含酒精饮料。

（3）病情观察：密切观察患者神志、瞳孔、生命体征及大小便颜色的变化；密切观察肝肾功能、血常规、凝血等关键指标变化。加强皮肤、黏膜及各种脏器出血倾向观察：如皮肤瘀点、瘀斑、牙龈出血、鼻衄、呕血、便血等，减少不必要穿刺，局部穿刺、注射后延长按压时间；鼻衄者可用0.1%肾上腺素棉球局部压迫止血或明胶海绵填塞鼻腔止血；注意避免碰撞、损伤，不用手挖鼻、不用牙签剔牙，使用软毛牙刷或牙线，避免诱发牙龈出血。遵医嘱使用维生素 K_1、酚磺乙胺或输注新鲜血浆以补充凝血因子，必要时备血。遵医嘱输注新鲜血浆、白蛋白或免疫球蛋白；维持正氮平衡、血容量和胶体渗透压，减少脑水肿和腹水的发生；准确记录 24 小时出入量，维持水电解质和酸碱平衡。

（4）用药管理：加强抗病毒治疗用药宣教，告知患者及家属不得自行停药或减量，以免诱发或加重病情。

（5）皮肤管理：皮肤瘙痒者使用温水擦浴，避免使用碱性洗剂或肥皂，瘙痒时勿用力抓挠皮肤，遵医嘱使用抗过敏药物或炉甘石洗剂擦拭局部，勤剪指甲。督促或协助患者改变体位，每2～3小时1次，保持床单位平整、清洁、干燥，避免局部皮肤受压导致压疮发生，必要时使用防褥疮气垫。

（6）医院感染管理：每天病房开窗通风2次以上，每次30min，保证病房空气清新；移动紫外线消毒机进行房间消毒早晚一次；控制陪床人员及探视人员，减少外源性感染；监测体温变化，必要时使用降温机，及时更换汗湿衣物；遵医嘱按时使用抗生素；禁用对肝肾有损害的药物；加强口腔、会阴护理。

八十六、肝衰竭的并发症有哪些？如何预防？

（1）肝性脑病

1）减少氨的生成：低蛋白饮食，口服乳果糖或弱酸溶液保留灌肠酸化肠道，清除肠内含氨物质，保持排便通畅；口服诺氟沙星或利福昔明抑制肠道细菌，应用肠道微生态制剂改善肠道菌群失调；静脉使用乙酰谷氨酸或门冬氨酸鸟氨酸降低血氨。

2）恢复正常神经递质：左旋多巴静脉滴注可在大脑转变为多巴胺取代假性神经递质如羟苯乙醇胺等，起到苏醒作用。

3）维持支链/芳香氨基酸平衡：使用氨基酸制剂。

4）防治脑水肿：静脉滴注20%甘露醇或使用呋塞米，并注意水电解质平衡。加强患者的安全防范：上床栏，防止患者坠床、出走、自伤。

（2）上消化道出血

1）预防出血：使用组胺H_2受体拮抗剂如雷尼替丁、法莫替丁等，有消化道溃疡应用PPI如奥美拉唑等；补充维生素K、维生素C。

2）输注凝血酶原复合物、新鲜血浆或全血、浓缩血小板、纤维蛋白原等。

3）降低门静脉压力：使用特利加压素。

4）出血处理：口服凝血酶、去甲肾上腺素或云南白药，应用生长抑素、垂体后叶素、巴曲酶等，必要时内镜下止血（血管套扎、电凝止血、注射硬化剂等），肝硬化门脉高压引起出血还可行TIPS治疗。出血时尽可能安慰患者，消除紧张情绪，给予吸氧。预防性使用抗生素。出血停止后可逐渐进食温凉流食。

（3）继发感染：重型肝炎患者极易合并多菌种多部位感染，应加强护理，严格消毒隔离。加强口腔及肛周皮肤护理，尽早发现霉菌感染并予以抗霉菌治疗如使用制霉菌素溶液或碳酸氢钠溶液含漱等，保持口腔及肛周皮肤清洁。遵医嘱使用抗生素。

（4）肝肾综合征：避免应用肾损害药物，避免引起血容量降低的各种因素。可应用前列腺素E或多巴胺静脉滴注并配合使用利尿剂，使24小时尿量不低于1000ml。

八十七、哪些肝病患者有肝移植指征？

（1）各种原因所致的中、晚期肝衰竭，经积极内科治疗和人工肝治疗疗效欠佳者。

（2）各种类型的终末期肝硬化。

八十八、肝衰竭的预后如何？

肝衰竭总病死率30%～50%，出现肝肾综合征或Ⅲ期以上肝性脑病者病死率在90%以上。

八十九、慢性肝病患者急性发作的诱因有哪些？

慢性肝病患者急性发作的诱因常为过度劳累、暴饮暴食、酗酒、不合理用药、感染、不良情绪等。

九十、如何做好慢性肝病的疾病指导及用药宣教？

（1）告知患者正确对待疾病，保持乐观情绪。

（2）恢复期患者生活要有规律，劳逸结合。

（3）加强营养，适当增加蛋白质摄入，但避免长期高热量、高脂肪饮食。戒烟酒。

（4）患者的食具、洗漱用品尽可能专用，家庭密切接触者要预防接种疫苗。

（5）指导患者遵医嘱正确使用抗病毒药物治疗。明确用药剂量、用法，告知自行停药、减量、换药可能导致的风险。

（6）不滥用药物：如磺胺类、吗啡、氯丙嗪等药物，以免加重肝损害。

（7）按时随访：一旦乏力、食欲减退、恶心、呕吐、腹胀、肝区不适等症状加重，要及时到医院就诊。

九十一、病毒性肝炎常见生物化学指标有哪些？有何意义？

（1）血清 ALT、AST：该指标的血清水平可反映肝细胞损伤程度。

（2）血清胆红素：与胆汁代谢、排泄程度有关，胆红素升高的主要原因为肝细胞损伤、肝内外胆道阻塞和溶血。

（3）血清白蛋白和球蛋白：反映肝脏合成功能，CHB、肝硬化和肝功能衰竭患者可有血清白蛋白下降。

（4）凝血酶原时间（PT）及凝血酶原活动度（PTA）：PT 是反映肝脏凝血因子合成功能的重要指标，常用国际标准化比值（INR）表示，对判断疾病基站及预后有较大价值。

（5）γ-谷氨酰转肽酶（GGT）：正常人血清中 GGT 主要来自肝脏，各种原因导致的肝内外胆汁淤积时可以显著升高。

（6）血清碱性磷酸酶（ALP）：经肝胆系统进行排泄。当 ALP 产生过多或排泄不足时，均可使血中 ALP 发生变化，临床上常借助 ALP 动态观察来判断病情发展、预后和临床疗效。

（7）总胆汁酸（TBA）：健康人周围血清胆汁酸含量极低，当肝细胞损伤或肝内外阻塞时，胆汁酸代谢就会出现异常，TBA 就会升高。

（8）胆碱酯酶：反映肝脏合成功能，对了解肝脏应急功能和储备功能有参考价值。

（9）甲胎蛋白（AFP）：血清 AFP 及其异质体是诊断原发性肝细胞癌（HCC）的重要指标。

（10）异常凝血酶原（DCP）：是诊断 HCC 的另一个重要指标，可与 AFP 互补。

九十二、病毒性肝炎常见的影像学检查有哪些？有何意义？

（1）影像学检查（B 超、CT/磁共振等）：主要是查看肝脏形态是否正常、肝脏周边脏器情况，有助于筛查和诊断肝硬化、肝癌、结石和寄生虫异物等病变。

（2）肝脏硬度扫描瞬时肝脏弹性测定（FibroScan）：采用脉冲弹性波探查肝脏的硬度或弹性，以测定数值的高低来评价肝脏的硬度和弹性，可间接反映肝纤维化程度。

九十三、肝纤维化无创性诊断方法有哪些？

（1）APRI 评分：AST 和血小板（PLT）比率指数（APRI）可用于肝硬化评估。成人 APRI 评分＞2 分，预示患者已经发生肝硬化。APRI 计算公式为（AST/ULN）×100/PLT（10^9/L）。

（2）FIB-4 指数：基于谷丙转氨酶（ALT）、谷草转氨酶（AST）、血小板（PLT）和患者年龄的 FIB-4 指数可用于 CHB 患者肝纤维化的诊断和分期。FIB-4=（年龄×AST）÷（血小板×ALT 的平方根）。

（3）肝脏硬度扫描（瞬时弹性成像 TE）：作为一种较为成熟的无创检查，有操作简单、可重复性好等特点，能够比较准确地识别出轻度肝纤维化和进展性肝纤维化或早期肝硬化。结果判断：

1）胆红素正常且没有进行过抗病毒治疗者肝硬度测定值（LSM）≥17.5kPa 诊断为肝硬化，LSM≥12.4kPa（ALT<2×ULN 时为 10.6kPa）可诊断为进展性肝纤维化；LSM<10.6 kPa 可排除肝硬化可能；LSM≥9.4kPa 可诊断为显著肝纤维化；LSM < 7.4kPa 可排除进展性肝纤维化；LSM 在 7.4～9.4kPa 患者可以考虑肝组织活检。

2）转氨酶及胆红素均正常者 LSM≥12.0kPa 诊断为肝硬化，LSM≥9kPa 可诊断为进展性肝纤维化；LSM < 9.0kPa 可排除肝硬化可能；LSM < 6.0kPa 可排除进展性肝纤维化；LSM 在 6.0～9.0kPa 者如临床难以决策，考虑肝组织活检。

九十四、肝穿刺活检检查的目的是什么？

肝穿刺活检检查的目的是评价患者肝脏病变的程度、排除其他肝脏疾病、判断预后和监测治疗应答情况，是了解肝脏疾病状态的金标准。

九十五、什么情况不适合做肝穿刺活检检查？

病情危重、伴严重凝血功能障碍、大量腹水、高度梗阻性黄疸、肝硬化肝脏明显缩小、多发肝血管瘤或海绵状肝血管瘤、肝脏囊性病变性质不明、肝脏淀粉样病变及无法保持安静、无法配合的患者不适合做该项检查。

九十六、肝穿刺活检检查前需要做什么准备工作？

（1）常规：进行血常规、血型、肝功能、凝血功能检测和腹部超声检查。

（2）活检前后 7～10 天避免服用影响凝血功能的药物如阿司匹林、华法林等。

（3）医师术前谈话，患者或家属签署知情同意书。

（4）向患者介绍手术流程，教会患者术中呼吸配合，以及和术后床上大小便方法；认真解答患者及家属提出的问题，减少顾虑，建立良好的护患关系。

（5）术前遵医嘱使用止血药物。

（6）术前测量患者体温、脉搏、呼吸，更换干净病号服，排空尿液。

九十七、怎样进行肝穿刺活检操作？

（1）选择穿刺点：经超声定位选择右侧腋前线至锁骨中线第 7、8、9 肋间肝脏切面较大处，避开胆囊、大血管及肝脏上下缘。

（2）体位：取仰卧位，右手臂上抬弯曲置于枕后。

（3）消毒、麻醉：严格无菌操作，常规消毒穿刺部位皮肤，术者戴无菌口罩、铺无菌孔巾，用 0.1% 利多卡因局部逐层浸润麻醉穿刺点皮肤、肋间肌、膈肌和肝包膜。

（4）穿刺：嘱患者平静呼吸，将活检针置入卡槽，在超声引导下术者持活检枪于选定点穿透皮肤、肌层进至肝包膜时，嘱患者屏住呼吸，击发活检枪，自动切割肝组织并退针，整个过程只需几秒钟，最后将肝组织固定在福尔马林中送检。

（5）穿刺部位予纱布加压包扎固定。

九十八、肝穿刺活检术后应如何护理？

（1）绝对卧床休息 6 小时。

（2）术后 3 小时内禁食或给少量流食。

（3）严密监测血压、脉搏变化。术后按照血压稳定则频次递减原则，先 1 次/15min×8 次，再 1 次/30min×4 次，最后 1 次/60min×2 次，共测量 6 小时。

（4）严密观察病情变化，警惕并发症发生，有局部疼痛者可遵医嘱给予止痛药。

（5）观察穿刺部位敷料情况。观察局部有无渗血、渗液，及时更换渗血敷料，保持穿刺部位干燥，避免感染，手术当天不能淋浴，术后 24 小时拆除穿刺部位敷料并消毒。

（6）协助床上大小便，及时处理因体位原因导致的排尿困难，给予听流水声或热敷下腹部，必要时导尿。

（7）术后 6 小时可缓慢下床活动，避免弯腰、扭腰动作。

（8）一周内避免提重物及剧烈活动，避免咳嗽、便秘等导致腹内压增高诱因，保持大便通畅，防止着凉。

九十九、肝穿刺活检术有哪些并发症?

（1）局部出血：严重出血发生率不超过 1%，多发生于凝血功能障碍者或穿刺进针至肝包膜时患者深呼吸致肝脏深而长的划伤，表现为血压低、脉搏细速、心悸、面色苍白、出冷汗等。

（2）胆汁性腹膜炎：少见，多因划破高度梗阻性黄疸的肝脏或损失位置变异的胆囊所致，可表现为轻度腹痛，严重时可有剧烈腹痛、腹部包块、发热、少尿和休克等症状，一旦发生应及时外科手术治疗。

（3）感染：少见，多因无菌操作不严格所致。

（4）气胸：少见，多因穿刺点位置过高或深呼吸状态下穿刺致肺底损失所致，可表现胸闷、胸痛、呼吸困难等。

（5）休克：少见，多为失血性休克，个别可为疼痛性或过敏性休克，需及时补液、扩容等处理。

一百、世界肝炎日是哪一天?

世界肝炎日为每年的 7 月 28 日。

一百零一、历年世界肝炎日活动主题是什么?

2011 年是首个世界肝炎日，活动主题是"认识肝炎，科学防治"。

2012 年为第 2 个世界肝炎日，活动主题是"积极行动，共抗肝炎"。

2013 年为第 3 个世界肝炎日，活动主题是"这就是肝炎。了解它。面对它"。

2014 年为第 4 个世界肝炎日，活动主题是"战胜肝炎，从我做起"。

2015 年为第 5 个世界肝炎日，活动主题是"抗击肝炎，预防先行"。

2016 年为第 6 个世界肝炎日，活动主题是"了解肝炎，立刻行动"。

（陈晓薇　李海兰）

第二节　流行性感冒

一、流行性感冒是什么?

流行性感冒是流感病毒引起的急性呼吸道传染病，病原体为甲、乙、丙三型流行性感冒病毒，通过飞沫传播。临床上有急起高热、乏力、全身肌肉酸痛等中毒症状，病程短，有自限性，老年人和慢性病患者中则可引起较严重的并发症。流感病毒传染性强，特别是甲型流感病毒容易变异，往往造成暴发、流行或大流行。

二、流感病毒是什么?

流感病毒属正黏病毒科，是有包膜、单股负链 RNA 病毒，病毒颗粒呈球形或细长形，直径为 80～120nm。病毒外包膜除基制蛋白、双层类脂膜外，还有两型表面糖蛋白，分别为血凝素（HA）和神经氨酸酶（NA），均具有亚型和变种的特异性和免疫原性。HA 促使病毒吸附到细胞上，故其抗体能中和病毒，免疫学上起主要作用；NA 的作用在于促进细胞释放病毒，故其抗体不能中和病毒，但能限制病毒释放，缩短感染的过程。

三、流感病毒有哪些特点?

流感病毒可以分为甲、乙、丙三型。流感病毒的最大特点是易发生变异，最常见于甲型。流感病毒不耐热，加热到 56℃ 30min，65℃ 5min 或者 100℃ 1min 即可灭活；不耐酸和乙醚；对紫外线、甲醛、乙醇和常用消毒剂敏感。在 4℃ 可存活 1 月余，在中空干燥环境中或–20℃以下可以长期保存，在鸡胚及体外组织培养上生长良好，并可见明显细胞病变。

四、流行性感冒的传染源是什么?

患者为流行性感冒的主要传染源，其次是隐性感染者。动物亦可为中间宿主或贮存。患者自发病后到 5 天内均可从鼻涕、口涎、痰液等分泌物排出病毒，传染期约 1 周，以病初 2～3 天传染性最强。

五、流行性感冒的传播途径是什么？

流行性感冒主要通过空气飞沫传播。病毒存在于患者或隐性感染者的呼吸道分泌物中，通过说话、咳嗽或喷嚏等方式散播至空气中，易感染者吸入后即能感染。其实密切接触也是传播流感的途径之一。

六、哪些人易感流感病毒？

人群对流感病毒普遍易感，与年龄、性别、职业等都无关。流感病毒具有较强的传染性，呼吸道飞沫传播使其能够快速传播，容易引起流行和大流行。一般多发生于冬季。

七、流感病毒怎样播散？

流感病毒通常依靠 HA 与呼吸道表面纤毛柱状细胞的特殊受体结合而进入细胞,在细胞内进行复制。在 NA 的协助下新的病毒颗粒被不断释放并播散继续感染其他细胞，被感染的宿主细胞则发生变性、坏死、溶解或解脱，产生炎症反应，从而出现发热、头痛、肌痛等全身症状。

八、流行性感冒主要分为哪几型？

流行性感冒的潜伏期通常为 1～3 天（数小时至 4 天），分为典型流感、轻型流感、肺炎型流感及其他类型流感。

九、流行性感冒有哪些临床表现？

典型流行性感冒起病急，出现乏力、高热、寒战、头痛、全身酸痛等全身中毒症状，查体可见结膜充血，肺部听诊可闻及干啰音。病程 4～7 天，咳嗽和乏力可持续数周；轻型流行性感冒急性起病，轻或中度发热，全身及呼吸道症状较轻，2～3 天内自愈；肺炎型流行性感冒多发生于老年人、婴幼儿、慢性病患者及免疫力低下者。病初类似典型流行性感冒症状，1 天后病情迅速加重，出现高热、咳嗽，呼吸困难及发绀，可伴有心、肝、肾衰竭。体检双肺遍及干、湿啰音，但无肺实质体征。痰细菌培养阴性，抗生素治疗无效。多于 5～10 天内发生呼吸循环衰竭，预后较差；流行性感冒流行期间，还有其他类型流行性感冒，主要有以下几种：胃肠型伴呕吐、腹泻等消化道症状，脑膜脑炎型表现为意识障碍、脑膜刺激征等神经系统症状，若病变累及心肌、心包，分别为心肌炎型和心包炎型。此外，还有以横纹肌溶解为主要表现的肌炎型，仅见于儿童。

十、流行性感冒的并发症有哪些？

流行性感冒主要包括呼吸系统、肺外并发症。呼吸系统并发症主要为继发性细菌感染，包括急性鼻窦炎、急性化脓性扁桃体炎、细菌性气管炎、细菌性肺炎等；肺外并发症有中毒性休克、中毒性心肌炎和瑞氏综合征（Reye's syndrome）等。

十一、流感病毒患者有哪些结果异常？

流感病毒患者发病初数天血常规可见白细胞总数减少，中性粒细胞减少显著，淋巴细胞相对增加，大单核细胞也可增加，此血常规往往持续 10～15 天。合并细菌性感染时，白细胞和中性粒细胞增多；分别对急性及两周后血清进行补体结合试验或血凝抑制试验，前后抗体滴度上升≥4 倍，则为阳性；采用免疫荧光法检测抗原，起病 3 天鼻黏膜压片染色找包涵体，荧光抗体检测抗原可呈阳性。

十二、流行性感冒在治疗方面应该注意哪些？

首先卧床休息，多饮水，注意营养。密切观察和监测并发症。高热者予解热镇痛药，必要时使用止咳祛痰药物。儿童忌服含阿司匹林成分的药物，以避免产生瑞氏综合征。其次抗病毒治疗，金刚烷胺（amantadine）可阻断病毒吸附于宿主细胞，抑制病毒复制。早期应用可减少病毒的排毒量和排毒期，缩短病程，但只对甲型流感病毒有效。奥司他韦（oseltamivir）能特异性抑制甲、乙型流感病毒的 NA，从而抑制病毒的释放，减少病毒传播。不适随诊。

十三、流行性感冒的住院患者护理措施主要有哪些？

发热期间应嘱患者卧床休息，多饮开水，定期监测体温；对全身酸痛或头痛明显者，可协助患者采取舒适的体位，必要时遵医嘱给予服用解热镇痛剂类药物；伴有肺部炎症或心肺功能不全者应严密监测生命体征，呼吸困难或发绀者应取半卧位，给予吸氧，及时清除呼吸道分泌物，加强支持治疗；对患者可按呼吸道隔离至热退后 48 小时，室内要加强通风，对患者呼吸道分泌物要及时消毒，对食具、用具及衣服可采用煮沸或日光暴晒等方法消毒。

十四、单纯流行性感冒无须住院患者的家庭护理应注意哪些？

将患者安置在单人房间，以防止飞沫传播；要求房间通风良好，并定时用食醋熏蒸消毒空气，照料患者时应戴口罩，对患者呼吸道分泌物、污物（如咳出的痰等）应进行消毒；对有高热者应指导家属运用物理降温的方法和正确使用退热药物；给予富有营养、易消化的清淡饮食，应鼓励患者多饮水以减轻中毒症状和缩短病程；如有高热不退、咳嗽、脓痰、呼吸困难等应及时送医院。

十五、流行性感冒的预后效果如何？

流行性感冒病程呈自限性，无并发症的患者通常 5～10 天可自愈。但重症感染或引起并发症时则需要住院治疗；重症病例的高危人群主要为老年人、年幼儿童、孕产妇或有慢性基础疾病者；少数重症病例可因呼吸或多脏器衰竭而死亡。

十六、预防流行性感冒应注意哪些方面？

预防流行性感冒应注意控制传染源，早期发生疫情，及时掌握疫情动态，及早对流感患者进行呼吸道隔离和早期治疗。隔离时间为 1 周或至主要症状消失；切断传播途径，流行性感冒流行期间，咳嗽、打喷嚏时应使用纸巾等，避免飞沫传播，经常彻底洗手，避免脏手接触口、眼、鼻、避免集会等集体活动，注意通风，易感者尽量少去公共场所；保护易感人群，秋冬气候多变，注意加减衣服，加强户外体育锻炼，提高身体抗病能力，疫苗接种是预防流行性感冒的基本措施。

（李　园　李海兰）

第三节　艾　滋　病

一、什么是艾滋病？

艾滋病是获得性免疫缺陷综合征（acquired immunodeficiency syndrome，AIDS）的简称，系由人（类免疫）缺陷病毒（Human immunodeficiency virus，HIV）引起的慢性传染病。HIV 主要侵犯、破坏 $CD4^+T$ 淋巴细胞，导致机体免疫细胞和（或）功能受损乃至缺陷，最终并发各种严重机会性感染和肿瘤，具有传播迅速、发病缓慢、病死率高的特点。

二、艾滋病的来由是怎样的？

1981 年美国疾病预防控制中心在纽约和旧金山等地证实：多名男性同性恋者患卡波西（氏）肉瘤和卡氏肺孢子虫肺炎而死亡，是因为后天获得性免疫缺陷所致，故定名为"获得性免疫缺陷综合征"，其英文缩写为 AIDS，中译音为艾滋病。

后来有研究人员在 20 世纪 50 年代刚果土人所遗留下来的血液样本检测到了 HIV 病毒，说明 HIV 早已存在。一般相信，艾滋病是由撒哈拉沙漠以南的非洲地区，北美洲及加勒比海等地区蔓延开来。在 80 年代初传至西欧，80 年代末更蔓延至东南亚及南亚一带。艾滋病的蔓延与交通的发达、人类交流的频繁有关，早已不再是局限于同性恋或吸毒者，也涉及异性恋者、妇女及儿童。艾滋病也不再只是局限于富裕的欧美国家，也包括了一些较为贫困的亚非国家。

三、HIV 是怎样的病毒?

HIV 为单链 RNA 病毒,属于逆转录病毒。1983 年 5 月法国学者 Montagni 首先从 1 例 AIDS 相关综合征患者肿大的淋巴中分离出一种病毒,1986 年 5 月国际病毒分类委员会将其命名为"人免疫缺陷病毒"即 HIV。

HIV 呈球形或卵形,由核心、衣壳及最外层的类脂包膜组成。目前可将 HIV 分为 HIV-1 型和 HIV-2 型。包括我国在内,全球流行的主要是 HIV-1,HIV-2 主要局限于西部非洲和西欧,北美也有少量报道,传染性和致病性均较低。HIV-1 和 HIV-2 的同源性为 40%~60%。

四、HIV 的变异及其意义有哪些?

HIV 发生变异的主要原因包括反转录酶无校正功能而导致的随机变异、宿主的免疫选择压力、不同病毒之间及病毒与宿主之间的基因重组及药物选择的压力,其中不规范的抗病毒治疗是导致耐药变异的重要原因。HIV 变异株在细胞亲和性、复制效率、免疫逃逸、临床表现等方面均有明显变化。及时发现并鉴定 HIV 各种亚型对于追踪流行趋势、及时做出诊断、开发诊断试剂和新药研制、疫苗开发均有重要意义。

五、HIV 的抵抗力如何?

HIV 对外界抵抗力低,对热敏感,56℃ 30min 能使 HIV 在体外对人的 T 淋巴细胞失去感染性,但不能完全灭活血清中的 HIV;100℃ 20min 可将 HIV 完全灭活。HIV 能被 75%乙醇、0.2%次氯酸钠及含氯石灰灭活。0.1%甲醛、紫外线和 γ 射线均不能灭活 HIV。HIV 侵入人体可刺激产生抗体,但并非中和抗体,血清同时存在抗体和病毒时仍有传染性。

六、艾滋病的流行现状怎样?

自美国于 1981 年诊断出首例艾滋病患者以来,HIV 在全球范围内的传播速度惊人。根据联合国艾滋病规划署和世界卫生组织 2006 年 11 月 21 日共同发布的《2006 年世界艾滋病报告》,2006 年全球新增艾滋病病毒感染者 430 万,使艾滋病病毒感染者总数达 3950 万,同时全球又有 290 万人死于艾滋病。即全球每日 1.2 万新增 HIV 感染者及 7945 人死于 AIDS。至 2015 年全球感染 HIV 病例数约 3880 万,新增 HIV 感染病例 250 万,AIDS 死亡人数 120 万。在过去十年间全球新增 HIV 感染病例数量呈缓慢下降趋势,年度降幅仅 0.7%,艾滋病死亡的病例数也呈下降趋势,这部分归因于抗逆转录病毒疗法的普及。

中国自 1985 年发现首例 HIV 感染者以来,艾滋病疫情同样快速增长,目前整体处于低流行态势。截至 2015 年 10 月底,全国报告存活的艾滋病病毒感染者和患者共计 57.5 万例,死亡 17.7 万人,目前中国估计存活的 HIV 感染者和 AIDS 患者约占总人口的 0.06%。另外,近年来中国青年学生艾滋病疫情增长较快,2015 年 1 月至 10 月新报告 HIV 感染者和 AIDS 患者 9.7 万病例,其中 2662 例为学生,比去年同期增加 27.8%。青年学生已经成了中国艾滋病防治工作的重点。世界卫生组织表示,中国仍需提高艾滋病检测的可及性,并让检测阳性者尽早接受治疗。

七、艾滋病的传染源及易感者有哪些?

艾滋病的传染源是患者及无症状 HIV 携带者,病毒存在于血液、体液(精液、子宫、阴道分泌物、唾液、泪液及乳汁等)及人体组织中。

对艾滋病人群普遍易感,高危人群为男性同性恋、静脉药物依赖者、性乱者、血友病、多次接受输血或血制品者。

八、艾滋病的传播途径有哪些?

艾滋病的传播途径有:

(1)性传播:与 HIV 感染者进行无保护措施的性交(经阴道或肛门)或口交。2015 年我国统计资料显示,异性性接触传播占 66.6%,男性同性性行为传播已经占到了 27.2%。男性同性恋者是目前各类人群中 HIV 感染率（8%）最高的人群。

（2）血液传播：输入受到 HIV 感染的血液和血制品，在供血过程的交叉感染，组织器官移植、人工授精方式的传播，合用受到污染的针头、针管或其他锐器，破损的皮肤黏膜接触有 HIV 的血液、体液或组织等。

（3）母婴传播：HIV 感染的母亲在妊娠、分娩和母乳喂养期间可将 HIV 传染给其婴儿，感染率在 11%～60%。

九、普通人群怎样预防 HIV 感染？

目前人类还没有研究出可投放市场用于预防艾滋病的疫苗，预防 HIV 传播最有效的办法还是"切断传播途径"。

（1）拒绝毒品，避免不安全性行为及性乱交。

（2）及时规范治疗性病，发生不安全性行为要使用安全套。

（3）尽量减少输血或使用血制品，拒绝与他人共用注射器、针头及其他受到污染的锐器。

（4）注意个人卫生，不与他人共用牙具、剃须刀等可能引起皮肤黏膜损伤的用具。

十、医疗部门怎样预防 HIV 的传播？

（1）相关部门严格筛查血液及血制品。

（2）按标准预防做好职业防护，按国家规定做好医疗废物的管理，若出现艾滋病职业暴露应要求进行紧急处理（包括预防用药）和随访。

（3）严格按要求清洗消毒灭菌医疗用品，按《医疗机构消毒技术规范》做消毒工作。

（4）按乙类传染病管理报告疫情。

（5）向社会宣传艾滋病的防治知识和相关政策，保护艾滋病患者的私隐。

十一、艾滋病的主要发病机制是什么？

HIV 进入人体后 24～48 小时内到达局部淋巴结，5 天左右外周血中可以检测到病毒成分，继而产生病毒血症，导致以 CD4$^+$T 淋巴细胞数量短期内一过性减少为特征的急性感染。大多数感染者未经特殊治疗 CD4$^+$T 淋巴细胞可自行恢复至正常或接近正常水平。但病毒并未清除，形成慢性感染。慢性感染包括无症状感染期和有症状感染期。无症状感染期持续时间变化较大，从数月至数十年不等。

HIV 主要侵犯人体免疫系统，包括 CD4$^+$T 淋巴细胞、巨噬细胞和树突细胞，主要表现为 CD4$^+$T 淋巴细胞数量不断减少，导致免疫功能缺陷。引起各种机会性感染和肿瘤发生。另外，HIV 还可感染 NK 细胞、星形细胞、脑毛细血管内皮细胞、表皮朗格汉斯细胞、肾小球细胞和肠上皮嗜铬细胞等，而引起机体广泛损害。

十二、艾滋病在临床分几期？

美国早期将艾滋病分为以下四期。

（1）急性感染期（primary infection）：部分患者可在感染 HIV 后 4～6 周出现过一过性单核细胞增多症或流感样症状，表现为发热、全身不适、头痛、咽痛、厌食、恶心、肌痛、关节痛、淋巴结肿大和皮疹等。外周血中单核细胞增多。病程呈自限性，一般持续 3～14 日后自然消失。这个时期血中可以查到 HIV RNA 及 p24 抗原，但查不到 HIV 抗体（抗-HIV）。

（2）无症状感染期（asymptomatic infection）：可由原发 HIV 感染或急性感染症状消失后延伸而来，临床上没有症状或轻微症状。无症状感染期持续时间变化较大，从数月到数十年不等。此期若没有治疗，HIV 在感染者体内不断复制，免疫系统受损，CD4$^+$T 淋巴细胞计数逐渐下降，此期具有传染性。

（3）全身性持续淋巴结肿大期（persistent generalized lymphadenopathy，PGL）：主要表现为除腹股沟淋巴结以外，全身其他部位两处或两处以上淋巴结肿大。其特点是淋巴结肿大直径在 1cm

以上，无局部疼痛感，可融合。活检为淋巴结反应性增生，一般持续肿大 3 个月以上，部分患者可超过 1 年，亦有再次肿大者。此期 HIV RNA、p24 抗原及抗-HIV 均可检出。

（4）艾滋病期：本期主要特征是机体免疫系统严重破坏，出现各种病原体机会性感染和继发性肿瘤，全身各系统器官均可受累，因而临床表现极为多样化，一般可以归纳为 5 种类型。

A 型：表现为全身性症状，如持续不规则发热 1 个月以上；持续性全身性淋巴结肿大，直径在 1cm 左右；持续性慢性腹泻；3 个月内体重明显下降10%以上；明显盗汗；全身乏力；肝脾肿大等。

B 型：表现为神经精神症状，如疲倦、极度乏力、记忆力减退、反复发作性头痛、进行性感觉与周围运动神经痛、皮肤反应消失、锥体束征阳性、精神淡漠和反应迟钝，乃至发展到痴呆，小儿还可见迷路症状。

C 型：多种机会性感染症状，其中卡氏肺孢子虫、结核、隐孢子虫已构成全球 ARDS 死亡的主要原因，尤其是发展中国家结核已成为最常见的机会性感染之一。

D 型：表现为肿瘤症状，如卡波西肉瘤、非霍奇金病、伯基特淋巴瘤、肛门生殖器恶性肿瘤、皮肤癌、肺癌及口腔黏膜、头颈部恶性肿瘤等。

E 型：慢性全身性非特异性淋巴性间质性肺炎。

目前美国 CDC 与 WHO 提出将 HIV 感染的不同病期分为三大类。同时根据外周血 CD4$^+$T 细胞的计数不同而将每种临床类型分为三个等级：$\geq 0.5 \times 10^9$/L 为 I 级；（$0.2 \sim 0.4$）$\times 10^9$/L 为 II 级；$< 0.2 \times 10^9$/L 为 III 级。

第一类：包括急性 HIV 感染、无症状 HIV 感染和持续性全身淋巴结肿大综合征。

第二类：为 HIV 相关细胞免疫缺陷所引起的临床表现，包括继发细菌性肺炎或脑膜炎、咽部或阴道念珠菌、颈部肿瘤、口腔毛状白斑、复发性带状疱疹、肺结核、特发性血小板减少性紫癜及不能解释的体质性疾病等。

第三类：包括出现神经系统症状，各种机会性病原体感染，因免疫缺陷而继发肿瘤及并发的其他疾病。

十三、常用实验室检查有哪些？

（1）特异性抗原和（或）抗体检测：

1）抗体检测：HIV-1/HIV-2 抗体检测是 HIV 感染诊断的金标准。抗体初筛检测结果通常要经蛋白印迹（Western blot，WB）检测确认即确证试验。

2）抗原检测：用 ELISA 法测血清 HIVp24 抗原，有助于抗体产生窗口期和新生儿早期感染的诊断。

3）耐药检测：通过测定 HIV 基因型和表型的变异了解药物变异情况。

4）蛋白质芯片：该技术近年发展较快，能同时检测 HIV、HBV、HCV 联合感染者血中 HIV、HBV、HCV 核酸和相应抗体，有较好的应用前景。

（2）免疫学检查：

1）CD4$^+$T 淋巴细胞检测：CD4$^+$T 淋巴细胞可进行性减少，CD4$^+$/CD8$^+$比例倒置。

2）其他：链激酶、植物血凝素等皮试常阴性。免疫球蛋白、β2 微球蛋白可升高。

（3）病毒载量测定：常用反转录 PCR、核酸序列依赖性。

（4）其他：根据病情及用药情况可检测血尿常规、血生化、胸片、病理及感染的病原学检查等。

十四、HIV/AIDS 的诊断原则有哪些？

（1）需结合流行病学史，包括不安全性生活史、静脉注射毒品史、输入未经抗 HIV 抗体检测的血液或血液制品、HIV 抗体阳性者所生子女或职业暴露史等。

（2）结合临床表现和实验室检查等进行综合分析，慎重做出诊断。诊断 HIV/AIDS 必须是经确诊试验证实 HIV 抗体阳性，HIV RNA 和 P24 抗原的检测能缩短抗体"窗口期"和帮助早期诊断新生儿的 HIV 感染。

十五、"艾滋病期"的诊断标准有哪些？

"艾滋病期"有流行病学史，实验室检查 HIV 抗体阳性，加之以下各项中的任何一项，即可诊断为艾滋病期。

（1）原因不明的持续不规则发热 1 个月以上，体温高于 38℃。

（2）慢性腹泻 1 个月以上，次数＞3 次/天。

（3）6 个月内体重下降 10% 以上。

（4）反复发作的口腔白念珠菌感染。

（5）反复发作的单纯疱疹病毒感染或带状疱疹病毒感染。

（6）肺孢子菌肺炎。

（7）反复发作的细菌性肺炎。

（8）活动性结核或非结核分枝杆菌病。

（9）深部真菌感染。

（10）中枢神经系统病变。

（11）中青年人出现痴呆。

（12）活动性巨细胞病毒感染。

（13）弓形虫脑病。

（14）青霉菌感染。

（15）反复发作的败血症。

（16）皮肤黏膜或内脏的卡波西肉瘤、淋巴瘤。

HIV 抗体阳性，虽无上述表现或症状，但 $CD4^+T$ 淋巴细胞数＜$200/mm^3$，也可诊断为艾滋病期。

十六、HIV 感染者尽早抗病毒治疗的意义有哪些？

HIV 感染后立即使用抗病毒治疗将更有可能使他们保持健康，并减少将病毒传播给他人的机会。而面临高感染风险的人使用抗逆药品也将成为一种新的预防方法。同时，感染艾滋病毒的母亲获得抗逆治疗也有助于减少将病毒传给婴儿的机会。世界卫生组织强调：为实现 2030 年结束艾滋病疫情，到 2020 年将新增感染病例减少 75%、将获得抗病毒治疗的人数增加一倍至关重要。

十七、非洲防控艾滋病的"快速通道战略"是什么？

在第十八届非洲艾滋病与性传播疾病大会上，联合国艾滋病规划署提出了在非洲防控艾滋病的"快速通道战略"：要争取到 2020 年实现三个"90"的目标，即到 2020 年使 90% 感染了艾滋病毒的人了解自己的状况，使 90% 感染了艾滋病毒的人能够接受治疗，使 90% 得到治疗的人能够抑制其病毒量。

十八、常用的抗反转录病毒药物及使用注意事项有哪些？

目前国际上抗反转录病毒（anti-retroviral，ARV）有六类 30 余种（包括复合制剂），分为核苷类反转录酶抑制剂（nucleoside reverse transcriptase inhibitors，NRTIs）、非核苷类反转录酶抑制剂（non-nucleoside reverse transcriptase inhibitors，NNRTIs）、蛋白酶抑制剂（protease inhibitor，PIs）、融合抑制剂（FIs）、整合酶抑制剂和 CCR5 抑制剂。国内的 ARV 药物目前有 NRTLs、NNRTIs、PIs 和整合酶抑制剂四类 12 种。

（1）NRTIs：选择性抑制 HIV 反转录酶，掺入正在延长的 DNN 链中，抑制 HIV 复制。常用以下几种：

1）叠氮胸苷（azidothymidine，AZT）：又名齐多夫定（zidovudine，ZDV）。

2）去羟肌苷（didanosine，DDI）：可诱发周围神经炎、腹泻、口腔炎或胰腺炎等。

3）拉米夫定（lamivudine，LAM）和司坦夫定（stavudine，d4T）：与 AZT 合用有协同作用。

4）阿巴卡韦（abacavir，ABC）：可抑制 HIV-1、HIV-2，对 AZT、LAM、DDI 和奈韦拉平（nevirapine，NVP）耐药病例也有效，与 ZAT 联合有协同作用。

5）替洛福韦酯（tenofovirdisoproxil fumarate，TDF）：与食物同服。

6）恩曲他滨（emtrieitabine）：与食物同服。

7）齐多拉米双夫定（combivir）（AZT+3TC）。

8）阿巴卡韦双夫定（trizivir）（AZT+3TC+ABC）。

（2）NNRTIs：主要作用于 HIV 反转录酶某位点使其失去活性。有奈韦拉平（nevirapin，NVP）、依非韦伦（efavienz，EFZ）、依曲韦林（etravirne，ETV），饭后服用。

（3）PIs：抑制蛋白酶即阻断 HIV 复制和成熟过程中必需的蛋白质合成。有利托拉韦（ritonavir，RTV）、茚地那韦（indinavir，IDV）、洛匹那（lopinavir，LPV）/利托那韦（ritonavir，RNA）、替拉那韦（tipranavir，TPV）、地瑞那韦（daranavir，DRV）。

（4）整合酶抑制剂拉替拉韦（raltegravir，RAV）。

对 HIV 检测阳性患者应立即给予抗病毒治疗。已出现机会性感染者应根据其病原体的不同选择相应的抗感染治疗，并给予对症支持治疗。

十九、什么是高效抗反转录病毒治疗？

抗反转录病毒治疗是针对病原体的特异治疗，目标是最大限度的抑制病毒复制，重建或维持免疫功能。降低病死率和 HIV 相关疾病的罹患者率，提高患者的生活质量；减少免疫重建炎症反应综合征（immune reconstitution inflammation syndrome，IRIS）；减少艾滋病的传播，预防母婴传播。鉴于仅用一种抗病毒药物易诱发 HIV 变异，产生耐药性，因而目前主张联合用药称为高效抗反转录病毒治疗（high active anti-retroviral therapy，HAART）。根据目前的 ARV 药物，可以组成 2NRTIs 为骨架的联合 NNRTI 或 PI 方案，每种方案都有其优缺点，如毒性、耐药性对以后治疗产生的影响、实用性和可行性等，需根据患者的具体情况来掌握。

二十、HAART 治疗应注意什么？

（1）注意成人剂量和儿童/婴幼儿剂量的区别。

（2）常见药物不良反应有头痛、恶心、呕吐、腹泻，毒副作用可能包括骨髓抑制、肝肾损害，糖、脂肪代谢异常应注意监测，避免产生严重后果。

（3）注意药物配伍的禁忌和相互作用。

二十一、特殊人群的抗病毒治疗应注意什么？

（1）儿童：一线治疗方案为 AZT 或 d4T+3TC+EFV，适用于 3 岁以上或体重大于 10 kg 能够吞服胶囊的儿童，3 岁以下或体重小于 10 kg 的儿童可用 d4T+3TC+NVP。

（2）哺乳期妇女：如进行母乳喂养则必须坚持抗病毒治疗。

（3）合并结核分枝杆菌感染的患者：应避免同时开始抗病毒和抗结核治疗。目前倾向于在抗结核治疗两周后进行抗病毒治疗。

（4）静脉药物依赖者：与普通患者相同，但应注意依从性和抗病毒药物与美沙酮之间的相互作用。

（5）合并 HBV 感染者：治疗方案中应至少包含两种对 HIV 亦有抑制作用的药物。推荐拉米夫定联合替诺福韦。如需治疗 HBV 而 HIV 暂时不需要治疗时，宜采用对 HIV 无作用的药物如干扰素或其他对 HIV 无作用的核苷类药物。因易导致 HIV 产生耐药，不宜单独使用拉米夫定。

（6）合并 HCV 感染者：抗 HIV 的治疗方案避免使用 NVP。CD4$^+$T 细胞大于 350/μl 时，可先抗 HCV 治疗；若 CD4$^+$T 细胞小于 200/μl 时，考虑先进行抗 HIV 治疗，待免疫功能有所恢复时在进行抗 HCV 治疗；若 CD4$^+$T 细胞小于 200/μl，同时有肝炎活动（如谷丙转氨酶高于正常上限 2 倍以上）则可考虑先进行抗 HCV 治疗。

二十二、抗病毒治疗过程中应注意进行哪些监测和评估?

在抗病毒治疗过程中要定期进行临床评估和实验检测,以评价治疗的效果,及时发现抗病毒药物的不良反应,以及病毒是否产生耐药性。必要时更换药物以取得抗病毒治疗的成功。

(1)病毒学指标:大多数患者在抗病毒治疗4周内病毒载量应下将11g以上。在治疗3~6个月后病毒载量应达到低于检测水平。

(2)免疫学指标:在抗病毒治疗3个月时,$CD4^+T$淋巴细胞增加30%,或治疗1年后,$CD4^+T$淋巴细胞增加100/μl,提示有效。

二十三、什么是免疫重建?

通过抗病毒治疗及其他医疗手段,使HIV感染者受损的免疫功能恢复或接近正常称为免疫重建,这是HIV/ARDS治疗的重要目标之一。

二十四、什么是免疫重建炎症反应综合征?

在免疫重建的过程中,患者可能会出现一组临床综合征,临床表现为发热、潜伏感染的出现或原有感染加重或恶化,称为免疫重建炎症反应综合征(IRSI)。多种潜伏或活动的机会性感染在抗病毒治疗后均可发生IRSI。IRSI发生时,应继续进行抗病毒治疗,根据情况对出现的潜伏性感染进行针对性的病原体治疗,症状严重者可短期使用糖皮质激素。

二十五、艾滋病常见护理诊断(问题)有哪些?

(1)感染:与免疫功能受损有关。

(2)营养失调:与纳差、慢性腹泻及艾滋病期并发各种机会性感染和肿瘤消耗有关。

(3)恐惧:与艾滋病预后不良、疾病折磨、担心受到歧视有关。

(4)疲乏:与进入艾滋病期有关。

(5)家庭功能不足及社会歧视:与患者致病的不良行为及对疾病的恐惧有关。

二十六、怎样做好AIDS医院感染的预防?

(1)隔离:按"血液-体液"接触隔离,医务人员工作中要严格按标准预防做好隔离工作,遵守操作规程,谨防被污染的锐器刺伤及自身破损皮肤被污染。在采咽拭子标本、吸痰、气管插管、气管切开、穿刺及抢救大出血患者等有可能出现血液、体液喷溅时要戴口罩、手套及护目镜,必要时穿隔离衣。手部有皮肤破损的时接触患者要戴双层手套。给操作不合作患者进行有创的操作要有配合者对患者进行妥善的固定和约束,避免锐器误伤他人。同时按规定做好手卫生、安全注射及医疗废物(特别是锐器)的处理。

(2)消毒:对患者血液、体液、分泌物、组织等人体物质应消毒处理后废弃,其污染物要进行严格消毒处理后才能人工处理或按感染性医疗废物处理。患者有肺部感染时,病床边应备放有含氯消毒剂的痰杯,消毒液一日更换一次。地面及表体表面每日消毒一次。

二十七、护士应从哪些方面观察艾滋病患者病情?

(1)判断患者处于疾病的哪个期。

(2)进入艾滋病期的患者属于哪个类型。

(3)根据实验检查,判断患者机体的免疫功能和病情进展状况。

(4)观察患者药物治疗的效果、不良反应。

(5)了解患者的心理及其家庭与社会支持状况。

(6)了解患者对疾病的认识情况,以便有针对性地做好健康教育。

二十八、临床护理重点有哪些?

(1)保护性隔离:

1)谢绝或减少探视和陪护,入内戴口罩,保持室内空气新鲜。必要时定时进行空气消毒。

2）防着凉，注意个人卫生，加强口腔护理、皮肤及外阴清洁。避免进入公共场所及各种感染性疾病。尽量减少紫外线照射。

（2）生活护理：出现临床症状的艾滋病患者应根据病情多卧床休息，适当活动。重症者应给相应的生活护理。

（3）饮食护理：AIDS 患者的饮食要注意营养和卫生，食品要新鲜、煮熟。若出现消化道症状则应进食低脂易消化半流或流质，根据病情需要，还可进行鼻饲和静脉营养。

（4）对症护理：根据病情给予对症护理，如发热、腹泻、皮肤黏膜感染等。

（5）心理护理：若患者因为不良行为感染 HIV 容易被家人抛弃、社会歧视，同时患者自己也会产生自我谴责、负疚罪恶感、无望感，双重的打击可使患者坠入不能自拔的无底深渊，病情迅速恶化。护士要针对上述情况做家庭和患者双方面的心理疏导工作，一方面说明治疗可能带来的效果、预防感染的措施，使他们减少恐惧，看到希望；另一方面使他们能够达到彼此谅解，重温亲情，互相支持，携手共渡难关：逝者能安详，生者能重返社会。

二十九、在宣教中护士应从哪些方面帮助患者？

HIV 感染者是病毒的受害者，护士应从以下几个方面帮助 HIV/AIDS：

（1）帮助患者了解自己疾病的现状、抗病毒治疗的意义并及时获得必要的治疗。

（2）帮助患者掌握艾滋病预防的方法，使患者主动担负起预防疾病传播的职责。

（3）帮助患者克服疾病带来的影响，学习自我保健和自我观察病情的知识，勇敢面对现实，并扬起生活的风帆。

（4）帮助患者家庭（特别是至亲的家庭成员）正确认识 HIV 传染性，消除恐惧心理，能接纳和理解患者。

（5）宣传艾滋病的知识及国家有相关艾滋病的政策，为预防艾滋病的传播，消除对艾滋病的恐惧和歧视态度、给艾滋病患者更多的关心和支持尽一份力量。

三十、什么是"四免一关怀"政策？

2003 年以来，我国政府对艾滋病患者开始实施"四免一关怀"政策。"四免"包括：

（1）农村居民和城镇未参加基本医疗保险等医疗保障制度的经济困难人员中的艾滋病患者，可到当地卫生部门指定的传染病医院或设有传染病区（科）的综合医院服用免费的抗病毒药物，接受抗病毒治疗。

（2）所有自愿接受艾滋病咨询和病毒检测的人员，都可在各级疾病预防控制中心和各级卫生行政部门指定的医疗等机构，得到免费咨询和艾滋病病毒抗体初筛检测。

（3）对已感染艾滋病病毒的孕妇，由当地承担艾滋病抗病毒治疗任务的医院提供健康咨询、产前指导和分娩服务，及时免费提供母婴阻断药物和婴儿检测试剂。

（4）地方各级人民政府要通过多种途径筹集经费，开展艾滋病遗孤的心理康复，为其提供免费义务教育。

"一关怀"是国家对艾滋病病毒感染者和患者提供救治关怀，各级政府将经济困难的艾滋病患者及其家属，纳入政府补助范围，按有关社会救济政策的规定给予生活补助；扶助有生产能力的艾滋病病毒感染者和患者从事力所能及的生产活动，增加其收入。

三十一、哪些接触方式不会传播艾滋病？

医学证明，艾滋病病毒不会借助空气、水或食物进行传播。在日常工作和生活中与艾滋患者和感染者的一般接触，如握手、拥抱、共同进餐、共用工具、办公用具等不会感染艾滋病。艾滋病不会经马桶圈、电话机、餐饮具、卧具、游泳池或公共浴池等公共设施传播，也不会通过一般社交上的接吻、拥抱传播或通过咳嗽、蚊虫叮咬等方式传播。

三十二、无症状 HIV 携带者生活应注意什么？

（1）坚持抗病毒治疗，按要求复诊检查。

（2）定期免疫监测：一般在维持治疗中每 3～6 个月检查一次 CD4$^+$T 淋巴细胞计及 HIV-RNA 定量检测，同时定期检查血常规及血生化，以判断疗效、药物不良反应及是否需要调整治疗方案。

（3）生活日常：在有良好的个人和家庭卫生习惯的家庭中，只要注意一般卫生便足以预防 HIV 的传播。HIV 感染者在无症状或有轻微症状时期可在家庭内生活，可以继续工作和参加一般的社会活动，但注意不要接触结核病、水痘、带状疱疹等感染性疾病，有疾病流行时期要少到或不到人多的公共场所。

（4）自我观察：应密切注意自身身体变化，如出现发热、咳嗽、咳痰，食欲下降、体重减轻、腹泻、头痛、头晕、排便及排尿功能失调、肢体感觉及运动异常；皮疹、皮肤及口腔溃疡、口腔白斑、外阴及眼部的感染等表现都应重视，及时就诊。

（5）预防传播措施

1）避免不安全行为：如不安全性行为，多个性伴侣、共用注射器、与他人共用牙刷及剃须刀等。

2）节制性生活：无论有否症状都应节制性生活。疾病诊断应告知性伴侣，只有在征得对方同意后才能进行性行为，并使用双层避孕套。对方生殖器有创伤时，要避免性行为。

3）避孕：男女双方中任何一方血清学阳性者都应避孕，一旦怀孕建议终止妊娠。坚持妊娠者应进行抗病毒治疗，若进行母乳喂养也要坚持抗病毒治疗。

4）防止血液、体液污染：生活中出现皮肤、黏膜损伤要妥善包扎处理，不要让自己的血液（包括经血）污染物品，敷料应焚烧，被污染物品应严格消毒。内裤应单独清洗晾晒。

5）需进行手术、牙科治疗、侵入性检查、涉及出血的诊疗操作时，要向医护、化验人员说明自己是 HIV 感染者，同时医务人员为其"保密"。

6）不能献血、供精子、供组织和器官，不要接触有免疫缺陷的患者。

三十三、世界艾滋病日是哪天？设立的目的是什么？

自艾滋病命名以后，艾滋病在全球肆虐流行，成为重大的公共卫生问题和社会问题。为提高人们对艾滋病的认识，世界卫生组织于 1988 年 1 月将每年的 12 月 1 日定为世界艾滋病日。设立艾滋病日的目的是：①让人们都知道艾滋病在全球范围内是能够加以控制和预防的；②让大家都知道，防止艾滋病很重要的一条就是每个人都要对自己的行为负责；③通过艾滋病日的宣传，唤起人们对艾滋病病毒感染者的同情和理解，因为他们的身心已饱受疾病的折磨，况且有一些艾滋病病毒感染者可能是被动的、无辜的；④希望大家支持各自国家制定的防治艾滋病的规划，以唤起全球人民共同行动起来支持这方面的工作。世界艾滋病日自设立以来，每年都有一个明确的宣传主题。

三十四、世界艾滋病日的标志是什么？有何意义？

世界艾滋病日的标志是红绸带，其意义是：红绸带像一条纽带，将世界人民紧紧联系在一起，共同抗击艾滋病，它象征着我们对艾滋病患者和感染者的关心与支持；象征着我们对生命的热爱和对和平的渴望；象征着我们要用"心"来参与预防艾滋病的工作。

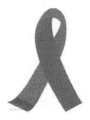

三十五、世界艾滋病日历届主题是什么？

世界艾滋病日自设立以来，每年都有一个明确的宣传主题。围绕主题，联合国艾滋病规划署、世界卫生组织及其成员国都要开展各种形式的宣传教育活动。

年份	主题
1988 年	"全球共讨，征服有期"（Join the Worldwide Effort）
1989 年	"我们的生活，我们的世界——让我们相互关照"（Our Lives，Our World——Let's Take Care of Each Other）
1990 年	"妇女和艾滋病"（Women and AIDS）
1991 年	"共同迎接艾滋病的挑战"（Sharing the Challenge）
1992 年	"预防艾滋病，全社会的责任"（A Community Commitment）
1993 年	"时不我待，行动起来"（Time to Act）
1994 年	"家庭与艾滋病"（AIDS and the Family）
1995 年	"共享权益，同担责任"（Shared Right，SharedResponsibilites）
1996 年	"一个世界，一个希望"（One World，One Hope）
1997 年	"艾滋病与儿童"（Children Living in a World with AIDS）
1998 年	"青少年——迎战艾滋病的生力军"（Force for Change：World AIDS Campaign with Young People）
1999 年	"倾听、学习、尊重"（Listen，Learn，Live!）
2000 年	"男士责无旁贷"（Men Make a Difference）
2001 年	"你我同参与"（I care，and You?）
2002 年	"相互关爱，共享生命"（Live，let Live）
2003 年	"相互关爱，共享生命"（Live，let Live）
2004 年	"关注妇女，抗击艾滋"（Women，Girls，HIV and AIDS）
2005 年	"遏制艾滋履行承诺"（stop AIDS，keep the promise）
2006 年	"遏制艾滋履行承诺"（stop AIDS，keep the promise）
2007 年	"遏制艾滋履行承诺"（stop AIDS，keep the promise）
2008 年	"遏制艾滋履行承诺"（stop AIDS，keep the promise）
2009 年	"普遍可及和人权"（Universal Access and Human Rights）
2010 年	"正视艾滋，重视权益，点亮反歧视之光"（Keep the light on HIV and human rights）
2011 年	"行动起来，向'零'艾滋迈进"（Getting to Zero）
2012 年	"行动起来，向'零'艾滋迈进"（Getting to Zero）
2013 年	"行动起来，向'零'艾滋迈进"（Getting to Zero）
2014 年	"行动起来，向'零'艾滋迈进"（Getting to Zero）,
2015 年	"行动起来，向'零'艾滋迈进"（Getting to Zero）

（李海兰　陈晓薇）

第四节　麻　疹

一、什么是麻疹？

麻疹是由麻疹病毒引起的病毒感染性传染病，在我国法定的传染病中属于乙类传染病。其主要的临床表现有发热、咳嗽、流涕等卡他症状及眼结合膜炎，特征性表现为口腔麻疹黏膜斑（Koplik spots）及皮肤斑丘疹。

二、麻疹病毒有哪些特点？

麻疹病毒在体外抵抗力较弱，对热、紫外线及一般消毒剂敏感，56℃ 30min 即可灭活。但对寒冷及干燥环境有较强的抵抗力，室温下可存活数天，在–15℃～70℃可存活数月或数年。

三、麻疹的传染源是什么？

人是麻疹病毒的唯一宿主，因此麻疹患者是唯一的传染源。急性期患者是最主要的传染源，发病前 2 天至出疹后 5 天内均具有传染性，前驱期最强，出疹后逐渐降低，疹退时已无传染性。传染期患者口、鼻、咽、眼结合膜分泌物均含有病毒，恢复期不带病毒。

四、麻疹主要通过什么途径传播的？

经呼吸道飞沫传播是麻疹主要的传播途径。患者咳嗽、打喷嚏时，病毒随排出的飞沫经口、咽、鼻部或眼结合膜侵入易感者。密切接触者亦可经污染病毒的手传播。

五、哪些人容易被麻疹病毒感染？

人类对麻疹病毒普遍易感，易感者接触患者后 90% 以上均可发病，病后可获得持久免疫力。6个月以内婴儿可从母体获得抗体因此很少患病，该病主要在 6 个月至 5 岁小儿间流行。现年长儿和成人中也可见一些轻型麻疹病例，因婴幼儿时未接种过麻疹疫苗或未再复种，体内抗体的水平降低而成为易感者。

六、麻疹病毒是如何致病的？

麻疹病毒经空气飞沫到达上呼吸道或眼结合膜，在局部上皮细胞内复制，并从原发病灶处侵入局部淋巴组织，病毒迅速大量复制后入血，于感染后第 2～3 天引起第一次病毒血症。随后病毒进入全身单核-吞噬细胞系统并进行大量增殖。感染 5～7 天，大量复制后的病毒再次侵入血流，形成第二次病毒血症。病毒随血流播散至全身各个组织器官，主要部位有呼吸道、眼结合膜、口咽部、皮肤、胃肠道等，此时引起一系列临床表现。

七、麻疹分为哪几型？

麻疹的潜伏期为 6～12 天，平均为 10 天左右。接种过麻疹疫苗者可延长至 3～4 周。主要分为典型麻疹和非典型麻疹。

八、典型麻疹临床表现有何特点？

典型麻疹可分为以下三期：前驱期是从发热到出疹，一般持续 3～4 天。主要表现发热、咳嗽、流涕、流泪，眼结合膜充血、畏光、咽痛、全身乏力等。部分年长儿童可诉头痛，婴幼儿可出现胃肠道症状如呕吐、腹泻等。约 90% 以上患者前 2～3 天口腔可出现麻疹黏膜斑（科氏斑），具有诊断价值。科氏斑位于双侧第二磨牙对面的颊黏膜上，为 0.5～1mm 针尖大小的白点，周围有红晕，2～3 天后很快消失；出疹期是从病程的第 3～4 天开始，持续 1 周左右为出疹期。此时患者体温持续升高，同时呼吸道等感染中毒症状明显加重，特征性表现是开始出现皮疹。皮疹首先见于耳后、发际，渐及前额、面、颈部，自上而下至胸、腹、背及四肢，2～3 天遍及全身，最后达手掌与足底。皮疹初为淡红色斑丘疹，直径为 2～5mm，压之不褪色。随出疹达高峰，全身毒血症状加重，体温可达 40℃，患者可有嗜睡或烦躁不安，甚至谵妄、抽搐；恢复期的皮疹达高峰后，持续 1～2天后迅速好转，体温开始下降，全身症状明显减轻，皮疹随之按出疹顺序依次消退，可留有浅褐色色素沉着斑，1～2 周后消失。疹退时有糠麸样细小脱屑。无并发症者整个病程为 10～14 天。

九、非典型麻疹临床表现有何特点？

由于感染者的年龄不同、机体的免疫状态不同、病毒毒力的强弱不一、侵入人体数量及是否接种过麻疹疫苗及疫苗种类不同等因素出现非典型麻疹，主要包括①轻型麻疹多表现于对麻疹具有部分免疫者，低热且持续时间短，皮疹稀疏色淡，无麻疹科氏斑或不典型，呼吸道症状轻等。一般无并发症，病程在 1 周左右；重型麻疹多见于全身情况差、免疫力低下或继发严重感染者，病死率高。②异型麻疹主要发生在接种麻疹灭活疫苗后 4～6 年，再接触麻疹患者时出现。表现为突起高热、头痛、肌痛、腹痛，无麻疹黏膜斑，病后 2～3 天出现皮疹，从四肢远端开始，逐渐扩散到躯干。皮疹为多形性，常伴四肢水肿，上呼吸道卡他症状不明显，但肺部可闻及啰音。肝、脾均可增大。异型麻疹病情较重，但多为自限性。

十、人体感染麻疹病毒后有哪些检查结果异常？

人体感染麻疹病毒后：

（1）血常规显示白细胞总数减少，淋巴细胞比例相对增多。如果白细胞数增加，尤其是中性粒细胞增加，提示继发细菌感染，若淋巴细胞严重减少，常提示预后不好。

（2）血清学检查：采用酶联免疫吸附试验（ELISA）测定血清特异性 IgM 和 IgG 抗体，其中 IgM 抗体病后 5～20 天最高，阳性是诊断麻疹的标准方法，IgG 抗体恢复期较早期增高 4 倍以上即为阳性，也可诊断麻疹。

（3）病原学检查：早期取患者鼻咽分泌物、血细胞及尿沉渣细胞，用免疫荧光或免疫酶法查麻疹病毒抗原，如阳性，可早诊断。

（4）核酸检测：主要采用反转录聚合酶链反应（RT-PCR）从临床标本中扩散麻疹病毒 RNA，是一种非常敏感和特异的诊断方法，对免疫力低下而不能产生特异抗体的麻疹患者，尤为有价值。

十一、麻疹患者容易发生哪些并发症？

（1）喉炎：以 2～3 岁以下小儿多见，表现为声音嘶哑、犬吠样咳嗽、呼吸困难、发绀等，严重时须及早做气管切开。

（2）肺炎：为最常见的并发症，多见于 5 岁以下患儿，占麻疹患儿死亡的 90% 以上，表现为病情突然加重、咳嗽、咳脓痰，患儿可出现鼻翼扇动、口唇发绀，肺部有明显的啰音。

（3）心肌炎：常见于 2 岁以下婴幼儿易致心肌病变，表现为气促、烦躁、面色苍白、发绀，听诊心音低钝、心率快，皮疹不能出全或突然隐退。

（4）麻疹脑炎：发病率为 0.01%～0.5%，脑炎可发生于出疹后 2～6 天，亦可发生于出疹后 3 周左右。临床表现与其他病毒性脑炎类似，病死率约 15%，多数可恢复正常，部分患者留有智力低下、癫痫、瘫痪等后遗症。

（5）亚急性硬化性全脑炎（subacute sclerosing panencephalitis，SSPE）：是麻疹的一种远期并发症，属慢性或亚急性进行性脑炎，罕见，发病率为（1～4）/100 万。本病常在原发麻疹后 2～17 年（平均 7 年）发病，患者逐渐出现智力障碍、性格改变、运动不协调、语言和视听障碍、癫痫发作等症状，最后昏迷、强直性瘫痪而死亡。

十二、麻疹的鉴别诊断主要是哪些？

（1）风疹的前驱期短，全身症状和呼吸道症状轻，无麻疹黏膜斑，发热 1～2 天出疹，皮疹分布以面、颈、躯干为主。1～2 天皮疹消退，无色素沉着和脱屑常伴耳后、颈部淋巴结肿大。

（2）幼儿急疹会突起高热，持续 3～5 天，上呼吸道症状轻，热骤降后而出现皮疹，皮疹散在呈玫瑰色，多位于躯干，1～3 天皮疹退尽，热退后出疹为其特点。

（3）猩红热的前驱期发热，咽痛明显，1～2 天后全身出现针尖大小红色丘疹，疹间皮肤充血，压之褪色，面部无皮疹，口周呈苍白圈，皮疹持续 4～5 天随热降而退，出现大片脱皮。外周血白细胞总数及中性粒细胞增高显著。

（4）药物疹：近期有服药史，皮疹多有瘙痒，低热或无热，无黏膜斑及卡他症状，停药后皮疹渐消退。血嗜酸性粒细胞可增多。

十三、麻疹患者如何确诊？

麻疹典型病例诊断不难。在流行期间有麻疹接触史而未患过本病的小儿，有上呼吸道卡他症状者,应考虑麻疹的可能,病程中出现麻疹黏膜斑及典型皮疹者基本诊断可确立,恢复期出现色素沉着及糠麸样皮肤脱屑也可作为诊断的依据。对非典型患者进行病毒分离及病毒抗原或特异性 IgM 抗体检测才能确诊。

十四、麻疹患者的治疗主要是哪些?

对麻疹病毒尚无特效抗病毒药物治疗,主要为对症治疗,加强护理,预防和治疗并发症。同病种患者同室呼吸道隔离,隔离至体温正常或出疹后 5 天;对住院麻疹患儿应补充维生素 A,降低并发症和病死率;高热可酌用小剂量解热药物或物理降温;咳嗽可用祛痰镇咳药;剧咳和烦躁不安可用少量镇静药;体弱病重患儿可早期注射丙种球蛋白;必要时给氧,保证水电解质及酸碱平衡等;针对并发喉炎、肺炎、心肌炎、脑炎患者对症支持治疗。

十五、麻疹患者的护理应该注意哪些方面?

良好的护理是保证康复的重要条件。所以当出了麻疹,首先要安静卧床休息,室内空气要流通,要温暖湿润,注意勿着凉。在发热出疹期间多喝水,给以易消化而富有营养的饮食,在恢复期除少吃油腻的食品外;不需忌口。在发疹期间,注意皮肤、黏膜的清洁,经常洗脸,用温开水将毛巾浸湿擦净鼻子和眼睛,以保清洁。

十六、麻疹患者如何隔离?

同一病种患者安排在同一房间,未解除隔离之前不允许互串病房;不允许麻疹患者去人群密集的地方,带好口罩,加强开窗通风。

十七、针对麻疹住院患者如何落实好消毒隔离措施?

麻疹病毒在外界的生活力不强,对阳光及一般消毒剂很敏感。紫外线能很快灭活病毒,随飞沫排出体外的病毒在室外可存活 34 小时,在流通的空气或阳光下半小时失去活力,因此病室需加强开窗通风或定时紫外线照射;加强手卫生;如洗手盆、病床、床柜、门把手等处被污染,可用 500~1000mg/L 含氯消毒剂擦拭并作用时间 30min;患者呕吐物、排泄物等可用 2000mg/L 含氯消毒剂浸泡 30min,落实好终末消毒。

十八、被感染麻疹后何时可以解除隔离?

被感染麻疹后患者隔离至出疹后 5 天,伴呼吸道并发症者延长到出疹后 10 天。

十九、如何做好麻疹的家庭护理?

无并发症的患者在家时注意加强开门通风,不能让孩子直接吹风,以免影响出疹;避免灯光直接照射眼睛;加强手卫生,注意多喝水或热汤、多吃清淡易消化饮食;未接种麻疹减毒活疫苗的家人尽量不要接触患者,接触时要戴好口罩,如出现高热时对症处理、及时观察病情,如出现并发症及时就医。

二十、针对麻疹住院患者时工作人员如何做好防护措施?

未感染过麻疹病毒或未接种麻疹减毒活疫苗及孕妇等工作人员尽量不要接触麻疹患者,其他工作人员接触麻疹患者时要戴口罩、帽子。

二十一、感染麻疹后会留疤吗?

麻疹主要是由于麻疹病毒感染引起的,主要症状是皮肤有疹点,皮疹不痒,不搔抓,一般麻疹不留瘢痕。

二十二、感染麻疹病毒后需要用被子捂住吗?

感染麻疹病毒后不能用被子捂,应保持空气流通。

二十三、感染麻疹病毒后患者可以吹风吗?

麻疹患者室内应定时通风,保持空气新鲜,但应避免不能让孩子直接吹风。患麻疹后患者抵抗力下降，若直接吹风或受凉后易造成出疹不顺畅，延长病程，甚至会加重病情或并发肺炎，处理不当可危及生命。

二十四、一个人感染麻疹病毒后还会再次感染麻疹吗？

一个人感染麻疹病毒后一般不会再次感染，因为麻疹病毒的抗原性稳定，抗体在体内持续时间长。

二十五、预防麻疹的关键措施是什么？

预防麻疹的关键措施是对易感者接种麻疹减毒活疫苗。

麻疹曾经是一个传染性强、死亡率高的疾病，严重威胁儿童的生命和健康。我国于20世纪60年代实施了麻疹的计划免疫：出生8个月以上未患过麻疹的小儿普遍接种麻疹减毒活疫苗，已基本控制了麻疹的大流行。但在欠发达的边远地区还有局部的小流行。

接种麻疹减毒活疫苗后，血凝抑制抗体一般维持4～6年，7岁时须复种，1次接种的保护率可达90%以上。

易感者在接触患者2日内接种疫苗仍可防止或减轻发病。

二十六、管理好麻疹患者具体做好哪些？

对麻疹患者做到早诊断、早报告、早隔离、早治疗，患者隔离至出疹后5天，伴呼吸道并发症者应延长到出疹后10天。易感的接触者检疫期为3周，并使用被动免疫机制。

二十七、麻疹流行期间如何阻断传播？

麻疹流行期间避免去公共场所或人多拥挤处，出入应戴口罩；无并发症的患儿在家中隔离，以减少传播和继发医院感染。

二十八、如何保护好易感人群？

首先采取主动免疫，主要对象为婴幼儿，但未患过麻疹的儿童和成人均可接种麻疹减毒活疫苗。接种后12天出现IgM抗体，阳性率可达95%～98%，少数接种者可出现短时低热。接种疫苗的禁忌为妊娠、过敏体质、免疫功能低下者（如肿瘤、白血病、使用免疫抑制剂及放射治疗者等），活动性结核应治疗后再考虑接种。发热及一般急、慢性疾病者应暂缓接种。凡6个月内接受过被动免疫制剂者，应推迟3个月接种。其次为被动免疫，新生儿可从母体得到特异抗体，免疫的半衰期大约有3周，随后便对麻疹病毒易感。体弱、妊娠妇女及年幼的易感者接触麻疹患者后，应立即采用被动免疫。在接触患者5天内注射人血丙种球蛋白3ml可预防发病。若5天后注射，则只能减轻症状，免疫有效期3～8周。

（李 园 李海兰）

第五节 水痘和带状疱疹

一、什么是水痘和带状疱疹？

水痘（varicella，chicken-pox）是由水痘-带状疱疹病毒（varicella-zostervirus，VZV）初次感染引起的急性传染病。水痘为原发性感染，多见于儿童，临床特征是同时出现的全身性丘疹、水疱和结痂。带状疱疹是潜伏于人体感觉神经节的水痘-带状疱疹病毒，经再激活后引起的皮肤损害。免疫功能低下者易发带状疱疹。其临床特征为沿身体单侧体表神经分布的相应皮肤出现呈带状的成簇水疱，常伴有局部神经疼痛，多见于成年人。

二、水痘-带状疱疹病毒是怎样的病毒？

水痘-带状疱疹病毒（varicella-zostervirus，VZV）属疱疹病毒科，仅有一个血清型。病毒呈球形，直径为150～200nm。病毒衣壳是由162个壳粒排成的对称20面体，外层为脂蛋白包膜，核心为双链 DNA。病毒含有 DNA 聚合酶和胸腺嘧啶激酶，前者为合成 DNA 所必需的酶，系疱疹病毒属共有，后者仅存在于单纯疱疹病毒和水痘-带状疱疹病毒。

三、水痘-带状疱疹病毒的抵抗力如何？

水痘-带状疱疹病毒对外界的抵抗力弱，不耐热和酸，不能在痂皮中存活，能被乙醚等消毒剂灭活。人是已知的自然界中唯一的宿主。

四、水痘的传染源有哪些？

水痘患者是唯一的传染源。病毒存在于患者上呼吸道和疱疹液中，发病前 1~2 天至皮疹完全结痂为止均有传染性。易感儿童接触带状疱疹患者后，也可发生水痘。

五、水痘的传播途径有哪些？

水痘主要通过呼吸道飞沫和直接接触传播。亦可通过接触被污染的用具传播。

六、哪些人群易感染水痘？

本病传染性极强，人群对水痘普遍易感。易感儿童接触后 90%发病，6 个月以下婴儿较少见。孕妇患水痘时，胎儿可被感染。病后可获得持久免疫，二次感染发病者极少见，但以后可发生带状疱疹。本病一年四季均可发生，以冬、春季为高。

七、水痘的发病机制是什么？

水痘-带状疱疹病毒经上呼吸道侵入人体后，先在呼吸道黏膜细胞中增殖，2~3 天后进入血流，形成病毒血症，并在单核-巨噬细胞系统内增殖后再次入血，形成第二次病毒血症，并向全身扩散，引起各器官病变。主要受累的器官是皮肤，偶尔也可以累及内脏。皮疹分批出现与病毒间歇性入血有关，其出现时的时间与间歇性病毒血症的发生相一致。皮疹出现 1~4 天后，出现特异性细胞免疫并产生特异性抗体，病毒血症消失，症状随之缓解。

八、水痘可分为哪两种类型？

水痘可分为典型水痘和出血型水痘。

九、典型水痘有哪些临床表现？

水痘潜伏期为 10~24 天，以 14~16 天为多见。典型水痘可分为两期，包括前驱期和出疹期。

（1）前驱期：婴幼儿常无症状或症状轻微，在出现低热、全身不适的同时已有皮疹出现。年长儿童和成人可有畏寒、低热、头痛、乏力、咽痛、咳嗽、恶心、食欲减退等症状，持续 1~2 天后才出现皮疹。

（2）出疹期：皮疹首先见于躯干和头部，以后延及面部和四肢。初为红色斑疹，数小时后变为丘疹并发展成疱疹。疱疹为单房性，椭圆形，直径 3~5mm，周围有红晕，疱疹壁薄易破，疹液透明，后变浑浊，疱疹处常伴瘙痒。1~2 天后疱疹从中心开始干枯、结痂，红晕消失。1 周左右痂皮脱落愈合，一般不留瘢痕。如有继发感染，则形成脓疱，结痂、脱痂时间将延长。水痘皮疹为向心性分布，主要位于躯干，其次为头面部，四肢相对较少，手掌、足底更少。部分患者可在口腔、咽喉、眼结膜和外阴等黏膜处发生疱疹，破裂后形成溃疡。水痘皮疹是分批出现，故病程中在同一部位可见斑丘疹、水疱和结痂同时存在，后期出现的斑丘疹可未发展为水疱即隐退。水痘多为自限性疾病，10 天左右自愈。儿童患者症状和皮疹均较轻，成人患者症状较重，易并发水痘肺炎。免疫功能低下者，易出现播散性水痘，皮疹融合成大疱。妊娠期感染水痘，可致胎儿畸形、早产或死胎。产前数天内患水痘，可发生新生儿水痘，病情常较危重。

十、出血型水痘有哪些临床表现？

出血型水痘病情极严重。此型全身症状重，皮肤、黏膜有瘀点、瘀斑和内脏出血等，系因血小板减少或弥散性血管内凝血（DIC）所致。还可有因继发细菌感染所致的坏疽型水痘，皮肤大片坏死，可因脓毒症而死亡。

十一、常见的实验室检查有哪些？

（1）血常规：血白细胞总数正常或稍增高，淋巴细胞分数可以升高。

（2）疱疹刮片：刮取新鲜疱疹基底组织涂片，用瑞特或吉姆萨染色可见多核巨细胞，用苏木素-伊红染色可查见核内包涵体。

（3）血清学检查：常用酶联免疫吸附法或补体结合试验检测特异性抗体。补体结合抗体于出疹后 1~4 天出现，2~6 周达高峰，6~12 个月逐渐下降。血清抗体检查有可能发生与单纯疱疹病毒抗体的交叉反应。

（4）病毒学检查

1）病毒分离：取病程 3~4 天疱疹液种于人胚成纤维细胞，分离出病毒可作进一步鉴定。

2）抗原检查：对病变皮肤刮取物，用免疫荧光法检查病毒抗原。其方法敏捷、快速，并容易与单纯疱疹病毒感染相鉴别。

3）用聚合酶链反应（PCR）检测患者呼吸道上皮细胞和外周血白细胞中的病毒 DNA，系敏感、快速的早期诊断方法。

十二、水痘患者容易发生哪些并发症？

（1）皮疹：继发细菌感染如化脓性感染、丹毒、蜂窝织炎、脓毒症等。

（2）肺炎：原发性水痘肺炎多见于成年患者或免疫功能缺陷者。轻者可无临床表现，仅 X 线检查有肺炎弥漫性结节性浸润；重者有咳嗽、咯血、胸痛、呼吸困难、发绀等；严重者可于 24~48 小时内死于急性呼吸衰竭。继发性肺炎为继发细菌感染所致，多见于小儿。

（3）脑炎：发生率低于 1%，多发生于出疹后 1 周左右，临床表现和脑脊液改变与一般病毒性脑炎相似，预后较好，病死率为 5% 左右。重者可遗留神经系统后遗症。

（4）肝炎：多表现为 ALT 升高，少数可出现肝脂肪性变，伴发肝性脑病即 Reye 综合征。

十三、水痘常见的护理诊断（问题）有哪些？

（1）皮肤完整性受损：与水痘病毒、继发细菌感染有关。

（2）体温过高：与感染有关。

（3）营养失调：低于机体需要量　与病毒感染引起消化吸收功能下降、高热消耗增多有关。

（4）潜在并发症：肺炎、脑炎。

十四、水痘的主要护理要点有哪些？

（1）隔离处理：水痘主要经飞沫或直接接触而传染，亦可通过被污染的用具传播，传染性极强，所有患者给予呼吸道隔离至全部疱疹结痂。对接触水痘疱疹液的衣服、被褥、毛巾、敷料、餐具等，根据情况分别采取洗、晒、烫、煮、烧消毒，且不与健康人共用。

（2）体温的观察与护理：2~4 小时测量体温一次，注意观察热型变化，降低室内温度，采用温水擦浴等物理降温方法，必要时给予药物降温。

（3）饮食护理：发热期患者卧床休息，各项治疗、护理措施集中进行，减少对患者的刺激。给予清淡、易消化饮食，忌生冷、辛辣食物。合理营养，注意补充水分。定时开窗通风，保证空气流通。

（4）皮肤护理：①保持皮肤清洁干燥，勤换洗，勤剪指甲。②保持床单位的清洁，及时清扫，勤换床单及衣物。③皮肤瘙痒者用炉甘石洗剂涂擦。④皮疹破溃处，严格执行无菌操作，涂抹龙胆紫（甲紫）或抗生素软膏。

（5）心理护理：患者对于水痘的相关知识缺乏了解，容易产生焦虑、恐惧、紧张的情绪，此时护士应安慰患者，加强与患者的沟通，详细讲解有关水痘的专业知识，加强健康教育，鼓励患者，增强患者信心，减轻患者的压力，及时帮助患者解决生活上的各种问题。

（6）病情观察：重症水痘可并发水痘肺炎、水痘脑炎等，对于高热患者应严密观察其生命体征，意识状态，有无呼吸困难、头痛、呕吐等症状。用药时注意禁用糖皮质激素。

十五、水痘的预后情况如何？

水痘预后一般良好。结痂脱落后大都无瘢痕。重症或并发脑炎者，预后差，甚至可导致死亡。

十六、水痘患者的治疗该注意什么？

水痘患者应隔离至全部疱疹变成干结痂为止。发热期卧床休息，给予易消化食物和注意补充水分。加强护理，保持皮肤清洁，避免搔抓疱疹处以免导致继发感染。皮疹瘙痒给予炉甘石洗剂涂擦，疱疹破裂后可涂甲紫或抗生素软膏。早期应用阿昔洛韦是治疗水痘-带状疱疹病毒感染的首选抗病毒药物。每天 600～800mg，分次口服，疗程 10 天。如皮疹出现 24 小时内进行治疗，则能控制皮疹发展，加速病情恢复。继发细菌感染时应及早选用抗菌药物，合并脑炎出现脑水肿者应采取脱水治疗。水痘不宜使用糖皮质激素。

十七、水痘治疗中有什么药物禁忌？

水痘一旦确诊，严禁使用激素类药物，如氢化可的松、地塞米松、泼尼松等。

十八、如何做好水痘的预防？

水痘患者应予呼吸道隔离至全部疱疹结痂，其污染物、用具可用煮沸或日晒等方法进行消毒。对于免疫功能低下、正在使用免疫抑制剂治疗的患者或孕妇等，如有接触史，可肌内注射丙种球蛋白 0.4～0.6ml/kg，或肌内注射带状疱疹免疫球蛋白 0.1ml/kg，以减轻病情。

十九、带状疱疹的传染源有哪些？

水痘和带状疱疹患者是本病的传染源。

二十、带状疱疹通过什么途径传播？

本病病毒可通过呼吸道或直接接触传播，但一般认为带状疱疹主要不是通过外源性感染，而是潜伏性感染的病毒再激活所致。

二十一、带状疱疹的易感人群有哪些？

人群普遍易感，带状疱疹痊愈后可复发。

二十二、带状疱疹的发病机制是什么？

初次感染水痘-带状疱疹病毒后，引起原发感染后多表现为水痘，部分患者病毒沿神经纤维进入感觉神经节，呈潜伏性感染。当免疫功能低下时，如恶性肿瘤、使用免疫抑制剂、病毒感染或艾滋病等时，潜伏的病毒被激活而复制，使受侵犯的神经节发生炎症，引起相应节段的皮肤出现疱疹，同时使受累神经分布区域产生疼痛。主要病变部位在神经和皮肤，病理变化主要是受累神经节炎症。局部可见单个核细胞浸润，神经细胞变性，核内可发现包涵体，皮疹病变与水痘相同。

二十三、带状疱疹有哪些临床表现？

带状疱疹起病初期，可出现低热和全身不适。随后出现沿着神经节段分布的局部皮肤灼痒、疼痛、感觉异常等。1～3 天后沿着周围神经分布区域出现成簇的红色斑丘疹，很快发展为水疱，疱疹从米粒大至绿豆大小不等，分批出现，沿神经支配的皮肤呈带状排列，故名"带状疱疹"，常伴有显著的神经痛是该病突出特征。带状疱疹 3 天左右转为疱瘢痕，1 周内干涸，10～12 天结痂，2～3 周脱痂，疼痛消失，不留瘢痕。免疫功能严重受损者，病程可延长。带状疱疹可发生于任何感觉神经分布区，但以脊神经胸段最常见，因此皮疹部位常见于胸部，约占 50%，其次为腰部、面部等。带状疱疹皮疹多为一侧性，很少超过躯体中线，罕有多神经或双侧受累发生。

水痘-带状疱疹病毒可侵犯三叉神经眼支，发生眼带状疱疹，病后常发展成为角膜炎与虹膜睫状体眼，若发生角膜溃疡可致失明。病毒侵犯脑神经，可出现面瘫、听力丧失、眩晕、咽喉麻痹等。50 岁以上带状疱疹患者易发生疱疹后神经痛，可持续数月。

本病轻者可不出现皮疹，仅有节段性神经疼痛。重型常见于免疫功能缺损者或恶性肿瘤患者。还可发生播散性带状疱疹，表现为除皮肤损害外，伴有高热和毒血症，甚至发生带状疱疹肺炎和脑膜脑炎，病死率高。

二十四、带状疱疹的诊断标准有哪些？

典型带状疱疹患者根据单侧性、呈带状排列的疱疹和伴有神经痛，诊断多无困难。非典型病例有赖于实验室检查。

二十五、带状疱疹常见的实验室检查有哪些？

带状疱疹常见的实验室检查同水痘，当出现带状疱疹脑炎、脑膜炎、脊髓炎者，其脑脊液细胞数和蛋白有轻度增加，糖和氯化物正常。

二十六、带状疱疹常见的护理诊断（问题）有哪些？

（1）疼痛：与水痘-带状疱疹病毒侵犯神经节有关。

（2）感染：与免疫力低下和疱疹破溃有关。

二十七、带状疱疹的主要护理要点有哪些？

（1）疼痛的护理

1）穿宽衣物，防止摩擦患处增加疼痛。

2）分散注意力，年老患者让其家属陪伴。

3）协助患者采用保护性体位以减轻疼痛。

4）遵医嘱应用止痛药及神经营养药。

（2）感染的护理

1）积极治疗疱疹，防止破损、溃烂发生。

2）加强营养，增强机体抵抗力。

3）保持病室内空气清新，温度、湿度适宜。

4）局部如有破损应及时换药、保护创面不受感染。

5）遵医嘱使用抗生素预防细菌感染。

6）观察体温变化及遵医嘱抽血查血常规。

（3）眼部护理

1）角膜、结膜受累时，注意做好眼部护理，嘱患者不宜终日紧闭双眼，应活动眼球。

2）眼部分泌物多时可外用盐水冲洗眼部，如有角膜溃疡禁用冲洗，可用棉签擦除分泌物每日2～3次，防止眼睑粘连。

3）角膜疱疹有破溃，要防止眼球受压，滴药时动作轻柔。

二十八、带状疱疹抗病毒治疗的适应证有哪些？

带状疱疹抗病毒治疗的适应证包括患者年龄大于50岁；病变部位在头部；躯干或四肢严重的疱疹；有免疫缺陷患者；出现严重的特异性皮炎或严重的湿疹。

二十九、预防带状疱疹的重点是什么？

预防带状疱疹的重点主要是预防水痘。

（钟　婷　李　园）

第六节　流行性腮腺炎

一、什么是流行性腮腺炎？

流行性腮腺炎（mumps）是由腮腺炎病毒所引起的急性呼吸道传染病，以腮腺非化脓性炎症、腮腺区肿痛为临床特征，主要发生在儿童和青少年。腮腺炎病毒除侵犯腮腺外，尚能侵犯神经系统及各种腺体组织，引起脑膜炎、脑膜脑炎、睾丸炎、卵巢炎和胰腺炎等。

二、腮腺炎病毒是怎样的病毒？

腮腺炎病毒属于副黏病毒科副黏病毒属（Paramyxovirus）的单股 RNA 病毒，呈球形，大小悬殊，直径为 100~200nm。该病毒抗原结构稳定，只有一个血清型。但根据小的疏水蛋白基因系列的差异至少分为 A~J10 个基因型。此病毒有 6 种主要蛋白，即核蛋白（NP），多聚酶蛋白（P）和 L 蛋白，均为可溶性抗原，即 S 抗原。2 种包膜糖蛋白，即含血凝素和神经氨酸酶（HN）糖蛋白，以及血溶-细胞融合（F）糖蛋白（又称 V 抗原），此外还有基质蛋白（M）在包装病毒中起作用。

三、腮腺炎病毒的抵抗力如何？

腮腺炎病毒抵抗力低，紫外线、甲醛和 56℃温度均可灭活，但 4℃时能存活数天。

四、流行性腮腺炎的传染源有哪些？

早期流行性腮腺炎患者及隐性感染者均为传染源，患者腮腺肿大前 7 天至肿大后 9 天约 2 周时间内，可从唾液中分离出病毒，此时患者具高度传染性。病毒也可存在于血液、尿液和脑脊液中。

五、流行性腮腺炎是通过什么方式传播的？

流行性腮腺炎主要通过飞沫传播。

六、流行性腮腺炎的易感者有哪些？

流行性腮腺炎人群普遍易感，但由于 1 岁以内婴儿体内尚有经胎盘获得的抗腮腺炎病毒特异性抗体，同时成人中约 80%曾患显性或隐性感染而在体内存在一定的抗体，故约 90%病例为 1~15 岁的少年儿童，但近年来成人病例有增多的趋势。

七、流行性腮腺炎的流行状况如何？

本病呈全球性分布，全年均可发病，但以冬、春季为主。患者主要是学龄儿童，无免疫力的成人亦可发病。感染后一般可获较持久的免疫力。

八、流行性腮腺炎的发病机制是什么？

腮腺炎病毒从呼吸道侵入人体后，在局部黏膜上皮细胞和局部淋巴结中复制，然后进入血流，播散至腮腺和中枢神经系统，引起腮腺炎和脑膜炎。病毒在进一步繁殖复制后，再次侵入血流，形成第二次病毒血症，并侵犯第一次病毒血症未受累的器官，如颌下腺、舌下腺、睾丸、胰腺等，引起相应的临床表现。因此流行性腮腺炎实际上是一种系统性、多器官受累的疾病，临床表现形式多样。

九、流行性腮腺炎主要有哪些临床表现？

流行性腮腺炎潜伏期 14~25 天，平均 18 天。部分病例有发热、头痛、无力、食欲缺乏等前驱症状，但大部分患者无前驱期症状。发病 1~2 天后出现颧骨弓或耳部疼痛，然后唾液腺肿大，体温上升可达 40℃。腮腺最常受累，通常一侧腮腺肿大后 2~4 天后又累及对侧。双侧腮腺肿大者约占 75%。腮腺肿大是以耳垂为中心，向前、后、下发展，使下颌骨边缘不清楚。由于覆盖于腮腺上的皮下软组织水肿使局部皮肤发亮，肿痛明显，有轻度触痛及感觉过敏；表面灼热，但多不发红；因唾液腺管阻塞，当进食酸性食物促使唾液分泌时疼痛加剧。腮腺肿大 2~3 天达高峰，持续 4~5 天后逐渐消退。腮腺管口早期常有红肿。虽然腮腺肿胀最具特征性，但颌下腺或舌下腺可以同时受累，有时是单独受累。颌下腺肿大时颈前下颌处明显肿胀，可触及椭圆形腺体。颌下腺肿大时，可见舌下及颈前下颌肿胀，并出现吞咽困难。

十、常用的实验室检查有哪些？

（1）常规检查：白细胞计数和尿常规一般正常，有睾丸炎者白细胞可以增高。有肾损害时尿中可出现蛋白和管型。

（2）血清和尿液中淀粉酶测定：90%患者血清和尿淀粉酶增高。淀粉酶增高的程度往往与腮腺肿胀程度成正比。无腮腺肿大的脑膜炎患者，血和尿中淀粉酶也可升高。血脂肪酶增高，有助于胰腺炎的诊断。

（3）脑脊液检查：有胰腺炎而无脑膜炎症状和体征的患者，约半数脑脊液中白细胞计数轻度升高，且能从脑脊液中分离出腮腺炎病毒。

（4）血清学检查

1）抗体检查：ELISA 法检测血清中 NP 的 IgM 抗体可作近期感染的诊断。

2）应用 PCR 技术检测腮腺炎病毒 RNA，具有高度敏感性和特异性，可大大提高可疑患者的诊断率。

（5）病毒分离：应用早期从患者唾液、血、尿、脑脊液等标本均可分离出腮腺炎病毒，3～6 天内组织培养细胞可出现病变形成多核细胞。

十一、流行性腮腺炎有哪些并发症？

流行性腮腺炎常见的并发症有脑膜炎、睾丸炎、卵巢炎、胰腺炎等。

（1）脑膜炎：有症状的脑膜炎发生在 15%的病例，患者出现头痛、嗜睡和脑膜刺激征。一般发生在腮腺炎发病后 4～5 天，有的患者脑膜炎先于腮腺炎。一般症状在 1 周内消失。脑脊液白细胞计数在 25×10^6/L 左右，主要是淋巴细胞增高。少数患者脑脊液中糖降低。预后一般良好。脑膜脑炎或脑炎患者，常有高热、谵妄、抽搐、昏迷，重症者可致死亡，可遗留耳聋、视力障碍等后遗症。

（2）睾丸炎：常见于腮腺肿大开始消退时患者又出现发热，睾丸明显肿胀和疼痛，可并发附睾炎、鞘膜积液和阴囊水肿。睾丸炎多为单侧，约 1/3 的病例为双侧受累。急性症状持续 3～5 天，10 天内逐渐好转。部分患者睾丸炎后发生不同程度的睾丸萎缩，但很少引起不育症。

（3）卵巢炎：发生于 5%的成年妇女，可出现下腹疼痛。右侧卵巢炎患者可酷似阑尾炎。有时可触及肿大的卵巢。一般不影响生育能力。

（4）胰腺炎：常于腮腺肿大数天后发生，可有恶心、呕吐和中上腹疼痛和压痛。由于单纯性腮腺炎即可引起血淀粉酶、尿淀粉酶增高，因此需作脂肪酶检查，若升高则有助于胰腺炎的诊断。腮腺炎合并胰腺炎的发病率低于 10%。

（5）其他：如心肌炎、乳腺炎和甲状腺炎等亦可在胰腺炎发生前后发生。

十二、流行腮腺炎常见的护理诊断（问题）有哪些？

（1）体温过高：与病毒血症有关。

（2）疼痛：与腮腺非化脓性炎症有关。

（3）营养失调：低于机体生理需要量的危险　与高热、进食困难，合并胰腺炎有关。

（4）有传播感染的可能：与病原体排出有关。

（5）潜在并发症：脑膜脑炎、睾丸炎、胰腺炎。

十三、流行腮腺炎的预后情况如何？

流行腮腺炎绝大多数预后良好，病死率为 0.5%～2.3%。主要死于重症腮腺炎病毒性脑炎。

十四、流行性腮腺炎主要的护理要点有哪些？

（1）注意口腔卫生，餐后用生理盐水漱口。

（2）卧床休息，给予流质饮食，避免酸性饮料。

（3）疼痛严重者，帮助其进行腮肿局部冷敷。头痛和腮腺胀痛可应用镇痛药。睾丸胀痛可用棉花垫和丁字带托起。

（4）给予富有营养，易于消化的半流质或软食，如稀饭、面条等。

（5）实行呼吸道隔离，隔离期自发病开始到腮腺肿大完全消退为止，一般不少于 10 天。

十五、如何管理好流行性腮腺炎患者？

按呼吸道传染病隔离患者至腮腺消肿 5 天。

十六、如何做好流行性腮腺炎的预防？

患者应按呼吸道传染病隔离。由于症状开始前数天患者已开始排出病毒，因此预防的重点是应用疫苗对易感者进行主动免疫。

（钟婷 熊玲）

第七节 登 革 热

一、什么是登革热？

登革热（Dengue fever）是由登革病毒（Dengue virus）引起的由伊蚊传播的急性传染病。临床特点为突起发热，全身肌肉、骨、关节痛，极度疲乏，皮疹，淋巴结肿大及白细胞减少。

二、登革病毒是怎样的病毒？

登革病毒归为黄病毒科中的黄病毒属。病毒颗粒呈哑铃状、棒状或球形，直径为 40～50mm。基因组为单股正链 RNA，长约 11kb，编码 3 个结构蛋白和 7 个非结构蛋白，基因组与核蛋白一起装配成 20 面对体的核衣壳。外层为脂蛋白组成的包膜。包膜含有型和群特异性抗原。根据抗原性的差异，登革病毒可分为 4 个血清型，各型之间及与乙型脑炎病毒之间有部分交叉免疫反应。

三、登革病毒的抵抗力如何？

登革病毒不耐热，60℃ 30min 或 100℃ 2min 即可灭活，但耐低温，在人血清中保存于-20℃可存活 5 年，-70℃存活 8 年以上。登革病毒对酸、洗涤剂、乙醚、紫外线、0.65%甲醛溶液敏感。

四、登革热的传染源有哪些？

患者和隐性感染者是登革热主要传染源。患者在潜伏期末及发热期内有传染性，主要局限于发病前 6～18 小时至发病后第 3 天，少数患者在病程第 6 天仍可在血液中分离出病毒。在流行期间，轻型患者和隐性感染者占大多数，可能是更重要的传染源。本病尚未发现慢性患者和病毒携带者。

五、登革热的传播途径有哪些？

埃及伊蚊和白纹伊蚊是本病的主要传播媒介。在东南亚和我国海南省，以埃及伊蚊为主；在太平洋岛屿和我国广东省、广西壮族自治区，则以白纹伊蚊为主。伊蚊吸入带病毒血液后，病毒在唾腺和神经细胞内复制，吸血后 10 天伊蚊即有传播能力，传染期可长达 174 天。在非流行期间，伊蚊可能是病毒的储存宿主。

六、哪些人群易感登革热？

在登革热新流行区，人群普遍易感，但发病以成人为主。在地方性流行区，当地成年居民，在血清中几乎都可检出抗登革病毒的中和抗体，故发病以儿童为主。感染后对同型病毒有巩固免疫力，并可维持多年，对异型病毒也有一年以上的免疫力。对其他黄病毒属成员，如乙型脑炎病毒和圣路易脑炎病毒，有一定的交叉免疫力。

七、登革热流行状况怎样？

（1）地理分布：主要在北纬 25 到南纬 25 之间的热带和亚热带地区流行，尤其在东南亚、太平洋岛屿和加勒比海地区，在世界各地曾多次发生大流行。我国首次经病原学证实的登革热流行发生于 1978 年的广东省佛山市。在我国主要发生在海南、台湾、广东省和广西壮族自治区。已知的 4 个血清型登革病毒均已在我国发现。登革病毒常先流行于市镇，后向农村蔓延。由于现代交通工具的便利与人员的频繁流动,登革热的远距离传播(如城市间、国家间)已逐渐引起重视。

(2)季节性:登革热主要发生在夏秋雨季,与伊蚊孳生有关,在广东省多为5～11月份,海南省多为3～12月份。

(3)周期性:在地方性流行区有隔年发病率升高的趋势,但近年来流行周期常表现为不规则性。

八、登革热的主要发病机制是什么?

登革病毒经伊蚊叮咬进入人体,在毛细血管内皮细胞和单核-吞噬细胞系统增殖后进入血液循环,形成第一次病毒血症。然后再定位于单核-吞噬细胞系统和淋巴组织中复制,再次释入血流,形成第二次毒血症,引起临床症状。机体产生的抗登革病毒抗体与登革病毒形成免疫复合物,激活补体系统,导致血管通透性增加。同时抑制骨髓中白细胞和血小板系统,导致白细胞、血小板减少和出血倾向。

九、登革热主要分为哪几型?

登革热潜伏期3～15天,通常为5～8天。登革病毒感染后,可导致隐性感染、登革热、登革出血热,登革出血热在我国少见。临床上把登革热分为典型、轻型和重型三型。我国近年来所见的登革热,临床上分为典型、轻型与重型。

十、典型登革热主要有哪些临床表现?

(1)发热:成人病例通常起病急骤,畏寒、高热,24小时内体温可达40℃,持续5～7天后骤退至正常。部分病例发热3～5天后体温降至正常,1天后再度上升,称为双峰或马鞍热。发热时常伴头痛、眼球后痛,骨、肌肉及关节痛,极度乏力,可有恶心、呕吐、腹痛、腹泻或便秘等胃肠道症状。脉搏早期加速,后期可有相对缓脉。早期体征有颜面潮红、结合膜充血及浅表淋巴结肿大。恢复期常因显著衰弱需数周后才能恢复健康。儿童病例起病较慢,体温较低,毒血症较轻,恢复较快。

(2)皮疹:于病程第3～6天出现,多为斑丘疹或麻疹样皮疹,也有猩红热皮疹、红斑疹及出血点等,可同时有两种以上皮疹。皮疹分布于全身、四肢、躯干或头面部,多有痒感,大部分不脱屑,持续3～4天消退。

(3)出血:25%～50%病例有出血现象,如牙龈出血、鼻出血、呕血或黑便、皮下出血、咯血、血尿、阴道出血、腹腔或胸腔出血等,出血多发生在病程的第5～8天。

(4)其他:约1/4病例有轻度肝大,个别病例有黄疸,脾肿大少见。

十一、轻型登革热有哪些临床表现?

轻型登革热症状体征较典型登革热轻,表现为发热较低,全身疼痛较轻,皮疹稀少或不出疹,无出血倾向,浅表淋巴结常肿大,病程1～4天。流行期间此型病例甚多,由于其临床表现类似流行性感冒或不易鉴别的短期发热,常被忽视。

十二、重型登革热有什么临床表现?

重型登革热早期临床表现类似典型登革热,发热3～5天后病情突然加重。表现为脑膜脑炎,出现剧烈头痛、呕吐、谵妄、狂躁、昏迷、抽搐、大量出汗、颈强直、瞳孔缩小等。有些病例表现为消化道大出血和出血性休克。此型病情凶险,进展迅速,多于24小时内死于中枢性呼吸衰竭或出血性休克。本型罕见,但病死率很高。

十三、登革热出血热的临床表现有哪些?

出现以下症状应警惕登革出血热和登革休克综合征:腹痛、持续性呕吐,黏膜出血,疲乏或嗜睡,肝大>2cm和血小板计数快速降低并伴血细胞比容升高。

十四、登革热容易出现哪些并发症?

登革热以急性血管内溶血为最常见,发生率约1%,多发生于G-6-PD缺乏的患者。主要表现为排酱油样小便、贫血、气促、心率加快，尿标本检查无或仅有少量红细胞，而潜血试验呈强阳性。其他并发症包括精神异常，心肌炎、尿毒症、肝肾综合征、急性脊髓炎、吉兰-巴雷综合征及眼部病变等。

十五、登革热的诊断有哪些?

（1）流行病学资料：在登革热流行区，夏、秋雨季，发生大量高热病例时，应想到本病。

（2）临床特征：起病急、高热、全身疼痛、明显乏力、皮疹、出血、淋巴结肿大、束臂试验阳性。

（3）实验室检查

1）常规检查：白细胞总数减少，发病第 2 天开始下降，第 4～5 天降至最低点，可低至 $2×10^9/L$，分类中性粒细胞减少。1/4～3/4 病例血小板减少。部分病例有蛋白尿和红细胞尿。约半数病例有轻度丙氨酸转氨酶轻度升高。脑型病例脑脊液压力升高，白细胞和蛋白质正常或稍增加，糖和氯化物正常。

2）血清学检查：单份血清补体结合试验滴度超过 1/32，红细胞凝集抑制试验滴度超过 1/1280 有诊断意义。双份血清，恢复期抗体滴度比急性期升高 4 倍以上者，可以确诊。ELISA 法检测特异性 IgM 抗体阳性亦有助于早期诊断。

3）病毒分离：将急性期患者血清接种于乳鼠脑内或 C6/36 细胞系可分离病毒。以 C6/36 细胞系常用，其分离阳性率为 20%～65%。

4）反转录聚合酶链反应（RT-PCR）：检测急性期血清，其敏感性高于病毒分离，可用于早期快速诊断及血清型鉴定，技术要求较高。

十六、登革热常见的护理诊断（问题）有哪些?

（1）体温过高：与登革病毒感染有关。

（2）皮肤完整性受损：与登革病毒感染导致皮肤黏膜损伤有关。

（3）体液不足：与高热、多汗、血管通透性增加致血浆外渗有关。

（4）有感染的危险：与机体抵抗力下降、营养失调等因素有关。

（5）潜在并发症出血：与登革病毒感染导致血小板减少、凝血系统激活引起。

十七、登革热的护理要点有哪些?

（1）早期患者宜卧床休息，恢复期患者也不宜过早活动，体温正常，血小板计数恢复正常，无出血倾向方可适当活动。

（2）密切观察生命体征，严密观察心率、血压、体温及出血情况等。

（3）发热时以物理降温为主，不宜全身使用冰袋，但可头置冰袋或冰槽，对出血症状明显者应避免酒精擦浴，必要时药物降温，降温速度不宜过快，一般降至38℃时不再采取降温措施。

（4）皮肤护理：出现瘀斑、皮疹时常伴有瘙痒、灼热感，嘱患者勿搔抓，可采用冰敷或冷毛巾湿敷，着宽松的衣物。有出血倾向者，静脉穿刺选用小号针头，并选择粗、直静脉，力求一次成功，注射结束后局部按压至少 5min。液体外渗时禁止热敷。

（5）饮食护理：给予高蛋白、高维生素、高糖、易消化吸收的流质、半流饮食，如牛奶、肉汤、鸡汤等，嘱患者多饮水，对腹泻、频繁呕吐、不能进食、潜在血容量不足的患者，可静脉补液。

（6）疼痛护理：保持环境安静舒适，加强宣教，向患者解释疼痛的原因，必要时遵医嘱使用止痛药。

（7）心理指导：介绍疾病的基本知识，如主要临床表现、治疗措施，并告知本病普遍预后良好等，以消除患者顾虑，安心配合治疗，增强患者治愈疾病的信心。

十八、登革热流行期间如何管理登革热患者?

（1）人群中各类登革热病例（三种类型）按标准确认，这三种类型患者都按传染源管理。急性患者要求做到早诊断、早报告、早隔离、早就地治疗。隔离室应有防蚊措施,如纱窗、纱门、蚊帐,并在隔离室周围 100 米范围内定期杀灭伊蚊成蚊和清除伊蚊孳生地。在患者较多的疫区,应就地设置临时隔离治疗点,尽量避免远距离就医,减少传播机会。

(2)对登革热患者的密切接触者要进行 15 天防蚊医学观察。对疫点、疫区内不明原因发热者做好病家访视,必要时进行隔离治疗或医学观察。对在流行季节来自登革热疫区的人员予以医学观察和检疫。须特别强调,对所有被隔离人员均应配备防蚊设备。

十九、登革热流行期间如何有效切断传播途径?

登革热传播途径是通过蚊虫叮咬吸血传播,为防止登革热发生和传播必须进行灭蚊。对疫点、疫区进行室内外的紧急杀灭成蚊,要针对不同蚊种、当地孳生地特点采取相应措施,限期将疫区范围内纹幼布雷图指数降至 5 以下。埃及伊蚊主要孳生于水缸、水池和各种积水容器内;白纹伊蚊主要孳生于盆、罐、竹节、树洞、废轮胎、花瓶、壁瓶、建筑工地等清水型小积水。要特别做好流行区内医院、学校、机关、建筑工地等范围内的灭蚊工作。

(1)消灭蚊虫孳生场所:翻盆、倒罐、填堵竹洞、树洞、消除一切形式的小积水。对孳生、繁衍的蚊幼虫的户内、外各种水缸、水盆、贮水池等倾倒、洗刷、换水、加盖等。

(2)药物灭蚊:采用灭虫剂杀灭成蚊,如敌敌畏、溴氰菊酯、马拉硫磷等。针对不同蚊种特点,选择最优时机和方法。灭蚊在白天进行,注意防止食品污染及人、畜中毒,室内喷药前要关好窗,喷完药关门,经 1 小时后再打开门窗。室外环境对伊蚊栖息场所(如竹林、园林、花圃、废旧轮胎贮藏地、沙井、暗渠、污水排放口、桥底、防空洞、建筑工地、废品收购站以及住宅周围场所等)进行大面积喷洒。对于难清除的非饮用水容器积水,可投洒废机油类或缓释杀虫剂。

(3)交通工具监督、灭蚊:在流行期内对进、出疫区的各类交通工具进行卫生监督,并予以预防性灭蚊。

二十、登革热流行期间如何保护易感人群?

(1)健康教育:做好关于登革热的发生、传播、早期症状、危害及防治等基本知识宣传,确保防蚊、灭蚊的知识和方法家喻户晓,提高群众对登革热的自我防治能力。

(2)做好个人防护:进入疫区人员使用驱避剂、纱门、纱窗等防蚊用品,防止蚊媒白天叮咬传染。

(3)在流行区、流行季节尽量减少群众集会,减少人群流动。要特别注意从登革热非流行区进入流行区人群的防护。

(钟 婷 李 园)

第八节 手足口病

一、什么是手足口病?

手足口病是由多种肠道病毒引起的常见小儿传染病,多发生于 5 岁以下的婴幼儿,可引起发热,以及手、足、臀、口腔等部位的皮疹、溃疡。少数患儿可并发脑膜脑炎、急性迟缓性麻痹、心肌炎、肺炎等,个别重症患儿病情进展快,可致死。我国自 2005 年 5 月 2 日起,将本病纳入丙类传染病管理。

二、手足口病的发病机制是什么?

本病的发病机制尚不清楚,患儿病情轻重可能与病毒株毒力、患儿年龄及其细胞免疫功能等因素有关。

三、手足口病的病原体有哪些?

引起手足口病的病原体,主要是小 RNA 病毒科肠道病毒属的肠道病毒 71 型,柯萨奇病毒 A

组、埃可病毒的某些血清型等。其中最主要的是 EV71 和 CoxA16。

四、手足口病病毒在内外环境的特点如何?

（1）内环境：CoxA16 和 EV71 感染后，首先在肠道壁细胞内增殖，经 5～7 天后入血，在手掌、足底、口腔、臀部、膝盖等部位自血流中逸出，在这些组织中增殖并引起疱疹性皮疹病变。电镜下，典型患者表现为表皮细胞的胞核排列整齐。可见结晶状的病毒颗粒，大小约 20nm。EV71 感染时部分患儿发展为无菌性脑膜脑炎、急性迟缓性麻痹、心肌炎和肺炎。

（2）外环境：肠道病毒适宜在潮湿、温热的环境下生存和传播，对乙醚、去氯胆酸盐、75%酒精、5%来苏等均不敏感。但对紫外线及干燥敏感；高锰酸钾和漂白粉等各种氧化剂、甲醛、碘酒等均能将其灭活。病毒在 50℃可迅速灭活，但在 4℃可存活 1 年，在-20℃可长期保存。

五、手足口病通过哪些途径传播?

手足口病主要经粪-口传播，也可经呼吸道飞沫传播，还可经接触患者皮肤黏膜的疱疹液等而传播。患者粪便、疱疹液、呼吸道分泌物及其污染的手、毛巾、手绢、牙杯、玩具、食具、奶具、床上用品、内衣、医疗器械等均可造成本病传播。若饮用被病毒污染的水源，有可能造成局部流行

六、哪些人群容易被感染手足口病?

手足口病人群普遍易感，以学龄前儿童为主，特别是 5 岁以下的儿童发病率最高。感染后可获得免疫力，持续时间尚不清楚，但不同型别毒株感染后缺乏交叉保护。

七、手足口病主要集中在哪些地方?

手足口病是全球性传染病，广泛流行于欧洲、北美洲、大洋洲及亚洲多数国家。本病常呈暴发流行，流行期间幼托机构易发生集体感染，也有家庭聚集现象。

八、手足口病在哪个季节常见?

手足口病四季均可发病，夏秋季为高发季节。

九、手足口病的临床表现有哪些?

（1）潜伏期为 2～7 天，尤明显前驱症状。轻症病程为 5～7 天，重症或有并发症者可延至 7～14 天。急起发热，多在 38%左右，部分患儿高热。多数患儿初期伴有咳嗽、流涕、食欲缺乏、恶心、呕吐和头痛等症状。

（2）常于发热 1～2 天后出诊。口腔黏膜疹出现较早，初为粟粒样斑丘疹或水疱，周围有红晕。破裂后形成小溃疡，主要位于舌及双颊，唇齿侧也可发生；口腔溃疡疼痛导致患儿流涎、拒食。

（3）手、足、臀、膝盖等部位现粟米粒大小的斑丘疹或疱疹，不痒。斑丘疹在 5 天左右由红变暗直至消退。疱疹呈圆形或椭圆形凸起，周围有红晕，疱内有浑浊液体，量少，长径与皮纹走向一致，一般无疼痛及痒感，通常在 1 周内消退，愈后不留色素沉着及瘢痕。手、足、口腔等部位的病损在同一患者未必全部出现。概括疱疹病变的主要特征：①最常侵犯手、足、口、臀等四个部位，俗称"四部曲"；②皮疹不像蚊虫咬、不像药物疹、不像口唇牙龈疱疹、不像水痘，俗称"四不像"；③无痛、无痒、无结痂、无瘢痕，俗称"四无"。极少数患儿出现心肌炎、肺炎和脑膜脑炎等致命性并发症。EV71 感染引起中枢神经系统感染等重症病例的发病率在 8%～24%，多见于 1 岁以内的儿童。

十、手足口病的哪些检查结果异常?

（1）血、尿常规：大多数患儿外周血白细胞计数正常，少数可增高。尿常规可有微量蛋白。

（2）血液生化检查：少数患儿可出现血清肌酸激酶（CK）及其同工酶（CK-MB）增高。

（3）脑脊液检查：脑脊液无色透明，极少数患儿可出现压力增高，一般为 200～300mmH$_2$O，白细胞计数轻度升高，在（18～360）×10^6/L，以单核细胞为主，糖和氯化物正常，蛋白轻度升高，

在 0.4～1.0g/L。

（4）免疫学检查：常用中和试验、ELISA 法分别检测血清中和抗体、特异性 IgM 抗体。应用辣根过氧化物酶抗体法有可能检测到脑脊液细胞中的微量病毒。

（5）分子生物学方法：取粪便、疱疹液、咽拭子、脑脊液等标本，应用巢式 RT-PCR、实时定量 PCR 等方法检测肠道病毒 RNA，并进行序列测定和基因分型。

（6）病毒分离：获得的以上样本进行细胞和乳鼠接种，多用于实验研究。

十一、手足口病的预后情况怎么样？

手足口病为自限性疾病，多数预后良好，不留后遗症。个别患者可引起心肌炎、肺炎、急性迟缓性麻痹、脑膜炎等严重并发症，病情严重，预后不良。

十二、手足口病的治疗主要体现在哪些方面？

手足口病目前尚无特异抗病毒疗法，可酌情应用阿昔洛韦、利巴韦林或 IFN-α 等抗病毒药。临床主要是对症治疗。发热时以冰敷及酒精擦浴等物理降温为主，必要时可酌情给予安乃近滴鼻、退热栓剂塞肛或口服退热剂等。合并细菌感染时加用青霉素或头孢菌素类等抗生素。合并肺炎、脑膜脑炎等重症患者可使用米力农，大剂量静脉注射免疫球蛋白，以及在保持呼吸道通畅前提下应用体外膜肺氧合，有利于改善患儿的预后。口腔疱疹可用盐水漱口、局部喷敷西瓜霜或双料喉风散等。手、足、臀等部位未破损的丘疹可外涂炉甘石洗剂等。中医药治疗主要是清热解毒，常用中药有金银花、连翘、黄芩、栀子、生薏苡仁、牛蒡子、紫草、芦根、黄连、灯心草、六一散、鱼腥草等。

十三、手足口病的护理要点有哪些？

（1）饮食营养：如果在夏季得病，宝宝容易引起脱水和电解质紊乱，需要适当补水和营养。宝宝宜卧床休息 1 周，多喝温开水。患儿因发热、口腔疱疹，胃口较差，不愿进食。宜给宝宝进食清淡、温性、可口、易消化、柔软的流质或半流质，禁食冰冷、辛辣、咸等刺激性食物。

（2）口腔护理：宝宝会因口腔疼痛而拒食、流涎、哭闹不眠等，要保持宝宝口腔清洁，饭前饭后用生理盐水漱口，对不会漱口的宝宝，可以用棉棒蘸生理盐水轻轻地清洁口腔。可将维生素 B_2 粉剂直接涂于口腔糜烂部位，或涂鱼肝油，亦可口服维生素 B_2、维生素 C，辅以超声雾化吸入，以减轻疼痛，促使糜烂早日愈合，预防细菌继发感染。

（3）皮疹护理：宝宝衣服、被褥要清洁，衣着要舒适、柔软，经常更换。剪短宝宝的指甲，必要时包裹宝宝双手，防止抓破皮疹。臀部有皮疹的宝宝，应随时清理他的大小便，保持臀部清洁干燥。手足部皮疹初期可涂炉甘石洗剂，待有疱疹形成或疱疹破溃时可涂 0.5%碘伏。注意保持皮肤清洁，防止感染。小儿手足口病一般为低热或中度发热，无须特殊处理，可让宝宝多喝水。体温在 37.5～38.5℃的宝宝，给予散热、多喝温水、洗温水浴等物理降温。首先还是全身的护理，要给孩子最好的支持。在孩子患任何疾病的时候，如果全身的抵抗力处在一个很好的状态，任何疾病的感染都可以得到很好的控制。因为手足口病的感染主要是病毒的感染，针对病毒，目前来说还是以支持疗法为主，没有什么特别针对性的治疗，也提倡用利巴韦林，但是总的来说效果都不是很理想。因为抗病毒药一般在发病 24 小时到 48 小时前使用才是最佳的。而往往我们确诊手足口病的时候，都已经过了最有效的治疗阶段，现在也不提倡用这些抗病毒的药物。

十四、手足口病的消毒隔离要注意什么？

一旦发现感染了手足口病，宝宝应及时就医，避免与外界接触，一般需要隔离 2 周。宝宝用过的物品要彻底消毒：可用含氯的消毒液浸泡，不宜浸泡的物品可放在日光下暴晒。宝宝的房间要定期开窗通风，保持空气新鲜、流通，温度适宜。有条件的家庭每天可用乳酸熏蒸进行空气消毒。减少人员进出宝宝房间，禁止吸烟，防止空气污浊，避免继发感染。

十五、手足口病的预防保健要注意什么？

（1）管理传染源：患儿增多时，托儿机构或小学应及时向卫生和教育部门报告，以便采取放假等措施以预防疫情扩散。对患儿要及时隔离治疗，病情轻者可居家休息，重者应住院单独隔离治疗。对患儿的呼吸道分泌物、粪便等排泄物应进行消毒处理；对其使用过的衣物、餐具、玩具、桌椅、书本、病床等应清洗消毒。

（2）控制传播途径：做好个人、家庭、托幼机构等的清洁卫生是预防本病的关键。本病流行季节，家居及校舍等场所要保持良好通风，不宜带儿童到人群密集、空气流动差的公共场所。做好儿童接触到的各类物品的日常性清洁消毒。避免接触患儿及其使用过的各类物品。注意饮食卫生，饭前便后洗手。勤晒衣被。

（3）保护易感人群：目前尚无疫苗可供预防本病，EV71 疫苗正在 II 期临床试验中。

（熊　玲　李　园）

第九节　流行性乙型脑炎

一、什么是流行性乙型脑炎？

流行性乙型脑炎（epidemic encephalitis B）简称乙脑，是由乙型脑炎病毒（Japanese encephalitis）引起的以脑实质炎症为主要病变的中枢神经系统急性传染病。

二、流行性乙型脑炎主要通过什么途径传播？

流行性乙型脑炎主要通过经蚊虫传播。

三、流行性乙型脑炎病毒在内外环境中的特点如何？

乙型脑炎病毒易被常用消毒剂所杀灭，不耐热，100℃ 2min 或 56℃ 30min 即可灭活，对低温和干燥抵抗力较强，用冰冻干燥法在 4℃冰箱中可保存数年，可在乙脑肾细胞和 Hela 细胞中繁殖。在蚊体内繁殖的适宜温度为 25～30℃。

四、哪些动物容易传染流行性乙型脑炎？

人与许多动物（如猪、牛、马、羊、鸡、鸭、鹅等）都可成为本病的传染源。猪是本病的主要传染源。病毒通常在蚊-猪-蚊等动物间循环。亦有报道从蝙蝠中分离出乙型脑炎病毒，认为蝙蝠可作为本病的传染源和长期储存宿主。

五、流行性乙型脑炎的传播方式是怎样的？

流行性乙型脑炎的主要通过蚊叮咬而传播。库蚊、伊蚊和按蚊的某些种都能传播本病，而三带库蚊是主要传播媒介。三带库蚊在我国分布广泛，是最重要的蚊种之一，对人畜危害大。所以灭蚊是重要工作。由于蚊可携带病毒越冬，并且可经卵传代，所以蚊不仅是传播媒介，也是长期储存宿主。此外，被感染的候鸟、蠛蠓、蝙蝠也是乙脑病毒越冬宿主。

六、哪些人群容易被感染流行性乙型脑炎？

流行性乙型脑炎病例主要集中在 10 岁以下儿童，以 2～6 岁组发病率最高，大多数成人因隐性感染而获得免疫力，婴儿可从母体获得抗体而具有保护作用。近年来由于儿童和青少年广泛接种疫苗，成人和老年人的发病率则相对增加。

七、流行性乙型脑炎主要集中在哪些地方？

东南亚和太平洋地区是乙型脑炎的主要流行区，我国除东北、青海、新疆维吾尔自治区及西藏自治区外均有本病流行，发病农村高于城市。随着疫苗的广泛接种，我国的乙型脑炎发病率已逐年下降。乙型脑炎在热带地区全年均可发生，在亚热带和温带地区有严格的季节性，80%～90%的病例集中在 7、8、9 三个月，这主要与蚊繁殖、气温和雨量等因素有关。本病集中发病少，呈高度散发性，家庭成员中很少有多人同时发病者。

八、流行性乙型脑炎在哪个季节常见？

流行性乙型脑炎常流行于夏、秋季。

九、人感染流行性乙型脑炎病毒后是怎样发病的？

感染病毒后是否发病及引起疾病的严重程度一方面取决于感染病毒的数量及毒力，而更重要的则是取决于人体的免疫力。当被感染者免疫力强时，只形成短暂的病毒血症，病毒很快被清除，不侵入中枢神经系统，临床上表现为隐性感染或轻型病例，并可获得终身免疫力。当被感染者免疫力弱时，而感染的病毒数量大及毒力强，则病毒可侵入中枢神经系统，引起脑实质病变。脑寄生虫病、癫痫、高血压、脑血管病和脑外伤等可使血-脑脊液屏障功能降低，使病毒更易侵入中枢神经系统。

十、流行性乙型脑炎主要分几期？

流行性乙型脑炎潜伏期为 4～21 天，一般为 10～14 天，共分为四期：初期、极期、恢复期、后遗症期。

十一、流行性乙型脑炎各期临床表现是哪些？

（1）初期为病初的 1～3 天。起病急，体温在 1～2 天内上升至 39～40℃，伴有头痛、精神倦怠、食欲差、恶心、呕吐和嗜睡。

（2）极期为病程的第 4～10 天，除初期症状加重外，突出表现为脑实质受损的症状。极期高热时体温常高达 40℃，一般持续 7～10 天，重型者可长达 3 周以上。意识障碍主要表现为嗜睡、谵妄、昏迷、定向力障碍等。惊厥或抽搐、呼吸衰竭是极期的严重表现，三者互相影响，呼吸衰竭为引起死亡的主要原因。

（3）恢复期患者体温逐渐下降，神经系统症状和体征日趋好转，一般患者于 2 周左右可完全恢复，但重型患者需 1～6 个月才能逐渐恢复。此阶段的表现可有持续性低热、多汗、失眠、痴呆、失语、流涎、吞咽困难、颜面瘫痪、肢体强直性瘫痪或不自主运动，以及癫痫样发作等。

（4）遗症期 5%～20% 的重型乙脑患者留有后遗症，主要有失语、肢体瘫痪、意识障碍、精神失常及痴呆等，经积极治疗后可有不同程度的恢复。癫痫后遗症有时可持续终身。

十二、流行性乙型脑炎的各型特点主要表现在哪些方面？

（1）轻型主要表现为体温在 39℃ 以下，神志清楚，可有轻度嗜睡，无抽搐、头痛、呕吐、脑膜刺激征不明显。1 周后可恢复。

（2）普通型体温在 39～40℃，有意识障碍如昏睡或浅昏迷、头痛、呕吐、脑膜刺激征明显，偶有抽搐，病理征可阳性。病程为 7～14 天。

（3）重型体温持续在 40℃ 以上，昏迷，反复或持续抽搐，瞳孔缩小，浅反射消失，深反射先亢进后消失，病理征阳性，常有神经系统定位症状和体征，可有肢体瘫痪和呼吸衰竭。病程多在 2 周以上，常有恢复期症状，部分患者留有不同程度后遗症。

（4）极重型（暴发性）起病急骤，体温于 1～2 天内升至 40℃，反复或持续性强烈抽搐，伴深度昏迷，迅速出现中枢性呼吸衰竭及脑疝，病死率高，多在极期中死亡，幸存者常留有严重后遗症。流行期间以轻型和普通型患者多见。

十三、流行性乙型脑炎的哪些检查结果异常？

血常规中白细胞及中性粒细胞增高。脑脊液外观无色透明或微混浊，压力增高。早期以中性粒细胞为主，随后则淋巴细胞增多。特异性 IgM 抗体测定在病后 3～4 天即可出现，脑脊液中最早在病程第 2 天可检测到，2 周时达到高峰，可作为早期诊断指标。血凝抑制抗体出现较早，一般在病后第 4～5 天出现，2 周时达高峰，抗体水平可维持 1 年以上；由于乙型脑炎病毒主要存在于脑组织中,血及脑脊液中不易分离出病毒,在病程第 1 周内死亡病例的脑组织中可分离到病毒。在组织、血液或其他体液中通过直接免疫荧光或聚合酶链反应(PCR)可检测到乙脑病毒抗原或特异性核酸。

十四、流行性乙型脑炎的并发症主要表现在哪些方面?

流行性乙型脑炎并发症的发生率约 10%,以支气管肺炎最为常见。其次为肺不张、败血症、尿路感染、压疮等,重型患者应警惕应激性胃黏膜病变所致上消化道大出血的发生。

十五、流行性乙型脑炎与中毒性菌痢的区别主要表现在哪里?

两者多见于夏、秋季,多见于 10 岁以下的儿童。后者起病较乙脑更急,常于发病 24 小时内出现高热、抽搐、昏迷和感染性休克,一般无脑膜刺激征,脑脊液多正常。作肛拭子或生理盐水灌肠镜检粪便,可见大量脓、白细胞。

十六、流行性乙型脑炎的预后情况如何?

轻型和普通型大多可顺利恢复,重型和暴发型患者的病死率可高达 20%以上,主要为中枢性呼吸衰竭所致,存活率可留有不同程度的后遗症。

十七、流行性乙型脑炎的治疗主要体现在哪些方面?

流行性乙型脑炎目前无特殊治疗药物,早期可试用利巴韦林、干扰素。应采取积极的对症和支持治疗,密切观察病情变化,维持体内水和电解质的平衡,重点处理好高热、抽搐、控制脑水肿和呼吸衰竭等危重症状;抽搐患者应去除病因及镇静解痉;呼吸衰竭患者保持呼吸道通畅;循环衰竭患者可根据情况补充血容量,应用升压药物、强心剂、利尿药等,并注意维持水及电解质的平衡,降低病死率和减少后遗症的发生。

十八、流行性乙型脑炎的一般护理措施表现在哪些方面?

流行性乙型脑炎按传染病一般护理常规护理。防蚊、灭蚊,患者应隔离于有防蚊和降温设施的病房,室温控制在 30℃以下,注意口腔和皮肤清洁。高热患者按高热护理常规护理,以物理降温为主,药物降温为辅,同时降低室温使肛温保持在 38℃左右;昏迷患者按昏迷护理常规护理,应定期翻身、侧卧、拍背、吸痰,保持呼吸道通畅,以防止肺部感染和压疮的发生;严密观察病情变化,发现异常及时报告医生;重症患者必要时设专人护理,备好一切急救设施,对症处理。

十九、流行性乙型脑炎恢复期需要康复功能锻炼吗?

流行性乙型脑炎恢复期需要康复功能锻炼部分重症患者出现后遗症期,表现为意识障碍、痴呆、失语、肢体瘫痪,恢复期应注意肢体活动,适当被动活动,以助功能恢复。

二十、流行性乙型脑炎惊厥或抽搐的护理应注意哪些方面?

对惊厥或者抽搐患者应争取早期发现先兆,及时处理。针对抽搐的不同原因进行处理:如脑水肿所致者进行脱水治疗,脱水剂应在规定的时间内用完,速度过慢影响脱水效果;准确记录 24 小时出入量,甘露醇脱水应注意患者心脏功能,防心功能不全;如脑实质病变引起抽搐,遵医嘱给予抗惊厥药物,并观察药物对呼吸的抑制;因呼吸道阻塞所致缺氧及时给予吸痰、吸氧,保持呼吸道通畅,必要时行气管切开;如高热所致,积极给予物理降温的同时给予镇静剂,并观察药物的反应;注意患者安全,防止坠床、骨折及舌咬伤。

二十一、感染流行性乙型脑炎病毒后还会再感染吗?

感染流行性乙型脑炎病毒后可获持久免疫。

二十二、流行性乙型脑炎的预防、接种主要从哪些方面做好防护措施?

乙型脑炎的预防应采取以防蚊、灭蚊及预防接种为主的综合措施。及时隔离和治疗患者,患者隔离至体温正常;落实防蚊和灭蚊是预防乙脑病毒传播的重要措施;预防接种是保护易感人群的根本措施,接种对象为 10 岁以下儿童和从非流行区进入流行区的人员,一般接种 2 次,间隔 7~10

天，第二年加强注射 1 次，连续 3 次加强后不必再注射，可获得较持久的免疫力。

二十三、流行性乙型脑炎的流行期间如何落实科普宣教？

通过清除蚊虫孳生场所，开展宣传教育活动，改善环境卫生条件等方式控制蚊虫等传播媒介的数量。由于流行性乙型脑炎病毒的传播主要是在蚊-猪循环中进行，人是偶发感染宿主。所以在流行季节前，通过提前对猪等家畜进行疫苗接种，中止病毒的自然传播循环，可有效降低人群的发病率。

（李　园　李海兰）

第十节　肾综合征出血热

一、什么是肾综合征出血热？

肾综合征出血热是汉坦病毒属的若干病毒引起的以啮齿类动物为主要传染源的自然疫源性疾病，临床特征主要有发热、出血、低血压休克和肾衰竭。

二、汉坦病毒有什么特性？

汉坦病毒属于布尼亚病毒科，为负性单链 RNA 病毒，呈球形或卵圆形，有双层包膜，外膜上有微突。平均直径 78~210nm。根据抗原结构的差异，汉坦病毒至少分为 20 个以上的血清型。我国流行的主要是 I 型和 II 型病毒。汉坦病毒对紫外线及一般消毒剂如乙醇和碘酊均敏感。此外，60℃ 10min，100℃ 1min 可将其灭活。

三、肾综合征出血热的流行状况如何？

肾综合征出血热既往也称流行性出血热，1982 年 WHO 建议统称为肾综合征出血热。本病呈世界性流行，我国疫情最重。该病最初出现在俄罗斯远东地区，1938~1942 年，侵驻中国东北的百万日军中，有 12 000 人患肾综合征出血热，病死率高达 30%。1955 年我国内蒙古大兴安岭林区及陕西秦岭北坡也出现该病暴发流行。20 世纪 80 年代以来，全国年报道病例数逾 10 万，危害严重，目前除青海省缺乏疫情资料外，其余 33 个省、市、自治区及台湾和香港、澳门特别行政区均有报道，近 80 年累计发病患者数已达 165 万，死亡 4 万余人。

四、肾综合征出血热的发病机制是什么？

肾综合征出血热的发病机制至今仍未完全清楚，多数研究认为是病毒直接作用与病毒感染诱发免疫损伤及细胞因子和介质共同作用的结果，基本病变是全身小血管广泛受损，可见其内皮肿胀、变性和坏死，引起各脏器病变。出血与血管壁损伤导致红细胞外渗、DIC 所致凝血功能障碍、血小板减少及功能障碍、肝素样物质增多等因素有关。原发性休克与全身小血管广泛受损，血管壁通透性增加，血浆大量外渗使有效血容量下降有关。急性肾衰竭与组织灌注不足及肾实质受损有关。

五、肾综合征出血热是怎样传染的？

鼠是主要传染源。据国内外不完全统计，有 170 多种脊椎动物可自然感染汉坦病毒，主要宿主是啮齿类，其他动物包括家兔、猫、犬等。不同地区主要宿主动物和传染源不同，我国山西、河南及城市疫区以褐家鼠为主，农村疫区以黑线姬鼠为主，林区则为大林姬鼠为主。由于患者仅在病程早期 3~5 天内血液和尿液中携带病毒，因此，患者不是主要传染源。肾综合征出血热可有多种途径传播。

（1）呼吸道传播：含病毒的鼠类排泄物如尿、粪、唾液等污染尘埃后形成的气溶胶颗粒通过呼吸道而感染人体。

（2）消化道传播：进食被含病毒鼠类排泄物污染的食物，可经口腔或胃肠黏膜而感染。

（3）接触传播：被鼠咬伤或经皮肤伤口接触带病毒的鼠类血液或排泄物可致感染。

（4）母婴传播：孕妇感染本病后，病毒可经胎盘感染胎儿。肾综合征出血热的隐性感染率很低，在流行区隐性感染率为3.5%～4.3%，不同性别、年龄、职业人群对肾综合征出血热病毒普遍易感。

六、肾综合征出血热的临床表现是什么？

肾综合征出血热等临床表现十分复杂，往往起病急骤，表现为发热、出血和肾损害三类症状和五期经过。

（1）发热期时，24小时内体温可迅速升至39～40℃，以稽留热或弛张热多见。体温越高，持续时间越长，病情越重。重症病例往往出现热退后病情反而加重的现象。患者伴有明显全身中毒症状，如头痛、腰痛、眼眶痛（"三痛"）及关节肌肉酸痛，多数患者出现食欲减退、恶心、呕吐等消化道症状。部分患者可出现嗜睡、烦躁不安、谵妄、神志恍惚等神经症状。患者有毛细血管损害征：如皮肤"三红"，可见颜面、颈部、胸部潮红，重者呈醉酒貌；黏膜"三红"，如眼结膜、软腭与咽部充血。患者有球结膜水肿、皮肤和黏膜出血。少数患者内脏出血，表现为呕血、黑便、咯血等。肾损害主要表现为蛋白尿、血尿和尿量减少。

（2）低血压休克期主要表现为低血压及休克，易并发DIC、ARDS、急性肾衰竭、脑水肿等。

（3）少尿期以少尿或无尿、尿毒症、水和电解质、酸碱平衡紊乱为特征。

（4）多尿期尿量逐渐超过2000ml/d，后期尿量可达3000ml/d以上。此期仍可能再次出现继发性休克、急性肾衰竭及电解质紊乱。

（5）恢复期时，患者情况逐渐好转，一般尚需1～3个月体力才完全恢复。

七、肾综合征出血热需要做哪些检查？

肾综合征出血热需要做以下检查，包括：

（1）血常规检查：白细胞计数增多，有幼稚细胞，呈类白血病反应。血红蛋白和红细胞可因血液浓缩而明显升高。血小板下降，若出现DIC则可减至50×10^9/L以下。

（2）尿常规检查：显著蛋白尿为本病主要特征之一。少数病例尿中出现膜状物。镜检可见红细胞、白细胞和管型。

（3）血液生化检查：血尿素氮、血肌酐多在低血压休克期开始上升。发热期血气分析以呼吸性碱中毒多见，休克期及少尿期以代谢性酸中毒为主。血钾在少尿期多升高，多尿期降低。

（4）免疫学检查：血中特异性抗体IgM 1∶20为阳性，IgG 1∶40为阳性，相隔1周双份血清效价4倍以上升高有诊断价值。

（5）病原学检查：血清、血细胞可行病毒分离及RT-PCR法检测汉坦病毒RNA。

八、肾综合征出血热如何治疗？

肾综合征出血热尚无特效治疗。"三早一就"仍为本病的治疗原则，即早期发现、早期休息、早期治疗和就近治疗。依据各个时期进行对症治疗。治疗中要注意防治休克、肾衰竭和出血。发热期以抗病毒、减轻外渗、对症治疗和防治DIC为主。低血压休克期以补充血容量、纠正酸中毒、改善微循环为原则。少尿期治疗原则为稳定内环境、促进利尿、导泻和透析疗法。多尿期治疗应此期注意维持水、电解质、酸碱平衡，注意防止继发感染。恢复期治疗应继续休息至出院后1～3个月。补充营养，逐步恢复活动与工作，定期复查肾功能和垂体功能。

并发症治疗包括消化道大出血：应注意病因治疗。如为血小板减少引起，应补充血小板。心力衰竭、肺水肿治疗：严格控制输液量及输液速度，给予强心、镇静、扩血管和利尿治疗。ARDS：可给予地塞米松，必要时使用机械通气，可采用呼气末正压通气方式辅助呼吸。中枢神经系统并发症：抽搐者给镇静剂，脑水肿或颅内高压者可用甘露醇静脉滴注。

九、肾综合征出血热如何进行护理评估？

肾综合征出血热的评估：观察体温情况及伴发症状，通常以突发高热伴全身酸痛，尤以头痛、腰痛和眼眶痛的"三痛"为突出。重症病例热退后病情反而有加重的趋势。评估有无休克症状和体征：观察有无血压进行性下降、脉搏细速、冷汗、唇周和指（趾）苍白发绀及尿少等休克的表现。评估充血、渗出及出血的表现：有无颜面、颈部、胸部潮红，眼结膜、软腭与咽部充血。皮疹及皮肤瘀斑的分布、范围等；有无咯血、呕血、便血、血尿、阴道出血。评估肾损害的表现：有无水肿、少尿、无尿。评估化验结果：有无血小板进行性减少，凝血酶原时间延长，血液生化如肌酐、BUN、水电解质情况，有无蛋白尿等。

十、肾综合征出血热如何护理？

肾综合征出血热护理要点：早期应卧床休息。合理摄入优质蛋白质，维持水电解质平衡，记录24小时出入量。高热者以冰敷、温水擦浴为主要降温措施，有皮肤充血出血者，忌酒精擦浴。忌用强烈发汗退热药，防止低血压。中毒症状重者遵医嘱予地塞米松 5～10mg 静脉滴注。疑休克者予吸氧，注意保暖。血压下降，有效循环血容量不足者，迅速建立静脉通道，快速补充血容量，遵医嘱补碱，纠正酸中毒并使用血管活性药，以迅速纠正休克。尿毒症者做好透析治疗的护理。患者好转出院后仍应休息 1～3 个月，以利于肾功能的恢复。生活要有规律，保证足够睡眠，安排力所能及的体力活动，以不感疲劳为度。

十一、肾综合征出血热如何预防？

加强卫生宣传教育，使群众意识到灭鼠和防鼠是预防本病的关键。野外作业、疫区工作时应加强个人防护，不要用手直接接触鼠类或鼠的排泄物。改善卫生条件，防止鼠类排泄物污染食物和水。动物实验时要防止被鼠咬伤。对于重点人群，应指导其接受沙鼠肾细胞灭活疫苗（Ⅰ型汉坦病毒）和地鼠肾细胞灭活疫苗（Ⅱ型汉坦病毒）注射，每次 1ml，经 0 天、7 天、28 天或 0 个月、1 个月、2 个月，共注射 3 次，保护率达 88%～94%。1 年后应加强注射 1 针。

（林晓岚　陈苑莉）

第十一节 狂 犬 病

一、什么是狂犬病？

狂犬病（rabies）又称恐水症（hydrophobia），是由狂犬病毒引起的一种以侵犯中枢神经系统为主的急性人兽共患传染病，病死率几乎是 100%，是所有传染病中最高的。狂犬病是一种完全可以预防的致死性疾病。

二、狂犬病是法定传染病吗？

狂犬病是法定传染病，在我国属于乙类法定报告传染病。

三、狂犬病的病原学特点是什么？

狂犬病毒属于弹状病毒科狂犬病毒属，为单链 RNA 病毒。病毒形似子弹，外层为脂蛋白包膜，内部为核衣壳。狂犬病毒具有明显的嗜神经性，病毒主要存在于感染动物的脑组织和唾液中。

四、为什么说狂犬病毒和神经有很好的亲和性？

狂犬病毒含有 5 种蛋白，即糖蛋白（G）、核蛋白（N）、聚合酶蛋白（L）、磷蛋白（N）和基质蛋白（M）。其中核蛋白是狂犬病病毒重要抗原成分，具有种属特异性；而糖蛋白是狂犬病病毒诱导产生中和抗体的唯一抗原，与乙酰胆碱受体结合，决定了狂犬病病毒的嗜神经性。

五、狂犬病毒的抵抗力如何？

狂犬病毒的抵抗力较弱，易被紫外线、碘酒、高锰酸钾、酒精、甲醛、肥皂水等灭活，56℃ 30～60min 或 100℃ 2min 即使狂犬病毒失去活性，在 0℃ 以下可保持活力数年。

六、全球狂犬病流行状况如何？

狂犬病在全球广泛分布，近年来，全球每年有 5.5 万人死于狂犬病，即平均每 10min 有 1 人死亡。其中 95%在亚、非两洲欠发达国家和地区，亚洲的狂犬病病例数居全球首位，印度为狂犬病疫情最严重的国家，欧、美等洲国家和地区主要是野生动物间狂犬病。

七、目前我国狂犬病流行状况如何？

近年来，狂犬病报告死亡数一直位居我国法定报告传染病前列，在我国 31 个省、自治区、直辖市中，有 23 个省份、超过 900 个县区有人狂犬病病例的报告。主要在我国的湖南、江苏、安徽、湖北、广东和贵州等省份。

八、狂犬病传染源是什么？

带狂犬病毒的温血动物是本病的传染源，我国主要传染源是病犬，其次是猫、猪、牛等家畜；在发达国家蝙蝠、浣熊、臭鼬、狼、狐狸等野生动物成为主要传染源。一般来说，狂犬病患者不是传染源，不形成人与人之间的传染。

九、狂犬病传播途径是什么？

狂犬病主要是通过咬伤传播，含有狂犬病毒的唾液通过伤口进入皮肤而导致人被感染；损伤的皮肤黏膜与狂犬病毒接触可引起感染；也可通过呼吸道吸入气溶胶传播。

十、哪些人容易感染狂犬病？

人对狂犬病毒普遍易感，狩猎者、动物饲养员、兽医、屠宰人员、动物实验员和勘探员更易感染。

十一、被狂犬咬后一定会得狂犬病吗？

人被病犬咬伤后发病率为 15%～20%，是否发病要看咬伤部位、咬伤的严重性、局部是否处理、衣着薄厚、是否注射疫苗等；头面部的发病率达 40%～80%，头面部创口深大者发病率达 80%左右；如果咬伤腿部、不严重、局部彻底清洗、及时、全程、足量注射疫苗者发病率低。国内报告全程注射后的发病率为 0.15%，未注射完全程者的发病率为 13.93%。

十二、狂犬病的发病机制是什么？

狂犬病毒自咬伤部位侵入人体后，在伤口局部可短暂停留或小量增殖，再侵入周围的末梢神经，病毒沿末梢神经向中枢神经作向心性扩散，到达背根神经节后，在其内大量繁殖，然后入侵脊髓并很快到达脑部的神经元，从中枢神经向周围神经扩展，侵入神经支配的各器官组织，尤以唾液、舌部味蕾、嗅神经上皮等处病毒量较多。由于迷走神经、舌咽及舌下脑神经核受损，导致吞咽肌及呼吸肌痉挛，出现恐水、吞咽和呼吸困难等症状。交感神经的刺激使唾液分泌和出汗增多。迷走神经节、交感神经节受损时，可引起患者心血管功能紊乱或猝死。

十三、狂犬病的潜伏期是多长？

狂犬病潜伏期长短不一，短则不到 1 周，长则 1 年以上，一般 1～3 个月。潜伏期长短与年龄（儿童较短）、病毒数、毒力、伤口部位（头面部咬伤发病早）、伤口情况等因素有关。

十四、狂犬病临床特征有哪些？

狂犬病临床特征是恐水、怕风、恐惧不安、流涎、咽肌痉挛、进行性瘫痪等。

十五、狂犬病的临床表现分几型？典型临床经过分几期？

狂犬病的临床表现分为狂躁型（大约 2/3 的病例）或麻痹型。典型临床经过分 3 期，分别是前驱期、兴奋期、麻痹期。

十六、狂犬病前驱期有哪些临床表现？

大多数狂犬病前驱期患者有低热、头痛、乏力、食欲缺乏、恶心、呕吐、周身不适等，类似"感冒"；伤口部位及其附近常有发痒、刺痛、麻木、或虫爬、蚁走等感觉异常，为病毒刺激周围神经所致，具有早期诊断意义。本期持续 1～4 天。

十七、狂犬病兴奋期有哪些临床表现？

狂犬病兴奋期持续 1～3 天，患者进入高度兴奋状态，表现有烦躁、极度恐怖不安、恐水、怕风、咽喉肌痉挛、呼吸困难、体温升高、大汗、流涎等；恐水是本病特有的症状，典型患者见水、闻流水声、饮水或仅提及饮水，即可引起咽喉肌痉挛，患者随渴极而不敢饮，即使饮也无法下咽。交感神经功能亢进也常有，表现为唾液分泌增多、大汗、心率增快、血压升高、表情痛苦、焦急，但神志大多清醒，极少有攻击人行为。随着兴奋状态的增长，部分患者出现精神失常、幻视、幻听、谵妄等。

十八、狂犬病麻痹期有哪些临床表现？

狂犬病麻痹期患者肌肉痉挛停止，患者安静并进入昏迷状态，全身肌肉弛缓性瘫痪，以肢体软瘫多见，患者呼吸逐渐微弱、脉搏细数、血压下降、最终因呼吸和循环衰竭而死亡，本期持续 6～8 小时。狂犬病的整个病程一般不超过 6 天。

十九、狂犬病实验室检查有哪些？

（1）血、尿常规及脑脊液检查：外周血白细胞总数（12～30）$\times 10^9$/L 不等，中性粒细胞一般占 80%以上，尿常规检查可发现轻度蛋白尿，偶有透明管型，脑脊液压力可稍增高，主要为淋巴细胞，蛋白质增高，糖及氯化物正常。

（2）病毒分离：取患者唾液、脑脊液、皮肤或死后脑组织做动物接种或组织培养来分离病毒，以脑组织阳性率最高。

（3）内基小体检查：从死者脑组织印压图片或做病理切片，用 Seller 法染色或直接荧光免疫法检查内基小体，阳性率为 70%～80%。

二十、狂犬病如何诊断？

依据流行病学史，有被犬、猫或其他宿主动物舔、咬、抓伤史。再结合临床症状，愈合的咬伤伤口或周围感觉异常、麻木发痒、刺痛或蚁走感。出现兴奋、烦躁、恐惧，对外界刺激如风、水、光、声等异常敏感，即可作出狂犬病的临床诊断。病原学检查或尸检发现脑组织中有内基小体即可确诊。

二十一、狂犬病患者如何治疗？

目前尚无特效的治疗狂犬病的方法，发病后以对症综合治疗为主。

（1）隔离患者：将患者严格隔离于较安静、光线较暗的单人病房，避免不必要的刺激。

（2）对症治疗：加强监护，积极做好对症治疗，对烦躁不安、痉挛者给予镇静剂，如地西泮、苯巴比妥等。有脑水肿给脱水剂。防止呼吸肌痉挛导致窒息，必要时行气管切开术，间断低流量吸氧。有心动过速、心律失常、血压升高时，可用 β-受体阻滞剂或强心剂。

（3）抗病毒治疗：临床上尝试用干扰素、阿糖腺苷、大剂量人抗狂犬病免疫球蛋白等治疗均未获得明确疗效。

二十二、狂犬病常见护理诊断（问题）有哪些？

（1）皮肤完整性受损：与病犬、病猫等动物咬伤或抓伤有关。

（2）有受伤的危险：与患者兴奋、狂躁、出现幻觉等精神异常有关。

（3）有窒息的危险：与病毒损害中枢神经系统导致呼吸痉挛有关。

（4）营养不足：与吞咽困难、不能进食和饮水有关。

（5）恐惧：与疾病引起死亡的威胁有关

二十三、怎样做好狂犬病医院感染的预防？

（1）隔离：在标准预防的基础上采取接触传播的隔离与预防，单间隔离，须防患者在痉挛发作中抓伤咬伤，被患者唾液污染的物品均需消毒处理。在静脉采血、静脉穿刺、吸痰等操作时先给予患者镇静和约束，然后再进行操作；有可能被唾液喷溅时要戴口罩、手套及护目镜、着隔离衣，同时做好家属的防护工作。

（2）避免外界刺激：病室应安静、避光、关紧水龙头，不要大声说话，各种治疗和操作集中进行，适当遮挡输液装置，为患者营造一个避风、避光、避水、安静的治疗休息环境。

二十四、收治狂犬病患者需要注意什么？

接到通知后：①首先病房准备，移去易碎物品，包括水瓶、花瓶等，关闭门窗，拉上窗帘；②其次备好物品，如心电监护仪、吸氧装置、负压装置、约束带、静脉留置针数枚、镇静剂、治疗车等，尽量减少刺激，集中治疗；③最后做好防护，护士应戴面屏、护目镜、手套、隔离衣等。

二十五、狂犬病患者的病情观察要点是什么？

观察狂犬病患者的生命体征及病情变化，有无咽喉肌痉挛，恐风、恐水症状，痉挛发作情况，呕吐物的色、质、量等。当患者由狂躁转为安静，提示进入麻痹期，注意意识、心率、血压、呼吸、血氧饱和度等；观察有无水、电解质、酸碱平衡紊乱；使用约束带时观察患者指端末梢循环、约束带松紧。

二十六、狂犬病患者饮食护理要点是什么？

患者有恐水、吞咽困难者应禁食水，镇静后予留置胃管鼻饲饮食；或遵医嘱静脉补液。

二十七、狂犬病患者及其家属心理护理要点是什么？

狂犬病患者入院时多处于前驱期或兴奋期，大多数神志清醒。知道疾病诊断后，往往否定，暴躁，不配合治疗，要求转院等。医护人员要耐心劝说，多给予关心和照顾，减轻患者焦虑心理，积极配合治疗；稳定患者家属情绪，向患者家属宣教狂犬病相关知识，克服对狂犬病的恐惧心理，了解狂犬病的相关知识，不要刺激患者，比如给患者喂水、开门窗、开灯等，以获得患者家属的支持和配合。

二十八、按照接触方式和暴露程度将狂犬病暴露分几级？

Ⅰ级暴露接触或喂养动物，完好的皮肤被舔；Ⅱ级暴露裸露的皮肤被轻咬，无出血的轻微抓伤或擦伤；Ⅲ级暴露单处或多处贯穿皮肤的咬伤或抓伤，破损皮肤被舔舐，黏膜被动物唾液污染。

二十九、暴露后处理及预防是什么？

伤口处理包括彻底冲洗和消毒处理。局部伤口处理越早越好。

（1）伤口冲洗：立即用 20% 的肥皂水及流动清水交替彻底清洗，冲洗所有咬伤和抓伤处至少 15min，较深伤口冲洗时，用注射器或者高压脉冲器械伸入伤口深部进行灌注清洗时，做到全面彻底。

（2）消毒处理：彻底冲洗后用 2%～3% 碘酒（碘伏）或者 75% 乙醇溶液擦伤口。

（3）伤口尽可能不缝合，也不包扎，迅速前往当地卫生防疫部门就诊。

三十、暴露后应到何处去接种疫苗？

狂犬病暴露后应该到国家许可的有医疗资质的疫苗接种部门，如当地疾病预防控制中心、医院、卫生院注射疫苗。例如，北京有 18 个区县已指定了 90 余家"狂犬病免疫预防接种门诊"，24 小时接诊。

三十一、国内批准上市的人用狂犬病疫苗类型是什么？

国内批准上市的人用狂犬病疫苗类型是 Vero 细胞纯化疫苗、人二倍体细胞疫苗、地鼠肾原代细胞纯化疫苗、原代鸡胚细胞纯化疫苗。

三十二、国内批准上市的狂犬病被动免疫制剂类型是什么？

国内批准上市的狂犬病被动免疫制剂类型是抗狂犬病血清、狂犬病患者免疫球蛋白。

三十三、什么时间接种疫苗好？

在被可能传染狂犬病的动物咬伤或舔到伤口后 4 小时内注射狂犬病疫苗，越早效果越好，但是超过 24 小时也要接种疫苗。

三十四、怎样接种狂犬疫苗？

（1）针法程序：第 0 天、3 天、7 天、14 天和 28 天各接种 1 剂，共接种 5 剂。
（2）"2-1-1"程序：第 0 天接种 2 剂（左右上臂三角肌各接种 1 剂），第 7 天和第 21 天各接种 1 剂，共接种 4 剂（注：此程序只适用于我国已批准可以使用"2-1-1"程序的狂犬病疫苗产品）。

三十五、怎样选择狂犬疫苗接种的部位？

一般儿童和婴幼儿被咬伤选择在大腿前外侧肌肉内注射。成人则选择在上臂三角肌肌内注射，禁止臀部注射。目前我国推行的狂犬病接种程序主要有两种，一种是五针法，一种是四针法，各种品牌支持的接种程序是不同的，需要在医生指导下进行接种。

三十六、接种疫苗有哪些注意事项？

（1）请按时间要求到指定门诊注射疫苗。
（2）注射疫苗期间忌烟酒、浓茶、巧克力、咖啡、辛辣等刺激性食物。
（3）注射部位 24 小时内不要沾水。
（4）伤口不要包扎。
（5）不要从事重体力活动。

三十七、孕妇暴露后进行疫苗接种，会对胎儿产生影响吗？

孕妇被犬猫伤后也应尽早接种狂犬病疫苗。有资料研究表明，使用合格狂犬病疫苗一般不会给孕妇带来不良反应，也不会影响胎儿，不需要人工流产。

三十八、孕妇暴露后未接种疫苗，分娩的婴儿是否也为狂犬病暴露后的人群，是否也要接种疫苗？

狂犬病毒不会通过胎盘传播，因此未接种疫苗的暴露母亲所产的婴儿不是狂犬病暴露人群，不需要对其接种疫苗。

三十九、哺乳期妇女接种疫苗后是否可以继续哺乳？

哺乳期妇女接种疫苗后可以继续哺乳，研究尚未发现接种狂犬病疫苗会对母乳及婴儿产生不利影响。

（吴 丹 张玉敏）

第十二节 流行性脊髓灰质炎

一、什么是流行性脊髓灰质炎？

流行性脊髓灰质炎（poliomyelitis）是由流行性脊髓灰质炎病毒（Poliovirus）所致的急性消化道传染病。感染后多无症状，有症状者临床主要表现为发热、上呼吸道症状、肢体疼痛，部分患者可发生弛缓性神经麻痹并留下瘫痪后遗症，一般多感染 5 岁以下小儿，俗称"小儿麻痹症"。

二、流行性脊髓灰质炎病毒的外形是怎样？

流行性脊髓灰质炎病毒为小核糖核酸病毒科（Picornaviridae），肠道病毒属（Enterovirus），直径 27～30nm，核衣壳为立体对称 20 面体，含 60 个壳微粒，无包膜，属单链、正链核糖核酸。根据抗原不同可分为Ⅰ、Ⅱ、Ⅲ血清型，各型间很少交叉免疫，分别可用相应的免疫血清作中和试验定型。

三、流行性脊髓灰质炎在外界有哪些特点？

流行性脊髓灰质炎病毒在外界环境中有较强的生产力，在污水和粪便中可存活数月，冷冻的条件下可保存几年，在酸性环境中较稳定，不易被胃酸和胆汁灭活，耐乙醚和乙醇，但加热至56℃30min以上、紫外线照射1小时或在含氯0.05mg/L的水中10min，以及甲醛、2%碘酊、各种氧化剂如过氧化氢溶液、含氯石灰、高锰酸钾等均能灭活。

四、流行性脊髓灰质炎的传染源是哪些？

人是流行性脊髓灰质炎病毒的唯一自然宿主，隐形感染和轻症瘫痪型患者是本病的主要传染源，其中隐性感染者即无症状携带者占90%以上，携带病毒一般为数周，此类人群难以被及时发现和隔离，在传播过程中具有重要作用。

五、流行性脊髓灰质炎是怎样传播的？

本病以粪-口感染为主要传播方式，感染初期主要通过患者鼻咽排出病毒，随着病程进展病毒随之由粪便排出，粪便带毒时间可长达数月之久，通过污染的水、食物及日常用品可使之播散。此外，口服的减毒活疫苗在通过粪便排出体外后，在外界环境中有可能恢复毒力，从而感染其他易感者。本病亦可通过空气飞沫传播。

六、哪些人易感流行性脊髓灰质炎？

人群对本病普遍易感，感染后获持久免疫力并具有型特异性。血清中最早出现特异性IgM，2周后出现IgG和IgA，特异性IgG抗体可通过胎盘、分泌型IgA通过母乳由母体传给新生儿，这种被动免疫在出生后6个月中逐渐消失，年长儿大多经过隐性感染获得免疫力，抗体水平再度增长，故6个月以上小儿发病率逐渐增高，至5岁后又降低，到成人时多具有一定免疫力。

七、成人会感染流行性脊髓灰质炎吗？

成人会感染流行性脊髓灰质炎，流行性脊髓灰底炎是由流行性脊髓灰质炎病毒引起的一种急性传染病。流行以隐匿感染和无瘫痪病例为多，儿童发病较成人为高。

八、流行性脊髓灰质炎主要分布在哪些区域？

本病遍及全球，多见于温带地区，但在普种疫苗地区发病率明显降低，也少有流行。目前我国发病率迅速下降，2000年10月，世界卫生组织西太平洋地区宣布成为无流行性脊髓灰质炎区域，标志着我国已达到无流行性脊髓灰质炎目标。2003年，全球消灭流行性脊髓灰质炎的进度较缓，甚至出现反弹现象，流行性脊髓灰质炎野病毒输入我国并引起流行的危险依然存在。目前，全世界只有尼日利亚、印度、巴基斯坦和阿富汗等国是流行性脊髓灰质炎高发国家。

九、流行性脊髓灰质炎主要分哪几型？

本病潜伏期为5～35天，一般9～12天，临床上可表现多种类型：无症状型（隐性感染）、顿挫型、无瘫痪型、瘫痪型。瘫痪型又分为前驱期、瘫痪前期、瘫痪期、恢复期、后遗症期。

十、流行性脊髓灰质炎主要有哪些临床表现？

（1）无瘫痪型，该型多见，达90%以上。临床症状不突出，无法通过临床表现诊断。

（2）顿挫型占4%～8%，表现为发热、咽部不适等上呼吸道症状，恶心、呕吐等胃肠功能紊乱，上述症状持续13天后可逐渐恢复；

无瘫痪型与顿挫型相比，主要区别为脑膜刺激征的出现，脑膜刺激征阳性，脑脊液呈病毒性脑膜炎改变。患者可表现为头痛、背痛、呕吐和颈背部强直，克氏征、布氏征阳性。此外，全身症状较顿挫型为重；瘫痪型的前驱期主要表现为发热、乏力、多汗，可伴咽痛、咳嗽等呼吸道症状或食欲下降、恶心、呕吐、腹痛等不适。瘫痪前期可由前驱期直接进入，或在症状消失后 1～6 天出现体温再次上升，头痛、恶心呕吐、烦躁或嗜睡，感觉过敏、肢体强直灼痛。瘫痪期通常起病后 3～10 天出现肢体瘫痪，多于体温开始下降时出现，瘫痪前可有肌力减弱，伴腱反射减弱或消失，并逐渐加重。瘫痪的恢复期通常从远端肌群开始恢复，持续数周至数月，轻型病例 1～3 个月内可基本恢复，重者需 6～18 个月或更长时间。后遗症期瘫痪 1～2 年后仍不恢复为后遗症。若不积极治疗，则长期瘫痪的肢体可发生肌肉萎缩，肢体畸形。

十一、流行性脊髓灰质炎容易出现哪些并发症？

流行性脊髓灰质炎最主要的并发症为呼吸道并发症，多见于延髓型呼吸麻痹患者，可继发肺炎、肺不张、急性肺水肿等。消化系统并发症为消化道出血、肠麻痹、急性胃扩张等。其他并发症还包括尿潴留所致的尿路感染。长期卧床导致的压疮及氮、钙负平衡，表现为骨质疏松、尿路结石和肾衰等。病毒亦可侵犯心肌。

十二、流行性脊髓灰质炎的临床结果会有哪些异常？

流行性脊髓灰质炎患者白细胞多正常，早期及继发感染时可增高，以中性粒细胞为主。急性期 $1/3～1/2$ 的患者血沉增快。顿挫型脑脊液通常正常，无瘫痪型或瘫痪型患者脑脊液改变类似于其他病毒所致的脑膜炎。颅内压可略高，细胞数稍增，早期以中性粒细胞为主，后期以淋巴细胞为主。起病 1 周内鼻咽部分泌物及粪便中可分离出病毒，也可从血液或脑脊液中分离病毒。

十三、流行性脊髓灰质炎的治疗如何？

本病无法治愈，目前也尚无特效抗病毒治疗方法。治疗原则主要是对症治疗、缓解症状、促进恢复、预防及处理并发症、康复治疗。一般情况下卧床至热退后 1 周，避免各种引起瘫痪发生的因素，如剧烈活动、肌内注射、手术等。保证补液量及热量的供给。必要时可使用退热药物、镇静剂缓解全身肌肉痉挛和疼痛；适量的被动运动可减少肌肉萎缩、畸形发生。瘫痪期的患者卧床时保持身体呈一直线，膝部略弯曲，髋部及脊柱用板或重物使之挺直，踝关节成 90°。疼痛消失后应积极做主动和被动锻炼，以防骨骼肌肉萎缩、畸形。予以充足的营养及充足的水分，维持电解质平衡。药物促进功能恢复。保持气道通畅，及时监测生命体征，发现问题及时处理。体温恢复正常，肌肉疼痛消失和瘫痪停止发展后应进行积极康复治疗。

十四、流行性脊髓灰质炎的瘫痪期如何进行治疗？

在热退尽，瘫痪不在进行时，及早选用以下几种方法：针灸治疗，适用于年龄小，病程短，肢体萎缩不明显者；推拿疗法，在瘫痪肢体上以滚法来回滚 8～10min，按揉松弛关节 3～5min，搓有关脊柱和肢体 5～6 遍，并在局部以擦法擦热，每日或隔日一次，可教家属在家执行；功能锻炼，瘫痪重不能活动的肢体，可先按摩、推拿，促进患肢血液循环，改善肌肉营养及神经调节，增强肌力。还可采用其他方法，如水疗、电疗、拔火罐等方法，促进瘫痪肢体恢复。

十五、如何管理好流行性脊髓灰质炎患者？

早期发现患者，及时疫情报告，进行详细的流行病学调查。患者自起病日起至少隔离 40 天，最初 1 周强调呼吸道和胃肠道隔离。密切接触者应医学观察 20 天。

十六、管理好流行性脊髓灰质炎患者如何落实消毒隔离？

病初呼吸道有病毒排出，第 1 周应落实呼吸道及消化道隔离。1 周后消化道隔离即可，排泄物以 20%漂白粉消毒，食具浸泡于 0.1%漂白粉澄清液内，或煮沸消毒，地面用石灰水消毒，接触者双手用 0.1%过氧乙酸浸泡。

十七、消灭流行性脊髓灰质炎如何切断传播途径？

急性期患者粪便用 20%含氯石灰乳剂，将粪便浸泡消毒 1～2 小时或用含氯消毒剂浸泡消毒后再排放，沾有粪便的尿布、衣裤应煮沸消毒，被服应日光暴晒。经常搞好环境卫生及个人卫生，加强水、粪便和食品卫生管理。

十八、流行性脊髓灰质炎流行期间如何保护易感人群？

本病流行期间，儿童应少去人群众多场所，避免过分疲劳和受凉；主动免疫是预防本病的主要而有效的措施。减毒活疫苗（OPV）：口服，使用方便，95%以上接种者可产生长期免疫；灭活疫苗（IPV）：较为安全，可用于免疫功能缺陷者及接受免疫抑制剂治疗者，但价格昂贵，免疫维持时间短，需重复注射；被动免疫主要针对未服过疫苗的幼儿、孕妇、医务人员、免疫力低下者、扁桃体摘除等局部手术后或先天性免疫缺陷的患者及儿童，若与患者密切接触，应及早肌内注射丙种球蛋白。推荐剂量 0.3~0.5ml/kg，每月 1 次，连用 2 次，免疫效果可维持 2 个月。

十九、流行性脊髓灰质炎减毒活疫苗的三型混合疫苗的服用时间如何？

减毒活疫苗的优点是方便、价廉、有效、免疫效果持久。现已制成三个型的糖丸疫苗，糖丸疫苗分 1 型、2 型、3 型、2、3 型混合糖丸疫苗及 1、2、3 型混合糖丸疫苗，由于混合疫苗免疫效果好，服用次数少，不易漏服，我国已逐渐改用三型混合疫苗，第一次在出生后 2 个月开始服用三型混合疫苗，连续 3 次，间隔一个月，4 岁再加强一次。2 个月~7 岁易感儿为主要服疫苗对象。但其他儿童及成年人易感者也应服疫苗。大规模服疫苗宜在冬春季节进行，分 2~3 次空腹口服，勿用热开水送服，以免将疫苗中病毒灭活，失去作用。

二十、流行性脊髓灰质炎疫苗在服用时应注意哪些事项？

幼儿服糖丸时，可以用汤勺将糖丸压碎用冷开水溶解后服用。较大小儿可直接吞服，切忌用热开水或其他饮料送服，以免杀死疫苗，服后无效。如果口服疫苗后出现呕吐则应补服；对哺乳的婴儿，不要在哺乳后 2 小时内服用，因母乳中可有抵抗流行性脊髓灰质炎病毒的抗体存在，会影响疫苗的效果；如小儿因有特殊原因，当时不能服用时，一定要把糖丸放在冰箱冷藏柜内，3 个月以内服用。

二十一、流行性脊髓灰质炎疫苗接种时可以推迟几天吗？

流行性脊髓灰质炎疫苗的接种时间可以推迟 7~30 天，最好不要超过 30 天，以免影响以后免疫针的注射。

二十二、流行性脊髓灰质炎疫苗接种后可以维持多久？

流行性脊髓灰质炎疫苗只要接种成功，可以维持一生。

（李　园　李海兰）

第十三节　轮状病毒肠炎

一、轮状病毒肠炎是什么？

轮状病毒肠炎是指由轮状病毒及其代谢产物引起的腹泻，能引起哺乳类和禽类动物的感染。引起人类感染的轮状病毒称人轮状病毒，是非细菌性腹泻的主要病原体之一。人轮状病毒主要有 A 组和 B 组两种，分别导致婴幼儿和成人急性腹泻，严重时可伴不同程度的脱水；个别人轮状病毒感染可引起肠道外其他系统表现。

二、轮状病毒肠炎主要通过什么途径传播？

轮状病毒肠炎主要通过粪-口途径传播，水污染可造成本病的暴发流行。

三、轮状病毒肠炎的传播方式是怎样的？

轮状病毒肠炎的传播方式除了粪-口传播外，接触传播也广泛存在，家庭密切接触者发病率可达 30%。此外，还可从患者呼吸道分泌物中检出病毒，因而不能排除呼吸道传播的可能。

四、哪些人群容易感染轮状病毒?

人群普遍易感,95%左右 A 组人轮状病毒感染见于 5 岁以下的儿童,显性感染的高发年龄为 4~36 月龄的婴幼儿,年龄越小隐形感染越多。感染后可获得一定的免疫力。

五、轮状病毒在内外环境中的特点如何?

轮状病毒在外界环境中比较稳定,室温中可存活 7 个月,−20℃可长期保存;耐酸,因而不能被胃酸破坏。内环境中,感染轮状病毒后不论是否出现症状,均可产生抗体。IgM 抗体出现早,于发病 2~3 天即产生,持续 4~5 周。IgG 抗体出现晚,持续时间长。小肠局部产生的 IgA 抗体有抗病毒作用,但持续时间短,故患病后还可再感染,但再感染时症状通常较轻。

六、轮状病毒肠炎主要集中在哪些地方?

轮状病毒肠炎主要集中在家庭和托幼机构。

七、轮状病毒肠炎在哪个季节常见?

轮状病毒肠炎在秋冬季发病较多。

八、人感染轮状病毒性后是怎样发病的?

轮状病毒经口进入人体后,主要在十二指肠和空肠黏膜细胞中复制,使细胞变形,绒毛变短,细胞内出现空泡,继之坏死,释放出大量病毒,从粪便中排出。肠道消化、吸收蔗糖和乳糖的功能减弱,糖类物质滞留于肠腔,引起肠腔渗透压增高,使体液渗入肠腔,导致腹泻,甚至呕吐。近年来研究表明,轮状病毒的非结构蛋白 NSP4 是一种肠毒素,在致腹泻机制中发挥重要作用,但其作用机制与细菌肠毒素是不同的。NSP4 可导致细胞内 Ca^{2+} 浓度增高,引发肠黏膜细胞内 C1 外泌而导致腹泻。NSP4 还能改变细胞膜的通透性,使细胞内液体渗出引起腹泻。频繁腹泻和呕吐致使大量水和电解质丢失,导致脱水、酸中毒和电解质紊乱。

九、轮状病毒腹泻的主要临床表现有哪些?

轮状病毒腹泻潜伏期一般为 1~3 天,多数在 48 小时以内。

起病较急,以呕吐、腹泻等急性胃肠炎为主要临床症状。80%患儿先呕吐,随后出现频繁腹泻,腹泻每日可余次至数十次,粪便外观呈水样、蛋花状或黄绿色稀便,不含脓血或黏液,有酸臭味。部分患者起病时伴有上呼吸道症状或中耳炎,一般为中度发热,也可高热,常有腹痛、肌痛及头痛而不安。部分患儿出现流涕、轻咳、乏力等症状。呕吐及发热常于 2 天内消失,腹泻可持续 3~7 天,少数达 2 周。呕吐、腹泻严重者可出现脱水、酸中毒和电解质紊乱,甚至出现全身多器官功能损害。

十、轮状病毒肠炎有哪些检查结果异常?

(1)血常规和便常规:多数患者外周血白细胞总数正常或偏低,分类正常。大便呈水样便,镜检正常或偶有少量白细胞和红细胞。

(2)病原学检查:病毒抗原检测常用 ELISA 检测患者粪便中的轮状病毒特异性抗原,已被 WHO 列为诊断轮状病毒肠炎的常规检查方法。此外,免疫斑点杂交技术、葡萄球菌 A 蛋白协同凝集等方法亦可检测轮状病毒抗原。

(3)血清抗体检查:可用 ELISA 检测患者血清中特异性抗体,当疾病初期和恢复期双份血清抗体滴度有 4 倍以上增高时有诊断意义。但本法不能用于早期诊断。

(4)病毒核酸检测:用分子生物学方法检测粪便标本中的病毒核酸有助于早期诊断。

(5)电镜与免疫电镜检查:可直接观察病毒形态及特异性抗原颗粒。但一般基层单位不能普及应用。

十一、轮状病毒肠炎的并发症主要表现在哪些方面?

轮状病毒肠炎的并发症主要表现在肺炎、心肌炎,其他少见的并发症包括新生儿坏死性小肠炎、肠套叠、胃肠出血、脑炎、过敏性紫癜等。

十二、轮状病毒肠炎与其他病毒性腹泻的区别主要表现在哪里？

轮状病毒肠炎与其他病毒性腹泻的区别主要表现在病原学检查。临床上不易与其他原因，尤其是诺沃克病毒、肠腺病毒和星状病毒性腹泻等鉴别。

十三、轮状病毒肠炎的预后情况如何？

A 组轮状病毒感染大多数为隐形感染或仅有轻微的临床表现，多为自限性，预后良好，但少数严重病例可因重度脱水、电解质紊乱、酸中毒或其他并发症而死亡。

十四、轮状病毒肠炎治疗原则是怎样的？

本病尚无特效治疗方法，主要是通过饮食疗法和液体疗法，预防和治疗脱水，维持水和电解质平衡。不主张用收敛止泻药，因为不仅其作用有限，而且有潜在致命的不良反应。慎用或不用抗生素类药物，因为抗生素对轮状病毒腹泻无效。不正确的治疗方法不仅会延误病情，反而会诱发各种并发症，加重病情进展。

（1）饮食疗法：轻症患者不必禁食，可继续喂母乳。吐泻频繁者，禁食 8～12 小时，然后逐渐恢复饮食。大部分患者通过禁食可有效控制腹泻。禁食期间应采用静脉补液。恢复饮食时，根据不同年龄、不同体质，给予不同比例的脱脂牛奶与米汤、菜汤混合液，定时定量，逐步增加牛奶浓度总量。一般 2～3 天可恢复正常饮食。

（2）液体疗法：轻症者给予口服补液盐（ORs），少量多次口服补液。重症患者由于脱水、酸中毒和电解质失衡是导致死亡的主要原因，因此凡脱水中度及以上者应在给予静脉补液的同时，纠正酸中毒和电解质紊乱。有尿后要注意补钾，防止低血钾症。

（3）微生态制剂的应用：轮状病毒肠炎时，粪便中双歧杆菌、粪杆菌、乳杆菌及肠球菌数量明显下降，导致肠道菌群失调。其中双歧杆菌的减少程度与本病的病情、病程及预后有关。口服微生态制剂能恢复肠道正常菌群及功能，抑制病毒复制，促进肠黏膜上皮细胞增生，保护绒毛上皮细胞免遭病毒的入侵，安全有效，无毒副作用，特别适用于老年和儿童患者服用。目前国内常用的微生态制剂有双歧杆菌、粪链球菌、乳酸杆菌、三联活菌胶囊等。

（4）蒙脱石散剂（思密达）：是一种天然吸附性土质，能吸附病毒、细菌及其他小肠刺激物，在我国已被证实是一种治疗婴幼儿腹泻安全有效的药物。

（5）硝唑尼特：是一种广谱抗肠道寄生虫药物，在细胞培养中对轮状病毒有抑制作用，临床已用于治疗重型轮状病毒感染性腹泻，并取得了一定效果。

（6）抗病毒治疗：干扰素-α 系广谱抗病毒药，在临床应用中已取得了一定疗效，与蒙脱石散剂联合应用疗效更佳。但抗病毒治疗不能代替补液疗法。

（7）抗轮状病毒抗体：近年来用抗轮状病毒抗体治疗 A 组人轮状病毒感染，对伴有免疫缺陷的患者有一定疗效，能减轻症状，缩短病程。但对免疫功能正常的患者无明显疗效。

十五、轮状病毒肠炎的一般护理措施表现在哪些方面？

（1）发热的护理：卧床休息，病室温度适中、通风良好。体温<38.5℃时，采取减少衣被、温水擦浴等物理降温方法。体温≥38.5℃时，遵医嘱给予药物降温。指导家长给患儿多饮水，及时更换内衣并防止着凉。高热惊厥时，应严密观察患儿体温情况及早给予处置，必要时应用镇静药物。

（2）补液的护理：轻、中度脱水可口服补液盐，既起到纠正脱水的作用，又不加重心脏负担。应分次少量服用，并在服补液盐期间让患儿自由饮用白开水；在补充生理需要量和纠正高渗性脱水，应将补液盐多加 1/3 的白开水稀释，避免一次大量饮用导致高钠血症，增加心脏负荷。呕吐频繁及重度脱水者采用静脉补液，需严格执行医嘱，按无菌技术操作，遵循先快后慢、先浓后淡、先盐后糖、见尿补钾的补液原则。因患儿多伴有心肌损伤，故补液时既要起到纠正脱水的作用，又不能增加心脏的负荷，应根据患儿的年龄、体重及脱水情况调节输液速度，必要时应用输液泵控制输液速度。

（3）饮食的护理：严重呕吐者可暂禁食 4～6 小时，其他均应继续饮食，既可促使肠黏膜再生修复，降低肠黏膜的渗透性，避免诱发肠黏膜萎缩；又可保证机体营养和能量供给，防止营养不良。母乳喂养者应继续哺乳，暂停辅食；因病毒性肠炎多有继发性双糖酶（主要是乳糖酶）缺乏，故人工喂养者，应暂停乳类喂养，可用米汤、豆制代用品或发酵奶等，待腹泻次数减少后，给予半流食，如粥、面条等，应少量多餐，随着病情的稳定和好转，逐步过渡到正常饮食。

（4）臀部的护理：应勤换尿布，并保持尿布，平整干燥，尽量不使用纸尿布而用纯棉的软布。每次便后均需用温水洗净并用干毛巾吸干不可直接在臀部擦洗。涂香油或其他护臀用品，但涂药时应注意使棉签贴在皮肤上轻轻滚动，力量适中如皮肤出现溃烂、破损，应尽量暴露臀部。

（5）心肌受损的护理：提供舒适安静的休息环境，保证充分休息，减少氧耗减轻心脏负担，各项护理集中进行减少哭闹，限制活动量。

十六、轮状病毒腹泻患儿心理护理要注意什么？

护理的过程中要耐心向家长讲解疾病的发展过程，以亲切的话语、娴熟的技术、细心的护理、真诚的态度赢得家长的配合。

十七、轮状病毒腹泻患儿消毒隔离要注意什么？

（1）排泄物及呕吐物的处理：患儿入院时发一瓶"84"消毒液消毒物品及大便小便，要求及时处理大便，防止造成进一步的空气传播，粪便污染的一次性尿不湿用塑料袋打包将封口封死后放到垃圾桶中，棉质尿布要求家长尽量带回家中清洗高温消毒太阳下暴晒。

（2）洗手的管理：要求家长更换尿布及处理粪便后先用消毒液泡手 3min 再洗手，强调喂奶前洗手。医生查房先查普通病房再查腹泻病房，查房过程快速手消毒剂一人一消毒，严禁将病历放置病床上，护士进入病房前后、操作前后、接触排泄物及呕吐物后均洗手，治疗车上也专门备有快速手消毒剂，进行连续操作时使用。

（3）空气的消毒：定时开窗通风，每天紫外线消毒一次，每周过氧乙酸消毒一次。地面的消毒，用 250ppm "84" 消毒液每天擦拭 2～3 次，地面被有粪便等污物污染后，及时擦拭消毒。患儿物品消毒，使用的药杯、奶瓶用 250ppm "84" 消毒液浸泡后清洗干净，待用。其他物品的消毒便盆、面盆，应用含 0.5%含氯消毒液浸泡每日消毒一次，病室内的水龙头、门把手每日用含 0.5%含氯消毒液擦拭一次。

（4）健康教育：告知家长 RV 肠炎的相关知识，强调不串病房及饭前便后洗手的重要性。教会家长粪便、剩余食物处理及餐具的消毒方法，以配合做好隔离消毒工作。教育普通病房的家长不带孩子进入腹泻病房，不与腹泻孩子一起玩耍。

十八、轮状病毒腹泻预防保健要做到一些什么？

目前尚无较为肯定的被动免疫措施。母乳中含有一定量的 IgA，故婴幼儿在母乳喂养期可得到一定的保护。主动免疫接种轮状病毒疫苗是预防婴幼儿轮状病毒腹泻唯一经济、有效的手段。我国已成功开发轮状病毒口服活疫苗，并获国家食品药品监督管理总局及 FDA 批准而被推广接种，具有良好的安全性和免疫原性，2 个月～3 岁的小儿，每年口服 1 次；3～5 岁的小儿口服 1 次即可。每次口服 3ml（1 支）。该疫苗的保护率达到 90%以上，保护期 1 年。

十九、轮状病毒感染后的患儿只有腹泻时会传染吗？

轮状病毒感染后的患儿急性期粪便中含大量病毒，发病前 1 天即有病毒自粪便排出，以起病头 3～4 天排出病毒最多，第 8 天后多已停止排出病毒。

（熊　玲　李海兰）

第十四节　传染性单核细胞增多症

一、什么是传染性单核细胞增多症？

传染性单核细胞增多症（infectious mononucleosis, IM）是主要由 EB 病毒（Epstein-Barr virus, EBV）原发感染所致的急性疾病。典型临床三联征为发热、咽峡炎和淋巴结肿大，可合并肝脾肿大，外周淋巴细胞及异型淋巴细胞增高。病程常呈自限性。多数预后良好，少数可出现嗜血综合征等严重并发症。

二、EBV 是怎样的病毒？

EBV 病毒电镜下呈球形，直径 150～180nm，病毒核酸为 170kb 的双链 DNA，主要侵犯 B 细胞。完整的病毒颗粒由类核、膜壳、壳微粒、包膜所组成。

三、传染性单核细胞增多症的发病机制是什么？

传染性单核细胞增多症的发病机制尚未完全阐明。EBV 进入口腔后先在眼部淋巴组织内复制，导致渗出性咽扁桃体炎，局部淋巴管受累、淋巴结肿大，继而侵入血循环产生病毒血症，进一步累及淋巴系统的各组织和脏器。B 细胞表面有 EBV 受体，EBV 感染 B 细胞后，在 B 细胞内将其基因上的各不同片段所编码特异抗原表达在 B 细胞膜上，继而引起 T 细胞的强烈免疫应答，直接破坏携带 EBV 的 B 细胞。

四、传染性单核细胞增多症的传染源有哪些？

人是 EBV 的贮存宿主，患者和 EBV 携带者为传染病。病毒在口咽部上皮细胞内增殖，唾液中含有大量病毒，排毒时间可持续数周至数月。EBV 感染后长期病毒携带者，可持续或间断排毒达数年之久。

五、传染性单核细胞增多症是怎样传播的？

传染性单核细胞增多症主要经口密切接触而传播（口-口传播），飞沫传播并不重要。偶可通过输血传播。

六、传染性单核细胞增多症的易感人群有哪些？

本病多见于儿童和少年。西方发达国家发病高峰为青少年，我国儿童发病高峰在学龄前和学龄儿童，体内出现 EBV 抗体，但常无嗜异性抗体。15 岁以上青年中部分呈现典型发病（临床与亚临床感染之比为 1：4～1：2），EBV 病毒抗体和嗜异性抗体呈阳性。10 岁以上 EBV 抗体阳性率为 86%，发病后可获得持久免疫力。

七、传染性单核细胞增多症的流行状况怎样？

本病遍布全世界，通常呈散发性，一年四季均可发病，但秋末和春初为主。亦可引起流行。

八、传染性单核细胞增多症的临床表现有哪些？

传染性单核细胞增多症潜伏期儿童 9～11 天，成人通常为 4～7 周。起病急缓不一，症状呈多样性，约 40% 有全身不适、头痛、畏寒、鼻塞、食欲缺乏、恶心、呕吐、轻度腹泻等前驱症状。本病病程 2～3 周，少数可延至数月。

发病期典型表现：

（1）发热：除极轻型病例外，均有发热，体温在 38.5～40.0℃，无固定热型，部分患者伴畏寒、寒战，热程不一，数天至数周，也有长达 2～4 个月者，热渐退或骤退，多伴有出汗。病程早期可有相对缓脉。

（2）淋巴结肿大：70% 患者有明显淋巴结肿大，在病程第一周内即可出现，浅表淋巴结普遍受累，以颈部淋巴结最为常见，腋下、腹股沟次之，纵隔、肠系膜淋巴结偶尔亦可累及。直径 1～4cm，呈中等硬度，无粘连及明显压痛。肠系膜淋巴结受累可引起腹痛等症状，常在热退后数周消退。

（3）咽峡炎：半数以上患者有咽痛及咽峡炎症状，患者咽部、扁桃体腭垂充血肿胀，少数扁桃体上有溃疡，被覆较厚的奶油色分泌物，在24～36小时融合或消失，一般不侵及咽部黏膜。咽和鼻黏膜充血及水肿，严重的咽部水肿可引起吞咽困难及气道阻塞。

（4）肝、脾大：大约10%病例肝大，多在肋下2cm以内，ALT升高者可达2/3，部分患者有黄疸，半数患者有轻度脾大，有疼痛及压痛，偶可发生脾破裂。

（5）皮疹：约10%的病例出现皮疹，呈多形性，有斑丘疹、猩红热样皮疹、结节性红斑、荨麻疹等，偶呈出血性。多见于躯干部，常在起病后1～2周内出现，3～7天消退，无色素沉着及脱屑。

（6）其他：患者可出现神经症状，表现为急性无菌性脑膜炎、脑膜脑炎、脑干脑炎、周围神经炎等，临床上可出现相应的症状。偶见心包炎、心肌炎、肾炎或肺炎。

九、常见的实验室检查有哪些？

（1）血常规：血常规改变是本病的特征之一。早期白细胞总数可正常或偏低，以后逐渐升高，一般为（10～20）×10⁹/L，亦可高达（30～50）×10⁹/L，异型淋巴细胞增多可达10%～30%。异型淋巴细胞超过10%或其绝对数超过1.0×10⁹/L，具有诊断价值。异型淋巴细胞多在病后数天出现，通常持续2周。其他病毒性疾病也可出现异常淋巴细胞，但百分比一般低于10%。此外，常见血小板计数减少。

（2）血清学检查

1）EB病毒抗体测定：EBV感染的血清学反应复杂多样。原发性EBV感染过程中首先产生针对衣壳抗原IgG和IgM（抗CA-IgG/IgM）；随后，抗早期抗原（EA）抗体，IgG于发病后3～4周达高峰，持续3～6个月，是新近感染或EBV活跃增殖的标志。在恢复期，抗核抗原（NA）产生。抗CA-IgG和抗NA-IgG可持续终身。抗CA-IgM抗体阳性是原发EB病毒感染的诊断依据。

2）嗜异性凝集试验：患者血清中常含有属于IgM嗜异性抗体，可和绵羊或马红细胞凝集。该抗体在病程第1～2周出现，持续约6个月。检测效价高于1∶64有诊断意义，若逐周测定效价上升4倍以上则意义更大。

3）病毒核酸检测：Real-time PCR检测标本中的EBV DNA有较高的敏感性和特异性。患者外周血中EBV病毒载量在2周内达到峰值，随后很快下降，病程3周左右。EBV DNA阳性提示机体存在活动性EBV感染，但不能判断是原发感染还是既往感染再激活。

十、传染性单核细胞增多症常见的并发症有哪些？

约30%患者可并发咽峡部溶血性链球菌感染。急性肾炎的发生率可高达13%，临床表现与一般肾炎相似。脾破裂发生率约0.2%，通常多见于疾病的10～21天内。约6%的患者并发心肌炎。

十一、传染性单核细胞增多症的预后如何？

本病预后大多良好，病程一般为1～2周，可有复发。病死率在1%以下。死因主要为脾破裂、脑膜炎、心肌炎等。先天性免疫缺陷者感染本病后，病情迅速恶化而死亡。

十二、如何做好预防传染性单核细胞增多症？

急性期应呼吸道隔离，其呼吸道分泌物宜用含氯石灰（漂白粉）、氯胺或煮沸消毒。

（钟　婷　李　园）

第十五节　流行性非典型肺炎

一、什么是流行性非典型肺炎？

流行性非典型肺炎（infectious atypical pneumonia）又称严重急性呼吸综合征（severe acute respiratory syndrome, SARS），是由SARS冠状病毒（SARS coronavirus, SARS-CoV）引起的急性

呼吸道传染病。主要通过短距离飞沫传播、接触患者呼吸道分泌物及密切接触传播。以发热、头痛、肌肉酸痛、乏力、干咳少痰、腹泻为主要临床表现，严重者出现气促或呼吸窘迫。

二、SARS-CoV 是怎样的病毒？

SARS-CoV 是一种单股正链 RNA 病毒，基因组全长 29 206～29 736 个核酸。基因组两侧为 5′和 3′端非编码区，中间为开放读码框架（ORF），编码膜蛋白（M）、突起蛋白（S）、核衣壳蛋白（N）等结构蛋白和 RNA 依赖的 RNA 聚合酶等非结构蛋白。SARS-CoV 能在 Vero 细胞、狗肾细胞、人胚肾细胞、人胚肺细胞、人横纹肌肿瘤细胞等细胞系中培养繁殖。在 Vero 细胞中培养 5 天便可出现细胞病变，在细胞的粗面内质网和囊泡内、质膜表面、细胞外均可见病毒颗粒。电镜下病毒颗粒直径为 80～140nm，周围有鼓锤状冠状突起，突起之间的间隙较宽，病毒外形呈日冕状。将 SARS 病毒接种于猴子，可出现与人类相同的临床表现和病理改变。

三、SARS-CoV 的抵抗力如何？

SARS 冠状病毒的抵抗力和稳定性强于其他人类冠状病毒。在干燥塑料表面最长可活 4 天，尿液中至少 1 天，腹泻患者粪便中至少 4 天以上。在 4℃培养中存活 21 天，–80℃保存稳定性佳。56℃ 90min 或 75℃ 30min 可灭活病毒。SARS-CoV 对乙醚、氯仿、甲醛和紫外线等敏感。SARS-CoV 特异性 IgM 抗体在起病后较早出现，在急性期或恢复早期达到高峰，约 3 个月后消失。IgG 抗体在起病后第 2 周左右发现，在病程第 3 周即可达高滴度，12 个月后仍持续高效价，实验证明 IgG 抗体可以中和体外分离到的病毒颗粒，可能是保护性抗体。

四、流行性非典型肺炎的传染源有哪些？

患者是主要传染源。急性期患者体内病毒含量高，且症状明显，如打喷嚏、咳嗽等，容易经呼吸道分泌物排出病毒。少数患者腹泻，排泄物含有病毒。部分重型患者因为频繁咳嗽或需要气管插管、呼吸机辅助呼吸等，呼吸道分泌物多，传染性强。个别患者可造成数十人甚至上百人感染。被称为"超级传播者（super-spreader）"。潜伏期患者传染性低或无传染性，作为传染意义不大；康复患者无传染性；隐性感染着是否存在及其作为传染源的意义，迄今尚无足够的资料佐证。本病至今未发现慢性患者。

五、流行性非典型肺炎的传播途径有哪些？

（1）呼吸道传播：短距离的飞沫传播是本病的主要传播途径。急性期患者咽拭子、痰标本中可以检测到 SARS-CoV。病毒存在于患者的呼吸道黏液或纤毛上皮脱落细胞里，当患者咳嗽、打喷嚏或大声讲话时，飞沫直接被易感者吸入而发生感染。飞沫在空气中停留的时间短，移动的距离约 2 米，故仅造成近距离传播。气溶胶传播是另一种方式，易感者吸入悬浮在空气中含有的 SARS-CoV 的气溶胶而感染。

（2）消化道传播：患者粪便中可检出病毒 RNA，通过消化道传播可能是另一个传播途径。

（3）直接传播：通过直接接触患者的呼吸道分泌物、消化道分泌物或其他体液，或间接接触被污染的物品，亦可导致感染。多个案例证实 SARS 可以通过实验室传播。实验室工作人员在处理或接触含 SARS-CoV 的标本时，未遵循严格的生物安全操作规程而感染。

（4）其他：患者粪便中的病毒污染了建筑物的污水排放系统和排气系统造成环境污染，可能造成局部流行。虽然患者有短暂的病毒血症，但 SARS 通过血液传播尚有争议。

六、流行性非典型肺炎的易感者有哪些？

人群普遍易感。发病者以青壮年居多，儿童和老人少见。男女比例约为 1：0.87。患者家庭成员和医务人员属高危人群。患病后可获得一定程度的免疫力，尚无再次发病的报告。

七、流行性非典型肺炎的流行状况如何？

该病于 2002 年 11 月首先在我国广东佛山被发现，2003 年 1 月底开始在广州及周边地区流行，

2～3 月份达高峰。随后蔓延到山西、北京、天津及河北等地。2003 年 2 月下旬开始在我国香港流行，并迅速波及越南、加拿大、新加坡等地。本次流行终止后，2003 年 8 月卫生部公布，我国 24 个省、直辖市、自治区共 266 个县、市有本病病例报告，全国 5327 例，死亡 349 例。全球约 32 个国家和地区出现疫情，全球累计 8422 例，死亡 916 例。医务人员发病 1725 例，约占 20%。本次流行后在新加坡、我国台湾、北京出现实验室感染病例。2004 年初广东省报告 4 例 SARS 散发病例。该次流行发生于冬春初。有明显的家庭和家庭聚集发病现象。社区发病以散发为主，偶见点状暴发流行。主要流行于人口密集的大都市，农村地区甚少发病。

八、流行性非典型肺炎的临床表现有哪些？

流行性非典型肺炎潜伏期 1～16 天，常见为 3～5 天。典型患者通常分为三期。

（1）早期：一般为病初的 1～7 天。起病急，以发热为首发症状，99.3%～100% 的患者有发热，体温一般 >38℃，偶有畏寒；可伴有头痛、关节肌肉酸痛、乏力等症状；部分患者可有干咳、胸疼、腹泻等症状；常无上呼吸道卡他症状。发病 3～7 天后出现下呼吸道症状，可有咳嗽，多为干咳、少痰，偶有血丝痰；可有胸闷，肺部体征不明显，部分患者可闻少许湿啰音，或有肺实质变体征。

（2）进展期：病情于 10～14 天达到高峰，发热、乏力等感染中毒症状加重，并出现频繁咳嗽、气促和呼吸困难，略有活动则气喘、心悸、胸闷，肺实质体征进一步加重，被迫卧床休息。这个时期易发生呼吸道的继发性感染。少数患者（10%～15%）出现急性呼吸窘迫综合征（acute respiratory distress syndrome，ARDS）而危及生命。

（3）恢复期：病程进入 2～3 周后，发热渐退，其他症状及体征减轻乃至消失。肺部炎症改变的吸收和恢复较为缓慢，体温正常后仍需要 2 周左右才能完全吸收恢复正常。轻型患者临床表现症状轻，病程短。重型患者病情重，进展快，易出现 ARDS。儿童患者的病情较成人轻。孕妇患者，在妊娠的早期易导致流产，妊娠晚期孕妇的病死率增加。老年患者症状常不典型，如不伴发热或同时合并细菌性肺炎等。有少数患者不以发热为首发症状，尤其是有近期手术史或有基础疾病的患者。

九、流行性非典型肺炎的并发症有哪些？

流行性非典型肺炎常见并发症包括肺部继发感染，肺间质改变，纵隔气肿、皮下气肿和气胸，胸膜病变，心肌病变，骨质缺血性改变等。

十、常见的实验室检查有哪些？

（1）血常规：病程初期到中期白细胞计数正常或下降，淋巴细胞计数绝对值常减少，部分病例血小板减少。T 淋巴细胞亚群中 $CD3^+$、$CD4^+$ 及 $CD8^+T$ 淋巴细胞均减少，尤以 $CD4^+$ 亚群减低明显。疾病后期多能恢复正常。

（2）血液生化检查：丙氨酸氨基转移酶（ALT）、乳酸脱氢酶（LDH）及其同工酶等均有不同程度升高。血气分析可发现血氧分压降低。

（3）血清学检查：常用酶联免疫吸附法（ELISA）和免疫荧光法（IFA）监测血清中的 SARS-CoV 抗体。IgG 抗体在起病后第 1 周检出率低或测不到，第 2 周末检出率 80% 以上，第 3 周末 95% 以上，且效价持续升高，在病后第 6 个月仍保持高滴度。IgM 抗体发病 1 周出现，在急性期和恢复早期达高峰，3 个月后消失。另外，也可采用单克隆抗体技术检测样本中的 SARA-CoV 特异性抗原，可用于早期诊断，特异性与敏感性也超过 90%。

（4）分子生物学检测：以反转录聚合酶链反应（RT-PCR）检测患者呼吸道分泌物、血液、粪便等标本中的 SARS-CoV 的 RNA。

（5）细胞培养分离病毒：将患者呼吸道分泌物、血液等标本接种到 Vero 细胞中进行培养，分离到病毒后用 RT-PCR 或免疫荧光法进行鉴定。

（6）影像学检查：绝大多数患者在起病早期即有胸部 X 线检查异常，多呈斑片状或网状改变。起病初期常呈单灶改变，短期内病灶迅速增多，常累及双肺或单肺多叶。部分患者进展迅速，呈大片状阴影。双肺周边区域累及较为常见,而胸腔积液、空泡形成及肺门淋巴结增大等表现则较少见。对于胸片无病变而临床又怀疑本病的患者,1~2天内要复查胸部X线检查。胸部CT检查可见局灶性实变,毛玻璃样改变最多见。肺部阴影吸收、消散较慢,阴影改变程度范围可与临床症状及体征不相平行。

十一、流行性非典型肺炎的诊断标准有哪些?

(1)流行病学资料:

1)与SARS患者有密切接触史,或属于同时受传染的群体发病者之一,或有明确传染他人的证据;

2)发病前2周内曾到过或居住于报告有流行性非典型肺炎患者并出现继发感染疫情的区域。

(2)症状与体征:起病急发热为首发症状,体温多数>38℃,偶有畏寒;可伴有头痛、关节酸痛、肌肉酸痛、乏力、腹泻;常无上呼吸道卡他症状;可有咳嗽,多为干咳、少痰,偶有血丝痰;可有胸闷,严重者出现呼吸加速,或明显呼吸窘迫。肺部体征不明显,部分患者可闻及少许湿啰,或有肺实质体征

(3)实验室检查:外周血白细胞计数一般不升高,或降低;常有淋巴细胞计数减少。

(4)胸部X线检查:符合上述X线检查表现。

(5)血清学检查:用IFA或ELISA法检测出患者血清特异性抗体,特异性IgM抗体阳性,或特体型IgG抗体急性期和恢复期抗体滴度升高4倍或以上时,或在短期内特异性IgG抗体由阴性转为阳性可作为确定诊断的依据。检测结果阴性不能作为排除本病诊断的依据。

十二、流行性非典型肺炎的护理诊断(问题)有哪些?

(1)有传播感染的危险:与SARS病毒通过呼吸道传播有关。

(2)体温过高:与SARS病毒感染有关。

(3)营养失调:低于机体需要量 与发热、摄入减少、腹泻有关。

(4)气体交换受损:与肺部病变有关。

(5)焦虑:与被隔离、恐惧有关。

(6)有窒息的危险:与意识障碍或分泌物可能堵塞气道有关。

十三、流行性非典型肺炎的病情观察要点有哪些?

本病具有病情变化快、病情危重的特点,治疗的关键在于及早发现和预防ARDS、MODS。

(1)监测体温的改变:是SARS筛查指标之一,是继发感染的体征。

(2)监测呼吸及血氧饱和度:观察患者有无缺氧症状及在用氧情况下缺氧症状是否改善,如缺氧症状不缓解,及时查找原因。

(3)监测脉搏、血压的变化:必要时使用心电监护仪。

(4)密切监测水电解质和酸碱平衡的变化。

(5)密切观察并发症。

(6)观察药物反应。

十四、如何控制流行性非典型肺炎的传染源?

(1)疫情报告:2003年4月我国将SARS列入法定传染病管理范畴。2004年12月新传染病防治法将其列为乙类传染病,但其预防、控制措施采取甲类传染病的方法执行。发现或怀疑本病时应尽快向卫生防疫机构报告。做到早发现、早隔离、早治疗。

(2)隔离治疗:患者对临床诊断病例和疑似诊断病例应在指定的医院按呼吸道传染病分别进行隔离观察和治疗。同时具备下例3个条件可考虑出院:①体温正常7天以上;②呼吸系统症状明显改善;③X线胸片有明显吸收。

(3)隔离观察密切接触者:医学观察病例和密切接触者,如条件许可在指定地点接受隔离观察,

为期 14 天。在家中接受隔离观察时应注意通风，避免与家人密切接触。

十五、如何切断流行性非典型肺炎的传播途径？

（1）社区综合性预防：加强科普宣传，流行期间减少大型集会或活动，保持公共场所通风换气、空气流通；注意空气、水源、下水道系统的处理消毒。

（2）保持良好的个人卫生习惯：不随地吐痰，流行季节避免去人多或相对密闭的地方。有咳嗽、咽痛等呼吸道症状及时就诊，注意戴口罩；避免与人近距离接触。

（3）严格隔离：医院应对发热患者应采取预分诊制度、设立发热门诊，建立本病的预防预案。收治 SARS 的病区应设有无交叉的清洁区、潜在污染区和污染区；病房、办公室等均应通风良好。疑似患者与临床诊断患者应分开病房收治。住院者应戴口罩，不得随意离开病房。患者不设陪护，不得探视。病区中病房、办公室等各种建筑空间、地面及物体表面、患者用过的物品，以及患者的排泄物、分泌物均须严格按照要求分别进行充分有效的消毒。医护人员及其他工作人员进入病区时，要切实做好个人防护工作，须戴医用防护口罩或 N95 口罩，戴帽子和眼防护罩及手套、鞋套，穿好隔离衣，以期无体表暴露于空气中。接触过患者或被污染的物品后，应洗手或手消毒。加强医务人员 SARS 防治知识的培训和演练。

（4）实验室条件：要求必须在具备生物安全三级（BSL-3）防护条件的实验室，才能开展 SARS 患者人体标本或病毒株的检测或研究工作，以防病毒泄露。同时实验室研究人员必须采取足够的个人防护措施，避免职业暴露。

十六、流行性非典型肺炎流行期间如何保护易感人群？

医护人员及其他人员进入病区时，应注意做好个人防护工作。保持乐观稳定的心态，均衡饮食，注意保暖，避免疲劳，在空旷场所进行适当体育锻炼，这些良好的生活习惯有助于提高人体对流行性非典型肺炎的抵抗力。

十七、流行性非典型肺炎属于哪类传染病？

2003 年 4 月我国将 SARS 列入法定传染病管理范畴。2004 年 12 月新传染病防治法将其列为乙类传染病，但其预防、控制措施采取甲类传染病的方法执行。

十八、流行性非典型肺炎的患者使用呼吸机通气要注意些什么？

使用呼吸机通气，极易引起医务人员被 SARS-CoV 感染，故务必注意个人防护。谨慎处理呼吸机废气，吸痰、冲洗导管均应小心对待。

十九、流行性非典型肺炎什么情况下可以考虑出院？

同时具备下例 3 个条件可考虑出院：①体温正常 7 天以上；②呼吸系统症状明显改善；③X 线胸片有明显吸收。

二十、流行性非典型肺炎的预后如何？

大部分患者经综合治疗后痊愈。少数患者可进展至 ARDS 甚至死亡。少数重型患者病例出院后随访发现肺部有不同程度的纤维化。

（钟　婷　熊　玲）

第三章 细菌性疾病

第一节 细菌性痢疾

一、什么是细菌性痢疾？

细菌性痢疾（bacillary dysentery）简称菌痢，是志贺菌属引起的常见急性肠道传染病，引起肠黏膜化脓性、溃疡性炎症，以结肠为主。临床主要表现为发热、腹痛、腹泻、里急后重及黏液脓血便，可伴有发热及全身毒血症症状，严重者有感染性休克或中毒性脑病。本病急性期一般数日即可痊愈，少数患者病程迁延不愈则转为慢性。本病发病率高，国内外夏秋季最为常见。

二、细菌性痢疾的病原学是什么？

痢疾杆菌属肠杆菌科志贺菌属，为革兰阴性杆菌，有菌毛、无鞭毛、夹膜及芽胞。按其抗原结构和生化反应的不同，目前本菌分为 4 群（A 痢疾志贺菌；B 福氏志贺菌；C 鲍氏志贺菌；D 宋内志贺菌）及 47 个血清型。我国以 B 群福氏志贺菌为主要流行，少数地区有 A 群、D 群流行；欧美国家则以 D 群流行为主。各型痢疾杆菌均可产生内毒素，引起全身毒血症状的主要因素；A 群痢疾志贺菌还可以产生外毒素，具有神经毒素、肠毒素及细胞毒素作用，引起更严重的临床表现。本菌在外界环境中生存力较强，在瓜果蔬菜及污染物上可生存 1~2 周，牛奶中能存活 3~4 周。但对理化因素的抵抗较弱，60℃加热 10min、阳光直射 30min、煮沸 2min 均可灭活，对各种消毒剂敏感。

三、菌痢的传染源是什么？

患者及带菌者为主要传染源，尤其是慢性患者及非典型患者，由于无症状或症状不典型，未能足够重视，易被忽略或误诊，导致不能及时治疗而成为重要的传染源。

四、菌痢的传播途径是什么？

菌痢的传播途径为粪-口传播，本菌主要通过污染的手、食品、生活接触、水源等经口传播；也可以通过苍蝇污染食物而传播，如食物性污染导致的发病多为时间集中暴发流行；水源性污染发病则为持续时间长暴发流行。

五、菌痢的易感人群有哪些？

菌痢人群普遍易感，以儿童发病最高，其次为中青年，人群构成以散居儿童及农民为主，病后产生短暂、不稳定的免疫力，但对不同血清及不同菌群无交叉免疫，易重复感染。

六、菌痢的流性特征如何？

WHO 报道，每年约 1500 万的菌痢病例中，有 99%出现在发展中国家，几乎所有病死病例都出现在发展中国家，说明菌痢与卫生条件及个人卫生有密切的关系。我国全年均有发病，多见于卫生条件较差区域，夏秋季为多见，南方流行季节较北方流行季节提前，与苍蝇活动、夏季饮食习惯、机体抵抗力有关。

七、痢疾性痢疾志贺菌的发病机制是什么？

志贺菌侵入人体后是否发病，取决于细菌数量、致病力和机体免疫力。志贺菌致病力强，只要少量细菌（10 个）进入人体即可引起发病。志贺菌致病力取决于对肠黏膜上皮细胞的吸附和侵袭力。病菌侵入后会引起炎症反应和小血管循环障碍，致肠黏膜炎症、坏死及溃疡等。

八、根据菌痢病程长短及病情轻重可分为哪几种类型？

根据菌痢病程长短及病情轻重可分为 3 种类型，分别为急性细菌性痢疾、慢性细菌性痢疾、中毒性细菌性痢疾。

九、急性菌痢的潜伏期是多久？分几型？

急性菌痢潜伏期多数为 1～4 天，短者数小时，长者可达 7 天，分为典型痢疾和非典型痢疾。

十、急性菌痢的临床表现是什么？

急性菌痢典型临床表现是起病急，发热、腹痛、恶心、呕吐、里急后重感，腹泻，大便 5～30 次/天。开始为稀便，可迅速转为黏液脓血便，伴有下腹疼痛及肠鸣音亢进。病程 1～2 周可恢复，少数转为慢性菌痢。

非典型临床表现是不发热或低热，腹泻，腹痛不明显，大便为稀便或糊状便，无脓血便。只有粪便培养阳性才能确诊，在流行时，这类病例可能超过典型病例。病程短，3～7 天痊愈，亦可转为慢性。

十一、慢性菌痢的定义是什么？

病程超过 2 周迁延性腹泻，超过 2 个月则为慢性菌痢。

十二、导致慢性菌痢的因素有哪些？

可能导致慢性菌痢的因素：①急性期诊疗不及时、治疗不彻底，感染的菌株为耐药株；②免疫力低下、营养不良，或原有慢性疾病如胃肠道疾病、肠寄生虫病等；③与感染的福氏志贺杆菌有关，福氏易转为慢性菌痢。

十三、根据慢性菌痢不同的临床表现可分为哪几型？

慢性菌痢分为 3 型，分别为慢性迁延型、慢性隐匿型、急性发作型。

十四、慢性迁延型菌痢临床表现是什么？

慢性迁延型菌痢为反复出现的腹痛、腹泻，长期迁延不愈，大便常有黏液及脓血，便培养可间断培养出志贺菌，伴乏力、营养不良等症状。腹泻和便秘可交替出现。

十五、慢性隐匿型菌痢临床表现是什么？

慢性隐匿型菌痢为有菌痢病史，但症状消失已 2 个月以上，便培养痢疾杆菌阳性或肠黏膜有病变。

十六、急性发作型菌痢临床表现是什么？

急性发作型菌痢为有慢性菌痢史，因受凉、进食生冷食物或劳累等其他感染诱因引起急性发作。

十七、中毒型菌痢的临床表现是什么？

中毒性菌痢为潜伏期数小时至 7 天，多数为 1～2 天，多见于儿童，起病急，病情凶险，全身中毒症状明显，高热达到 40℃，精神萎靡、昏迷、嗜睡、反复惊厥、循环呼吸衰竭等，而肠道炎症反应轻。

十八、中毒性菌痢分哪几型？

中毒性菌痢分为 4 型，分别为休克型、脑型、肺型、混合型。

十九、中毒性菌痢临床表现有哪些？

休克型多以感染性休克为主，表现为面色苍白、四肢末梢凉、嘴唇发绀、皮肤发花、尿量减少、脉搏微弱或测不到、血压降低或测不到。

脑型以中枢系统症状为主要表现，为烦躁不安，嗜睡，抽搐，四肢湿冷、肢体发紧，重者可出现瞳孔大小不等，对光反射迟钝或消失、突然呼吸停止、脑疝等。病死率高。

肺型又称呼吸窘迫综合征，此型少见，呼吸频率增快，吸氧不能缓解。

混合型以上两型同时或先后出现，病死率甚高。

二十、菌痢的有关检查及其意义是什么？

血常规：急性期白细胞总数可轻度到中度的升高，中性粒细胞升高。慢性期轻度贫血。

粪便外观：黏液血便、脓血便、无粪质、不臭。

镜下：大量白细胞（≥15 个/高倍）、脓细胞，红细胞少量，巨噬细胞有助于诊断。

病原学检查：细菌培养大便培养+药敏，确诊大便培养阳性。

特异性核酸检查：核酸杂交 PCR，粪便中痢疾杆菌核酸，特异性强有助于早期诊断。

免疫学检测：免疫学方法检测细菌或抗原有助于早期诊断，但易出现假阳性。

二十一、如何诊断细菌性痢疾？

（1）急性菌痢：根据流行病学、临床表现、大便检查等临床诊断，确诊需要依赖于大便培养。

流行病学病前一周又不洁饮食史或与菌痢患者接触史。

临床表现有发热、腹痛、里急后重感、黏液脓血便及左下腹疼痛。

大便镜检脓细胞>15 个并可见红细胞。

大便培养痢疾杆菌生长，可确诊。

（2）慢性菌痢：有急性菌痢病史，病程超过 2 个月而病情未愈。

（3）中毒型菌痢：儿童多见，有高热、惊厥、意识障碍等，胃肠道反应轻，无腹痛腹泻，应及时做肛拭子及盐水清洁灌肠。

二十二、如何治疗急性菌痢？

（1）一般治疗：消化道隔离至症状消失。卧床休息，多饮水，进食清淡、软烂易消化的流食或半流食。

（2）对症治疗：发热：体温>38.5℃，给予对乙酰氨基酚等退热治疗。腹痛轻者给予颠茄片或山莨菪碱口服，重者予肌内注射山莨菪碱。患者多有明显脱水，轻度脱水，无明显呕吐者给予口服补液盐（ORS），重度脱水或剧烈呕吐不能口服，可选择 2:1 液（氯化钠:碳酸氢钠），乳酸钠林格、糖盐水等。

（3）抗菌治疗：根据菌株、药敏试验或大便培养的药敏结果选用敏感的抗菌药物。目前可选择喹诺酮类、复方新诺明、头孢曲松钠等药物治疗。

二十三、如何治疗慢性菌痢？

（1）抗菌治疗：可根据病原菌及细菌药敏试验，针对应用敏感抗菌药物。采用多种敏感药物轮换治疗。使用阿米卡星、地塞米松、蒙脱石散等组成灌肠液保留灌肠治疗慢性菌痢。

（2）对症治疗：有肠道紊乱或菌群失调，可给予地衣芽孢杆菌、双歧杆菌等活菌治疗。

二十四、如何治疗中毒性菌痢？

（1）休克型治疗：

1）扩充血容量、纠正酸中毒、维持水电解质平衡，快速静脉输入低分子右旋糖酐 10～15ml/kg（成人 500ml）及葡萄糖盐水，同时予 5%碳酸氢钠 3～5ml/kg 纠正酸中毒。

2）在扩充血容量的基础上，应用山莨菪碱解除微血管痉挛，每 5～15min 一次，待面色红润、血压回升后可停用。如血压仍不回升则用升压药，应用多巴胺、酚妥拉明、去甲肾上腺素等血管活性药物。

3）注意保护重要脏器功能，有心力衰竭者用毛花苷 C。

4）短期应用糖皮质激素。

（2）脑型治疗：

1）脑水肿用 20%甘露醇快速脱水，6～8 小时重复使用。及时应用血管扩张剂山莨菪碱以改善脑血管痉挛。亦须应用肾上腺皮质激素。

2）应用温水流动灌肠可有效退热，也可将肠道中坏死组织清除，从而减少毒素的产生。

3）防治呼吸衰竭，予吸氧，保持呼吸道通畅，如出现呼吸衰竭则应用呼吸兴奋剂，如山梗菜碱，必要时行气管切开及应用人工呼吸机。

（3）肺型：应控制输液量，防止肺水肿，必要时使用呋噻米。改善肺通气功能，积极给氧，必要时机械辅助呼吸。

（4）混合型根据病情积极抢救。

二十五、菌痢护理诊断（问题）有哪些？

（1）体温过高：与痢疾杆菌感染有关。
（2）腹泻：与肠道炎症导致肠蠕动增强，肠痉挛有关。
（3）组织灌注无效：与中毒性痢疾导致微循环障碍有关。
（4）疼痛：与细胞毒素作用于肠壁自主神经，引起肠痉挛有关。
（5）有体液不足的危险：与高热、腹泻、摄入量不足有关。
（6）潜在并发症：惊厥、脑疝、中枢性呼吸衰竭。

二十六、急性菌痢患者病情观察要点是什么？

观察体温变化，高热者予以物理降温，持续高热者遵医嘱加用药物治疗，小儿高热降温需积极，避免高热惊厥的发生，观察患者大便的颜色、性状及量，注意补充液体。及时留取标本，注意脱水及电解质紊乱的表现。

二十七、急性菌痢患者用药观察要点是什么？

（1）喹诺酮类（环丙沙星、左氧氟沙星）或其他抗生素药物的剂量、时间和使用方法：观察有无恶心、呕吐、头疼、失眠、皮疹等不良反应，喹诺酮类药物与食物同服时会出现轻度的胃肠道反应，多饮水。

（2）抗感染（头孢曲松钠）：过敏者慎用，滴注时间大于30min，观察皮疹、恶心、呕吐、腹痛、头痛等不良反应。

（3）解经止痛药物（颠茄片或山莨菪碱）：应观察有无口干、心动过速，视物模糊等不良反应，应用生物制剂时，注意药物的存放及服用的时间。

（4）补液（口服补液盐）：按要求溶解，少量多次引用，每5～10min服一次，小儿10～20ml，成人20～50ml。口服有恶心、刺激感，多因未按规定溶解药物，浓度过高所致。

（5）退热药（对乙酰氨基酚）：药物使用为正常剂量半量；服药后半小时测量体温；多饮水；服药期间不得饮酒或含有酒精的饮料。

二十八、如何服用口服补液盐？

口服补液盐适用于急性腹泻轻、中度脱水及重度脱水的辅助治疗，WHO推荐的ORS配方（于2001年纽约发布）含钠75mmol/L、氯65mmol/L、钾20mmol/L、枸橼酸根10mmol/L、葡萄糖75mmol/L，总渗透压为245mosm/L，较以前ORS液渗透压低，更适合非霍乱腹泻。ORS液13.95g/袋，将1袋溶于500ml温水中，4～6小时服用完毕，一般每日服用3000ml，直至腹泻停止。服用剂量和次数根据患者腹泻次数和脱水程度掌握。

二十九、如何进行静脉补液？

重症腹泻伴脱水、电解质紊乱、酸中毒或休克者，补液用乳酸林格液，最初应快速静脉补液，遵循补液的基本原则，继发酸中毒者静脉给予5%碳酸氢钠或11.2%乳酸钠，用量可根据血气分析结果先给予半量，视具体情况再决定，注意补充钾、钙。当患者脱水纠正、呕吐好转后即改为口服补液。

三十、慢性菌痢患者病情观察要点是什么？

慢性菌痢病程长，迁延不愈，治疗原则以综合治疗为主，注意生活规律，进食无刺激性、易消化的食物。观察患者大便的颜色、形状、量及伴随症状，做好皮肤护理及用药护理。

三十一、中毒性菌痢病情观察及护理要点有哪些?

（1）脑型：观察患者的精神、神智及面色等；观察有无精神萎靡、嗜睡，口唇发绀，及时给予氧气吸入；如出现血压升高、呼吸加快、四肢肌力增高等时，应警惕惊厥的发生，确保有效的静脉通道，加强安全措施，随时做好抢救准备；如出现呼吸深浅不均、节律不整或有双吸气、叹息样呼吸等症状时，立即报告，并配合医生立即抢救。

（2）休克型：应增加测量血压的次数，极个别患者可在暂无临床症状时，在 10min 内死亡。遵医嘱予采集动脉血做检查，根据结果给予调节氧流量，中流量或高流量吸氧。必要时采取休克体位（头部和下肢同时抬高 30°），增加肺活量及静脉回心血量。患者末梢循环不良时，应注意保暖。必要时留置尿管，观察每小时尿量。出现神志模糊、四肢湿冷、脉搏微弱、血压明显下降等时，加快补液速度，立即报告，配合医生积极抢救。

三十二、临床护理重点有哪些?

（1）隔离：对患者接触的物品、餐具、病房物表及呕吐物、排泄物等予以消毒。急性症状消失，粪便培养 2 次为阴性方可解除隔离。

（2）休息：患者腹泻频繁、全身症状明显予以卧床休息，避免烦躁及紧张情绪。频繁腹泻、发热、乏力、脱水患者应床旁排便，减少体力的消耗。

（3）发热：多饮水，药物使用为正常剂量半量；服药期间不得饮酒或含有酒精的饮料；提供病号服防止受凉。

（4）腹泻：观察患者排便次数、颜色、形状、量及伴随症状，采集含有脓血、黏液部分的粪便标本，及时送检。怀疑中毒性痢疾，应采取肛拭子及时送检。

（5）皮肤护理：选用柔软细腻的卫生纸巾轻轻蘸擦肛周皮肤，勿用力擦拭，每次便后用温水清洗，穿清洁内裤，必要使用 3M 液体敷料及赛肤润、凡士林等涂抹肛周皮肤，以免红臀或肛周皮肤破损。

（6）饮食护理：频繁呕吐者伴腹泻者可暂禁食水，遵医嘱给予静脉补液治疗。可进食者，宜少量多餐，进食高热量、高蛋白、少渣易消化清淡流食或半流食为主，鼓励多饮水，避免食用辛辣刺激，生冷油腻食物，病情好转可逐渐增加食量及营养。

（7）病情观察：准确记录患者出入量，观察患者意识状态、血压、脉搏、呼吸、瞳孔、面色、口唇、皮肤变化；观察有无抽搐先兆及抽搐部位、间隔时间、持续时间。做好护理工作，减少并发症，积极配合医生抢救。

（8）用药护理：遵医嘱使用有效的抗菌药物，注意观察有无药物不良反应，早期禁止食用止泻药，便于毒素排出。

三十三、针对菌痢患者，如何做出院指导?

保持环境卫生，养成良好个人卫生，加强灭蝇，防蝇措施，注意饮食卫生，勤洗手，避免菌从口入。勿进食生冷、不洁饮食，应避免劳累、受凉，加强体育锻炼、增强体质，出现复发及时治。应按量、按时、按疗程坚持服药，避免转成慢性菌痢或带菌者的可能。

三十四、如何控制感染源?

患者应及时隔离，彻底治疗至粪便培养阴性。从事饮食、自来水厂工人及托幼工作人员应定期粪检，如发现带菌者应调离工作及彻底治疗。便培养连续 3 次（隔一周 1 次）阴性者方可解除管理。

三十五、如何切断全部途径?

搞好饮食、饮水卫生，搞好个人及环境卫生，做好三管一灭（管水、管粪、管理饮水及消灭苍蝇）。

三十六、菌痢有疫苗吗？

目前国内已有针对宋内志贺菌和福氏 2a 的活菌疫苗。但要接种菌量较大，一般不主张大范围接种。

（吴　丹　阮斯悦）

第二节　细菌性食物中毒

一、什么是细菌性食物中毒？

细菌性食物中毒（bacterial food poisoning）是由发病机制各异的多种细菌引起胃肠道感染及中毒，是指患者摄入被细菌和（或）其毒素污染的食物或水所引起的急性中毒性疾病，根据病原体的不同，临床表现各不相同。

二、细菌性食物中毒主要由哪些病原体引起？

较常引起食物中毒细菌有沙门菌属、嗜盐菌（副溶血性弧菌）、变形杆菌、大肠杆菌及副大肠杆菌、金黄色葡萄球菌、肉毒杆菌等。

三、细菌性食物中毒的病原学是什么？

食物中毒的细菌病原按其发病机制可分为三类：

（1）毒素型细菌：产生大量毒素污染食品，作用于胃肠道而中毒（无感染），这种毒素有金黄色葡萄球菌毒素、蜡样芽胞杆菌毒素等。

（2）感染型细菌：进入人体后繁殖产生毒素（有感染），有蜡样芽胞杆菌（腹泻型）、副溶血弧菌、产气荚膜梭状芽胞杆菌等。

（3）混合型：污染食品的细菌侵袭机体产生疾病，有沙门菌、弯曲菌、李斯特菌、志贺菌。创伤弧菌等。

四、细菌性食物中毒有哪些常见类型？

细菌性食物中毒根据临床表现不同，可分为胃肠型食物中毒和神经型食物中毒两型，以胃肠型食物中毒为常见。

五、细菌性食物中毒的传染源是什么？

细菌性食物中毒的传染源是被致病菌污染的人和动物。

六、细菌性食物中毒的传播途径是什么？

细菌性食物中毒的传播途径主要是经消化道传播，进食被细菌或细菌毒素污染的食物；苍蝇、蟑螂为媒介。

七、细菌性食物中毒的易感人群是什么？

细菌性食物中毒人群普遍易感，病后无明显免疫力可重复感染。

八、细菌性食物中毒的特点是什么？

细菌性食物中毒具有明显的季节性，一般多发于春夏两季；发病急，潜伏期短；发病与食物有关；无传染性。

九、细菌性食物中毒的典型的临床表现是什么？

细菌性食物中毒的典型的临床表现主要为腹痛、腹泻、恶心及呕吐等胃肠道症状，伴随感染时还有发热等全身症状。

十、细菌性食物中毒如何诊断与鉴别诊断？

（1）同进某种可疑食物后≥2 人患病，病状类同，病例集中。

（2）急性胃肠炎表现。

（3）细菌学检查发现病原菌阳性，或条件致病菌数量明显增高。

（4）有上述1、2两项时可作临床诊断。有1、2、3三项者，可作确定诊断。

十一、如何治疗细菌性食物中毒？

（1）一般治疗：卧床休息数日，给予流质、半流质饮食。

（2）对症治疗：严重腹痛时可用解痉药，如山莨菪碱、阿托品及普鲁苯辛等。对高热者可给予小量退热剂，如阿司匹林等。

（3）补液治疗：给予口服补液盐，以口渴解除为度。

（4）病原治疗：对侵袭性细菌，如沙门菌、弯曲菌、侵袭性大肠埃希菌和志贺菌等可用抗菌治疗，第三代头孢菌素、氟喹诺酮类均有效。

十二、细菌性食物中毒常见护理诊断（问题）是什么？

（1）有体液不足的危险：与细菌及其毒素作用于胃肠道黏膜，导致呕吐、腹泻引起大量体液丢失有关。

（2）腹泻：与细菌和毒素导致消化蠕动增加有关。

（3）疼痛：与胃肠道炎症及痉挛有关。

（4）潜在并发症：酸中毒、电解质紊乱、休克。

十三、细菌性食物中毒患者的病情观察要点是什么？

严密监测生命体征、意识状态，面色、表情、皮肤及末梢循环状况，瞳孔是否等大等圆，对光反射是否存在，有无抽搐、惊厥先兆。正确记录24小时出入量，以判断病情，指导治疗。特别是休克患者，须密切观察血压和尿量。

十四、细菌性食物中毒患者的用药观察要点是什么？

（1）抗菌药：应用头孢类药物时，须做皮试，皮试前应询问患者既往史、家族史、用药史，用药期间注意观察疗效及不良反应。

（2）密切观察用药反应，严格控制用药剂量、间隔时间及疗程。

（3）血管活性药物：随时监测血压状况，调整静脉滴注速度，以维持和稳定正常血压。

（4）观察用药效果及不良反应。

十五、细菌性食物中毒患者肛周皮肤破溃怎么处理？

（1）用无菌生理盐水清洗，涂以抗生素软膏保护，以防止继发感染。

（2）修剪并包裹患者指甲，避免抓破皮肤。

（3）昏迷患者应定时翻身、拍背，必要时使用气垫床，防压疮。

十六、细菌性食物中毒患者高热的护理要点是什么？

体温＞38.5℃时，即应及时给予温水擦浴、头枕冰袋等物理降温；降温期间严密观察患者的降温效果及反应；大量出汗时及时补充液体，更换潮湿衣被；有循环不良或衰竭的患者禁用冷敷和乙醇擦浴，以避免引起寒战和虚脱。

十七、细菌性食物中毒严重腹泻的患者安全护理应注意什么？

严重腹泻者，应使其卧床休息，减少下床活动，避免跌倒。昏迷患者应注意有无尿潴留，及时给予排尿。烦躁不安者，应加床栏或约束四肢，防止坠床，必要时遵医嘱给予镇静剂。

十八、细菌性食物中毒患者饮食护理要点是什么？

细菌性食物中毒患者给予高热量、高蛋白、高维生素、清淡易消化的流食或半流食，鼓励患者多饮水，对频繁呕吐、进食困难遵医嘱予鼻饲、静脉补液及营养支持。

十九、细菌性食物中毒患者心理护理应注意什么？

应加强巡视，密切观察病情变化，严格规范地执行各项治疗和护理，在执行各项检查、治疗和护理工作前，耐心地做好解释和安慰工作，取得患者和家属的信任，提高其安全感和治疗依从性，减少并发症和后遗症。

二十、细菌性食物中毒患者如何做好消毒隔离？

在标准预防的基础上，采取飞沫及空气隔离与预防。对患者的分泌物、排泄物及病室的物表等应予以严格消毒。病室湿式清扫，每日通风至少 2 次，或用医用空气净化器消毒 2 次。

二十一、针对细菌性食物中毒患者，怎样进行出院指导？

指导患者加强对食品的检验和鉴别意识，做到生熟分开，特别是制作冷荤熟肉时更应该严格注意，熟食品在冷藏中做到避光、不重复被污染，其冷藏效果更好，食品在食用前高温杀菌。

二十二、细菌性食物中毒的预防措施有哪些？

预防细菌性食物中毒，首先要注意食品的质量，无论是原料或成品，防止食品污染；生熟食品分开；注意操作卫生；正确贮藏食物；及时加工食品；缩短存放时间。

（吴 丹 潘 欣）

第三节 伤寒与副伤寒

一、什么是伤寒和副伤寒？

伤寒、副伤寒是由伤寒和副伤寒杆菌甲、乙、丙引起的急性消化道传染病。

二、伤寒和副伤寒杆菌是怎样的细菌？

伤寒和副伤寒杆菌属沙门氏菌属，革兰染色阴性，呈短粗杆状，体周满布鞭毛，运动活泼，在含有胆汁的培养基中生长较好，因胆汁中的类脂及色氨酸可作为伤寒杆菌的营养成分。伤寒杆菌的菌体（O）抗原、鞭毛（H）抗原和表面（Vi）抗原能使人体产生相应的抗体。由于 O 及 H 抗原的抗原性较强，故可用于血清凝集试验（肥达反应），以测定血清中的 O 及 H 抗体的效价来辅助临床诊断。菌体裂解时可释放强烈的内毒素，是伤寒杆菌致病的主要因素。

三、伤寒和副伤寒杆菌的抵抗力如何？

伤寒和副伤寒杆菌在自然界中的生活力较强，在水中可存活 1～3 周，在粪便中能维持 1～2 个月，在牛奶、肉类及蛋类中不仅能生存，且可繁殖。耐低温，在冰冻环境中可存活数月，但对光、热、干燥及消毒剂的抵抗能力较弱，日光直射数小时即死，加热至 60℃后 30min 或煮沸后及 75% 乙醇溶液 5min 均可将其杀死，日光直射数小时即死亡，消毒饮水余氯达 0.2～0.4mg/L 迅速杀灭。伤寒发病后可获得持久免疫力，极少有再次感染发病者。

四、伤寒和副伤寒的传染源及易感者有哪些？

伤寒杆菌只感染人类，在自然条件下不感染动物。因此传染源为患者及带菌者。病菌随感染者的粪便及尿液中排出体外，整个病程均有传染性，病程第 2～4 周传染性最强。2%～5%的感染者可持续排菌 3 个月以上，其中少数可终身带菌。排菌期限在 1 年以内者称为暂时带菌者，1 年以上称为慢性带菌者。

人群普遍易感，发病者以儿童和青壮年居多，男女间无明显差异。1 岁以下儿童发病者较少见，但如发病则症状较重，并发症也较多。

五、伤寒和副伤寒的传播途径是什么？

伤寒和副伤寒的传播主要通过粪-口途径。病菌随患者或带菌者的粪、尿排出体外，污染水和食物，或手、苍蝇及蟑螂等间接污染水和食物而传播。

六、普通人群怎样预防伤寒和副伤寒感染？

（1）养成饭前便后洗手的良好习惯，不食生水和不洁食物。

（2）医务人员应加强手卫生，彻底消毒污染的被褥、床垫及病房物品、特别是产房和儿科病房，以防止院内感染。

（3）对患者家中被污染的厕所、地面、食具、衣物、用品等可用 84 消毒液，实施随时消毒，患者的排泄物粪、尿等要严格消毒。

七、医疗部门怎样预防伤寒和副伤寒的传播？

在标准预防的基础上，采用接触传播的隔离与预防。

八、伤寒和副伤寒的发病机制是什么？

细菌经消化道进入人体后，是否发病取决于摄入细菌的数量、胃酸强度、胃黏膜的保护力及人体的免疫力等因素。伤寒杆菌一般可被胃酸杀灭，若入侵病菌数量较多，或胃酸缺乏时，致病菌可进入肠上皮细胞及巨噬细胞并在其胞质内繁殖再进入小肠集合淋巴结及肠系膜淋巴结并经胸导管进入血流而引起短暂的菌血症。在菌血症过后致病菌潜伏到网状内皮继续繁殖，此期为 1～2 周，期间患者无明显症状，即临床上的潜伏期。伤寒杆菌再次进入血流，引起第 2 次菌血症，随着血流进入肝、脾、胆囊、淋巴结及骨髓。病程第 2～3 周，伤寒杆菌继续随血流散播至全身各脏器与皮肤等处，经胆管进入肠道随粪便排出，经肾脏随尿液排出，此时粪便，尿液培养可获阳性。经胆管进入肠道的伤寒杆菌，部分穿过小肠黏膜再度侵入肠壁淋巴组织，在原已致敏的肠壁淋巴组织中产生严重的炎症反应和单核细胞浸润，引起坏死，脱落而形成溃疡，若波及病变部位血管可引起出血，若侵及肌层与浆膜层则可引起肠穿孔。

九、伤寒典型的临床特征及并发症是什么？

伤寒以持续高热、相对脉缓、特征性中毒症状、脾肿大、玫瑰疹与白细胞减少等为特征。肠出血、肠穿孔为主要并发症。

十、典型伤寒自然病程的分期是什么？

典型伤寒潜伏期 3～60 天，大多 1～2 周。典型的伤寒自然病程为时 4～5 周，可分为 4 期：

（1）初期：相当于病程第 1 周，起病大多缓慢，发热是最早出现的症状，常伴有全身不适、乏力、食欲减退，咽痛与咳嗽等。病情逐渐加重，体温呈阶梯形上升，于 5～7 天内达 39～40℃。发热前可有畏寒而少寒战，退热时出汗不显著。

（2）极期：相当于病程第 2～3 周，常有伤寒的典型表现，有助于诊断。

（3）缓解期：相当于病程第 3～4 周，人体对伤寒杆菌的抵抗力逐渐增强，体温出现波动并开始下降，食欲逐渐好转，腹胀逐渐消失，脾大开始回缩。但本期内有发生肠出血或肠穿孔的危险，需特别提高警惕。

（4）恢复期：病程第 4 周末开始，体温恢复正常，食欲好转，但体质仍虚弱，一般在 1 个月左右完全恢复健康。

十一、不典型伤寒有哪些分型？

（1）轻型：症状较轻，热程较短，稽留热少见，体温多在 38℃左右，相对缓脉、重脉、玫瑰疹及肝脾肿大等少见，1～2 周内痊愈。多见于发病前曾接受伤寒菌苗注射或发病初期已应用过有效抗菌药物治疗者。由于病情轻，症状不典型，易致漏诊或误诊。

（2）暴发型：起病急，毒血症状严重。可出现超高热或体温不升、血压下降、循环衰竭及中毒性脑病、心肌炎、肝炎、肠麻痹、休克等表现。如未及时抢救，可在 1～2 周内死亡。本型多见于感染严重、机体免疫力差的患者。

（3）迁延型：起病与典型伤寒相似，由于人体免疫功能低下，发热持续不退，可达数月之久。多见于伴有慢性血吸虫或其他慢性病及免疫功能低下的患者。

十二、老年伤寒的特点是什么？

老年伤寒体温多不高，临床多不典型，神经系统和心血管系统症状严重，易并发支气管炎和心功能不全，常并发持续的肠功能紊乱和记忆力减退。病程迁延，恢复慢，病死率高。

十三、小儿伤寒的特点是什么？

患儿主要表现为腹泻和呕吐、黄疸、热惊厥、肾炎及脑膜炎。

十四、伤寒的复发与再燃指的是什么？

复发指进入恢复期症状消失 1~2 周后，发热等临床表现与初次发作相似，血培养又转为阳性，复发的症状较初发为轻，病程较短，与胆囊或网状内皮系统中潜伏的病菌大量繁殖，再度侵入血循环有关；疗程不足，机体抵抗力低下时易见。偶可复发 2~3 次。再燃是指病程中，体温于逐渐下降的过程中又重升高，5~7 天后方正常，血培养常阳性，机制与初发相似。

十五、伤寒的相关检查及其意义是什么？

（1）常规检查：血白细胞大多为（3~4）×10^9/L，伴中性粒细胞减少和嗜酸粒细胞消失，后者随病情的好转逐渐回升。极期嗜酸粒细胞＞2%，绝对计数超过 4×10^8/L 者可基本除外伤寒。高热时可有轻度蛋白尿。粪便隐血试验阳性。

（2）细菌学检查：

1）血培养：是确诊的论据，病程早期即可阳性，第 7~10 病日阳性率可达 90%，第 3 周降为 30%~40%，第 4 周时常阴性。

2）骨髓培养：阳性率较血培养高，尤适合于已用抗生素药物治疗，血培养阴性者。

3）粪便培养：从潜伏期起便可获阳性，第 3~4 周可高达 80%，病后 6 周阳性率迅速下降，3%患者排菌可超过一年。

4）尿培养：病程后期阳性率可达 25%，但应避免粪便污染。

5）玫瑰疹的刮取物或活检切片也可获阳性培养。

（3）免疫学检查（肥达氏试验）：伤寒血清凝集试验即肥达反应阳性者对伤寒、副伤寒有辅助诊断价值。病程第 1 周阳性反应不多，一般从第 2 周开始阳性率逐渐增高，至第 4 周可达 90%，病愈后阳性反应可持续数月之久。

十六、如何治疗伤寒？

病原治疗为关键，喹诺酮类为首选：如氧氟沙星和环丙沙星，儿童、孕妇，哺乳期妇女可用头孢曲松或头孢噻肟，如有过敏者、氯霉素可选用，但注意其指征与副作用。

十七、如何治疗伤寒的并发症？

（1）肠出血：

1）绝对卧床休息，严密观察血压，脉搏，神志变化及便血情况。

2）暂停饮食，或进少量流质。

3）注意电解质平衡，予止血治疗。

4）根据出血情况，酌量输血。

5）如患者烦躁不安，可注射镇静剂，如地西泮、苯巴比妥钠，禁用泻剂及灌肠。

6）经积极治疗仍出血不止者，应考虑手术治疗。

（2）肠穿孔：除局限者外，肠穿孔伴发腹膜炎的患者应及早手术治疗，同时加用足量有效的抗生素，以控制腹膜炎。

十八、伤寒和副伤寒的主要区别？

副伤寒乙传播最广泛，表现与伤寒最为相似。副伤寒甲主要发生在亚洲和非洲。副伤寒丙主要发生在亚洲和中东。副伤寒以无症状感染多见。副伤寒暴发流行多因食物污染引起而不是水源污染，可能是由于造成感染需要的菌量较高。副伤寒的潜伏期短（4～5 天），病程短，并发症少，复发及长期慢性携带的发生率低，罕有死亡者。副伤寒表现出的皮疹要比伤寒疹更大，数量更多，范围也更广。

十九、伤寒和副伤寒的诊断标准有哪些？

伤寒可依据流行病学资料，临床表现及免疫学检查结果作出临床诊断，但确诊伤寒则以检出致病菌为依据：

（1）临床诊断标准：在伤寒流行季节和地区有持续性高热（40～41℃）为时 1～2 周以上，并出现特殊中毒面容，相对缓脉，皮肤玫瑰疹，肝脾肿大，周围血象白细胞总数低下，嗜酸性粒细胞消失，骨髓象中有伤寒细胞（戒指细胞），可临床诊断为伤寒。

（2）从血，骨髓，尿，粪便，玫瑰疹刮取物中，任一种标本分离到伤寒杆菌。

（3）特异性抗体阳性，肥达氏反应"O"抗体凝集效价≥1∶80，"H"抗体凝集效价≥1∶160，恢复期效价增高 4 倍以上者。

二十、伤寒和副伤寒的治疗？

伤寒和副伤寒的一般治疗与对症治疗，患者入院后，即按消化道传染病隔离，临床症状消失后每隔 5～7 天送检粪便培养，连续 2 次阴性可解除隔离。有严重毒血症者，可在足量有效抗菌治疗配合下使用激素。

二十一、伤寒和副伤寒常见护理诊断（问题）有哪些？

（1）体温过高：与伤寒和副伤寒感染有关。

（2）营养失调：低于机体需要量：与高热纳差、腹胀、腹泻有关。

（3）潜在并发症：肠穿孔、肠出血。

二十二、护士应从哪些方面观察伤寒和副伤寒患者病情？

（1）观察生命体征、精神、面色、表情等变化。

（2）观察患者有无相对缓脉，皮肤有无玫瑰疹、黄染等。

（3）观察小儿患者有无腹泻、呕吐等症状。

（4）观察有无腹痛及腹痛的程度、部位及性质，有无腹部压痛、腹肌紧张、血便等。

二十三、伤寒和副伤寒患者的用药观察要点？

（1）使用喹诺酮类药的注意事项：

1）宜空腹服用。

2）该品大剂量应用或尿 pH 在 7 以上时可发生结晶尿，为避免结晶尿的发生，宜多饮水，保持 24 小时排尿量在 1200ml 以上。

3）应用该类药物可发生光敏反应，放避免过度暴露于阳光，如发生光敏反应需停药。

4）该类药在婴幼儿及 18 岁以下青少年的安全性尚未确立，不宜用于 18 岁以下的小儿及青少年。

（2）喹诺酮类药物的主要不良反应：

1）胃肠道反应：恶心、呕吐等。

2）中枢反应：头痛、头晕、睡眠不良等。

3）由于本类药物可诱发癫痫，有癫痫病史者慎用。

4）本类药物可影响软骨发育，孕妇、未成年儿童应慎用。

5）大剂量或长期应用本类药物易致肝损害。

二十四、伤寒的临床护理重点有哪些?

（1）保护性隔离：在标准预防的基础上，采用接触传播的隔离与预防。对患者的物品、餐具、病房门把手、被褥、床垫及其呕吐物、排泄物等应进行严格消毒。加强手卫生，避免院内感染。

（2）生活护理：休息可减少患者的消耗及病损器官的负担。患者早期即使症状轻，但一般脏器的损害已经存在，均应绝对卧床休息。热退1周左右，可允许患者早晚下床活动1次，每次时间不宜过长，可逐渐增加活动量至恢复期无并发症时。过早活动或活动量过大，可推迟病情的恢复，易于复发和诱发并发症。肠穿孔者取半卧位。

（3）饮食护理：应特别告知伤寒并发症的表现及饮食注意点，以避免或减少并发症的发生。

1）发热期：选择高热量、优质蛋白等可口食物，鼓励饮水，以补充高热造成的机体组织消耗和维持正常的代谢，提高机体抵抗力；食物完全无刺激不含粗纤维，细软易于消化，以免造成溃疡面的损伤；适量的脂肪：在患者食欲和消化功能允许的情况下采用易于消化的脂肪，如植物油以提高热量的摄入；少量多餐，减轻肠道负担。

2）退热间期：选择高热量、无渣或少渣的半流饮食，腹胀者少糖、低脂肪，避免肠胀气。

3）恢复期：饮食必须循序渐进，切勿进食过多、过急，避免生冷、粗糙、坚硬及刺激性食物，以免诱发肠出血、肠穿孔。另外，婴儿提倡母乳喂养；肠出血、肠穿孔者应禁食，遵医嘱予静脉补液和营养支持。

（4）对症护理

1）高热：注意观察热型及伴随症状、降温效果和有无药物不良反应。体温超过39℃以上者绝对卧床休息，以物理降温为主，头部宜冷敷，全身可用温水擦浴。遵医嘱谨慎予药物降温，一般先用普通剂量的1/3～1/2，效果不显著时再酌情增加。出汗多时，应及时擦干并更衣，保证足够的液体量供给（每日液体量2000～3000ml），以防虚脱。

2）腹泻：能增加肠道并发症的发生，应针对原因予以处理，如调整饮食，减少脂肪及乳糖等食物，必要时暂禁食，或给予相应的抗生素治疗。

3）腹胀：减少或停止饮食中的易产气食物，如豆浆、牛奶、糖等，并注意钾盐的补充，可用松节油腹部热敷或肛管排气，保持排便通畅，禁用新斯的明及泻药，以避免剧烈肠蠕动而诱发肠穿孔或肠出血。

（5）口腔及皮肤护理：患者食欲减退，饮食量少，消化功能低，抵抗力减弱，营养及维生素缺乏，细菌或霉菌易在口腔内繁殖，易引起口腔炎、化脓性腮腺炎、中耳炎等。每日常规给予生理盐水或朵贝尔液清洁口腔3～4次，饭前饭后漱口。口腔溃疡者要用1%～4%碳酸氢钠溶液或3%过氧化氢溶液漱口。口唇干裂者涂石蜡油。患者长期卧床，抵抗力低下，发热出汗多，易引起皮肤感染和压疮，应经常用温水擦洗皮肤，以改善皮肤血液循环，促进散热。擦洗时应注意调节室温，注意保暖，以防受凉。保持床单位干燥、平整，定期翻身，两下肢行主动或被动屈伸活动。

（6）心理护理：医务人员热情服务，主动沟通，及时了解和满足所需，耐心解答患者提出的问题，鼓励患者积极配合。

二十五、伤寒和副伤寒患者，肠出血怎样护理?

注意观察大便的次数及有无出血，若果酱或柏油样便及时送检，查大便潜血。肠出血时，应立即禁食，迅速建立静脉通道，遵医嘱予镇静、止血、输血等，在积极完成上述治疗的同时，应对大量出血，休克等患者，及时做好急诊手术准备。

二十六、伤寒和副伤寒患者，肠穿孔的护理?

伤寒恢复期患者临床症状减轻、体温正常、食欲好转，可因饮食不当（如饱餐、进食多纤维或不易消化食物等）、用力排便或应用泻药、灌肠等诱发肠穿孔。应密切观察有无进食后不适，如患者突然出现腹痛、恶心、呕吐、出冷汗、脉搏细数等症状时，应立即报告医生，并注意患者有无腹壁紧张、压痛、反跳痛、肝浊音界减小或消失等情况，发生肠穿孔时，遵医嘱予以禁食、胃管减压、静脉补液及肠外营养等，尽快做好手术前的准备。

二十七、在宣教中护士应从哪些方面帮助患者？

医护人员在巡视病房的同时，主动与患者沟通交谈，用通俗的语言宣传有关该病的流行病学特点、疾病的发展过程、并发症的表现及隔离工作的重要性和具体措施，耐心回答患者提出的问题；大力宣传养成良好卫生习惯的意义，嘱其饭前便后用流水洗手、不吃不洁的食物和生食、不喝生水。患者与陪护人员分开就餐，禁止外出，不串病房。

二十八、针对伤寒和副伤寒患者，怎样行出院指导？

出院后须继续休息，可适当活动，以不感疲劳为宜；少渣易消化高营养饮食，少食多餐，勿暴饮暴食；若有不适及时复诊；陪护人员、家庭成员及其他密切接触者，应进行医学观察 15 天，观察期间一切用具分开使用，用后要随时消毒，碗筷可煮沸消毒，脸盆、便器可用"84"消毒液浸泡擦洗，衣服被褥放室外日光暴晒 6 小时，粪便尿液用生石灰进行消毒处理。

二十九、如何控制伤寒和副伤寒的传染源？

（1）患者或疑似患者都要及时隔离治疗。患者经正规治疗临床症状完全消失后 2 周或临床症状消失，停药一周后，粪便 2 次阴性（间隔 2～3 天），方可解除隔离。出院后第 1 个月、3 个月、6 个月及 1 年，各做大便培养 1 次，发现带菌时应彻底治疗。

（2）对疑似者应做病原学检查，对托儿机构和饮食行业人员，应在每年夏秋进行普查。

三十、如何保护伤寒和副伤寒的易感人群？

（1）对易感人群可进行预防接种。目前伤寒 Vi 多糖菌苗（单价，不包括副伤寒甲、乙）已试制成功，保护率为 70%左右，反应轻微。前臂外侧肌注射，一年一次。

（2）应急性预防服药，可用复方新诺明 2 片，每天两次，服用 3～5 天。

（陈 茜 吴 丹）

第四节 霍 乱

一、什么是霍乱？

霍乱是由霍乱弧菌污染水和食物引起的一种烈性肠道传染病，民间俗称"泻吐症"，可表现为剧烈吐泻、脱水、微循环衰竭、代谢性酸中毒和急性肾功能衰竭等，治疗不及时病死率高。

二、霍乱弧菌是怎样的细菌？

霍乱弧菌革兰染色阴性，运动活泼，镜下活菌可见穿梭样运动。包括两种生物型：古典生物型和埃尔托生物型，这两种型除个别生物学性状稍有不同外，形态和免疫学性基本相同，在临床病理及流行病学特征上没有本质的差别。自 1817 年以来，全球共发生了七次世界性大流行，前六次病原是古典型霍乱弧菌，第七次病原是埃尔托型所致。

三、霍乱弧菌的抵抗力如何？

霍乱弧菌的最适宜生长温度为 37℃，对低温和碱耐受力强，但对酸、热、干燥、直射日光都很敏感。霍乱弧菌在河水、湖水、海水中可存活 1～8 周，在蔬菜、水果上存活 1 周左右，在冰箱中的鲜肉及水产品上可存活 1～3 周。霍乱弧菌经干燥 2 小时或加热 55℃10min。100℃ 1～2min 即可死亡，应用常用消毒剂的常规用量与时间均可达到消毒目的。

四、国内外流行状况？

从 1817 年迄今曾有过 7 次霍乱大流行。目前认为霍乱的前 6 次大流行与古典生物型有关。自从 1820 年霍乱传入我国后，每次霍乱的世界性大流行均波及我国。新中国成立后由于我国医疗工作者对该病的流行特征有了全面系统的了解,提出了富有针对性的防治措施,霍乱在我国的流行态势得到了有效的控制。

五、霍乱的传染源及易感者有哪些?

霍乱的传染源为霍乱患者和带菌者。人群普遍易感,且隐性感染者较多,病后可获得一定程度的免疫力,但有可能再感染。

六、霍乱的传播途径有哪些?

霍乱的传播途径为接触传播。霍乱是胃肠道传染病。主要通过水传播,食物、生活接触和苍蝇等亦可传播。

七、普通人群怎么预防霍乱的感染?

(1)改善环境卫生,加强饮水消毒和食品管理。

(2)对患者或带菌者的粪便与排泄物均为严格消毒,杀蛆灭蝇。开展预防知识宣传,养成良好的个人卫生习惯,不食用生水、生食,饭前、便后洗手,"把好一张口",预防病从口入,做到五要、五不要。

(3)五要:饭前便后要洗手,各种食品要煮熟,隔餐食物要热透,生熟食品要分开,出现症状要就诊。

(4)五不要:生水未煮不要喝,无证餐饮不光顾,腐烂食品不要吃,暴饮暴食不可取,未消毒(霍乱污染)物品不要碰。

八、医疗部门怎么预防霍乱的传播?

(1)加强卫生宣传,掌握防病知识,落实各项卫生制度。

(2)开展夏秋季腹泻门诊,及时发现、隔离和彻底治疗患者。

(3)加强霍乱疫情及水源、食品的监测。

(4)按甲类疫情上报。

九、霍乱的发病机制?

霍乱弧菌经口进入胃后,在正常情况下,一般可被胃酸杀灭。但当胃酸分泌减少或被中和、稀释,则未被胃酸杀灭的弧菌可进入小肠,穿过肠黏膜的黏液层,黏附于小肠黏膜,上皮细胞表面并迅速繁殖,产生大量霍乱肠毒素,并损害肠黏膜引起炎变,毒素作用可持续1周。细菌还可侵入血流引起败血症,侵入腹膜腔引起腹膜炎,也可致脑膜炎等深部感染。由于剧烈腹泻和呕吐,导致机体水、电解质大量丢失,迅速形成严重脱水,出现循环衰竭;胆汁分泌减少,肠液中有大量水、电解质和黏液,致使泻吐物呈米泔水样;钾、钠、钙和氯化物的丧失,可发生肌肉痉挛、低钾、低钠和低钙血症等;碳酸氢盐的丢失,形成代谢性酸中毒;循环衰竭造成的肾缺血、低钾及毒素对肾的直接作用,可引起肾功能减退或衰竭。

十、霍乱的主要临床表现是什么?

霍乱潜伏期一般为1~3天,多为突然起病,古典生物型和0139霍乱弧菌引起的霍乱,症状较重;埃尔托生物型所致者常为轻型,隐性感染较多。

(1)吐泻期:起病突然,患者多以剧烈腹泻开始,继以呕吐,少数先吐后泻,多无腹痛,也无里急后重,每日大便数次至十数次或更多,少数重型患者粪便从肛门可直流而出,无法计数。大便性状初为稀便,后即为水样便,以黄水样或清水样为,多见,少数为米泔水样或洗肉水样。呕吐呈喷射状。呕吐物初含食物残渣,继为水样,与大便性质相仿,少有恶心。一般无发热,少数可有低热。此期可持续数小时至2天不等。

(2)脱水期:由于频繁泻吐使患者迅速出现脱水及电解质紊乱,严重者出现循环衰竭。患者可出现烦躁不安、表情呆滞、声音嘶哑、口渴、唇干皮皱、眼球下陷、鼻高尖、颊深陷。

（3）恢复期：脱水纠正后，症状逐渐消失，体温、脉搏、血压恢复正常，尿量增多。病程平均3～7天。

十一、霍乱有哪些分型？

表现	轻型	中型	重型
脱水（体重%）	5%以下	5%～10%	10%以上
神志	清	不安或呆滞	烦躁、昏迷
口唇	稍干，弹性稍差	弹性差，干燥	弹性消失，干皱
前囟、眼窝	稍陷	明显下凹	深凹，目不可闭
肌肉痉挛	无	有	多
脉搏	正常	稍细，快	细速或摸不到
血压	正常	90～70mmHg	<70mmHg 或测不到
尿量	稍减少	少尿	无尿

十二、霍乱的相关检查及其意义是什么？

（1）血液检查：白细胞可增至 $10～30×10^9/L$，分类中性粒细胞及大单核细胞增多。因血容量减少和血液浓缩，血浆比重、血细胞比容、血红蛋白均可增高，尿素氮增加，血清钾、钠降低。

（2）尿液检查：少数患者尿中可有蛋白、红细胞、白细胞及管型。

（3）粪便检查：常规检查粪便呈水样，镜检仅见少数白细胞。

（4）细菌学检查

1）动力试验：可见穿梭运动的细菌。

2）制动试验：加入特异性抗血清后可抑制弧菌的动力。

3）涂片作革兰染色，可见革兰阴性呈鱼群样排列的弧菌。

4）细菌培养：可检出霍乱弧菌。

十三、霍乱的诊断标准有哪些？

（1）凡有腹泻呕吐等症状，大便培养霍乱弧菌阳性者。

（2）霍乱流行期在疫区有典型霍乱症状而大便培养阴性无其他原因可查者，如有条件可做双份血清凝集素试验，滴度4倍或4倍以上可诊断。

（3）疫源检测中发现粪便培养阳性前5天内有腹泻症状者，可诊断为轻型霍乱。

十四、霍乱常见护理诊断（问题）有哪些？

（1）体液不足：与剧烈吐泻致大量水分丢失有关。

（2）腹泻：与肠内感染有关。

（3）潜在并发症：电解质紊乱、急性肾衰竭。

（4）恐惧：与发病急、进展快，严重脱水导致身体不适有关。

十五、霍乱患者治疗原则是什么？

霍乱患者治疗原则严密隔离、及时补液、辅以抗菌和对症治疗。

十六、霍乱患者的补液方式是什么？

霍乱患者静脉补液，口服补液盐疗法。

十七、霍乱患者常用的抗菌药是什么？

霍乱患者常用的抗菌药有多西环素、环丙沙星、诺氟沙星、复方磺胺甲噁唑。

十八、霍乱患者常用的抗分泌药是什么？

霍乱患者常用的抗分泌药有氯丙嗪、盐酸小檗碱（黄连素）、吲哚美辛（消炎痛）及肾上腺皮质激素等。

十九、如何对霍乱患者行对症治疗？

重症患者若补足液体后血压仍较低，可加用肾上腺皮质激素及血管活性药物。出现急性肺水肿及心力衰竭时应暂停输液，给予镇静剂、利尿剂及强心剂。严重低钾血症者应静脉滴注氯化钾。对急性肾衰竭者应纠正酸中毒及电解质紊乱，如出现高血容量、高血钾、严重酸中毒，必要时可采用透析治疗。

二十、霍乱患者静脉补液治疗的总原则有哪些？

静脉补液应早期、快速、足量、先盐后糖、先快后慢，纠酸补钙，注意补钾，输液总量应包括纠正脱水和维持量。

二十一、霍乱患者进行液体治疗时应注意哪些问题？

（1）遵医嘱进行补液治疗是关键。

（2）迅速建立至少两条静脉通道，有条件者可行中心静脉穿刺。

（3）根据病情轻重、脱水程度，确定补液量和速度，可应用输液泵以保证及时准确的输入补液。

（4）观察效果及并发症，密切观察患者的血压、尿量、皮肤弹性等，快速补液时，注意观察有无输液反应，是否出现烦躁、胸闷、咳嗽、心悸、颈静脉充盈，出现肺部湿啰音提示急性肺水肿，应及时处理。

二十二、霍乱患者使用口服补液盐的注意事项？

临床实践证明口服补液治疗霍乱脱水是有效的。一般应用葡萄糖 20g、氯化钠 3.5g、碳酸氢钠 2.5g、氯化钾 1.5g，加水 1000ml。适用于轻型患者，为减少静脉输液量，亦可用于中、重型经静脉补液后已纠正休克的患者。口服量可按成人 750ml/h，小儿 15～20ml/kg 体重。

二十三、怎样做好霍乱患者的消毒隔离？

在标准预防的基础上，采用接触传播的隔离与预防，本病还应按甲类传染病严密隔离。进入病房者须穿鞋套，护理患者时须戴口罩、帽子、手套，穿 1 次性隔离衣；出病房时须脱鞋套、脱隔离衣摘手套，进行卫生手消毒。所有医疗护理用物必须固定于病房专用，病房内的一切物品（含医疗废物）、病房的物表、地面，以及患者的衣物、被褥、呕吐物、排泄物等均须按规定经严格消毒后方可移出病房做进一步处理。所有标本必须粘贴专用标识，送检时须双层包装。患者、带菌者及密切接触者在症状消失、粪便细菌培养连续 3 次阴性，以及从最后接触之日起，超过 5 天未发病者，方可解除隔离。患者出院后，病室须进行终末消毒。

二十四、护士应从哪些方面观察霍乱病患者病情？

（1）严密观察生命体征及神志变化。

（2）观察和记录呕吐物和排泄物的次数、颜色、量、性状及伴随症状，注意采集泻吐物标本，及时送检。

（3）准确记录 24 小时出入量。观察皮肤黏膜弹性、尿量及有无电解质平衡紊乱症状，尤其是低血钾表现，如肌张力减低、肠鸣音消失、心律失常等，关注血清钾、钠、氯、钙、二氧化碳结合力、尿素氮等实验室检查并及时报告医师，为判断补液量和后续治疗提供依据；观察有无腹直肌及腓肠肌痉挛。

二十五、临床护理重点有哪些？

（1）保护性隔离：在标准预防的基础上，采用接触传播的隔离与预防，本病还应按甲类传染病严密隔离。进入病房者须穿鞋套，护理患者时须戴口罩、帽子、手套，穿 1 次性隔离衣；出病房时须脱鞋套、脱隔离衣摘手套，进行卫生手消毒。所有医疗护理用物必须固定于病房专用，病房内的一切物品（含医疗废物）、病房的物表、地面，以及患者的衣物、被褥、呕吐物、排泄物等均须按规定经严格消毒后方可移出病房做进一步处理。所有标本必须粘贴专用标识，送检时须双层包装。患者、带菌者及密切接触者在症状消失、粪便细菌培养连续 3 次阴性，以及从最后接触之日起，超过 5 天未发病者，方可解除隔离。患者出院后，病室须进行终末消毒。

（2）生活护理：应严格卧床休息，最好卧于带孔的床上，床下对孔放置便器，便于患者排便，减少搬动。病注意保持床铺清洁、平整、干燥。

（3）饮食护理：症状轻者可少量多次给予高热量、高维生素流食；重者必要时禁食，静脉补液及营养支持。

（4）对症护理：

1）高热：注意观察热型及伴随症状、降温效果和有无药物不良反应。体温超过 39℃以上者绝对卧床休息，以物理降温为主，头部宜冷敷，全身可用温水擦浴。

2）皮肤护理：保持肛周皮肤清洁干燥，便后用温水清洗，涂赛肤润保护皮肤，脓烂处涂氧化锌软膏，排便无用力过大，以免脱肛。

（5）心理护理：由于起病突然、病情发展迅速、脱水导致极度不适，剧烈泻吐导致体液入量丢失，机体状况可迅速恶化。加之本病属于烈性肠道传染病，必须实施严密隔离，患者可表现为极度焦虑和恐惧，这些不良情绪可使病情加重。护士应向患者及家属说明隔离的重要性。与患者进行有效沟通，了解患者的顾虑、困难，满足其合理的需要。协助患者及时清除排泄物，及时更换污染的床单，创造清洁舒适的环境。工作中不可有躲避嫌弃表情，应热情关心、鼓励、帮助患者，使其树立信心和增强安全感。

二十六、在宣教中护士应从哪些方面帮助患者？

（1）帮助患者了解自己疾病的现状、治疗的意义并及时获得必要的治疗。

（2）帮助患者掌握霍乱预防的方法，使患者主动担负起预防疾病传播的职责。

（3）帮助患者克服疾病带来的影响，学习自我保健和自我观察病情的知识，勇敢面对现实，并扬起生活的风帆。

（4）帮助患者家庭（特别是至亲的家庭成员）正确认识霍乱传染性，消除恐惧心理。

（5）积极宣传，共同落实好各项卫生制度。

二十七、如何控制霍乱的传染源？

建立、健全腹泻病门诊，对腹泻患者进行登记和采便培养是发现霍乱患者的重要方法。对患者应隔离治疗，直至症状消失后 6 天，并隔日粪便培养 1 次，连续 3 次阴性为止。对接触者应严密检疫 5 天，留粪培养并服药预防。

二十八、如何保护霍乱的易感人群？

供应清洁水是预防霍乱的主要方法。若无，则可在使用的水中加入氯和碘。将食物煮熟。接种全菌体死菌苗，虽不能防止隐性感染及带菌，发病时病情也未减轻，且对 0139 霍乱无预防作用，但在霍乱流行时作预防接种，可减少急性病例，控制流行规模。应用基因工程技术研制口服菌苗正在研究中。

（吴　丹　尚培培）

第五节　猩　红　热

一、什么是猩红热？

猩红热（scarlet fever）为乙型溶血性链球菌感染引起的急性呼吸道传染病。其临床特征为发热、咽峡炎、全身弥漫性红疹，疹退后明显脱屑，少数患者恢复期可出现变态反应性心、肾及关节损害。

二、猩红热属于哪类传染病？

猩红热属于乙类法定传染病。

三、猩红热的病原学是什么？

猩红热为乙型溶血性链球菌为革兰染色阳性，95%以上猩红热由 A 族引起。A 族链球菌有 90 多种血清型，凡能产生红疹毒素（致热性外毒素）者均可引起猩红热。本菌对热及常用的消毒剂敏感，在体外 60℃ 30min 可被杀灭。

四、猩红热会产生哪几种病变？

猩红热会产生三种病变，分别为感染病性病变、中毒性病变、变态反应性病变。

五、感染性病变发病机制是什么？

猩红热感染性病变是由细菌侵入咽部、淋巴、血流等，引起脓肿、炎症、败血症等症状，如扁桃体充血、水肿、炎性细胞、扁桃体周围脓肿、颈淋巴结炎、蜂窝织炎，全身均可发生化脓性病灶。

六、中毒性病变发病机制是什么？

猩红热中毒性病变是由细菌产生的红疹毒素经咽部丰富的血管进入血流，引起全身中毒症状，如发热、头痛、咽痛、中毒性休克等。红疹毒素可引起皮肤充血、水肿，以毛囊周围最为明显，形成典型的猩红热样皮疹，心肌可出现浑浊肿胀和变性甚至坏死，肾可出现间质性炎症。

七、变态反应性病变发病机制是什么？

猩红热变态反应性病变是为病期 2～3 周时少部分患者可出现急性肾小球肾炎或风湿性全心炎、风湿性关节炎等。其发生可能与免疫复合物形成有关，亦可与自身免疫有关。

八、猩红热的传染源是什么？

猩红热的传染源为患者及带菌者。

九、猩红热的传播途径是什么？

猩红热的传播途径为空气飞沫传播，也可经污染的书籍、玩具、生活用品、饮料及食物传染，也可经皮肤伤口或产道等处引起"外科型"及"产科型"猩红热。

十、哪些人容易感染猩红热？

猩红热人群普遍易感，以儿童多见。

十一、感染猩红热后是否可获持久免疫？

感染后人体可获得抗菌免疫力和抗毒免疫力。其细菌具有特异性，A 族链球菌有 90 多种血清型，各型之间无交叉免疫，患一种型号的猩红热，可产生该型的免疫力，但仍可感染其他型的猩红热，故可见再次感染猩红热患者。

十二、猩红热的流性特征是什么？

猩红热的流行特征为全年均可发病，以冬春季节多见。5～15 岁发病率最高，1 岁以下及 50 岁以上者少见。本病多流行于温、热带，我国北方地区发病较多。

十三、猩红热的典型症状表现是什么？

猩红热的典型表现为发热、咽峡炎、皮疹。

十四、猩红热根据临床表现可分为哪几种类型？

猩红热根据临床表现可分为五种类型，分别为普通型、轻型猩红热、脓毒性猩红热、中毒型猩红热、外科型猩红热。

十五、猩红热发热的临床表现是什么？

猩红热发热的临床表现多为持续性，体温多在 39～40℃。可伴头痛、头晕、咽痛等，小儿多有恶心和呕吐。发热的高低程度与出皮疹多少有一定关系，病程约 1 周。

十六、猩红热咽峡炎的临床表现是什么？

猩红热咽峡炎的临床表现：咽部及扁桃体可见明显充血、水肿，扁桃体上可见点或片状分泌物，软腭充血、水肿，可见米粒大的红色斑疹或出血点，即黏膜内疹。

十七、猩红热皮疹特点为什么？

猩红热的皮疹为全身皮肤弥漫性充血潮红的基础上，散布着针尖大小、密集、均匀的点状充血性小斑疹，并与毛囊一致，压之褪色。

十八、猩红热皮疹的出疹顺序是什么？

猩红热出疹多在患者发热后 24 小时内开始发疹，从耳后、颈部上胸部开始，很快扩展至胸、背、腹及上肢，发展至下肢近端，以后扩展至小腿及足部。

十九、猩红热典型皮疹有哪些？

猩红热典型皮疹为："鸡皮样"疹、帕氏线、口周苍白圈、草莓舌、杨梅舌。

二十、猩红热的"鸡皮样"疹是什么？

皮疹多为斑疹，也可稍隆起呈丘疹，因与毛囊一致也称"鸡皮样"疹。

二十一、猩红热的线状疹或帕氏线是什么？

在皮肤皱褶处（如肘窝、腋窝、腘窝、腹股沟等），皮疹密集并伴皮下出血形成紫红色线条，称线状疹或帕氏线。

二十二、猩红热的口周苍白圈是什么？

面部充血潮红，可见少量点状疹，口鼻周围相形之下显得苍白，而形成口周苍白圈。

二十三、猩红热的草莓舌、杨梅舌是什么？

草莓舌：病初起时，舌被舌苔，乳头红肿，且突出于白苔之外，称为"草莓舌"。

杨梅舌：起病第 3 天后白苔开始脱落，舌面光滑呈肉红色，乳头仍然突起，称"杨梅舌"。

二十四、猩红热皮疹何时消失？

猩红热皮疹 48 小时达高峰，以躯干及四肢近端为多，持续数日，然后依出疹顺序 1～3 天退疹，但重者可持续 1 周左右。疹退后开始脱屑，皮疹轻者呈糠屑状，重者可呈大片脱皮，手指、足趾处皮肤较厚，脱皮较明显，甚至可呈手足套状，脱皮可持续 1～4 周。

二十五、轻型猩红热的临床表现是什么？

轻型猩红热较普通型猩红热的表现轻。临床表现是轻或中度发热，咽峡炎较轻，皮疹仅见于颈、胸、腹部等，数小时即消退。但病后仍可发生变态反应性并发症。

二十六、脓毒性猩红热的临床表现是什么？

脓毒性猩红热比较罕见，见于营养及卫生较差的小儿，发热 40℃以上，头痛、咽痛、呕吐等症状均明显。主要表现为咽部及扁桃体严重炎症、溃疡、坏死等症状，引起化脓性中耳炎、鼻窦炎、颈淋巴结炎及颈部软组织炎的机会较多，可发生败血症休克。

二十七、中毒型猩红热的临床表现是什么？

中毒型猩红热症状明显，高热可达 40℃以上，头痛和呕吐均严重，可出现意识障碍、中毒性心肌炎、低血压及中毒性休克。

二十八、外科型猩红热的临床表现是什么？

外科型猩红热是细菌经损伤的皮肤或产道侵入，皮疹先出现在伤口附近，然后向他处扩展，中毒症状较轻。

二十九、猩红热的相关检查及意义是什么？

猩红热血常规为白细胞、中性粒细胞、嗜酸性粒细胞可增高。

三十、如何诊断猩红热？

通过询问患者有无发热、咽峡炎、典型皮疹、草莓舌、杨莓舌、帕氏线、口周苍白圈，咽拭子及伤口处细菌培养阳性可确诊。

三十一、如何治疗猩红热？

猩红热的治疗以青霉素首选，疗程 7~10 天，用药后多数患者可在 1 天左右退热，皮疹很快消失，成人每次 400 万~800 万 U/d，2~4 次/d；儿童每次 10 万~20 万 U/kg·d，2~4 次/d，（再确认一下剂量），青霉素过敏者可选用头孢类、红霉素等药物。高热患者可用适量的肾上腺皮质激素治疗。

三十二、猩红热常见护理诊断（问题）有哪些？

（1）体温过高：与乙型溶血性链球菌感染有关。
（2）皮肤完整性受损：与细菌产生红疹毒素引起的皮肤损害有关。
（3）疼痛：与咽及扁桃体炎症有关。青霉素过敏者可选用头孢、红霉素等药物。高热患者可用适量的肾上腺皮质激素治疗。

三十三、猩红热患者的病情观察要点是什么？

猩红热主要观察患者体温变化，高热时多饮水，遵医嘱给予物理降温及药物降温；观察有无头晕、头痛及意识障碍，加强生活护理及安全措施，防坠床，防跌倒；恶心、呕吐时，及时予温水漱口，彻底清理呕吐物；保持病室空气流通；注意观察有无并发症发生，配合医生抢救。

三十四、猩红热患者药物观察要点是什么？

猩红热使用青霉素前，必须询问有无过敏史，皮试和初期应用时，必须于床旁密切观察，备好抢救药物，随时做好过敏性休克的抢救准备；口服红霉素治疗时，嘱患者饭中或饭后服用，减轻药物所致的胃肠反应；严格抗生素药物的剂量、间隔时间及疗程，观察用药效果。

三十五、猩红热患者皮肤如何护理？

猩红热出疹期患者皮肤瘙痒，应剪短指甲，避免抓挠，可涂炉甘石洗剂，穿柔软纯棉内衣；出现带脓头的粟粒疹或皮疹破损时，应予消毒，有出血或渗出时，应予包扎；皮疹脱屑干燥时，可涂液状石蜡油等，大片脱皮时可用消毒剪刀剪除，不得强行剥离，以避免疼痛和感染。

三十六、猩红热患者口腔如何护理？

猩红热患者应注意口腔卫生，每日三餐之后，早晚使用生理盐水漱口，必要时行口腔护理，观察咽部、扁桃体等周围组织的充血、肿胀等情况，咽痛明显者可给予氯己定、硼酸等漱口液等。

三十七、猩红热患者生活护理要点是什么？

猩红热患者应多卧床休息，多饮水，小儿患者应绝对卧床休息 2~3 周，以减少并发症。

三十八、猩红热患者饮食应注意什么？

猩红热患者应进食富含维生素、易消化的清淡流食或半流食，如粥、面汤、蛋汤等鼓励多饮水。忌辛辣刺激食物，忌过甜过咸食、冷饮油炸食物。进食困难者遵医嘱给予静脉营养支持。

三十九、针对猩红热患者如何做好消毒隔离？

对猩红热患者接触过的物品及病房进行消毒，病房湿式清扫，空气洁净器消毒 2 次/天，每次 3~4 小时或病房通风。

四十、患者出院的标准是什么？

猩红热患者出院标准：体温恢复正常 3 天以上，咽拭子细菌培养为阴性后，可考虑出院。

四十一、针对猩红热患者，怎样进行出院指导？

告知患者切记撕扯皮肤，保持皮肤清洁，不得强行剥离，以避免疼痛和感染。增强抵抗力，增加户外活动，强身健体，减少到人群密集的地方活动。

四十二、猩红热如何预防？

猩红热流行期应避免到拥挤的公共场所，尤其是儿童，到人群密集的地方应戴口罩。

四十三、对接触猩红热患者密切人群应如何处理？

对接触猩红热患者密切人群应严密观察，对接触者观察 7 天，可做咽拭子细菌培养或预防性服用青霉素。

四十四、如何控制传染源？

猩红热患者应隔离治疗；猩红热流行期间，对可疑猩红热、急性咽炎等患者，均需隔离治疗，对于带菌者可常规治疗剂量的青霉素治疗直至培养转为阴性。

（阮斯悦　吴　丹）

第六节　淋　病

一、什么是淋病？

淋病是淋病奈瑟菌（简称淋球菌）引起的以泌尿生殖系统化脓性感染为主要表现的性传播疾病。淋病多发生于性活跃的青年男女，为乙类传染病。

二、淋球菌是怎样的细菌？

淋球菌为革兰阴性菌，离开人体不易生存。菌体结构淋球菌的致病主要与菌体外面的结构有密切关系。淋球菌外面结构为外膜，外膜的主要成分为膜蛋白、脂多糖和菌毛。膜蛋白可使淋球菌黏附于人体黏膜上，通过细胞吞噬作用进入细胞，在细胞内大量繁殖，导致细胞崩解，淋球菌扩散到黏膜下层引起感染。菌毛易黏附于子宫腔和口腔上皮细胞表面，有致病力及传染性。

三、淋球菌的抵抗力如何？

此菌娇嫩，宜在潮湿、温度 35~36℃、含二氧化碳的环境中生长。在干燥的条件下 1~2 小时就能死亡。一般消毒剂容易将其杀灭。

四、淋病的流行特征是什么？

淋病呈世界性流行，在性传播疾病中发病率高。其发病与年龄、性别、受教育程度、性行为方式及免疫等因素有关，可随地区不同有所变化。

五、目前，我国淋病的发病情况如何？

新中国成立前，淋病的流行十分严重，到 20 世纪 60 年代中期，淋病在我国基本消灭。随着我国的改革开放，80 年代淋病又重新传入我国，从沿海城市向内陆城市蔓延。而且每年发病率增长很快。目前高收入阶层发病下降，普通收入阶层发病率增加，大城市人口感染逐渐下降，中小城市人口感染增加，淋病从城市走向农村，农村患者增多。

六、淋病的传染源及易感者有哪些?

淋病的传染源为患者及带菌者(男性占 1%~5%;女性可达 50%)。性乱泛滥者是本病的高发人群,重复感染是重要的感染源及耐药株的带菌者。

七、普通人群怎样预防淋病感染?

普通人群尽可能避免不洁性交。

八、医疗部门怎样预防淋病的传播?

医疗部门对患者的用物、分泌物、排泄物及病室物表等应进行消毒,医护人员加强手卫生。

九、淋病的发病机制是什么?

淋病球菌可以逃避宿主的防御反应并引起重复感染,因此是一种独特的病原体,主要侵袭下生殖道柱状上皮,偶侵袭上生殖道或引起系统性疾病。

十、淋病的传播途径是什么?

性交接触为本病的主要传播方式,其他传播途径如孕妇淋病患者黏膜破裂、继发羊膜腔内感染,可感染胎儿;产道感染可致新生儿淋病性结膜炎;成年人偶可通过染菌的手指、毛巾、污染的衣裤、床上用品、浴盆、马桶、桑拿浴等引发淋病球菌间接感染。

十一、淋病有哪些分类?

淋病分为泌尿生殖器淋病和泌尿生殖器外的淋病。

十二、男性泌尿生殖器淋病的临床表现是什么?

(1)男性急性淋病:潜伏期一般为 2~10 天,平均 3~5 天。开始尿道口灼痒、红肿及外翻。排尿时灼痛,伴尿频,尿道口有少量黏液性分泌物。3~4 天后,尿道黏膜上皮发生多数局灶性坏死,产生大量脓性分泌物,排尿时刺痛,龟头及包皮红肿显著。尿道中可见血液,晨起时尿道口可结脓痂。伴轻重不等的全身症状。

(2)男性慢性淋病:一般多无明显症状,当机体抵抗力减低,如过度疲劳、饮酒、性交时,即又出现尿道炎症状,但较急性期炎症轻,尿道分泌物少而稀薄,仅于晨间在尿道口有脓痂黏附,即"糊口"现象。由于尿道长期存在炎症,尿道壁纤维组织增生而形成瘢痕,前尿道形成多处瘢痕时,使分泌物不能通畅排出,炎症易向后尿道、前列腺及精囊扩延,并发前列腺炎、精囊炎,甚至逆行向附睾蔓延,引起附睾炎。

十三、女性泌尿生殖器淋病的临床表现是什么?

(1)女性急性淋病:感染后开始症状轻微或无症状,一般经 3~5 天的潜伏期后,相继出现尿道炎、宫颈炎、尿道旁腺炎、前庭大腺炎及直肠炎等,其中以宫颈炎最常见。70% 的女性淋病患者存在尿道感染。淋菌性宫颈炎常见,多与尿道炎同时出现。

(2)女性慢性淋病:急性淋病如未充分治疗可转为慢性,表现为下腹坠胀、腰酸背痛、白带较多等。

(3)妊娠合并淋病:多无临床症状。患淋病的孕妇分娩时,可经过产道而感染胎儿,可发生胎膜早破、羊膜腔感染、早产、产后败血症和子宫内膜炎等。

(4)幼女淋病性外阴阴道炎:外阴、会阴和肛周红肿,阴道脓性分泌物较多,可引起尿痛、局部刺激症状和溃烂。

十四、泌尿生殖器外的淋病有哪些?

(1)淋病性结膜炎:少见,可发生于新生儿和成人,结膜充血、水肿,有脓性分泌物,严重者可致角膜溃疡和失明。新生儿在分娩通过产道时引起淋病性结膜炎,在出生后 1~14 天发生,表现为双眼睑明显红肿,有脓性分泌物溢出,如未及时治疗,可累及角膜,形成角膜溃疡和角膜白斑,导致失明。

（2）淋病性咽炎：多无症状，有症状者可表现为咽喉部红肿、脓性分泌物。

（3）淋病性直肠炎：多为肛门瘙痒和烧灼感，排便疼痛，排出黏液和脓性分泌物，直肠充血、水肿、脓性分泌物、糜烂、小溃疡等。

十五、男性淋病的并发症有哪些？

男性淋病并发症有前列腺炎、精囊炎附睾炎、尿道球腺炎、淋病性包皮龟头炎、腺性尿道炎、淋巴管炎、淋巴结炎及包皮腺脓肿等。

十六、女性淋病有哪些并发症？

女性淋病并发症有淋病性前庭大腺炎、淋菌病性尿道旁腺炎、淋病性肛周炎、淋病性盆腔炎性疾病等。

十七、淋病患者如何预防并发症的发生？

急性期患者不宜过劳，要卧床休息，避免剧烈运动，严禁饮酒和严禁吃刺激性食物，严禁性生活。

十八、实验室检查？

（1）涂片镜检：采集病灶渗出物涂片，查找到多行核白细胞内的革兰阴性双球菌即可确诊。

（2）细菌培养：采集尿道、宫颈、咽部、直肠、关节腔液、血液等标本培养，有淋球菌生长者可诊断。

（3）免疫检验。

（4）四杯分尿法：用于诊断男性尿道炎的部位。检查尿三杯及前列腺按摩液，可提高慢性淋病的淋菌检出率。

（5）产青霉素酶淋球菌（PPNG）检测：使用 Whatman I 号滤纸，滤纸颜色由蓝色变黄色为阳性。

十九、淋病的诊断标准有哪些？

（1）接触史：患者有婚外性行为或嫖娼史，配偶有感染史，与淋病患者（尤其家中淋病患者）共用物品史，新生儿母亲有淋病史。

（2）临床表现：淋病的主要症状有尿频尿急、尿痛、尿道口流脓或宫颈口阴道口有脓性分泌物等。或有淋菌性结膜炎、直肠炎、咽炎等表现，或有播散性淋病症状。

（3）实验室检查：男性急性淋菌性尿道炎涂片检查有诊断意义，但对于女性应进行淋球菌培养。有条件的地方可采用基因诊断（聚合酶链反应）方法确诊。

二十、淋病常见护理诊断（问题）有哪些？

（1）感染：与淋病引起其他系统感染有关。

（2）皮肤完整性受损：与淋病感染有关。

（3）疼痛：与淋病感染引起化脓有关。

二十一、如何治疗淋病？

在治疗的同时，患者的配偶也应该到医院检查，并进行治疗。

治疗原则：早期、足量、足疗程的抗菌治疗。

二十二、淋病的治愈标准是什么？

治疗结束 2 周内，无性接触情况下症状体征全部消失；治疗结束后 4～7 天淋球菌复查阴性。

二十三、淋病患者的护理重点有哪些？

（1）保护性隔离：在标准预防的基础上，采用接触传播的隔离与预防。对患者的用物、分泌物、排泄物及病室物表等应进行消毒，医护人员加强手卫生。家庭中有淋病患者应分居，注意隔离和消毒，如浴巾、浴盆应分开使用，被污染的衣物、用具需要消毒。家中有婴幼儿的特别注意，尤其要保护眼睛。

（2）生活护理：

1）多饮开水：稀释尿液，减轻尿液刺激所引起的尿痛，而且多排尿能起到冲洗清洁尿道、促进体内毒素排泄的作用。

2）严禁性生活：以免引起生殖器官充血水肿，使症状加剧，更主要的是淋病具有很强的传染性。

3）搞好个人卫生：淋病患者要勤洗澡，保持会阴部周围清洁。患者的内衣、内裤、被单等用品要勤洗、勤换，并经常放在阳光下暴晒。

4）卧床休息，避免劳累：患淋病后，相当一部分患者因羞于启齿，不愿让人知道，常常带病坚持工作，这对淋病的治疗极为不利，淋病急性期患者应绝对卧床休息，避免劳累。

（3）饮食护理：注意饮食卫生、少量多餐、定时进餐，食物多样化，高能量、高蛋白饮食，注意补充维生素，避免食用酸、辣等刺激性食物。

（4）心理护理：因淋病传染性较强，且通过密切性行为可传染他人，因而受到他人的回避，特别是未完全治愈的患者、病情反复的患者心理压力大，易产生焦虑、恐惧、孤独、失望的心理。护理人员应帮助患者了解多种性病都有可能复发外，大多数是可以治愈的，因此，嘱患者得病后不必过分担心和忧虑，为了尽快恢复健康，除药物治疗外，良好的情绪、营养与适当锻炼至关重要。遵医嘱治疗十分必要，自行停药、增减药物，或找游医治疗会有不良后果。

二十四、在宣教中护士应从哪些方面帮助患者？

（1）约请配偶或性伴来医院检查是对自己和他人健康负责的行为。当怀疑有性病时，尽早来正规医院检查治疗。因为早期诊断、早期治疗能够防止产生并发症和后遗症。

（2）嘱患者适当卧床休息，保持内裤清洁、柔软、禁剧烈运动，禁房事。

（3）避免不安全性行为，使用安全套，勿到不洁场所洗浴，不公用内衣、毛巾等生活用品。出现可疑症状时及时就诊。

二十五、如何控制淋病的传染源？

提倡性道德，使用安全套，严禁卖淫嫖娼。彻底治疗感染源；带菌者不应结婚或生育，患病期间不与家人及女婴同床、同浴、合用毛巾。执行新生儿童硝酸银或抗生素滴眼制度。

二十六、如何保护淋病的易感人群？

性泛滥者是本病的高发人群，重复感染着是重要的感染源，因此应加强淋病的预防。

（吴　丹　王志洁）

第七节　布鲁氏菌病

一、什么是布鲁氏菌病？

布鲁氏菌病（以下简称布病）是由布氏杆菌感染引起的一种人畜共患传染病，临床上以长期发热、多汗、关节疼痛、肝脾肿大为特点。

二、布病是法定传染病吗？

布病是法定传染病。中华人民共和国第十届全国人民代表大会常务委员会第十一次会议于2004 年 8 月 28 日修订通过的《中华人民共和国传染病防治法》，将布鲁氏菌病列为法定乙类传染病。

三、布病的病原学特点是什么？

布鲁氏菌（Brucella）简称布氏菌，是胞内寄生的一组球杆状的革兰氏阴性菌。无鞭毛，不形成芽孢和荚膜，不产生外毒素，其内毒素与菌体成分为致病物质。1985年，世界卫生组织将布鲁氏菌属分为6个种19个生物型，分别为羊种菌、牛种菌、猪、犬种、沙林鼠种和绵羊附睾布氏菌，其中以羊型对人类的致病性最强，猪型次之，牛型最弱。

四、布病病因是什么？

细菌死亡或裂解后释放内毒素即脂多糖，是布病重要的致病物质。

五、布氏菌的抵抗力如何？

本菌在外界环境中抵抗力较强，能耐受干燥和低温，在病畜皮毛、乳汁、乳制品、排泄物及死畜的内脏中能生存4个月，在水中可生存5～120天，土中9～120天，4℃鲜乳中2～45天，但对光、热和常用化学消毒剂的抵抗力弱，加热60℃或日光照射10～20min可杀灭，3%含氯石灰澄清液数分钟即可杀灭。

六、布病的发病机制是什么？

布氏菌自皮肤或黏膜进入人体后，在局部淋巴结内大量繁殖，侵入血流，在血流中生长、繁殖，并释放内毒素和菌体其他成分，引起菌血症、毒血症。病原菌随血流播散至全身各个部位，主要在肝、脾、骨髓、淋巴结等部位繁殖，形成多发性病灶。感染病灶的细菌生长、繁殖，可多次进入血流，导致发热呈波状型，故该病又称波状热。

七、布病流行病学是什么？

布病遍及世界各地，以中东、西亚和南美洲最多，我国主要在内蒙古自治区及西北牧区流行，布病一年四季均可发病，但季节性较为明显。一般晚冬和早春开始发生，夏季进入发病高峰期，秋季以后发病逐渐下降。其中，农村高发于城市，牧区高发于农区，流行地区如内蒙古自治区、黑龙江、山西等地在发病高峰季节可呈暴发和流行之势。

八、布病传染源是什么？

布病传染源主要是病畜，包括羊、牛、猪，在我国大部分地区羊为主要传染源，有些地方牛是主要传染源，南方有的省份，猪是主要传染源，其次是鹿、犬等。人与人之间传染可能性极小。

九、布病传播途径是什么？

布菌可以通过体表皮肤黏膜、消化道、呼吸道侵入机体，人的感染途径与职业、饮食和生活习惯有关。

十、人与人之间会传播布病吗？

急性期的布病患者可以从乳汁、脓汁、尿、阴道分泌物排出布菌，这已得到细菌学证实，人与人之间存在传播布菌的可能性。国内外已有文献报道，通过人与人密切接触如性生活而传染布病，但未发现有确切的证据证明通过一般的接触而发生患者家庭和医院内交叉感染的病例。

十一、哪些人容易感染布病？

布病普遍易感，但人布病主要是职业病，主要包括兽医、畜牧者、屠宰工人、肉类加工处理工厂工人，皮毛加工和进食被污染的动物产品或制品者。因此《中华人民共和国职业病防治法》将该病列为法定职业病。

十二、接触什么场合容易感染布病？

①处理病畜，难产、流产和正常产；②检查牲畜；③饲养放牧病畜；④接触病畜的尿、粪等排泄物，如清扫圈舍；⑤屠宰病畜、剥皮、切肉和分离内脏；⑥剪羊毛或从事毛皮加工；⑦挤奶或加工病畜奶制品；⑧采取病畜、患者的血清和病理材料；⑨直接或间接接触被病畜分泌物、排泄物污

染的水、土、材料、棚圈、工具用品等；⑩从事布菌实验操作及从事布菌苗、抗原、抗血清等生物制剂科研、生产。

十三、人得了布病能治好吗？

多数患者只要治疗及时布病，采用联合和全程用药，措施得力，治愈后能正常生育。

十四、患者治愈后还会再感染布病吗？

患病后有一定的免疫力，再次感染发病者有 2%～7%，与布菌可在细胞内寄生有关，逃脱了抗生素和宿主免疫功能的清除。

十五、布病的潜伏期是多长？

布病的临床症状多种多样，病情的差别很大。潜伏期一般为 1～3 周或数月，平均 2 周，最短 3 天，最长可达 1 年。

十六、布病主要症状是什么？

布病的主要症状是发热、多汗、骨关节和肌肉疼痛、乏力、头痛、心悸、神经痛、腹泻、便秘、食欲缺乏。

十七、布病主要体征是什么？

布病的主要体征有淋巴结、肝、脾肿大，男性可有睾丸肿大；慢性期患者多表现为骨关节系统损害。

十八、布病临床分期是什么？

（1）急性期：发病 3 个月以内，凡有高热和有明显其他症状、体征（包括慢性期患者急性发作），并出现较高滴度的血清学反应者。

（2）亚急性期：发病在 3～6 个月，凡有低热和有其他症状、体征（即有慢性炎症），并出现血清学阳性反应或皮肤变态反应阳性者。

（3）慢性期：发病 6 个月以上，体温正常，有布病症状、体征，并出现血清学阳性反应或皮肤变态反应阳性者。

（4）残余期：体温正常，症状、体征较固定或功能障碍往往因气候变化，劳累过度而加重者。

十九、布病典型症状是什么？

布病典型病例呈波状热，发病前多有寒战、头痛等症状，持续 2～3 周，间歇数天至 2 周无热期后再度发热，如此反复。高热时可无明显不适，体温下降后自觉症状反而加重，这种现象可帮助诊断布病，多汗是本病的主要症状，夜间或凌晨退热时大汗淋漓，可湿透衣裤、被褥，大汗后软弱无力，甚至虚脱。70%以上伴有游走性大关节疼痛。几乎全部病例都有乏力表现。

二十、布病的疼痛主要在什么部位？

布病患者可发生多处疼痛：①急、慢性期布病患者都可出现骨关节与肌肉疼痛，常见于大关节，如腰、骶、髋、肩、肘、膝等关节；②腰骶神经受侵的患者感觉腰部及两下肢剧痛；肋间神经病变的患者自觉剧烈胸痛，随呼吸加剧；坐骨神经受累时两下肢剧烈疼痛，活动受限；③如果患者脑膜受到侵犯会出现相当剧烈的头痛和脑膜刺激征症状，另外还有眼眶内疼痛和眼球胀痛等。

二十一、布病的相关检查及其意义是什么？

（1）血常规：白细胞计数正常或偏低。淋巴或单核细胞增多，久病者有轻、中度贫血。

（2）细菌培养：取血液、骨髓、组织、脑脊液等做细菌培养，培养 10 天以上才可以获得阳性结果。骨髓标本较血液标本阳性率高。

（3）血清凝集实验：布氏杆菌凝集实验是临床最常用的快捷、简便、经济、有效的方法，急性期阳性率高达 80%～90%；慢性期约 1/3 病例阳性。其滴度 1∶160 以上则有诊断意义。

（4）补体结合试验：自病程第 3 周开始出现阳性，对慢性患者有较高特异性。

（5）酶联免疫吸附试验：本法阳性率高于凝集实验，也可用于急、慢性患者的诊断。

二十二、诊断布病依据是什么？

①流行病学史有流行地区居住史、或与病畜接触史、或有进食未严格消毒的奶制品及未煮熟的畜肉史；②临床症状：患者出现典型的发热、多汗、关节痛、睾丸肿痛等临床症状，则诊断基本成立；③实验室检查：血、骨髓、尿、脑脊液等标本中分离到细菌为确诊的依据；检测特异性凝集抗体呈 4 倍以上的增高也可确诊；凡具备①②项和第③项中的任何一项检查阳性即可确诊为布病。

二十三、布病的治疗原则是什么？

布病及时治疗一般结局良好，但到了慢性期则不容易彻底治愈，常常因劳累、气候变化、精神因素等导致复发。因此对布病应早发现、早治疗、全程足量，防止转为慢性，减少并发症。

二十四、急性感染布病如何治疗？

控制感染为主，并对症处理。

（1）对症治疗：发热患者多卧床休息，多饮水，给予营养丰富的半流食；对全身疼痛、关节痛与神经痛者可予镇静剂和解热镇痛剂。

（2）病原治疗：布鲁菌主要在细菌内繁殖，特异性抗体和抗菌药物均不易达到，疗效慢，易复发，所以选择能进入细胞内的药物，采用抗菌药物联合疗法：

1）利福平联合多西环素 0.2g/d，口服；利福平 0.6g/d，疗程 6 周。

2）多西环素联合复方新诺明多西环素 0.2g/d，口服；复方新诺明 4～6 片/天，分两次口服，疗程 6 周。

3）利福平、链霉素与四环素族联合治疗，可增强对布菌的杀菌作用，宜用于治疗有严重并发症的病例。

4）布氏杆菌性脑膜炎患者可采用第三代头孢菌素联合利福平治疗。

二十五、慢性感染布病如何治疗？

慢性感染布病治疗包括病原治疗、脱敏治疗和对症治疗。必要时需要重复治疗几个疗程。

二十六、布病常见护理诊断（问题）有哪些？

（1）体温过高　与布菌引起毒血症有关。

（2）疼痛　与布菌病变累及骨关节、肌肉和神经有关。

（3）焦虑　与持续发热、疼痛反复发作、知识缺乏、担心预后有关。

（4）躯体活动障碍　与慢性期骨、关节、肌肉受损有关。

（5）有体液不足的危险　与出汗过多有关。

二十七、布病患者的病情观察要点是什么？

观察患者体温的变化，并注意有无多汗，高热时及时给予物理及药物降温；多汗者给予温水擦浴，更换衣裤及被褥，保持皮肤清洁、干燥；观察关节肌肉疼痛的部位、性质、持续时间等，注意有无关节强直、畸形；观察患者生殖系统症状，如睾丸炎、附睾炎等。

二十八、布病患者的用药观察要点是什么？

随时观察药物的治疗效果及用药后的反应，利福平可引起肝脏损害，应饭前服用，定期检查肝功能，其分泌物、排泄物呈橘黄色或深红色；四环素族类药可引起恶心、呕吐、腹部不适、腹痛等，应饭后服用；链霉素注意观察有无耳鸣、耳聋等听神经损害症状。

二十九、布病多汗的护理要点是什么？

出汗多于夜间或凌晨退热时大汗淋漓，可湿透衣裤、被褥，大汗后软弱无力，甚至虚脱，护理上及时为患者更换衣物被褥，以保持床褥清洁干燥，并嘱患者多饮水以减少体液的丢失。

三十、布病的疼痛护理要点是什么？

护士积极协助患者进行肢体按摩以减轻患者的痛苦，或服用解热镇痛药，或局部湿敷 5%～10% 硫酸镁，4 次/天；也可遵医嘱予芬太尼透皮贴贴于躯干皮肤处，72 小时更换一次；指导患者学会放松术，如听音乐、深呼吸肌肉放松等，以缓解疼痛。同时为患者讲解疼痛的原因，消除由于疼痛引起的恐惧心理。指导患者活动期绝对卧床休息，减少活动，并保证充足睡眠，缓解紧张情绪。

三十一、布病患者饮食护理要点是什么？

给予布病患者营养丰富的、富含维生素 B 和维生素 C 的易消化饮食；患者出汗较多时，多饮开水、糖盐水，成年入量 3000ml/d，出汗多或入量不足者，可静脉补充水分和电解质。

三十二、布病患者心理护理要点是什么？

患者由于持续发热、多汗、关节和肌肉疼痛等症状，以及对疾病感重病在身及预后不确定，感焦虑、抑郁和恐惧，多关心，常去看望患者，主动与患者真诚地交谈，耐心向他们介绍本病痊愈的各种实例，用通俗易懂语言向患者及家属讲解疾病相关知识。

三十三、如何预防布病？

（1）洗手消毒：对手的消毒处理适用于各类人员，包括专业实验人员、兽医、饲养人员、挤奶工、屠宰工等职业人员，也适用于一般老百姓。最常用的，也最普遍用的就是用肥皂水洗手，以及来苏儿、新洁尔灭等。

（2）食品消毒：饮用奶应采用巴氏消毒法灭菌或直接煮沸后饮用；肉类应烹调后食用，不能吃半生不熟的肉制品，更不能生食。

（3）皮毛消毒：皮毛可直接在日光下晾晒 1～3 天。环氧乙烷消毒：常作熏蒸消毒，300～400g/m³ 封闭空间，也可用钴 60 照射。

（4）流产物消毒：有条件的采用高压消毒，如无高压设备可用化学消毒法，用来苏儿（3%），或新洁尔灭（0.3%），或漂白粉（3%）液浸泡 24 小时后处理。

（5）畜圈、污染场地消毒：10%石灰乳或 10%漂白粉洒地，作用 12 小时后可达消毒目的。

（6）实验室、车间、厂房内消毒：可用甲醛熏蒸、或用乳酸熏蒸，也可用来苏儿喷雾消毒。

三十四、针对布病患者，怎样进行出院指导？

本病一般预后良好，大多数患者于 3～6 个月康复，少数患者病例超过 6 个月，但复发率较高，护士指导患者出院以后要按时服药，6 周为 1 个疗程，如有症状或抗体阳性可持续服药 2～3 个疗程，告知患者适度休息与适量活动，有利于康复；饮食上多吃营养丰富又清淡的食品，注意搭配，以利于疾病的恢复，并应于出院后 1 年内定期复查。

三十五、布病的预防措施有哪些？

（1）羊、牛、猪肉和内脏等，一定要彻底煮熟才能吃。

（2）吃烤肉或涮肉时，不要贪图肉质鲜嫩而吃不熟的肉，要保证彻底涮熟或烤熟才吃。

（3）在外面吃饭时，不要吃来路不明的生肉和半熟的肉。

（4）在旅行中，不要喝或吃未经消毒的鲜奶、奶酪等奶制品。

（5）日常在处理生的羊、牛、猪肉及内脏时，注意刀具、砧板、碗碟等应生熟分开。如果手上皮肤有破损，在处理生肉或内脏前要戴上橡胶手套。

三十六、人得了布病会影响生育吗？

人感染布菌后有可能会导致生殖器官的炎性改变。男性患者表现为睾丸、附睾肿胀、疼痛，阴囊充血水肿；女性患者表现为乳腺炎、输卵管炎、卵巢炎、子宫内膜炎等，发生闭经、痛经、白带过多等，从而导致流产、早产、不孕。但是，急性期布病患者如果及时治愈是不会影响生育的。

三十七、饲养员、挤奶工有哪些个人防护？

饲养员、挤奶工作为长期接触家畜的人员，是受布病威胁的重点人群，是布病的直接受害者。在工作中要按规定使用各种防护装备，不要赤手接触家畜。工作结束后应及时洗手、洗脸，工作场地要及时清扫、消毒，包括对使用的防护装备进行消毒。

三十八、存在人接种的布病疫苗吗？

存在人接种的布病疫苗，在世界上只有少数国家主张给人预防接种，我国是其中之一。人用菌苗系 104M（B.abortus）冻干弱毒活菌苗，以皮上划痕进行接种，剂量为 40 亿～50 亿/（人·次）。低温避光条件下运输，在 4℃下保存。免疫对象仅限于疫区内职业人群及受威胁的高危人群，接种面不宜过广，而且不宜年年复种，必要时可在第二年复种一次。对孕妇、泌乳期妇女、年老体衰者及有心、肝、肾等疾病患者不宜接种。104M 苗也可采用滴鼻方式免疫。

（张玉敏　吴　丹）

第八节　流行性脑脊髓膜炎

一、什么是流行性脑脊髓膜炎？

流行性脑脊髓膜炎（简称流脑），由脑膜炎奈瑟菌（又称脑膜炎球菌）通过呼吸道传播引起的化脓性脑脊髓膜炎。脑膜炎会引起脑部损伤而遗留听力下降或耳聋、智力低下等后遗症。

二、脑膜炎奈瑟菌是怎样的细菌？

脑膜炎双球菌（学名 Neisseria meningitidis），又名脑膜炎奈瑟菌或脑脊髓膜炎双球菌，简称为脑膜炎球菌，是一种革兰氏阴性菌，因其所导致的脑膜炎而闻名。1887 年 Weichselbaum 从脑脊液中分离出脑膜炎双球菌。脑膜炎奈瑟菌存在于人体中性粒细胞内、外，可从带菌者、患者的鼻咽部和患者的血液、脑脊液、皮肤瘀点、瘀斑中发现。按表面特异性多糖抗原之不同分为 13 个亚群（90%以上为 A、B、C3 个亚群）。我国流行菌群以 A 群为主，但近年屡有 B、C 等亚群局部流行或暴发。

三、脑膜炎奈瑟菌的抵抗力如何？

脑膜炎奈瑟菌感染性强，但对外界的抵抗力较弱，在外环境中存活能力差。本菌含自溶酶，如不及时接种易溶解死亡。对寒冷、干燥较敏感，低于 35℃、加温至 50℃或一般的消毒剂处理者极易使其死亡。

四、全球流脑发病情况如何？

流脑遍布全球，在温带地区可出现地方性流行，经常有散在发病例出现，在冬春季节会出现季节性发病高峰。在非洲撒哈拉地区的一些国家，也就是在脑膜炎带内常出现不同模式的暴发流行。过去，每隔 8～12 年出现一次周期性流行，从 20 世纪 80 年代初以来流行的间隔越来越缩短，而且流行更不规律。脑膜炎带也在不断扩大，东部扩到埃塞俄比亚西部延伸到塞内加尔。目前，流脑在许多国家常有此病发生，甚至出现大流行。

五、过去，我国流脑的发病情况如何？

过去我国也和非洲的情况相似，每隔 8～10 年出现一次全国性流脑大流行，1967 年流行最严重，全国的发病率为 403/10 万，在 1977 年出现的另一个小高峰（60.1/10 万）后，疫情持续下降，至 90 年代，疫情维持在 1/10 万以下的水平，至 2000 年，疫情维持则在 0.2/10 万以下的水平，2004年疫情略有上升，年报告发病率为 0.2001/10 万。

六、目前，我国流脑的发病情况如何？

目前我国每年大约有 3000 人患流脑，死亡近 200 人左右，病死率为 5%～10%。流脑冬春季节病例高发，一般在 11～12 月份病例开始增多，第二年的 2～5 月份为发病高峰期。该病的病死率高，危险性大，是严重危害儿童健康的传染病。我国流脑的病死率一直位于法定传染病的第 5～6 位。

七、流脑的传染源及易感者有哪些？

流脑的传染源主要是患者和带菌者。人群普遍易感，婴幼儿、儿童和青少年最容易感染流脑，特别是居住、生活、学习环境拥挤的人群。近年中小学生、进城务工人员及其子女是发病的主要人群。

八、流脑的传播途径是什么？

流脑经空气及飞沫传播。

九、普通人群怎样预防流脑感染？

（1）在流行前期有计划地开展几次群众性卫生运动，清扫周围环境和室内卫生，注意通风换气，学校、办公室或居民家中应做到每天开窗至少 3 次，每次不少于 10min，勤晒衣被和儿童玩具，可以预防此病传播。

（2）加强体育锻炼和营养，增强体质。

（3）宣传防治流脑的科普知识，增强广大群众预防流脑的意识，以使患者得到早发现、早报告、早诊断、早治疗并使疫点得到早处理。

（4）坚持做好流脑流行病学监测。

（5）根据流行病学监测的结果，分析发病趋势，合理地制订预防工作计划，落实菌苗预防及患者抢救治疗的措施。

（6）在流脑散发情况下，可重点作好 2 岁以下儿童的基础免疫。我国主要由 A 群 Nm 引起流脑流行，目前仅有一种 A 群 NmCPS 菌苗，于每年 11 月份对 6 个月～2 岁儿童进行基础免疫 1 针，间隔 2 个月后，再加强免疫一次，菌苗的接种率需达到 90% 以上。

十、医疗部门怎样预防流脑的传播？

在标准预防的基础上，采取飞沫及空气隔离与预防。

十一、脑膜炎奈瑟菌的发病机制是什么？

新分离的脑膜炎奈瑟菌有荚膜和菌毛。荚膜能抵抗吞噬作用，菌毛可黏附至咽喉部黏膜上皮细胞的表面，利于进一步侵入。病原菌从鼻咽部侵入血液循环，形成败血症，最后局限于脑膜和脊髓膜，形成化脓性脑脊髓膜炎。脑膜炎奈瑟菌的主要致病物质是内毒素。病菌侵入机体繁殖后，因自溶或死亡而释放出内毒素。内毒素作用于小血管和毛细血管，引起坏死出血，故出现皮肤瘀斑和微循环障碍。严重败血症时，因大量内毒素释放，可造成弥散性血管内凝血（DIC）及中毒性休克。人受脑膜炎奈瑟菌感染后大多数表现为鼻咽部带菌状态，只有少数成为流脑患者。

十二、流脑的典型的临床表现是什么？

流脑的典型的临床表现是突发性高热、头痛、呕吐、皮肤和黏膜出血点或瘀斑及颈项强直等脑膜刺激征，脑脊液呈化脓性改变。潜伏期为 1～10 天，短者仅为数小时，多为 2～3 天。

十三、流脑患者的皮肤黏膜瘀点瘀斑特点是什么？

流脑患者的皮肤黏膜瘀点瘀斑特点是直径 1mm～2cm，开始为鲜红色，后为紫红色，最早见于眼结膜和口腔黏膜，大小不一，多少不等，分布不均，以肩、肘、臀等易受压处多见，色泽鲜红，后变为紫红。严重者瘀斑迅速扩大，其中央因血栓形成而出现紫黑色坏死或形成大疱，如坏死累及皮下组织可留瘢痕。

十四、根据流脑的病情和病程可分为那些类型？

根据流脑的病情和病程可分为普通型、暴发型、轻型、慢性败血症型。

十五、普通型流脑的主要临床表现？

普通型流脑约占 90%。按病情可分为前驱期（上呼吸道感染期）、败血症期、脑膜炎期和恢复期，但不易严格区分。

（1）前驱期（上呼吸道感染期）：脑膜炎双球菌在鼻咽部繁殖，大多数人无症状。少数人觉咽喉疼痛、流涕等，大多数患者此期间能自愈，但此时传染性很强，持续 1～2 天。

（2）败血症期：病菌侵入了机体，当侵入血液循环发生全身感染时称败血症。起病急剧，突发寒战，高热，体温 39～40℃，伴头痛、精神萎靡、全身乏力及关节疼痛、食欲缺乏、呕吐等毒血症症状。全身皮肤黏膜出现瘀点或瘀斑为本期特征性表现。婴幼儿常表现为哭闹、拒食、烦躁不安、皮肤感觉过敏和惊厥。

（3）脑膜炎期：败血症期的毒血症状及体征仍持续存在，高热持续不退，出现明显的中枢神经系统症状，剧烈头痛、喷射性呕吐、烦躁不安、畏光、颈后部及全身疼痛，脑膜刺激征阳性。多于 2～5 天内进入恢复期。

（4）恢复期：经治疗后体温逐渐降至正常，瘀点、瘀斑消失。大瘀斑中央坏死部位形成溃疡，后结痂而愈。症状好转，神经系统渐恢复正常，一般在 1～3 周内痊愈。

十六、暴发型流脑的主要临床表现？

暴发型流脑起病急骤，病情凶险，儿童多见，进展迅速，6～24 小时内即可危及生命，病死率高，分为 3 型。

（1）休克型：以迅速出现循环衰竭为特征，而脑膜炎的表现可不明显。起病急骤，寒战、高热或体温不升，严重中毒症状，短期内（12 小时内）出现遍及全身的广泛瘀点、瘀斑，迅速扩大，或继以瘀斑中央坏死。内脏甚至肾上腺也有出血病变，发生广泛的弥散性血管内凝血，患者很快衰竭。突出表现为突发高热、寒战、面色苍白，四肢厥冷，唇指端发绀，脉细速，血压下降或不能测出、少尿或无尿。多无脑膜刺激征，脑脊液检查多无异常。

（2）脑膜脑炎型：以脑膜、脑实质损害为主要表现，颅内高压为本型突出症状，严重者发生脑疝，出现中枢性呼吸衰竭。患者剧烈头痛，频繁的呕吐呈喷射状，反复或持续惊厥，迅速陷入昏迷。脑膜刺激征及病理反射阳性。

（3）混合型：此型最为凶险，兼有上述两型的表现。治疗亦较困难，预后差，病死率高。即使应用抗生素，病死率也在 10%以上。

十七、轻型流脑的主要临床表现？

轻型流脑发生于流行后期，临床表现为低热、轻微头痛、咽痛等上呼吸道感染症状；皮肤黏膜可有少量细小出血点；亦可有脑膜刺激征。脑脊液可有轻度炎症改变。咽培养可有脑膜炎双球菌。儿童多见，可不治而愈。

十八、慢性败血症型流脑的主要临床表现？

慢性败血症型流脑极为少见，可迁延数月。表现为间歇性寒战、发热，伴有皮肤瘀点、瘀斑，多发性大关节疼痛，少数伴脾大。每次发作可持续 1～6 天。

十九、婴幼儿流脑的特点是什么？

婴幼儿因颅骨缝和囟门尚未完全闭合，中枢神经系统发育不成熟，临床表现往往不典型，除高热、呕吐、拒食、烦躁、啼哭外，还可表现为惊厥、尖叫、腹泻、囟门紧张隆起，而脑膜刺激征不明显。

二十、老年流脑的特点是什么？

老年流脑以上呼吸道感染症状多见，热程长，意识障碍明显，皮肤黏膜瘀点、瘀斑发生率高。暴发型多见，预后差，病死率高。病情重者，机体反应性差，血白细胞正常或减少。

二十一、流脑的相关检查及其意义是什么？

（1）血常规：白细胞总数明显增加，一般在（10～20）×10⁹/L；中性粒细胞升高，在 80%～90%。

（2）脑脊液检查：病初或休克型患者，脑脊液外观多为澄清，细胞数、蛋白和糖量尚无改变，可表现为压力增高。典型的流脑脑膜炎期，压力常增高至 200mmH₂O 以上，外观呈浑浊米汤样甚或脓样；白细胞数明显增高至 1000×10⁶/L 以上，并以多核细胞增高为主；糖及氯化物明显减少，蛋白含量升高。

（3）细菌学检查：涂片，取皮肤瘀点处的组织液或离心沉淀后的脑脊液做涂片染色。取瘀斑组织液、血或脑脊液进行培养。应在使用抗菌药物前培养。

（4）血清免疫学检查：主要用于早期诊断，阳性率均在 90%以上。

二十二、流脑的诊断标准有哪些？

（1）流行病学史：在冬春季节和流行地区内，儿童患病者最为多见。有些患者在发病前 7 天有明显密切接触史。

（2）临床表现：

1）突然寒战、高热、恶心、呕吐、流涕、鼻塞、咽痛、全身疼痛、头痛加重。

2）面色苍白、四肢发凉、皮肤发花并有散在的小出血点、唇周及指端青紫、唇周单纯疱疹。

3）烦躁不安、谵妄、昏迷或惊厥。

4）皮肤、黏膜瘀点典型或融合成瘀斑，血压明显下降、脉搏细速、脉差缩小。

5）颈项强直、角弓反张、克氏征和布氏征阳性。

6）瞳孔大小不等、边缘不整、对光反应迟钝、眼球常凝视。

7）呼吸快慢及深浅不均或呼吸暂停。

8）幼儿发病多不典型，常见高热、呕吐、嗜睡外，还多见极度不安与惊厥、拒乳、尖叫、腹泻、咳嗽、双目凝视、颈项强直和布氏征阳性，其他脑膜刺激征可能缺项。前囟未闭者多见隆起，呕吐频繁而失水者也可出现囟门下陷。

（3）实验室诊断：

1）血常规：白细胞数显著增高，最高可达 40×10⁹/L，中性粒细胞在 80%～90%。

2）疑为流脑者应做腰椎穿刺检查，脑脊液（CSF）压力常增高达 1.96kPa 以上；典型病例 CSF 的外观混浊如米汤样甚或脓样；白细胞数增多，可达每升数亿，以多形核细胞为主；蛋白质显著增高，可达 1～5g/L；糖量常低于 2.22mmol/L，氯化物也稍降低。CSF 涂片可在中性粒细胞内找到革兰氏阴性双球菌。

3）从患者 CSF 或急性期血液分离到脑膜炎奈瑟菌。

4）从患者急性期血清或尿或 CSF 中检测到脑膜炎奈瑟菌群特异性多糖抗原。

5）检测患者恢复期血清抗体效价较急性期呈 4 倍或 4 倍以上升高。

6）以 PCR 检测到患者急性期血清或 CSF 中脑膜炎奈瑟菌的 DNA 特异片段。

二十三、如何治疗流脑？

流脑，尤其是暴发型流脑病情进展迅速，主要死因为败血症导致的休克、DIC 和脑水肿脑疝。因此，及早的诊断、严密的病情观察是本病治疗的基础。

（1）普通型的治疗：尽早应用敏感并能透过血脑屏障的抗菌药物。青霉素为治疗流脑首选抗菌药物，宜大剂量使用，以使脑脊液含量达到有效浓度。头孢菌素，首选头孢曲松钠，抗菌活性强，疗效类似于青霉素，但价格较高，宜用于不能应用青霉素的重症患者。应保证热量及水电解质平衡。高热时可用物理降温和药物降温；颅内高压时予甘露醇，快速静脉滴注。

（2）暴发型流脑的治疗：

1）休克型治疗：尽早应用抗菌药物，迅速纠正休克，注意防止 DIC 的发生，为毒血症症状明显的患者使用肾上腺皮质激素有利于纠正感染中毒性休克，静脉注射，一般不超过 3 天。

　　2）脑膜脑炎型的治疗：治疗关键是及早发现脑水肿，积极脱水治疗，预防发生脑疝。防治呼吸衰竭：保持呼吸道通畅，必要时气管插管，使用呼吸机治疗。

　　3）混合型的治疗：此型患者病情复杂严重，治疗中应积极治疗休克，又要顾及脑水肿的治疗。因此应在积极抗感染治疗的同时，针对具体病情，有所侧重，两者兼顾。

二十四、流脑常见护理诊断（问题）有哪些？

　　（1）体温过高：与肺炎双球菌感染导致败血症有关。

　　（2）组织关注无效：与内毒素导致循环障碍有关。

　　（3）潜在并发症：惊厥、脑疝、呼吸衰竭。

　　（4）有皮肤完整性受损的危险：与意识障碍、内毒素损伤皮肤小血管有关。

二十五、护士应从那些方面观察流脑患者的病情？

　　（1）严密监测生命体征、意识状态，面色、表情、皮肤及末梢循环状况，瞳孔是否等大等圆，对光反射是否存在，有无抽搐、惊厥先兆。

　　（2）正确记录 24 小时出入量，以判断病情，指导治疗。特别是休克患者，须密切观察血压和尿量。

　　（3）不能自动排尿或尿潴留者应定时按摩膀胱或导尿。

　　（4）当患者出现意识障碍、烦躁不安、剧烈头痛、喷射性呕吐、血压升高等征象时，提示有颅内压增高。

　　（5）当患者呼吸频率和节律出现异常、瞳孔对光反射迟钝或消失、两侧瞳孔不等大不等圆时，提示有脑疝的可能。

　　（6）观察婴儿有无前囟饱满或隆起，小儿有无拒食等。

二十六、流脑患者的用药注意事项？

　　（1）抗菌药：应用青霉素类药物时，须询问有无过敏史，皮试及用药期间，须密切观察用药反应，严格用药剂量、间隔时间及疗程。对使用磺胺类药物的患者，鼓励多饮水，注意观察尿量、颜色及性状，遵医嘱给予碱性药物，以减轻肾损害。应用磺胺类药，应鼓励患者多饮水，每天至少饮水 2000ml，且保证尿量在 1000ml/d 以上，或遵医嘱使用碱性药物以碱化尿液，避免出现肾损害。

　　（2）应用甘露醇等脱水剂时，要求快速静脉滴入，同时注意观察呼吸、心率、血压、瞳孔的变化，颅内高压、脑膜刺激征表现有无改善，脱水的同时注意监测电解质平衡状况。颅内压增高者行腰椎穿刺前应先脱水治疗，以免诱发脑疝。

　　（3）血管活性药物：随时监测血压状况，调整静脉滴注速度，以维持和稳定正常血压。

　　（4）激素：注意患者保护性隔离，加强病室环境控制，减少探视人员。

　　（5）其他药物：应用山莨菪碱、阿托品及降温、脱水、利尿、强心药等药物时，应随时观察用药效果及不良反应。

二十七、临床护理重点有哪些？

　　（1）保护性隔离：在标准预防的基础上，采取飞沫及空气隔离与预防。对患者的分泌物、排泄物及病室的物表等应予以严格消毒。病室湿式清扫，每日通风至少 2 次，或用医用空气净化器消毒 2 次。

　　（2）生活护理：绝对卧床休息，减少人员流动，治疗护理操作要集中进行，尽量减少搬动患者，避免诱发惊厥，保证患者充分休息，以减少机体能量消耗。保持病室清洁、安静，光线柔和，室温 22～26℃，湿度 50%～60%。颅内高压的患者需抬高头部。呕吐时，将患者头偏向一侧，防止误吸。腰椎穿刺后，协助患者去枕平卧 4～6 小时。

　　（3）饮食护理：给予高热量、高蛋白、高维生素、清淡易消化的流食或半流食，鼓励患者多饮水，对频繁呕吐、进食困难及意识障碍者遵医嘱予鼻饲、静脉补液及营养支持。

（4）对症护理：

1）高热的护理：体温＞38.5℃时，即应及时给予温水擦浴、头枕冰袋等物理降温；可增加冰袋数量，酌情置于额部、枕部及颈部、腋下、腹股沟等大血管走向部位；持续高热或出现超高热时，应设专人护理，可加用冰帽、冰毯、降温床等，给予冰水灌肠、亚冬眠疗法等。降温期间严密观察患者的降温效果及反应，每30min测量体温1次，注意观察冰敷部位，并每4小时更换1次，避免冻伤发生；监测亚冬眠疗法患者生命体征，保持呼吸道通畅，及时给氧。大量出汗时及时补充液体，更换潮湿衣被。有循环不良或衰竭的患者禁用冷敷和乙醇擦浴，以避免引起寒战和虚脱。

2）颅内压升高的护理：严密观察病情变化，出现持续高热、剧烈头痛、喷射性呕吐、面色苍白、意识障碍等时，应加床挡、设专人护理，建立有效的大静脉通道，及时准确完成降温、止吐、脱水等治疗；患者头部抬高15°～30°，以降低颅内静脉压和血容量，且保持正位，以保证颈静脉回流通畅。呕吐时头偏向一侧，以避免误吸，呕吐后做好口腔护理并及时清理污染物，记录呕吐的次数、性质及量；应用20%甘露醇时，应避免液体外渗，并须30min内快速静脉滴注或静脉注射，以保证脱水效果，用药半小时后注意观察尿量；出现血压升高、肌张力增高、惊厥、上肢伸直内旋或全身强直、角弓反张等时，立即遵医嘱给予镇静、解痉等抢救，注意及时松解领口，取下义齿，酌情使用舌垫板（防咬伤）、约束带，忌用力按压或强迫制动，避免骨折、脱臼等发生。

3）呼吸衰竭的护理：保持呼吸道通畅，观察呼吸的次数、频率及形态，及时吸痰，给予吸氧，准备好抢救物品和药品，如吸痰器、气管插管或气管切开包、呼吸兴奋剂等。昏迷患者应去除义齿，头偏向一侧，防止舌后坠（必要时使用舌钳），及时清除口咽分泌物，保持口腔清洁及呼吸道通畅；痰液黏稠时遵医嘱予雾化吸入，翻身叩背每2小时1次；观察有无脑疝及呼吸衰竭等症状，出现瞳孔不等大、对光反射消失、呼吸形态改变等时，立即报告，配合医生进行气管插管辅助呼吸等抢救。切忌胸外按压。

4）安全护理：意识障碍者，应使其头偏向一侧，避免呕吐物吸入，造成吸入性肺炎。昏迷患者应注意有无尿潴留，及时给予排尿，以防患者躁动引起颅内压增高。烦躁不安者，应加床栏或约束四肢，防止坠床，必要时遵医嘱给予镇静剂。

5）皮肤护理：注意全身皮肤有无瘀点瘀斑，其部位、范围及程度、进展或好转情况。当患者皮肤点迅速增多或有鼻出血、消化道出血等症状时，要考虑DIC的可能及时处理。病变局部不宜穿刺。当水疱发生溃破时，可用无菌生理盐水清洗，涂以抗生素软膏保护，以防止继发感染。瘀点瘀斑在吸收过程中常有刺痒感，应修剪并包裹患者指甲，避免抓破皮肤。昏迷患者应定时翻身、拍背，翻身时避免推、拉等动作，防止擦伤皮肤，避免引起脑疝和呼吸骤停。定时按摩受压部位，以防压疮发生，必要时使用气垫床，防压疮。床单位保持清洁，平整，内衣裤应柔软、宽松、勤换洗，防止大小便后浸渍。皮肤破损时立即处理，及时换药，小面积破损可予抗生素软膏等涂抹，大面积者应覆盖消毒纱布等，以防止感染。

（5）心理护理：本病病情危重、症状明显，患者和家属易产生焦虑、恐惧心理。应加强巡视，密切观察病情变化，严格规范地执行各项治疗和护理。加强与患者和家属的主动沟通，在执行各项检查、治疗和护理工作前，耐心地做好解释和安慰工作，取得患者和家属的信任，提高其安全感和治疗依从性，以提高抢救成功率，减少并发症和后遗症。

二十八、在宣教中护士应从哪些方面帮助患者？

由于流脑可引起脑神经损害、肢体运动障碍、失语、癫痫等后遗症，应指导患者和家属坚持切实可行的功能锻炼、按摩等，提高患者自我管理能力，以提高患者的生活质量。对出现瘫痪等后遗症患者，指导其日常生活及皮肤的护理要点，保持瘫痪肢体的功能位，积极进行主动和被动的功能锻炼等。

二十九、为流脑患者留取脑脊液标本应注意什么？

对临床有明显颅压增高表现者，宜在应用甘露醇脱水降低颅压后再行腰穿；腰穿时应使脑脊液缓慢流出，必要时腰穿针芯不要全部拔出，以免因脑脊液流出过快、过多而发生脑疝。脑膜炎奈瑟菌在体外生活力、抵抗力极弱，对干燥、寒冷、日光极为敏感。温度低于30℃或高于50℃皆易死亡，故细菌学检测应注意采集标本后及时送检。

三十、流脑流行前期的预防措施有哪些？

（1）在流行前期有计划地开展几次群众性卫生运动，清扫周围环境和室内卫生，注意通风换气，学校、办公室或居民家中应做到每天开窗至少3次，每次不少于10min，勤晒衣被和儿童玩具，可以预防此病传播。

（2）加强体育锻炼和营养，增强体质。

（3）宣传防治流脑的科普知识，增强广大群众预防流脑的意识，以使患者得到早发现、早报告、早诊断、早治疗并使疫点得到早处理。

（4）坚持做好流脑流行病学监测。

（5）根据流行病学监测的结果，分析发病趋势，合理地制订预防工作计划，落实菌苗预防及患者抢救治疗的措施。

（6）在流脑散发情况下，可重点作好2岁以下儿童的基础免疫。我国主要由A群脑膜炎奈瑟菌引起流脑流行，目前仅有一种A群脑膜炎奈瑟菌CPS菌苗，于每年11月对6个月～2岁儿童进行基础免疫1针，间隔2个月后，再加强免疫一次，菌苗的接种率需达到90%以上。

三十一、流脑流行期的预防措施有哪些？

（1）早发现、早报告、早诊断、早就近住院治疗患者。

（2）在流脑患者周围查治早期轻症者，若病情较重应急送医院治疗。

（3）B群流脑菌苗目前尚未研制成功，当出现该群脑膜炎奈瑟菌的流脑流行时，另外菌苗没有落实或供应不上出现紧急疫情时，为预防续发第二代病例，对于患者密切接触者需口服抗菌药物。如磺胺嘧啶、利福平、环丙沙星等。

（4）若流脑流行出现在过去未实施菌苗免疫或注射菌苗较少的地方，可对15岁以下未免疫的儿童应急接种菌苗，能有效地防止继发病例出现，控制流行。

（5）一旦发生流脑流行，应劝阻大型集会和串门访友或探视患者，不带儿童去公共场所，若在学校和托儿所发生流脑暴发，可酌情暂时停课与暂停收托儿童，并对学生和儿童应急接种脑膜炎奈瑟菌菌苗，但必须严格掌握菌苗接种的禁忌证。

（6）实施流行前期的一般性的预防措施，亦有助于防止流脑疫情扩散。

（7）上述菌苗只能预防相应群脑膜炎奈瑟菌所引起的流脑流行。若发生B群脑膜炎奈瑟菌引起流脑局部流行，只能对患者密切接触者进行上述化学药物预防的措施。

三十二、流脑疫苗有哪几种？

目前我国仅有A群和C群脑膜炎奈瑟菌荚膜多糖菌苗。1980年国内研究的A群脑膜炎球菌多糖疫苗获准应用，保护率为93.6%。该菌苗在我国应用十几年已经控制了由A群脑膜炎奈瑟菌引起的流脑流行。

三十三、哪些人应该接种流脑疫苗？

流脑疫苗可预防性疾病。易感人群在流行季节到来之前应适时接种流脑疫苗，接种后90%以上的人都会得到保护。除常规接种疫苗外，出现病例后，病例的接触者及其周围人群应接种相应血清群的疫苗。在流脑流行季节前对15岁以下儿童注射流脑菌苗是一种安全有效的预防措施。

三十四、接种流脑疫苗可能出现哪些副反应?

接种疫苗后少部分人会出现接种部位的局部反应,包括红肿痛等,一般 1～2 天后会自行消失;少部分人接种后会有发热;个别人接种后会发生较严重的过敏反应,可表现为呼吸困难、气喘、面色苍白、乏力、心跳加快或眩晕,但此种情况非常罕见。发生严重的过敏反应时应马上就医,并与疫苗接种单位联系。

三十五、流脑可以预防性服药吗?

尽管接种疫苗有好的保护作用,但从接种疫苗到身体能产生预防流脑的效果,需要 10～14 天时间。因此对于流脑患者的密切接触者来说,最好是在医务人员的指导下服用敏感的抗生素进行预防(密切接触者指同吃同住人员,包括家庭成员、托儿所,幼儿园、学校里的同班者及处在同一小环境中的人群)。

(吴 丹 陈 茜)

第九节 炭 疽

一、什么是炭疽?

炭疽是由炭疽杆菌引起的食草动物源性的急性传染病。

二、炭疽是法定传染病吗?

炭疽是《中华人民共和国传染防治法》规定的乙类传染病,其中肺炭疽按照甲类传染病管理。

三、炭疽的病原学特点是什么?

炭疽杆菌(Bacillus anthracis)为革兰氏阳性,需氧芽胞杆菌,菌体较大,两端钝圆,芽胞居中呈卵圆形,排列成长链、竹节状,无鞭毛,不能运动,可形成荚膜,在人和动物体内有荚膜的炭疽杆菌有很强的致病性,营养要求不高,在有氧条件下普通培养基上生长良好。

四、炭疽杆菌的抵抗力如何?

本菌的芽胞抵抗力很强,在自然条件下能存活 20 年,在皮毛上也能存活数年以上,直接日光暴晒 100 小时,煮沸 10～15min、干热 120～140℃ 1～3 小时、100℃湿热 5min 才能杀灭;对化学消毒剂的抵抗力也很强,10%甲醛溶液 15min,2%～5%高锰酸钾溶液 24 小时,1:2500 碘液中 10min 即可破坏芽胞,20%漂白粉和新配的石灰乳浸泡 2 天等可将其杀灭。

五、全球炭疽流行状况如何?

在世界各地频繁出现炭疽暴发流行。近年来非洲最严重的人间流行发病达万余人。以前全球炭疽患者的发生率在 2 万～10 万/年,最近则为(2 千～2 万)/年。美国在 20 世纪 90 年代初期大约为 130 例/年。苏联在 1979 年曾因军事机构不慎泄漏炭疽杆菌造成至少 66 人死亡。

六、目前我国炭疽流行状况如何?

我国自然疫源地分布广泛,炭疽病例时有发生,每年发病数估计为 10000～20 万。近五年来,全国每年炭疽发病数波动在 400～1000 人,主要集中在贵州、甘肃、四川、云南、青海等西部地区。

七、炭疽的发病机制是什么?

炭疽杆菌通过皮肤而侵入人体,在局部繁殖产生外毒素和抗吞噬作用的荚膜物质,当机体抵抗力降低时,致病菌向全身扩散,形成败血症和继发性脑膜炎,炭疽杆菌的毒素可直接损伤血管的内皮细胞,出现 DIC 和感染性休克。

八、炭疽传染源是什么?

患病的牛、马、羊、骆驼等食草动物是人类炭疽的主要传染源。其次是猪、狗、狼等食肉动物。

炭疽患者的分泌物和排泄物也具传染性，目前还没有人传染人的报道。

九、炭疽传播途径是什么？

人主要通过接触炭疽病畜毛皮和食肉而感染，也可以通过吸入含有炭疽芽胞的粉尘或气溶胶而感染。

十、哪些人容易感染炭疽？

人群普遍易感炭疽，病后免疫力较持久。

十一、炭疽有哪些高发地区及高危人群？

我国炭疽常发生在西部地区，以农牧民居多，特别是动物屠宰、皮毛加工工人、动物饲养人员及兽医等是高危人群。

十二、炭疽的潜伏期是多长？

炭疽的潜伏期因侵入途径不同而不同，皮肤炭疽的潜伏期相对较长，一般为1~5天，肺炭疽可短至12小时，肠炭疽亦可于24小时内发病。最长可达12天。

十三、炭疽有哪些临床类型？

炭疽主要有3种临床类型：皮肤炭疽、肺炭疽、肠炭疽，其中皮肤炭疽最为常见。

十四、皮肤炭疽临床表现是什么？

皮肤炭疽约占98%，病变多见于面、颈、肩、手和脚裸露部位皮肤，主要表现为斑丘疹、水疱、溃疡、黑色焦痂，周围水肿，无痛觉，稍有痒感，无脓肿形成。

十五、肺炭疽临床表现是什么？

肺炭疽极罕见，多为原发性，又称"吸入性炭疽"，也可继发皮肤炭疽，以全身不适、肌痛、发热和干咳起病，数日后病情加重，出现呼吸窘迫、咳嗽、咳血性痰、胸痛、发绀和出汗等。常并发败血症、感染性休克和炭疽脑膜炎。

十六、肠炭疽临床表现是什么？

肠炭疽常因食用污染的肉类后产生，较少见，症状包括高热、剧烈腹痛、腹泻、恶心、呕吐、水样便或血便，易并发败血症或感染性休克。

十七、炭疽实验室检查有哪些？

（1）血常规：白细胞增高，一般在（10~20）$\times 10^9$/L，中性粒细胞显著增多。

（2）细菌学检查：皮肤损害的分泌物、痰、呕吐物、排泄物或血液等样本中，涂片显微镜检查发现炭疽杆菌。患者未治疗前按采样要求取上述标本，用适宜培养基进行分离培养，检出革兰氏阳性，呈链状大杆菌。

（3）血清学检查：主要用于炭疽的回顾性诊断和流行病学调查。

十八、炭疽如何诊断？

炭疽依据流行病学史，如2周内有无到疫区、接触过炭疽杆菌污染的皮毛、进食污染的食物、吸入尘埃等，结合临床表现及实验室检查而确诊。

十九、炭疽如何治疗？

一般治疗和对症治疗：单间严密隔离，卧床休息，给予流食或半流食，多饮水，对不能进食或呕吐明显者予静脉补液；皮肤炭疽严禁抚摸、挤压及手术切开，局部予呋喃西林溶液或2%过氧化氢冲洗，敷青霉素或磺胺软膏。高热者予药物或物理降温。

青霉素是治疗炭疽的首选药，皮肤型炭疽每日青霉素240万~320万U，静脉注射，疗程7~10天；肺、肠炭疽合并脑膜炎者，应用大剂量青霉素，400万~800万U，每6小时1次，静脉滴注。有过敏反应的患者，可选用其他抗生素，如环丙沙星、多西环素、克林霉素、红霉素和头孢菌素等。

二十、炭疽常见护理诊断（问题）有哪些？

（1）皮肤完整性受损　与皮肤炭疽有关。

（2）体温过高　与败血症导致内毒素作用于下丘脑有关。

（3）疼痛　与溃疡有关。

（4）败血症　与产生大量毒素有关。

（5）潜在并发症　感染性休克。

（6）恐惧　与缺乏疾病知识有关

二十一、炭疽患者的病情观察要点？

密切注意观察体温、脉搏、呼吸、血压、神志和精神状态；注意局部皮肤变化，如黑结痂、肉芽组织增生修复等情况，皮肤瘙痒者应告知患者严禁搔抓，并保持局部创面清洁；高热时遵医嘱予物理或药物降温。

二十二、皮肤炭疽护理要点是什么？

观察并记录皮疹性质的变化；保持皮肤清洁，禁用肥皂水、酒精擦拭皮肤；局部水疱用碘伏消毒，再用 1∶2000 高锰酸钾溶液冲洗后青霉素稀释液（生理盐水 250ml 加青霉素 320 万单位）湿敷；痂皮自行脱落，勿强行撕脱，防止感染；水肿严重的肢体，予抬高肢体。

二十三、肠炭疽护理要点是什么？

密切观察患者生命体征的变化和肠出血的情况，并做好记录，尤其大便的颜色、形状、量及出血情况准确评估，监测血常规的变化，观察患者有无表情淡漠、脉搏细弱、血压下降、四肢末梢凉、面色苍白等出血的表现；饮食易消化少渣食物，忌甜食、牛奶、韭菜、芹菜以免引起腹胀、肠穿孔。

二十四、肺炭疽护理要点是什么？

单间严密隔离，做好个人防护；观察患者有无咳嗽、胸痛、咳血痰；观察患者有无气促、呼吸困难，甲床、口唇有无发绀。

二十五、炭疽患者饮食护理要点是什么？

指导患者多喝水，进食高蛋白，高热量，高维生素且清淡、易消化食物，以利体内毒素排出，增强机体抵抗力，加速伤口恢复。

二十六、炭疽患者心理护理要点是什么？

患者对此病知识缺乏，又不能和家人接触，加之医务人员的着装均给患者心理带来巨大的恐慌、孤独和紧张。针对患者的心理反应，责任护士向患者及家属介绍本病的基本知识，告知经过积极治疗预后较好，多巡视、多沟通、多关心、多帮助患者，使他们在心理上得到安慰。积极配合治疗，早日康复。

二十七、针对炭疽患者如何做好消毒隔离？

在标准预防基础上，采用接触、飞沫隔离及预防，还应进行严密隔离。单间病房隔离，直至焦痂脱落、创口痊愈及症状消失为止。医护人员接触患者时，戴口罩、橡胶手套并穿隔离衣，必要时带护目镜、面屏，穿防护服；操作后用快速手消液手消毒，再用肥皂水、清水、酸化水进行手消毒。医疗用品如体温计、血压计、听诊器等专人专用，使用一次性止血带，不得随意拿出病室，用后体温计立即用 1000 mg/L 有效氯消毒剂浸泡 30min 或酸化水浸泡 15min，血压计擦拭消毒，袖带、听诊器环氧乙烷消毒，对患者的病房地面、物表用酸化水擦拭消毒，2 次/天。敷料、垃圾装入双层塑料袋密封焚烧。患者出院后予终末消毒，被褥、衣物环氧乙烷消毒，用含氯消毒液或酸化水对病室进行喷雾消毒，密闭 30min。

二十八、针对炭疽患者，怎样进行出院指导？

向患者和家属讲述本病的基本知识和传播途径，让患者了解预防与隔离的重要性。注意休息，指导患者学会自我保护，嘱患者养成良好的卫生习惯，如勤洗手，进行皮毛加工或处理死畜时一定要戴手套、口罩，穿工作服。室内要有良好的通风设备，以防止和减少染菌尘埃积聚，工作后洗手，如发现皮肤损伤，立即用 2%～5% 碘酒涂擦后，到医院进行进一步处理。

二十九、疫苗接种应用哪些人群？

炭疽杆菌的预防接种应该针对特殊工作场所的人，如进口动物皮革、毛发、骨肉、毛制品、猪鬃、毛皮的人员；从事炭疽杆菌感染的诊断和研究的人员。预防接种仅适用于 18～65 岁的健康成年人。

三十、炭疽接触者医学观察是多久？

密切接触者医学观察 8 日。

三十一、如何接种炭疽疫苗？

炭疽杆菌减毒活菌苗，目前采用皮上划痕法，每次用菌苗 0.1ml，滴于上臂外侧皮肤，划一"井"字即可。四联菌苗（炭疽杆菌、土拉杆菌、鼠疫杆菌和布氏杆菌）也已证明有效。国外采用保护性抗原作预防接种，第一年肌内注射 3 次，各相隔 3 周，6 个月后接种第 4 次，继每年加强注射 1 次，每次均为 0.5ml。

三十二、健康人怎样预防炭疽？

（1）控制动物中的炭疽是控制人类炭疽的关键。最重要的一点就是不接触传染源，在流行地区为牛、羊、马等家畜实行预防注射；对从事畜产品加工的工作人员注射疫苗；突然死亡的病畜，从口、鼻、肛门等处流出不凝的血液时，千万不要剥食，不接触、不宰杀、不买卖、立即报告当地农业畜牧部门，由该部门处理；一旦发现自己或周围有人出现炭疽的症状，立即报告当地疾病预防控制机构，并及时就医。

（2）对患者的排泄物、分泌物进行消毒或焚烧处理；从正规渠道购买肉类及乳制品，不食用病食动物或来源不明的肉类。

（张玉敏　吴　丹）

第十节　白　喉

一、什么是白喉？

白喉是由白喉棒状杆菌所引起的一种急性呼吸道传染病，以发热，气憋，声音嘶哑，犬吠样咳嗽，咽、喉及其周围组织出现白色伪膜为特征。本病呈世界性分布，早被古希腊和古罗马时期的人们所认识。

二、白喉棒状杆菌是怎样的细菌？

白喉被法国物理学家 1826 年比埃尔·布勒扎诺命名。白喉曾经是大规模频繁爆发的恐怖疾病。1735～1740 年流行于新英格兰某些城镇，据说导致 10 岁以下儿童 80% 死亡。白喉杆菌为革兰染色阳性，外毒素是其主要致病因素。

三、白喉的流行特征是什么？

事实上，通过大规模免疫接种，本病已从大多数发达国家消失，但在贫困国家仍存在。由于实施计划免疫，发病年龄后移，以 15 岁左右或以上者占多数。大多数病例发生在秋冬或早春季节，主要与人们生活方式有关，天气寒冷大部分时间在室内活动，相互接触密切，疾病易于散播，同时此季节小儿易患呼吸道感染，咽部黏膜的炎性改变有利于白喉杆菌的侵袭。

四、白喉棒状杆菌的抵抗力如何？

病菌对冷冻及干燥的抵抗力较强，可随分泌物排出的杆菌在衣、物上生存数日，对热及常用消毒剂敏感，58℃ 10min、直射阳光数小时可杀灭。

五、白喉的传染源及易感者有哪些？

白喉患者或带菌者是本病的传染源，流行期间典型病例仅占全部患者的 2%～6%，不典型及轻症病例易于漏诊，因此有更多散播传染机会，传染期一般为 1～2 周，个别患者可持续带菌 6 个月或更久。人群普遍易感，易感性与免疫状态密切相关，病后可获持久免疫力。

六、白喉的传播途径是什么？

白喉的传播途径主要为飞沫传染，亦可通过污染的手、玩具、食具等物品或尘埃传播。另外，白喉杆菌可在牛奶内繁殖从而引起暴发流行。

七、普通人群怎样预防白喉感染？

最重要的环节是按计划免疫。

（1）对学龄前儿童应预防接种百、白、破三联疫苗，可产生良好免疫力。

（2）7 岁以上儿童首次免疫注射，应以白喉和破伤风类毒素开始。

（3）对白喉易感者或体弱多病者可用抗毒素作被动免疫，有效期仅 2～3 周。

八、白喉的发病机制是什么？

白喉杆菌经呼吸道或皮肤表层侵入并迅速繁殖，引起局部组织炎症反应。本菌的致病物质主要是病菌所释放的外毒素，它能抑制细胞的蛋白合成，引起上皮细胞坏死，大量渗出的纤维蛋白凝固在溃疡坏死组织表面，形成坚韧、粗厚、污浊的灰色假膜，为本病的特征性表现。当假膜被强行剥离时可见出血，当感染得到控制时，此假膜脱落，否则可扩展至下呼吸道引起梗阻。外毒素进入血液和淋巴引起全身毒血症症状，以心肌、外周神经及肾病变较显著。

九、白喉的分类？

白喉潜伏期 1～7 天，可分为四种类型，其发生率由高到低依次为咽白喉、喉白喉、鼻白喉和其他部位的白喉。成人和年长儿童以咽白喉居多，其他类型的白喉较多见于幼儿。

十、咽白喉的临床表现？

咽白喉最常见，占发病人数的 80%左右。起病时的假膜大小及扩展快慢直接反映病情轻重及预后好坏。分为 4 型：

（1）轻型：发热和全身症状轻微，扁桃体稍红肿，其上有点状或小片状假膜，数日后症状可自然消失。

（2）普通型：逐渐起病，有乏力、纳差、恶心、呕吐、头痛、轻至中等度发热和咽痛等症状。扁桃体中度红肿，其上可见乳白色或灰白色大片假膜，但范围仍不超出扁桃体。假膜开始较薄，不易剥去，若用力拭去，可引起小量出血，并在 24 小时内又形成新的假膜。

（3）重型：全身中毒症状重，有高热、面色苍白、极度乏力、恶心、呕吐等。假膜可向四周扩展，可达软腭、牙龈，向后至咽后壁、喉、气管等。

（4）极重型：起病急，假膜范围更广且呈污黑色。口腔有腐臭味，颈淋巴结周围组织水肿，可呈"牛颈"状，全身中毒症状严重者可有高热或体温不升、烦躁不安、呼吸急促、面色苍白、呕吐、脉细速、血压下降，或有心脏扩大、心律失常，亦有出血等危重症状。常因早期心肌炎导致死亡。

十一、喉白喉的临床表现?

（1）喉白喉占 20%左右，少数为原发性，约 3/4 为咽白喉向下蔓延而成，多见于 1～5 岁小儿。

（2）起病较缓，伴发热，咳嗽呈"空空"声，声音嘶哑，甚至失音。同时由于喉部有假膜、水肿和痉挛而引起呼吸道阻塞症状，吸气时可有蝉鸣音，严重者吸气时可见"三凹征"。

（3）喉镜检查可见喉部红肿和假膜。假膜有时可伸展至气管和支气管、细支气管。

（4）原发性喉白喉由于毒素吸收少，全身中毒症状并不严重。继发性喉白喉常发生在咽白喉基础上，伴有喉白喉的临床表现，全身中毒症状严重。但少数由于假膜延及气管、支气管，可造成程度不等的梗阻现象，症状表现：粗糙的干咳，声音嘶哑、甚至失声，呼吸急促。严重者可出现发绀，可因窒息而死亡。

十二、鼻白喉的临床表现?

鼻白喉少见。鼻白喉可单独存在，或与喉白喉、咽白喉同时存在，多见于婴幼儿。

鼻白喉病变范围小，全身症状轻微，主要表现为浆液血性鼻涕，以后转为厚脓涕，有时可伴鼻衄，常为单侧性。鼻孔周围皮肤发红、糜烂及结痂，鼻前庭或中隔上可见白色假膜。因全身症状轻，常延误诊治。

十三、其他部位白喉的临床表现?

（1）皮肤白喉：不多见，系由皮肤或黏膜直接或间接感染而得。本型症状虽不重但易于传播。以四肢多见，表现为经久不愈的慢性溃疡。

（2）其他：外阴、脐、食管、中耳、眼结膜等处偶尔可发生白喉。局部有炎症和假膜，常伴继发感染。全身症状轻。

十四、白喉的相关检查及其意义是什么?

（1）血常规：白细胞计数升高（10～20）×10^9/L，中性粒细胞百分比增高（0.80 左右），重者可出现中毒颗粒。

（2）细菌学检查：在假膜与黏膜交界处涂抹，进行涂片检查和培养，常可找到革兰氏阳性杆菌或白喉杆菌。必要时可做白喉杆菌毒力试验。

（3）血清学检查：采用荧光抗体法，可早期诊断。

（4）免疫学检查：白喉杆菌毒素试验及毒力试验均呈阳性者应视为白喉病人，毒力阴性者为带毒者。两者均阴性则可否定本病。

（5）其他：检查心电图有助于发现中毒性心肌炎，尿素氮、肌酸酐、肝功能在肝、肾损伤时，出现变化。

十五、白喉的诊断标准有哪些?

（1）流行病学：秋冬或早春季节，当地有本病流行或散发；或患者于病前1周内有与白喉患者接触史。

（2）临床表现：发热，气憋，声音嘶哑，犬吠样咳嗽，咽、喉及其周围组织出现白色伪膜等。

（3）实验室检查

十六、如何治疗白喉?

（1）一般治疗：注意补充热量，保持水、电解质平衡，严密观察病情及心电检查，严防猝死。

（2）病原治疗：应联合应用白喉抗毒素与抗生素，以抗毒素为主。

十七、白喉抗毒素治疗的原则是什么?

白喉抗毒素治疗的原则为应尽早、足量应用药物，用量按假膜范围大小、中毒症状轻重及治疗早晚而定，常需静脉滴注。早期应用可减少对心肌及其他脏器的损害，并明显降低病死率。抗毒素可以中和游离的毒素，但不能中和已结合的毒素。在病程初期 3 天应用者效果较好，以后疗效即显著降低。剂量决定于假膜的范围、部位及治疗的早晚。给药途径以静脉注射最好。

十八、白喉抗生素治疗的原则是什么？

白喉抗生素治疗常选用青霉素，需 7～10 天，用至症状消失和白喉杆菌培养转阴为止。对青霉素过敏者或应用青霉素 1 周后培养仍是阳性者，可改用红霉素，疗程同上。与抗毒素同时应用，以尽快杀灭白喉杆菌，减少外毒素防止病灶扩大。

十九、喉白喉的治疗原则是什么？

喉白喉的治疗着重于保持呼吸道通畅，必要时通过气管镜吸引脱下的伪膜，以防堵塞气道。短期大剂量激素疗法对早期喉梗阻可起缓解作用。对轻度喉梗阻者需密切观察病情的发展，随时准备做气管切开。呼吸困难较重，出现三凹征时，应立即进行气管切开，并在切开处钳取假膜，或滴入胰蛋白酶或糜蛋白酶以溶解假膜。

二十、白喉并发症的治疗原则是什么？

（1）心肌炎：为最常见的并发症。绝对卧床，限制活动。注射维生素 C、ATP、磷酸肌酸、1、6-二磷酸果糖、高渗葡萄糖，严重者可予激素治疗，慎用洋地黄强心药物。

（2）神经炎：为重症白喉常见的并发症。咽肌麻痹吞咽不便时，需鼻饲，防止吸入性肺炎，呼吸肌麻痹应进行人工辅助机械呼吸。

二十一、白喉常见护理诊断（问题）有哪些？

（1）疼痛：与白喉杆菌所致局部炎症有关。

（2）体温过高：与白喉棒状菌感染有关。

（3）有窒息的危险：与喉梗阻有关。

（4）潜在并发症：中毒性心肌炎。

二十二、白喉患者的病情观察要点是什么？

（1）生命体征和神志的变化。

（2）假膜的增减情况，音调改变否，口唇、甲床、耳廓等有无发绀的出现。

（3）重型咽白喉观察有无烦躁、血压下降、尿量减少等中毒性休克的症状。

（4）喉白喉观察有无窒息的表现，若出现，立即行气管切开。

二十三、白喉患者在用药中应注意什么？

白喉抗毒素（DAT）为治疗白喉的特效药，在病后 3～4 天内及时使用效果明显。注意以下事项：

（1）使用前需做皮试，过敏者采用脱敏治疗。

（2）使用 DAT 后假膜很快脱落可堵塞气道，故需加强观察假膜脱落的情况。

（3）自备好抢救药品，如肾上腺素等。

（4）注射抗毒素 2～3 周后注意观察有无血清样症状。

二十四、临床护理重点有哪些？

（1）保护性隔离：隔离在标准预防的基础上，采用飞沫、接触传播的隔离与预防。对患者接触过的物品及分泌物等应予以消毒。临床治愈后 2 次（隔日 1 次）咽拭子培养阴性者，可解除隔离。

（2）生活护理：轻症患者卧床休息 2～3 周，重者 4 周以上，并发心肌炎及神经瘫痪者需 10～12 周。病情好转后可逐渐恢复日常活动，避免劳累，因白喉局部病变好转后如不注意休息仍有猝死的可能。

（3）饮食护理：急性期给予清淡、高热量、柔软、易消化、营养丰富的流食、半流食，因咽痛不能进食者，可遵医嘱给予鼻饲或静脉营养支持。恢复期应增加蛋白质和热量的供给。大量补充 B 族维生素、维生素 C。

（4）对症护理：

1）高热：协助饮水，保持口腔清洁，给予生理盐水、过氧化氢等漱口。

2）咽喉肿痛：可予蒸馏水雾化，进食清淡流质饮食，遵医嘱对症处理。

3）气管切开护理：病房温度保持在 20～22℃，湿度＞50%；去枕平卧位；气管导管口给予双层湿纱布覆盖；适时吸痰，严格无菌操作，先吸套管内分泌物再吸鼻口；行气管切开护理，每日 2 次内套管需取出洗净后消毒；保持喉垫处清洁，观察局部皮肤有无炎症反应；防气管套管脱落。

（5）心理护理：医务人员热情服务，主动沟通，及时了解和满足所需，耐心解答患者提出的问题，鼓励患者积极配合。

二十五、白喉患者并发症的护理要点？

心肌炎患者除严格卧床休息外，还应注意饮食不可过饱，保持大便通畅。有心功能不全者按心功能不全常规护理。合并软腭麻痹、吞咽困难者应给予鼻饲。消除呼吸道分泌物，预防吸入性肺炎。

二十六、为白喉患者留取标本应注意什么？

标本采集准确、及时采集咽拭子标本，一般清晨用咽拭子采集，沿假膜边缘采集阳性率高，采集的标本应及时送检。

二十七、针对白喉患者，怎样行健康宣教？

（1）进行预防白喉的健康教育，特别说明接种白喉疫苗对预防白喉的重要作用。

（2）讲解白喉的疾病知识，强调并发症与预后的关系，指导患者实施治疗与预防并发症的措施。

二十八、针对白喉患者，怎样行出院指导？

患者出院后，应对其营养及活动安排给予具体指导，并说明理由。并发心肌炎的患者应特别强调休养的重要性，严重心肌炎患者在 1 年内禁止剧烈活动，以防发生意外，并应定期复查。

二十九、如何控制白喉的传染源？

（1）早期发现，及时隔离治疗患者，治愈后连续 3 次咽拭子白喉杆菌培养阴性，可解除隔离。

（2）对患者及带菌者，予青霉素或红霉素治疗 7～10 天，细菌培养 3 次阴性始能解除隔离。如用药无效者可考虑扁桃体摘除。

（3）对密切接触者，观察检疫 7 天，必要时服抗生素。对没有接受白喉类毒素全程免疫的幼儿，最好给予白喉类毒素与抗毒素同时注射。

三十、如何切断白喉的传播途径？

（1）患者的鼻咽分泌物应进行焚毁或消毒。

（2）患者所用物品煮沸或加倍量的 10%漂白粉溶液浸泡 1 小时。

（3）患者的住所进行通风及紫外线消毒。

三十一、白喉有哪些免疫方法？

（1）自动免疫：是控制白喉的根本措施。按我国免疫程序，白百破多抗原混合制剂含白喉类毒素、百日咳菌苗及破伤风类毒素，从生后 2～3 个月注射第 1 针 3ml，以后每隔 4 周注射，第 2、3 次各 1ml，1 年后及 4～5 岁时各加强 1 次，每次 1ml，可产生良好和较持久的免疫力。

（2）应急免疫：发生白喉流行期间，人群中有较多健康带菌者，应施行应急措施控制流行。对接受过基础免疫的无症状密切接触者，若 5 年内没有加强免疫，应注射 0.5～1ml 白喉类毒素，对非免疫儿童，可进行被动-自动免疫。

（王志洁　吴　丹）

第十一节 百 日 咳

一、什么是百日咳？

百日咳别称疫咳、顿咳，是由百日咳杆菌引起的急性呼吸道传染病。以阵发性痉挛性咳嗽，咳嗽终止时伴有鸡鸣吸气吼声为特征。本病多发生于儿童，病程较长，咳嗽症状可持续 2～3 个月，故名"百日咳"。

二、百日咳杆菌是怎样的细菌？

百日咳杆菌为革兰染色阴性。根据其菌落形态、毒力和抗原性的强弱及侵袭力的不同，可分为 4 相：Ⅰ相，菌落光滑，能溶血，有荚膜，毒力强，抗原性亦强；Ⅳ相，菌落大而粗糙，没有荚膜，毒力和抗原性消失，没有致病力；Ⅱ相和Ⅲ相为过渡型。

三、百日咳杆菌的抵抗力如何？

本菌对理化因素抵抗力弱，56℃、30min 或干燥数小时可死亡，对紫外线和一般消毒剂敏感。

四、百日咳流行状况如何？

百日咳为全球性疾病，至今全世界每年发病人数大于 6000 万，死于本病的患者约 100 万。本病传染性强，与麻疹、水痘相仿，密切接触的易感儿中 90%以上可成为患者。全年均可发病，虽以冬春季较多，但 6、7、8 月份发生流行的高峰也不少见。我国主要发生在 15 岁以下的儿童，其中小于 7 岁的儿童占 80%，小于 5 岁的占 60%。

五、百日咳的传染源及易感患者有哪些？

患者及隐性传染源为唯一感染源。人对本病普遍易感，学龄前儿童多发，病后不可获持久免疫力。

六、百日咳的传播途径有哪些？

百日咳的传播途径为呼吸道飞沫传播。

七、普通人群怎么预防百日咳的感染？

（1）疾病流行期间不去公共场合，必要时戴好口罩，减少集会，房间通风。
（2）发现类似症状时，积极治疗（预防性的接种百白破三联疫苗），排除百日咳发病的诱因。
（3）做好个人卫生，注意清淡饮食，多休息。

八、医疗部门怎样预防百日咳的传播？

（1）在标准预防的基础上，做好飞沫传播的隔离及预防，按规定严格消毒、灭菌处理患者排泄物、用物等。
（2）加强疾病的宣传，掌握防病知识。

九、百日咳的发病机制是什么？

百日咳杆菌侵入呼吸道后，在局部繁殖并释放内毒素，引起黏膜发炎。小气管中黏液及坏死上皮细胞堆积潴留，不断刺激神经末梢，产生反射性剧烈、连续、痉挛性咳嗽。由于连续性痉咳，使吸气暂时中断，随之出现深长的吸气，大量气体急速通过痉挛的声门，发出一种特殊的、高音调的鸡鸣样吼声。长期刺激使咳嗽中枢系统形成兴奋灶，以至病愈后数月，受到一些刺激即可诱发痉咳。

十、百日咳的典型的临床特征是什么？

百日咳的临床特征为咳嗽逐渐加重，呈典型的阵发性、痉挛性咳嗽，咳嗽终末出现深长的鸡啼样吸气性吼声。

十一、成人和婴幼儿的临床区别是什么？

新生儿和幼婴儿常无典型痉咳，往往咳嗽数声后即出现屏气发绀，易致窒息、惊厥。呼吸动作可停止在呼气期，心率先增快，继而减慢乃至停止。若不及时行人工呼吸、给氧等积极抢救，可窒息死亡。

十二、百日咳的临床分几期？

百日咳潜伏期 2～20 天，平均 7～10 天。临床过程可分 3 期。

（1）卡他期：从起病至阵发性痉咳的出现，持续 7～10 天。此期可有低热、咳嗽、喷嚏、流泪和乏力等。此期传染性最强，若能及时治疗效果也最好。

（2）痉咳期：病情 2～4 周或更长。此期已不发热，但有特征性的阵发性、痉挛性咳嗽。阵咳发作时连续 10 余声至 20～30 声短促的咳嗽，继而深长地吸气，吸气时由于声带仍处于紧张状态，空气通过狭窄的声带而发出鸡鸣吸气声。紧接着又是一连串阵咳，如此反复，直至排出大量黏稠痰液及吐出胃内容物为止。痉咳一般以夜间为多，进食、检查咽部等均可诱发痉咳。

（3）恢复期：阵发性痉咳次数减少，鸡鸣样吸气声消失，咳嗽终止时不伴呕吐。一般持续 2～3 周后咳转。若有并发症，病程相应延长。

十三、百日咳的相关检查及其意义是什么？

（1）血常规检查：发病第 1 周末白细胞计数和淋巴细胞计数开始升高。痉咳期白细胞一般为（20～40）×10⁹/L，最高可达 100×10⁹/L。淋巴细胞比例一般在 0.60 以上，亦有高达 0.90 以上。

（2）血清学检查：ELISA 检测特异性 IgM，可作早期诊断。

（3）细菌学检查：目前认为鼻咽拭培养法优于咳痰法。卡他期培养阳性率可达 80%～90%，痉咳期则降为 50% 或更低。

（4）分子杂交与 PCR 检查：特异性和敏感性均很高，且可作快速诊断。

十四、"百日咳"的诊断标准有哪些？

（1）冬春季节或春夏之交，2 周内与百日咳患者接触史。

（2）病初类似感冒，退热后咳嗽加重，有典型咳嗽发作，昼轻夜重。若外周血常规白细胞总数与淋巴细胞明显升高，临床诊断即可成立。

（3）细菌培养阳性可确诊。

十五、如何治疗百日咳？

（1）对症治疗：痉咳剧烈者可给镇静剂、祛痰、止咳药。

（2）抗菌治疗：首选红霉素，罗红霉素、阿奇霉也可用于治疗百日咳。

（3）并发症治疗：肺不张并发感染给予抗生素治疗。百日咳脑病发生惊厥时可应用苯巴比妥，出现脑水肿时静脉注射甘露醇。

十六、百日咳常见护理诊断（问题）有哪些？

（1）清理呼吸道无效：与呼吸道分泌物过多、黏稠有关。

（2）体温过高：与百日咳杆菌感染有关。

（3）有窒息的危险：与喉痉挛有关。

（4）潜在并发症：支气管肺炎、百日咳脑病。

十七、怎样做好百日咳的医院感染的预防？

在标准预防的基础上，采取飞沫及空气隔离与预防。对患者的分泌物、排泄物及病室的物表等应予以严格消毒。病室湿式清扫，每日通风至少 2 次，或用医用空气净化器消毒 2 次。嘱其咳嗽时（病原菌随飞沫传播），用多层纸巾遮挡，减少病原菌的传播。

十八、护士应从哪些方面了解百日咳患者病情？

（1）判断患者处于疾病的哪个期。

（2）进入百日咳病期的患者属于哪个类型。

（3）根据实验检查，判断病情进展状况。

（4）观察患者药物治疗的效果、不良反应。

（5）了解患者的心理及其家庭与社会支持状况。

（6）了解患者对疾病的认识情况，以便有针对性地做好健康教育。

十九、百日咳患者的病情观察要点？

（1）严密监测痉咳次数、发作表现、严重程度及有无诱因。

（2）严密监测呕吐的次数、量。

（3）严密监测并发症的发生，给予相应的对症处理。

二十、临床护理重点有哪些？

（1）保护性隔离：在标准预防的基础上，采取飞沫及空气隔离与预防。

（2）生活护理：开窗通风，卧床休息，减少人员流动，治疗护理操作要集中进行，尽量减少搬动患者，避免诱发惊厥，保证患者充分休息，以减少机体能量消耗。保持病室清洁、温暖，空气流通。呕吐时，将患者头偏向一侧，防治误吸。

（3）饮食护理：应选择浓稠、不需长时间咀嚼、不久留胃内的营养丰富、高维生素、易消化饮食，少量多餐。如摄入量不足、呕吐次数多者可给予静脉输液，并注意水、电解质平衡。

（4）对症护理

1）痉咳：减少痉咳诱发因素，如进食、寒冷、劳累、情绪激动和吸入烟尘等；痰液黏稠者按医嘱应用祛痰剂、雾化吸入等，以稀释痰液，便于咳出；必要时按医嘱给予镇静剂。

2）口腔护理：做好口腔护理，避免口腔并发症。有舌系带溃疡时常引起疼痛，注意饮食及饮水不宜过热。

（5）心理护理：百日咳患者在痉咳期时，常常是阵发性，轻者一日发作数次，重者20次左右，常发生在夜间，发作前可有喉痒、胸闷等不适，患者可预感痉咳的来临而惊惧不安，所以我们要安慰患者，告知其发作前的相应症状，是正常的现象；鼓励他们，告知他们如何处理相应的急救措施。

二十一、在宣教中应从哪些方面帮助患者？

（1）流行期间不去公共场合，减少集会，房间通风，保持室内空气清新。

（2）了解疾病的发病机制、治疗措施及如何预防（讲解接种百白破三联疫苗的重要意义）

（3）教会患者如何有效咳嗽（咳嗽时用多层纸巾遮挡等）。

（4）积极宣传疾病，预防疾病。

二十二、使用红霉素的注意事项？

（1）忌空腹服：以免引起胃肠平滑肌痉挛而剧烈痛。

（2）忌饱餐后立即服药：以免降低药效。

（3）忌与酸性药物和食物同服，在酸性条件下，红霉素呈解离型。

（4）整片口服等。

二十三、如何管理百日咳的传染源？

患者自痉咳期始隔离3周；密切接触者观察2～3周，并服红霉素。

二十四、如何切断百日咳的传播途径？

流行期间不去公共场合，减少集会，房间通风。

二十五、如何保护百日咳的易感人群？

（1）菌苗：目前常用白喉、百日咳、破伤风三联制剂，每月注射 1 次，共 3 次。若百日咳流行时，可提前至出生后 1 个月接种。

（2）药物预防：对没有免疫力又有百日咳接触史的婴儿可以进行药物预防，其中包括红霉素或复方磺胺甲噁唑。用药时间 7～10 天。

二十六、百日咳疫苗是什么？

百日咳、白喉、破伤风混合疫苗简称百白破疫苗，它是由百日咳疫苗、精制白喉和破伤风类毒素按适量比例配制而成，用于预防百日咳、白喉、破伤风三种疾病。

（尚培培 吴 丹）

第十二节 鼠 疫

一、什么是鼠疫？

鼠疫是由鼠疫杆菌引起的自然疫源性烈性传染病。临床主要表现为高热、淋巴结肿痛、出血倾向、肺部特殊炎症等。该病发病急、传染性强、病死率高，在传染病法中定为甲类传染病。

二、鼠疫杆菌是怎样的细菌？

鼠疫病原体是鼠疫杆菌，革兰染色阴性，可产生致病、致死的内毒素。鼠疫杆菌产生两种毒素，一种为外毒素，对小鼠和大鼠有很强毒性；另一种为内毒素，较其他革兰阴性菌内毒素毒性强，能引起发热、DIC、组织器官内溶血、中毒休克等。

三、鼠疫杆菌的抵抗力？

鼠疫杆菌在低温及有机体生存日间较长，在脓痰中存活 10～20 天，尸体内可活数周至数月，蚤粪中能存活 1 个月以上；对光、热、干燥及一般消毒剂均敏感。日光直射 4～5 小时即死，55℃加热 15min 可将病菌杀死。

四、鼠疫流行特征？

野鼠鼠疫长期持续存在。人间鼠疫多由野鼠传至家鼠、由家鼠传染于人引起。季节性与鼠类活动和鼠蚤繁殖情况有关。人间鼠疫多在 6～9 月份，肺鼠疫多在 10 月份以后流行。

五、过去，我国鼠疫的发病情况如何？

20 世纪 50 年代，鼠疫在我国得到了很好的控制，鼠疫人间病例均出现在鼠疫自然疫源地及鼠疫疫源地的地区，呈散发或较小范围内的暴发，发病率急剧下降，但发生人间鼠疫的危险仍然存在；到了 20 世纪 80 年代，鼠疫疫情又重新活跃，90 年代疫情明显上升，1981～2000 年青海、新疆维吾尔自治区、西藏、四川、广西壮族自治区、贵州、云南和内蒙古自治区 9 省（自治区）发生鼠疫699 例。

六、目前，我国鼠疫的发病情况如何？

目前我国的鼠疫疫情上升势头得到遏制，人间疫情发病情况有所下降，但防治形势仍然严峻。

七、鼠疫的传染源及易感者有哪些？

鼠疫为典型的自然疫源性疾病，在人间流行前，一般先在鼠间流行。鼠间鼠疫传染源（储存宿主）有野鼠、地鼠、狐月速、猫、豹等，其中黄鼠属和旱獭属最重要。家鼠中的黄胸鼠、褐家鼠和黑家鼠是人间鼠疫重要传染源。各类鼠疫病人均可作为人间鼠疫的传染源，肺鼠疫病人痰中可排出大量鼠疫杆菌，因而成为人间鼠疫的最主要传染源。

人类普遍易感，无性别年龄差异，病后可获得持久性免疫力。接种过鼠疫疫苗者可使易感性降低，但仍有可能发病。

八、鼠疫的传播途径是什么？

鼠蚤吸取含病菌的鼠血后，细菌在蚤胃大量繁殖，形成菌栓堵塞前胃，当蚤再吸入血时，病菌随吸进之血反吐，注入动物或人体内。蚤粪也含有鼠疫杆菌，可因搔痒进入皮内。此种"鼠→蚤→人"的传播方式是鼠疫的主要传播方式。少数可因直接接触病人的痰液、脓液或病兽的皮、血、肉经破损皮肤或黏膜受染。肺鼠疫患者可借飞沫传播，造成人间肺鼠疫大流行。

九、普通人群怎样预防鼠疫感染？

自鼠间开始流行时，对疫区及其周围的居民、进入疫区的工作人员，均应进行预防接种。

进入疫区的医务人员，必须接种菌苗，两周后方能进入疫区；工作时必须着防护服，戴口罩、帽子、手套、眼镜，穿胶鞋及隔离衣。

接触患者后可服抗菌药物预防。

十、鼠疫的发病机制是什么？

跳蚤叮咬后细菌感染进入皮肤并移行至局部淋巴结，在 2～8 天的潜伏期内，细菌在局部淋巴结繁殖。发炎的淋巴结被称作炎性淋巴腺肿，表现为多形核白细胞增多，正常结构的破坏，出血性坏死及细胞外鼠疫杆菌聚集。可发生菌血症并导致许多器官的化脓、坏死性及出血性损害。

十一、鼠疫的典型的临床表现是什么？

鼠疫临床上有不同的分型，各型初期的全身中毒症状大致相同，表现为起病急、高热、恶心呕吐、头痛及四肢痛、颜面潮红、黏膜充血、意识障碍。

十二、鼠疫可分为哪几型？

鼠疫可分为腺型、肺型、败血症型及轻型等四型，除轻型外，各型初期的全身中毒症状大致相同。

十三、鼠疫的潜伏期有多长？

鼠疫的潜伏期一般为 2～5 天。腺鼠疫或败血型鼠疫 2～7 天；原发性肺鼠疫 1～3 天，甚至短仅数小时；曾预防接种者，可长至 12 天。

十四、腺鼠疫的临床表现？

腺鼠疫最多见。以单侧急性淋巴结炎为特点，好发部位依次为腹股沟淋巴结、腋下淋巴结、颈部及颌下淋巴结。病程第 2～4 天病变最严重。由于淋巴结肿红、肿、热、痛并与周围组织粘连成块，剧烈触痛，患者处于强迫体位，是本病的重要特征。若及时治疗，淋巴结肿大可消退；若治疗不及时，1 周后淋巴结化脓、破溃，随之病情缓解。部分可发展成败血症、严重毒血症、心力衰竭、肺鼠疫。用抗生素治疗后，病死率可降至 5%～10%。

十五、肺鼠疫的临床表现？

肺鼠疫的病死率极高。发展迅速，除严重中毒症状外，在起病 24～36 小时出现剧烈胸痛、咳嗽、咳大量泡沫血痰或鲜红色痰；呼吸急促，并迅速呈现呼吸困难和发绀，但肺部体征较少，仅有散在的湿啰音、轻微胸膜摩擦音等。如抢救不及时，多于 2～3 天内，因心力衰竭、出血、休克而死亡。

十六、败血症型鼠疫临床表现？

败血症型鼠疫多继发于肺鼠疫或腺鼠疫。是最凶险的类型。主要表现为感染性休克、广泛皮肤出血、心力衰竭、昏迷等。因患者皮肤发绀、出血、坏死、死后尸体呈紫黑色，俗称"黑死病"。

十七、轻型鼠疫的临床表现？

轻型鼠疫又称小鼠疫，发热轻，患者可照常工作，局部淋巴结肿大，轻度压痛，偶见化脓。血培养可阳性。多见于流行初、末期或预防接种者。

十八、鼠疫的相关检查及其意义是什么？

（1）血常规：白细胞总数大多升高，常达（20～30）×10^9/L以上。初为淋巴细胞增高，以后中性粒细胞显著增高，红细胞、血红蛋白与血小板减少。尿量减少，有蛋白尿及血尿。大便肠炎性者呈血性或黏液便，培养常阳性。

（2）细菌学检查：采淋巴结穿刺液、脓、痰血、脑脊液进行检查。

（3）血清学检查及其他酶联免疫吸附试验。

十九、鼠疫的诊断标准有哪些？

（1）根据流行病学资料及典型临床表现，一般即可作出诊断。

（2）轻型病例需与急性淋巴结炎、恙虫病、钩端螺旋体病、兔热病等区别。

（3）对可疑需进行细菌学或血清学检查，检出鼠疫杆菌是确诊的最重要依据。

二十、如何治疗鼠疫？

早期、联合、足量应用敏感的抗生素是治疗鼠疫的关键。疗程一般在7～10天。链霉素为首选药物，此外还可以选用庆大霉素、四环素、氯霉素、磺胺类、环丙沙星等抗生素。

二十一、鼠疫常见护理诊断（问题）有哪些？

（1）体温过高：与激素酶激活细胞释放致热源作用于体温中枢导致体温身高有关。

（2）组织灌注无效：与全身广泛小血管损害、血浆外渗等有关。

（3）有皮肤完整性受损的危险　与内毒素作用于皮肤小血管和毛细血管引起局部出血有关。

（4）疼痛：与组织充血和水肿有关。

（5）恐惧：与病情发展迅速，实施严密隔离，疾病引起死亡的威胁有关。

二十二、护士应从哪些方面观察鼠疫患者的病情？

（1）严密监测患者的生命体征、观察神志变化，每1～2小时观察1次，必要时随时测量。

（2）观察体温的变化，对高热患者，应及时给予物理和药物降温；密切观察局部淋巴结病变及其程度。

（3）观察有无支气管肺炎的表现，如呼吸困难、发绀、胸痛、咳嗽、咯血或血性泡沫痰及肺部体征等；注意有无皮肤黏膜、脏器和腔道的出血现象。

（4）加强眼型患者的生活及安全护理，及时清理眼部分泌物。

二十三、临床护理重点有哪些？

（1）保护性隔离：在标准防护的基础上，采用生物媒介、飞沫、空气及接触传播的隔离预防，本病还应按甲类传染病严密隔离，谢绝探视。凡确诊或疑似鼠疫患者，均应迅速组织严密的隔离，就地治疗、不宜转送。隔离到症状消失、血液、局部分泌物或痰培养（每3日1次）3次阴性，肺鼠疫6次阴性。对患者接触的一切物品及呕吐物、排泄物、分泌物等进行严格消毒。

（2）生活护理：急性期卧床休息，减少人员走动，给予安静舒适的环境，减少机体活动量，待症状改善后逐渐增加活动量，但以不疲劳为度。

（3）饮食护理：急性期给予流质饮食，补给足够的液体。予葡萄糖、生理盐水静脉滴注，重症伴神志不清者暂禁食。

（4）对症护理：

1）用药观察要点：

A. 抗菌药：应用抗菌药物须密切观察用药反应，严格用药剂量、间隔时间及疗程。注意联合用药的配伍禁忌，观察药物的不良反应。对使用磺胺类药物的患者，鼓励多饮水，注意观察尿量、颜色及性状，遵医嘱给予碱性药物，以减轻肾损害。应用磺胺类药，应鼓励患者多饮水应每天至少饮水 2000ml，且保证尿量在 1000ml/d 以上，或遵医嘱使用碱性药物以碱化尿液，避免出现肾损害。

B. 激素：注意患者保护性隔离，加强病室环境控制，减少探视人员。

2）高热的护理：

A. 物理降温为主：采用空调、电扇、凉水洒地放冰块等措施控制室温在 25℃左右；中枢神经系统传染病患者高热时可冷敷头部或大动脉；当体温控制在 37.5℃左右时，逐步撤出冷敷，防止体温过低。

B. 药物降温为辅：持续高热物理降温效果欠佳时，可给予小剂量阿司匹林口服。高热并频繁抽搐时可给予亚冬眠疗法。药物降温应注意不能迅速将体温降得过低，以免患者大量出汗发生虚脱。用亚冬眠疗法前先补充血容量，用药过程中缓慢改变患者的体位，以防直立性低血压。

3）疼痛护理要：给患者舒适体位以减轻疼痛。若患者处于强迫体位，可协助使用毛毯、枕头适当支撑，以缓解疼痛。

淋巴结肿痛明显时的护理与治疗相似。

（5）心理护理：本病病情危重、症状明显，患者和家属易产生悲观、焦虑、恐惧心理。应加强巡视，密切观察病情变化，严格规范地执行各项治疗和护理。加强与患者和家属的主动沟通，在执行各项检查、治疗和护理工作前，耐心地做好解释和安慰工作，取得患者和家属的信任，提高其安全感和治疗依从性，以提高抢救成功率，减少并发症和后遗症。

二十四、如何控制鼠疫的传染源？

患者严密隔离，禁止探视及患者互相往来。患者排泄物应彻底消毒，患者死亡应火葬或深埋。接触者应检疫 9 天，对曾接受预防接种者，检疫期应延至 12 天。消灭动物传染源，对自然疫源地进行疫情监测，控制鼠间鼠疫，广泛开展灭鼠爱国卫生运动。

二十五、如何切断鼠疫的传播途径？

灭蚤必须彻底，对猫、犬、家畜等也要喷药。

（陈 茜 吴 丹）

第十三节　败　血　症

一、什么是败血症？

败血症是指病原菌侵入血液循环并在其中生长繁殖，释放毒素和代谢产物而引起毒血症状的全身性感染。

二、什么是菌血症、毒血症、脓毒血症？

菌血症是指病原菌侵入血液循环迅速被人体免疫功能所清除，不引起或仅引起短暂而轻微的全身反应。毒血症是指大量毒素进入血循环所引起的全身反应，毒素可来自病原菌及感染后组织分解产物。脓毒血症是指局部化脓病灶的细菌栓子或脱落的感染血栓，进入血液循环，并在各器官和组织内发生转移性脓肿者。

三、败血症常见的致病菌有哪些？

（1）革兰氏阳性菌：葡萄球菌、链球菌和肺炎链球菌等。

（2）革兰氏阴性菌：大肠埃希菌、铜绿假单胞菌、变形杆菌、克雷伯菌、拟杆菌及肠杆菌等。革兰氏阴性菌是医院感染败血症的主要致病菌。

（3）厌氧菌：脆弱杆菌、消化球菌、产气荚膜梭菌等。

（4）真菌：白色念珠菌、曲菌、毛霉菌等，其中白色念珠菌最为多见。

四、引起败血症致病菌的原因有哪些？

（1）致病菌发生显著的变化。

（2）抗生素普遍滥用，使细菌耐药率增高。

（3）人体防御免疫功能受损，以及各种现代化侵入性检查、治疗等。

五、败血症的发病机制有哪些？

（1）病原菌与人体的相互作用，包括机体因素、病原菌因素和病原菌与机体的相互作用。

（2）原发感染灶与迁延性病灶。

六、败血症的病理表现有哪些？

（1）全身性发热反应：如高热、寒战等。

（2）全身组织和器官的炎性改变：如中毒性脑病、心力衰竭、呼吸衰竭和 ARDS 等。

（3）严重者发生感染性休克和 DIC。

七、败血症的临床表现有哪些？

（1）原发感染灶：各种病原菌引起的原发炎症与其在人体的分布部位有关，原发炎症的特点：红、肿、热、痛及功能障碍。

（2）毒血症症状：一般以急性起病，寒战、高热和白细胞显著增加等严重毒血症为主要临床表现。也可见于其他急性感染，如反复出现的畏寒甚至寒战，高热可呈弛张型或间歇型。

（3）皮疹：以瘀点最多见，多见于躯干、四肢，眼结膜、口腔黏膜等处，也累及大关节的关节痛，红肿热痛和活动受限，甚至可并发关节腔积液、积脓。

（4）轻度的肝脾大，重者可有神志改变，心肌炎，感染性休克，弥散性血管内凝血（DIC），呼吸窘迫综合征等。

（5）迁延性病灶，随病原菌的不同，常可引起皮下深部肌肉脓肿、肺炎、肺脓肿、脓胸、感染性心内膜炎、脑脓肿和骨髓炎等。

八、各种不同致病菌所引起的败血症，又有哪些不同的临床特点？

（1）革兰氏阳性球菌败血症：主要为金葡菌败血症，原发病灶常系皮肤疖痈或伤口感染，其血中病菌多来自呼吸道，临床起病急，其皮疹呈瘀点、荨麻疹、脓疱疹及猩红热样皮疹等多种形态。眼结膜上出现瘀点具有重要意义。关节症状比较明显，有时红肿，但化脓少见，迁徙性损害可出现在约 2/3 患者中，最常见的是多发性肺部浸润、脓肿及胸膜炎，其次有化脓性脑膜炎、肾脓肿、肝脓肿、心内膜炎、骨髓炎及皮下脓肿等。感染性休克较少发生。

（2）表葡菌败血症：多见于医院内感染，当患者接受广谱抗生素治疗后，此菌易形成耐药株（有耐甲氧西林的菌株），呼吸道及肠道中此菌数目明显增多，可导致全身感染，也常见于介入性治疗后，如人工关节、人工瓣膜、起搏器及各种导管留置等情况下。

（3）肠球菌败血症：肠球菌属机会性感染菌，平时主要寄生在肠道和泌尿系统，其发病率近30 年来有升高，临床上表现为尿路感染和心内膜炎者最多见，此外还可见到脑膜炎、骨髓炎、肺炎、肠炎及皮肤和软组织感染。

（4）革兰阴性杆菌败血症：不同病原菌经不同途径入血，可引起复杂而多样化的表现，有时这些表现又被原发疾病的症状体征所掩盖，病前健康状况较差，多数伴有影响机体防御功能的原发病。属医院内感染者较多，寒战，高热，大汗，且双峰热型比较多见，偶有呈三峰热型者，这一现象在其他病菌所致的败血症少见，值得重视。大肠杆菌、产碱杆菌等所致的败血症还可出现类似伤寒的热型，同时伴相对脉缓，少数患者可有体温不升，皮疹，关节痛和迁徙性病灶较革兰阳性菌败血症出现少，但继发于恶性肿瘤的绿脓杆菌败血症临床表现则较凶险，皮疹可呈向心坏死性，40%左右的革兰阴性杆菌败血症患者可发生感染性休克，有低蛋白血症者更易发生。严重者可出现多脏器功能损害，表现为心律失常，心力衰竭；黄疸，肝衰竭；急性肾衰竭，呼吸窘迫症与 DIC 等。

（5）厌氧菌败血症：其致病菌 80%～90% 是脆弱类杆菌，此外尚有厌氧链球菌、消化球菌和产气荚膜杆菌等，入侵途径以胃肠道和女性生殖道为主，压疮、溃疡次之，临床表现与需氧菌败血症相似。

（6）真菌败血症：一般发生在严重原发疾病的病程后期，往往是患肝病、肾病、糖尿病，血液病或恶性肿瘤的慢性患者或是严重烧伤、心脏手术、器官移植的患者，他们多有较长时间应用广谱抗生素、肾上腺皮质激素及（或）抗肿瘤药物的历史，因此患本病的患者几乎全部都是机体防御功能低下者，且发病率近年来有升高趋势。真菌败血症的临床表现与其他败血症大致相同，且多数伴有细菌感染，故其毒血症症状往往被同时存在的细菌感染或原发病征所掩盖，不易早期明确诊断。

九、革兰氏阳性球菌败血症与革兰氏阴性杆菌败血症有哪些区别？

革兰氏染色阳性细菌与革兰氏染色阴性杆菌败血症的鉴别如下所述。

	革兰氏阳性球菌败血症	革兰氏阴性杆菌败血症
主要致病菌（毒素）	金黄色葡萄球菌（外毒素）	大肠杆菌、绿脓杆菌、变形杆菌（内毒素）
常见原发病	痈、急性蜂窝织炎、骨与关节化脓症、大面积烧伤感染	胆道、尿路、肠道感染，大面积烧伤感染
寒战	少见	多见
热型	稽留热或弛张热	间歇热，严重时体温低于正常
皮疹	多见	少见
谵妄、昏迷	多见	少见
四肢厥冷、发绀	少见	多见
少尿或无尿	不明显	明显
感染性休克	发生晚，持续短，血压下降慢	发生早，持续长
转移性脓肿	多见	少见
并发心肌炎	多见	少见
鲎试验	阴性	阳性，有助于诊断

十、侵入人体的细菌是否会引起败血症，与哪些因素有关？

侵入人体的细菌是否会引起败血症与入侵菌的毒力、数量和人体防御免疫功能有密切联系。

十一、哪些疾病会可诱发败血症？

皮肤、黏膜发生破损和伤口感染、大面积烧伤、开放性骨折、疖、痈、感染性腹泻、化脓性腹膜炎；各种慢性病如营养不良、血液病（特别伴白细胞缺乏者）、肾病综合征、肝硬化、糖尿病、恶性肿瘤、先天性免疫球蛋白合成减少、白细胞吞噬作用减弱等，容易诱发细菌感染；各种免疫抑制药物如肾上腺皮质激素、抗代谢药、抗肿瘤药及放射治疗等可削弱细胞或体液免疫，某些更可使白细胞减少或抑制炎症反应而有利于细菌蔓延、扩散；长期应用抗菌药物易导致耐药菌株繁殖而增加感染机会；各种检查或治疗措施加内镜检查、插管检查、大隐静脉插管、留置导尿管、静脉高营养疗法、各种透析术、脏器移植等均可导致细菌进入血液循环，或发生感染性血栓而形成败血症。

十二、败血症的实验室检查有哪些？

（1）血常规：白细胞总数显著增高，一般为（10～30）$\times 10^9$/L，中性粒细胞多在 0.8 以上，核左移，其中有中毒性颗粒。重症患者红细胞与血红蛋白降低。

（2）病原学检查：血培养有致病菌生长是确诊败血症的重要依据，同时进行药敏试验对选择有效的抗菌药物具有重要意义。血培养应在治疗前，在寒战高热时取血，已用抗生素者则应避开药物高峰浓度时间采血，这样可提高阳性率。一次培养不一定获得阳性结果，一般应送检三次以上，每次抽血不少于 10ml。骨髓培养较血培养阳性率更高。亦可取病灶分泌物和排泄物，如脓液、痰、尿、粪、胸腔积液、腹水等培养病原菌。

（3）血清学试验

1）鲎试验：可检测血清内革兰氏阴性细菌的内毒素，有助于判断革兰阴性杆菌败血症。

2）自身菌血清凝集试验：以患者血培养获得的细菌作抗原检测患者血清中的凝集抗体。在血培养有条件致病菌生长而不能确定是否病原菌时，可作此试验，有一定参考意义。

十三、临床上如何诊断败血症？

（1）有下列情况之一可考虑败血症的可能：①皮肤或黏膜有局部炎症，出现症状加剧，伴高热、寒战及中毒症状加重者。②急性高热、寒战，局部化脓性炎症，出现迁延性损害或脓肿者，如软组织脓肿、化脓性关节炎等。

（2）血培养细菌阳性：是败血症最可靠的诊断依据，如果血培养阴性而骨髓培养阳性，则其意义与血培养阳性相同，其他如痰、尿、胸腔积液、腹水、脓性分泌物等的培养对明确诊断均有参考意义，LLT 可用来检测血液、尿液、胸腔积液、腹水等标本中有无内毒素，以证实是否为革兰阴性菌感染，据国内外报道已证实为革兰阴性球菌败血症患者的血浆中仅半数 LLT 呈阳性反应，即阳性可支持诊断，阴性不能排除诊断。

十四、根据败血症的临床特点，应与哪些疾病鉴别诊断？

（1）高热伴寒战者，应与下列疾病鉴别：

1）疟疾：间日疟为规则的间日发作，表现为突起寒战，高热继以大汗及明显的间歇缓解期，恶性疟的发热，寒战多不规则，但白细胞总数与中性粒细胞均不高，全身中毒症状较轻，确诊依靠在血片或骨髓涂片查见疟原虫。

2）急性肾盂肾炎：可有高热与寒战，但常有腰痛与肾区叩痛，尿中可查见白细胞与脓细胞，尿培养有病原菌生长，血培养为阴性。

3）化脓性胆管炎：可有高热，寒战，但有胆绞痛史，黄疸，血清胆红素增高，胆管区有明显压痛与叩痛，血培养阴性。

4）肺炎链球菌肺炎：急起高热，可有寒战，但有咳嗽，胸痛，铁锈色痰，肺部可有实变体征，X 线胸片显示肺大片炎变，痰培养可有肺炎链球菌生长，血培养阴性，后三种疾病，如血培养有病原菌生长，则表明已经并发了败血症。

（2）高热伴白细胞显著增高者应与下列疾病鉴别：

1）脑膜炎球菌脑膜炎：急性高热，头剧痛，呕吐，颈强直，凯尔尼格征阳性，皮肤可有瘀点与瘀斑，脑脊液呈化脓性，涂片染色镜检可见革兰阴性双球菌，血培养可能也有该菌生长，常流行于冬春季。

2）流行性乙型脑炎：急起高热，意识障碍，轻度脑膜激惹征，脑脊液为非脓性，轻度白细胞增高，流行季节为夏秋。

3）钩端螺旋体病：急起高热，腹股沟淋巴结肿大，压痛，腓肠肌疼痛与压痛，有一定地区性与季节性和疫水接触史，青霉素早期治疗的疗效好。

4）流行性出血热：有地区性、季节性，先有发热，多不太高，数天后退热，但继以病情反而加重，出现低血压休克期，继以少尿期，甚至无尿与肾衰竭，如病情好转还可出现多尿期，早期呈酒醉貌，皮肤黏膜出血点，结膜水肿，蛋白尿，白细胞与中性粒细胞显著增高，可达（20~30）×10^9/L 以上，甚至呈类白血病反应，血培养阴性。

5）变应性亚败血症：其临床表现的发热与白细胞增高，极似败血症，发热可持续数月之久，全身中毒症状较轻，可反复出现少数短暂性皮疹，血培养反复阴性，抗生素治疗无效，吲哚美辛类药物有一定退热效果，肾上腺皮质激素有效。

（3）高热与白细胞减低者，应与下列疾病鉴别：

1）伤寒与副伤寒：起病较缓，发热多呈梯形上升，1 周后呈持续高热，可有玫瑰疹，听力减低，白细胞显著减低，丙型副伤寒可有迁徙性炎症，肥达反应阳性，血培养或骨髓培养可有伤寒或副伤寒沙门菌生长。

2）急性粟粒型结核：起病较缓，持续高热，可无明显咳嗽，血培养阴性，起病 2 周后 X 线胸片可显示粟粒型肺结核影像。

3）恶性组织细胞增多症：持续发热，多呈弛张热或不规则热，经久不退，常出现贫血，消瘦，白细胞减少，血培养多次阴性，抗生素治疗无效，血涂片，骨髓涂片与淋巴结活检可查到恶性组织细胞而确诊。

十五、败血症的治疗措施有哪些？

败血症的治疗原则：首先原发感染的治疗，严密监测血流动力学改变和呼吸功能，保证各重要器官的灌流量和氧气的供应。

（1）一般治疗：卧床休息，加强营养，保证患者足够的水分及维生素；对于进食量少和有呕吐、腹泻的患者，要由静脉补液，以维持水和电解质及酸碱平衡。

（2）对症治疗：高热寒战，可用复方氨基比林 2ml 肌内注射。体温过高者可考虑亚冬眠疗法，在给予冬眠药物的同时，在头颈、腋部、腹股沟部放置冰袋，使体温维持在 38℃左右。烦躁不安者给予镇静剂，以减轻症状和患者痛苦。惊厥者，用苯巴比妥 0.1g 肌内注射。有严重毒血症如中毒性休克、中毒性心肌炎等时，在应用足量有效抗菌药物的同时，可给予短程 3～5 天的肾上腺皮质激素治疗，用氢化可的松每日 200～300mg 或地塞米松每日 10～15mg。有感染性休克、DIC、多脏器功能衰竭时，应采取相应的抢救措施。重症患者可酌情输入新鲜血，亦可输注丙种球蛋白，以改善机体状况。

（3）抗菌治疗：败血症一经诊断，在未获得病原学结果之前即应根据情况给予抗菌药物经验治疗。以后再根据病原菌种类和药敏试验结果调整给药方案。败血症的抗菌治疗可采用两种有效抗菌药物的联合，为了保证适当的血浆和组织的药物浓度，宜静脉给药，剂量要大。应选用杀菌剂。疗程宜较长，一般 3 周以上，或在体温下降至正常，临床症状消失后继续用药 7～10 天。

（4）其他治疗：酌情选用拮抗炎症介质和清除氧自由基的药物，如抗内毒素单抗、IL-1 受体拮抗剂、脱苷脱氨酶抑制剂等。原发性或迁徙性的化脓性病灶，待成熟后均应及时切开引流。化脓性心包炎、关节炎、脓肿及肝脓肿在引流后局部还可注入抗菌药。对有梗阻的胆道、泌尿道感染，应考虑手术解除阻塞。

十六、败血症的护理措施有哪些？

（1）护理：医疗用品（特别是医疗器械）的消毒应彻底，有条件最好使用一次性的医疗用品，工作人员中有慢性金葡菌携带者应暂时调离病房并予治疗，以保护抵抗力低下的患者免受感染，对部分患者可考虑应用免疫增强剂。

（2）饮食：在饮食上要保证各种营养成分的供给，宜多食富含优质蛋白质、多种维生素和含微量元素铁较多的蛋类、牛奶、豆类、新鲜蔬菜和水果、海产品等。宜吃芹菜、金针菜、韭菜、冬瓜、乌梅、柿饼、芝麻、莲子、海参。

十七、临床上如何预防败血症的发生？

（1）控制传染源：对已发生的疖肿，不要挤压，也不要过早地切开，以免细菌扩散而形成败血症。尽量避免皮肤黏膜受损；及时发现和处理感染病灶；各种诊疗操作应严格执行无菌要求；合理应用肾上腺皮质激素和广谱抗生素，在应用过程中应严加观察，特别注意有无消化道、泌尿道和呼吸道的真菌感染

（2）保护易感人群：对易患败血症的高危患者应密切观察病情变化，一旦出现败血症征象或疑

似病情时要积极检查果断处理。做好婴儿室、手术室、外科病房及免疫缺陷患者的消毒隔离，以防致病菌引起交叉感染。烧伤病房及血液病患者接受化疗或骨髓移植时应采取严密隔离；传染病房住有或曾住过败血症患者的病房应加强消毒隔离措施，以防耐药的金葡菌、绿脓杆菌及真菌等蔓延。工作人员中有慢性金黄色葡萄球菌携带者应暂时调离病房并予治疗，以保护抵抗力低下的患者免受感染。对部分患者可考虑应用免疫增强剂。

十八、败血症的并发症有哪些？

金黄色葡萄球菌可并发感染性休克，肾、肝脓肿；革兰阴性杆菌败血症可并发心力衰竭，黄疸，肝功能衰竭，急性肾衰竭，呼吸窘迫症与 DIC 等；产气荚膜杆菌败血症可出现较严重的溶血性贫血及肾衰竭，也可并发心内膜炎、脑膜炎等。

十九、影响败血症预后的因素有哪些？

（1）年龄：老人、婴幼儿的病死率要比儿童、青少年、中年患者高。
（2）是否医院内感染，院内感染高于院外感染，主要与医院内多重耐药菌有关。
（3）致病菌的种类：绿脓杆菌及真菌败血症的病死率高。
（4）合并症多寡及严重程度。
（5）基础疾病的严重程度等。

二十、败血症患者抗菌药物的应用原则有哪些？

（1）及时应用针对性强的抗菌药物是治疗败血症的关键。在药敏试验及细菌学结果未出的情况，可先凭临床经验选择用药，争取时间，待结果回报后，再结合临床表现及前期治疗反应予以调整。
（2）对病情危重者，可选择两种抗菌药物联合应用。
（3）抗菌药物的使用应足量，开始剂量应偏大，分次应用，疗程较长，一般 3 周以上，症状消失后，再继续应用数天，以充分杀灭致病菌为宜。

二十一、败血症患者抗菌药物的应用原则有哪些？

（1）病原菌不能确定时：须选用兼顾革兰阴性杆菌和革兰阳性球菌抗菌药物的联合。一般选用抗假单胞菌青霉素（如哌拉西林、替卡西林）或第 3 代头孢菌素联合氨基糖苷类抗生素。如果是免疫功能低下者的院内感染，应多考虑金黄色葡萄球菌或表葡萄球菌及假单胞菌，可给予万古霉素联合头孢他啶。
（2）葡萄球菌败血症：目前葡萄球菌对抗生素的耐药现象严重，除对青霉素高度耐受外（95%以上），对头孢噻吩、头孢唑林的耐药性也有增加趋势，耐药率为 30%~40%，约半数菌株对苯唑西林耐药，不同地区尚出现了比例不等的呈多重耐药的 MR-SA 败血症。但葡萄球菌通常对万古霉素敏感，鉴于上述情况，目前对葡萄球菌败血症的治疗应首选苯唑西林或氯唑西林，也可选用头孢噻吩或头孢唑林，联合应用利福平，待获得药敏结果后则可根据药敏结果调整用药。对 MRSA 及 MRSE 败血症则可选用万古霉素（或去甲万古霉素）与磷霉素、氨基糖苷类（主要为阿米卡星）或利福平的联合应用。
（3）链球菌败血症：A、B 组溶血性链球菌通常对青霉素敏感。B 组链球菌的敏感性略差，因此，治疗 A 组链球菌败血症时可单用青霉素或第一代头孢菌素、红霉素与林可霉素等，而后者治疗宜加用氨基糖苷类抗生素。肺炎链球菌耐青霉素的问题在国内不严重。其治疗同溶血性链球菌败血症。肠球菌常对多种抗生素耐药。治疗时需联合用药，首选青霉素或氨苄西林与氨基糖苷类的联合，也可选择万古霉素（或去甲万古霉素）联合氨基糖苷类。其他对肠球菌感染有效的药物尚有亚胺培南（imipenem）或亚胺培南和西拉司 T（cilastin）的复方制剂泰能（tienam）。
（4）革兰阴性菌败血症：大肠杆菌、肺炎克雷伯杆菌等肠杆菌科细菌对氯霉素、氨苄西林等普遍耐药，对哌拉西林的敏感率高于庆大霉素。临床上可选哌拉西林、第二或第三代头孢菌素与庆大霉素或阿米卡星联合应用。铜绿假单胞菌等假单胞菌及不动杆菌属多数为院内感染，对哌拉西林及羧苄西林耐药者日渐增多，可根据药敏选用头孢他啶或头孢哌酮，联合应用庆大霉素或阿米卡星。

（5）厌氧菌败血症：首先要清除病灶或行脓肿引流以改变厌氧环境。抗菌药物可选用甲硝唑、氯霉素、克林霉素、头孢西丁或亚胺培南或泰能。由于多为需氧菌或兼性厌氧菌的混合感染，因此，需同时对需氧菌进行有效的抗菌治疗。

（6）真菌性败血症：咪康唑（达克宁）系人工合成的1-苯乙基脒唑衍生物，对念珠菌属、曲霉菌属、新隐球菌属等具有强大抗菌性，不必与其他抗真菌药伍用，可静脉内、囊内、鞘内、创面多途径给药。氟康唑（大扶康）为新型三唑类抗真菌药，能特异、有效地抑制真菌甾醇合成，与血浆蛋白结合率低能渗透至体液，有静脉及口服两种剂型。上述两药虽有一定毒副作用，但患者尚能忍受，在监护重要脏器功能的条件下应用，现应用已较广泛。当真菌与细菌感染同时存在时，选药极为困难，杀死细菌，真菌泛滥；抑制了真菌，细菌又会成灾，大蒜注射液可同时控制真菌和细菌的生长，宜选用，但其作用较弱，对严重感染往往不能奏效。

（7）其他：单核细胞增多性利斯特菌对青霉素高度敏感，常选用青霉素或氨苄西林与庆大霉素联合。JK 组棒状杆菌对万古霉素高度敏感，是最佳选择，其次是红霉素、庆大霉素等。鼠伤寒沙门菌易耐药，宜根据药敏结果选择用药，一般对第二代、第三代头孢菌素、氟喹诺酮类药物高度敏感。

二十二、什么是新生儿败血症？发病的致病菌有哪些？

新生儿败血症是指新生儿期致病菌经各种途径侵入新生儿血循环，并在其中生长繁殖、产生毒素而造成全身性的感染。主要是由大肠杆菌、金黄色葡萄球菌、表皮葡萄菌、克雷白杆菌及 B 组链球菌感染所致。

二十三、新生儿败血症感染的途径有哪些？

（1）宫内感染：母亲孕期有感染（如败血症等）时，细菌可经胎盘血行感染胎儿。

（2）产时感染：产程延长、难产、胎膜早破时，细菌可由产道上行进入羊膜腔，胎儿可因吸入或吞下污染的羊水而患肺炎、胃肠炎、中耳炎等，进一步发展成为败血症。也可因消毒不严、助产不当、复苏损伤等使细菌直接从皮肤、黏膜破损处进入血中。

（3）产后感染：最常见，细菌可从皮肤、黏膜、呼吸道、消化道、泌尿道等途径侵入血液循环，脐部是细菌最易侵入的门户。

二十四、新生儿败血症的临床表现有哪些？

在早期以非特异性症状为主，包括精神不好、反应不佳、哭声减弱无调及奶欲减退等。在疾病进展时的主要表现为：

（1）体温改变：多数足月儿表现为发热；而早产儿与未成熟儿则主要表现为体温不升，少数新生儿可出现体温不稳定。

（2）黄疸：表现为黄疸过重、消退延迟或在消退后再出现，以及黄疸原因无法解释。

（3）肝脾肿大：由于炎症反应与脏器的受累而先后出现。

（4）激惹与四肢肌张力改变：部分新生儿可出现兴奋-激惹症状，也有部分早产儿可表现四肢肌张力减退。

二十五、新生儿败血症的治疗方法有哪些？

（1）抗生素治疗。

（2）血浆置换。

（3）免疫治疗。

（4）营养治疗；

（5）防止休克和 DIC。

二十六、如何预防新生儿败血症？

（1）注意围产期保健，积极防治孕妇感染，以防胎儿在宫内感染；最好在医院进行科学分娩；医护人员在分娩过程中严格执行无菌操作，特别注意脐带的消毒和保护。

（2）对早期破水、产程太长、宫内窒息的新生儿，出生后应进行预防性治疗。

（3）平时护理新生儿时，应该特别注意保护好新生儿的皮肤、黏膜、脐部免受感染或损伤，并要严格执行消毒隔离制度。

（4）新生儿脐窝有分泌物，或皮肤有小脓点时，要用碘伏溶液涂抹，脐窝脓多时可涂乙醇或撒消炎粉。

（5）父母要千万不要使用未经消毒的针给新生儿挑刺"马牙"、"螳螂嘴"，也不要随便挤压新生儿的乳房。

（6）母亲有脓疮、肺炎等细菌感染时，要暂时停止喂奶，可将奶液挤出煮沸后再喂，或直接就用牛奶代替。

（7）如无特殊情况，提倡用母乳喂养新生儿，因为母乳中含有生长因子和抗体，利于增强新生儿的抗病能力。

二十七、新生儿败血症有哪些并发症？

（1）化脓性脑膜炎：新生儿败血症最易并发化脓性脑膜炎，有时神经系统症状并不明显，但已并发此症。因此要提高警惕，及早作脑脊液检查。

（2）肺炎或肺脓肿：其次易发生肺炎或肺脓肿，出现呼吸系统症状。

（3）迁移性病灶：如蜂窝织炎、骨髓炎，肾盂肾炎也偶可发生。

（4）多脏器功能障碍综合征（multiple organs dysfunction syndrome，MODS）：感染扩散的严重结果往往为 MODS。

二十八、新生儿败血症实验室检查有哪些？

一旦考虑败血症，应尽可能在全身抗生素应用前做实验室检查。

（1）非特异性检查：①周围血象：新生儿周围血象的白细胞总数波动很大，白细胞总数可高可低，因此只有在明显增高（$>20\times10^9$/L）并出现杆状核细胞≥20%时才具有诊断意义；而白细胞总数减少（$<5\times10^9$/L）伴杆状核细胞增多则意义更大，有核左移和中毒颗粒。贫血和 BPC 总数减少（$<50\times10^9$/L）也提示败血症的可能性。②血沉：血沉加快。③急相反应物：包括 C-反应蛋白（CRP）定量法$>8\sim10\mu$g/ml 时，有助于诊断，反映炎性反应的存在。触珠蛋白、α1-酸性糖蛋白增高。

（2）病原菌检查：

1）血培养：血培养和病灶分泌物培养查到同一细菌，更具有临床意义。细菌培养应同时作药敏，以指导治疗。多部位采血与多次血培养有助于提高细菌培养的阳性率；应用特异性抗生素中和血培养瓶贮血增敏，也能有效提高阳性率。

2）涂片及其他部位细菌培养

A. 直接涂片找细菌：尿液及脑脊液细菌培养。

B. 血棕黄层涂片：细菌被中性粒细胞吞噬后，可在涂片染色后检出。

（3）其他血清学诊断：

1）检测细菌学的特异抗体。

2）早期诊断指标：最近国内外已有人研究提出细胞间黏附分子（cICAM-1）增高，纤维结合蛋白（Fn）下降，NO 水平及血清肿瘤坏死因子（TNF）的增高均可作为其早期诊断的指标。

（4）其他辅助检查：

1）影像学检查：胸部 X 线检查在有呼吸系统症状的患儿均应进行，主要表现为肺部浸润性改变、胸腔积液、肠壁囊样积气症及腹腔游离气体。

2）头颅 B 超和 CT 的检查：可以帮助诊断脑室炎、脑脓肿等诊断。

3）放射性核素脑扫描：对多发性脑脓肿有价值。

4）磁共振（MRI）：对多房性及多发性小脓肿价值较大。

二十九、新生儿败血症的预后怎样？

我国新生儿败血症的病死率为 10%～20%，其中早产儿尤其极低体重儿可达 30% 以上。预后的相关因素除与出生体重、地区差别有关以外，还与病原菌的耐药性明显有关，特别是院内获得性感染的多重耐药机制是造成感染扩散与死亡的重要原因。感染扩散的最重要与最易获得的系统为中枢神经（脑膜炎）；其严重结果往往为多脏器功能障碍综合征（multiple organs dysfunction syndrome，MODS）。

三十、新生儿败血症的健康指导有哪些？

（1）应做好家长的心理护理，减轻家长的恐惧和焦虑。

（2）讲解与败血症发生相关的护理知识，如接触患儿前洗手、做好皮肤清洁护理和脐部护理等。

（3）讲解抗生素治疗的原因，取得家属的配合。

（4）选择合适的喂养方法，保证营养的供应。

（5）预防感染，房间保持空气新鲜等。

第十四节　感染性休克

一、什么是感染性休克？

感染性休克是指急性感染性疾病过程中，感染灶中的微生物及其毒素、胞壁产物等侵入血液循环，作用于机体各种器官、系统，导致微循环障碍组织灌注量不足、组织细胞缺血缺氧、代谢紊乱、功能障碍，甚至多器官功能衰竭，这一危重综合征即为感染性休克。感染性休克病死率极高，由细菌引起的感染性休克病死率在 30% 以上，合并原有疾病者高达 70%。

二、感染性休克的病因有哪些？

感染性休克的病因临床上患者有明确的感染灶、感染途径、易感因素等病史。主要致病菌是为革兰阴性杆菌感染，其次是革兰阳性菌的金黄色葡萄球菌，此外还有厌氧菌、真菌等。宿主因素原有慢性基础疾病，如肝硬化、糖尿病、恶性肿瘤、白血病、烧伤、器官移植及长期接受肾上腺皮质激素等免疫抑制剂、广谱抗菌药物，应用留置静脉导管（或导尿管）等免疫防御功能低下者，在继发细菌感染后易并发感染性休克。因此休克多见于医院内感染患者，老年人、婴幼儿、分娩妇女、大手术后体力恢复较差者尤为易感。特殊类型的感染性休克中毒性休克综合征是由非侵袭性金黄色葡萄球菌（金葡菌）的外毒素引起的一种特殊类型的休克综合征。

三、感染性休克的发病机制是什么？

感染性休克是多种因素互相作用，互为因果的综合结果，根据血流动力学改变，感染性休克可分为高动力型和低动力型。在休克的发展过程中，微循环的变化经历痉挛、扩张和麻痹三个阶段，亦即微循环的变化包括微循环缺血期、微循环淤血期和弥散性血管内凝血（DIC）期三个阶段。感染性休克的始动环节主要是病原微生物毒素等的作用，包括微循环及血液流变性障碍、内毒素与炎症级联反应。

四、感染性休克临床表现有哪些？

感染性休克的临床表现除脓毒症和全身炎症反应的一般表现外，主要表现为不同时期的休克。不同时期的休克，临床表现亦不同。

（1）休克早期：微循环痉挛，组织器官缺氧，临床表现为面色、皮肤苍白、皮肤湿冷呈花斑状，四肢肢端厥冷，尿少，心率明显增快，血压正常或偏低，脉压小于 20mmHg，脉搏细速。

（2）休克中期：休克更进一步加重，四肢湿冷、皮肤花斑状更加明显，口唇及指甲发绀，血压下降至 80mmHg 以下，呼吸深快；脉搏细速，尿量更少或无尿。

（3）休克晚期：出现休克进一步加重，经扩容、纠酸和应用血管活性药物等均难以纠正休克，同时出现 DIC 和多器官功能障碍及衰竭。表现为顽固性低血压或测不到，广泛出血，急性心、肝、肾功能衰竭；脑功能障碍致昏迷、抽搐、肢体瘫痪等。

五、什么是暖休克？什么是冷休克？临床表现有何区别？

感染性休克有高动力型（高排低阻型）和低动力型（低排高阻型）两种。高动力型感染性休克时外周血管扩张、阻力降低，心排血量正常或增高。患者神志清醒，皮肤潮红，毛细血管充盈时间短，脉压＞30 mmHg，尿量＞30 ml/h，皮肤比较温暖干燥，又称暖休克。低动力型感染性休克时外周血管收缩，微循环淤滞，患者神志淡漠，皮肤苍白或发绀，毛细血管充盈时间延长，尿量＜30 ml/h，皮肤湿冷，又称冷休克。临床上冷休克较多见革兰氏阴性杆菌感染及休克晚期，革兰阳性菌感染引起的早期休克是暖休克。

六、感染性休克的实验室检查有哪些？

（1）血常规：白细胞计数大多增高，在（10～30）×10^9/L，中性粒细胞增多伴核左移现象。血细胞比容和血红蛋白增高为血液浓缩的标志。并发 DIC 时血小板进行性减少。

（2）病原学检查：在抗菌药物治疗前常规进行血（或其他体液、渗出物）和脓液培养（包括厌氧菌培养），分离得致病菌后作药敏试验。选择合适的抗菌药物。

（3）尿常规和肾功能检查：感染性休克时尿常规正常，急性肾小管坏死时可出现尿比重低、大量蛋白尿。肾功能检查有血尿素氮和肌酐升高。

（4）酸碱平衡的血液生化检查：二氧化碳结合力（CO_2CP）为临床常测参数，但在呼吸衰竭和混合性酸中毒时，必须同时作血气分析，测定血 pH、动脉血 pCO_2、标准 HCO_3^-和实际 HCO_3^-、缓冲碱与碱剩余等。尿 pH 测定简单易行。血乳酸含量测定有预后意义。

（5）血清电解质测定：休克病血钙多偏低，血钾高低不一，取决于肾功能状态。

（6）血清酶的测定：血清 ALT、CPK、LDH 同工酶的测量可反映肝、心等脏器的损害情况。

（7）血液流变学和有关 DIC 的检查：有关 DIC 的检查包括消耗性凝血障碍和纤溶亢进两方面：前者有血小板计数、凝血酶原时间、纤维蛋白原、白陶土凝血活酶时间等；后者包括凝血酶时间、纤维蛋白降解产物（FDP）、血浆鱼精蛋白副凝（3P）和乙醇胶试验及优球蛋白溶解试验等。

（8）其他：心电图、B 超、X 线检查、CT 等可按需进行。

七、感染性休克的临床诊断依据有哪些？

（1）感染：大多数感染性休克患者可找到感染灶，病原体有病毒、立克次体、细菌、真菌、螺旋体及寄生虫等。以革兰阴性菌多见。其中最常见的是大肠杆菌、铜绿假单胞菌、克雷伯肺炎杆菌、小动杆菌。球菌常见的有金黄色葡萄球菌、表皮葡萄球菌和链球菌等。感染的来源可来自全身再系统、皮肤软组织及再种检查治疗性的器械和导管。但也有个别感染性休克患者找不到明确的感染灶，需与其他病因引起的休克相鉴别。

（2）全身炎症反应综合征的表现：发热或体温不升、寒战、皮肤潮红、呼吸急促、心率增快、白细胞增高等。

（3）血流动力学改变：收缩压下降至 80mmHg 以下或比原来基础血压下降 20%以上，压差减小（＜30mmHg），经快速输液 1 小时不能恢复或需升压药维持；伴有组织低灌注表现；急性意识障碍，皮肤苍白、发绀或呈花斑，肢端湿冷。尿量减少（＜30ml/h）等。

（4）实验室检查：早期可有白细胞和中性粒细胞计数增多，有中毒颗粒及核左移现象，晚期可有血小板减少，出凝血时间和凝血酶原时间延长，FDP 增高。尿常规见蛋白和管型，血清肌苷、尿素氮、ALT 均升高。动脉血气是评价机体酸碱状况和氧输送水平的重要依据，pH＜7.35 提示存在酸中毒，同时也说明缺氧引起的组织缺氧严重。

（5）病原学检查：病原微生物的培养，包括浆膜腔的积液、局部脓肿、窦道的引流液，关节腔积液、血、脑脊液等，感染部位病原微生物涂片的单兰染色可有助于快速检出病原，指导抗生素的应用。血沉动力学监测包括 CVP、肺动脉嵌顿压等。

八、感染性休克的治疗要点那些？

感染性休克的抢救遵循休克的一般抢救原则，但本型休克的抢救还有其自身特点。

（1）基本治疗：维持生命体征平稳，严重休克患者应安置在 ICU 内监护救治，患者采取休克体位（下肢抬高 $15°\sim20°$），以增加回心血量。及早建立静脉通路，维持血压，早期给予吸氧，保持气道通畅。密切监测病情，观察生命体征、神志、尿量等的变化，监测重要生命器官的功能。注意有无出血倾向、快速补液时有无肺水肿及心力衰竭的表现。

（2）病因治疗：在病原菌未明而感染性休克诊断明确后 1 小时内可根据原发病灶、临床表现推测最可能的致病菌，选用强力、抗菌谱广的抗生素进行治疗，又称为经验性治疗。使用抗生素之前要留取血培养和相关的病原学标本，以备检验。在分离得病菌后，宜按药物试验结果选用药物。剂量宜较大，首次给予冲击量，由静脉滴注或缓慢静脉注射。为更好地控制感染，宜联合用药，但一般二联即可。

（3）扩容治疗：扩容治疗是抗休克的基本手段。扩容所用液体应包括胶体和晶体。各种液体的合理组合才能维持机体内环境的恒定。

（4）纠正酸中毒：应在补液和改善微循环的基础上用碳酸氢钠纠正代谢性酸中毒，根据血气分析进行调整。可改善微循环、增强血管对血管活性药物的反应及防止 DIC 的发生、发展。

（5）正确应用血管活性药物治疗，主要是调节血管的舒缩功能，从而达到疏通微循环的作用，最终让休克患者逆转。

（6）DIC 的防治。

（7）维护重要脏器的功能包括：①强心药物的应用；②维持呼吸功能防治 ARDS；③肾功能的维护；④脑水肿的防治；⑤肾上腺皮质激素和 β-内啡肽拮抗剂；⑥其他辅助性治疗。

九、如何预防感染性休克？

（1）积极防治感染和各种容易引起感染性休克的疾病，如败血症、细菌性痢疾、肺炎、流行性脑脊髓膜炎、腹膜炎等。

（2）做好外伤的现场处理，如及时止血、镇痛、保温等。

（3）对失血或失液过多（如呕吐、腹泻、咯血、消化道出血、大量出汗等）的患者，应及时酌情补液或输血。

十、感染性休克的并发症有哪些？其临床表现有哪些？

感染性休克是发病率、死亡率较高的一种循环障碍综合征，由它所引起的并发症对患者的生命构成极大的威胁。

（1）呼吸窘迫综合征（RDS）：急性呼吸窘迫综合征是指严重感染、创伤、休克等肺内外袭击后出现的以肺泡毛细血管损伤为主要表现的临床综合征。输液过量、高浓度氧吸入、DIC 均可促发 RDS，临床上表现为进行性呼吸困难，呼吸增快且节律不齐、发绀，吸氧不能缓解。肺部 X 线表现为点片状阴影或网状阴影。血气分析：氧分压小于 50mmHg，二氧化碳分压大于 50mmHg。

（2）脑水肿：休克患者的脑血管内皮细胞与星形细胞因缺氧导致脑循环障碍、脑组织能量代谢障碍致钠泵功能障碍，引起脑水肿。主要表现为头痛呕吐、嗜睡、昏迷或面色苍白、呼吸心率增快，眼底小动脉痉挛，瞳孔大小不一致，对光反应迟钝等。测脑脊液压力高于 $200cmH_2O$。

（3）弥散性血管内凝血（DIC）：休克时可见扩张的毛细血管内血流缓慢、血细胞聚集性增加、血液酸化，加上病原体及其毒素、抗原抗体复合物及组织损伤释放的促凝物质均可促成 DIC，临床表现为顽固性休克、广泛出血、栓塞、溶血等。实验室检查：红细胞形态异常，呈盔形、三角形或碎片；血小板减少；凝血酶原时间延长；纤维蛋白原减少，以上有三项即可确诊 DIC。

（4）心功能障碍：冠状血流量不足、缺氧酸中毒、高血钾和心肌抑制因子等均可影响心肌功能，导致心功能障碍。主要表现为心率增快、心律不齐、肝脏进行性增大、静脉压和中心静脉压均高、呼吸增快、发绀、脉细速。X 线表现心脏增大，肺淤血。心电图示各种异常心律，根据程度不同分轻、重度心功能障碍。

（5）肾衰竭：休克早期，机体因应激而产生儿茶酚胺，使肾皮质血管痉挛，产生功能性少尿。缺血时间延长，肾小管缺血缺氧发生坏死，间质水肿，而无尿，最后导致急性肾衰竭。临床上表现少尿或无尿。尿常规检查出现不同程度的红细胞、白细胞、蛋白尿和各种管型尿，代谢性酸中毒、高钾血症、氮质血症亦是肾衰竭的表现。

十一、感染性休克并发呼吸窘迫综合征的治疗和护理要点有哪些?

（1）严格控制液体入量，并记录出入液量。

（2）早期使用解痉药物。

（3）使用血清蛋白及利尿剂改善肺水肿。

（4）激素治疗。

（5）必要时可采用呼吸末正压通气，纠正低氧血症，改善肺顺应性，增加肺容量。

十二、感染性休克并发脑水肿的治疗和护理要点有哪些?

（1）脱水：选用 20%甘露醇加呋塞米，脱水过程中严密记录 24 小时出入水量，密切观察病情变化，一旦出现意识改变、脉搏细速、血压下降、心律不齐，立即报告医生，给予相应的处理。

（2）控制惊厥改善脑缺血，减轻脑水肿，常用苯巴比妥解痉，注意给药不宜过量、对昏迷抽搐者，防止舌咬伤，保持呼吸道通畅，并做好气管插管的准备。

十三、感染性休克并发 DIC 的治疗和护理要点有哪些?

（1）一旦确诊 DIC，应在抗休克治疗基础上给予肝素为主的抗凝治疗。

（2）使用肝素过程中，密切观察药物的不良反应，出血量增加，应停止肝素的使用。

（3）做好皮肤护理，包括坏死组织切除、伤口保护和外用抗生素等。

（4）在纤溶亢进期应输新鲜血液，并采用抗纤溶药物治疗。

十四、感染性休克并发肾衰竭的治疗和护理要点有哪些?

（1）积极治疗原发病及抗休克。

（2）及时采用利尿剂治疗避免发生器质性肾衰竭。

（3）准确记录 24 小时出入量及每小时尿量。

（4）使尿量减少升压药和对肾毒性的抗生素暂时停用。

（5）应严密检查血钾及心电图，一旦高钾，要及时处理。轻者可采用高糖加胰岛素治疗，血钾高达 6～7mmol/L 时，应行腹膜透析或血透治疗。

十五、感染性休克并发心功能障碍的治疗和护理要点有哪些?

（1）减轻心脏负担，严格卧床休息，保持室内空气流通，周围环境安静，保证足够睡眠。

（2）躁动不安的患者，可给予镇静剂；使用洋地黄药物，增加心排血量。

（3）减轻心脏前后负荷，限制钠盐的摄入，合理使用利尿剂。

十六、感染性休克应与低血容量性休克、心源性休克、过敏性休克、神经源性休克应如何鉴别?

低血容量性休克多因大量出血（内出血或外出血）、失水（如呕吐、腹泻、肠梗阻等）、失血浆（如大面积烧伤等）等使血容量突然减少所致。心源性休克系心脏搏血功能低下所致，常继发于急性心肌梗死、急性心包堵塞、严重心律失常、各种心肌炎和心肌病、急性肺源性心脏病等。过敏性休克常因机体对某些药物（如青霉素等）或生物制品发生过敏反应所致。神经源性休克可由外伤、剧痛、脑脊髓损伤、麻醉意外等引起，因神经作用使外周围血管扩张、有效血管量相对减少所致。

十七、感染性休克患者预后怎样？

感染性休克患者预后主要取决于以下因素：①早期、及时、正确的诊断和治疗，预后好；②治疗反应：如治疗后患者神志清醒安静，四肢温暖，发绀消失，尿量增多，血压回升，脉压增宽，则预后良好；③原发感染灶能彻底清除或控制者预后较好；④伴严重酸中毒和高乳酸血症者预后多恶劣，并发 DIC 或多器官功能衰竭者病死率亦高；⑤有严重原发基础疾病，如白血病、淋巴瘤或其他恶性肿瘤者休克多难以逆转；夹杂其他疾病，如糖尿病、肝硬化、心脏病等者预后亦差。

十八、感染性休克的护理问题有哪些？

感染性休克的护理问题有心排出量降低；气体交换受损；感染；组织灌注量不足；营养失调；皮肤完整性受损等。

十九、感染性休克护理要点有哪些？

（1）一般护理：患者采取仰卧中凹位，可增加回心血量，改善重要器官的血液供应；尽量减少搬动。患者休克改善、血压平稳后改为半卧位。给予吸氧，以提高血氧含量。

（2）严密观察病情变化，密切注意血压、脉搏、呼吸、尿量及精神意识状况，发现病情变化及时报告和协助医生进行相关处理。

（3）保持呼吸道通畅，保证各项抢救措施及时进行。保证重要脏器和组织供氧，有利于重要器官复苏及功能恢复，避免了因呼吸道阻塞引起窒息。

（4）用药护理应用血管活性药物时，注意使用输液泵控制输液速度，从小剂量开始，根据血压情况调整。停药时应逐步减量，防止血压波动过大。尽早足量使用抗生素治疗，根据血培养鉴定结果，选择敏感的抗生素，并注意观察使用过程中药物疗效及不良反应。

（5）加强基础护理，做好皮肤和口腔护理，定时翻身、叩背等，预防压疮和坠积性肺炎。

（6）注意心理护理：我们注意掌握患者的心理状态，耐心开导、安慰，并与其亲人合作，消除不良因素，增强了患者战胜疾病的信心，使其主动配合治疗、护理，促进了身体的康复。

二十、如何做好感染性休克患者的健康教育？

（1）采取头和躯干抬高 20°～30°，下肢抬高 15°～20°的体位，以增加回心血量和减轻呼吸困难。也可采取平卧位，以利于脑部血液供应。

（2）保持呼吸道通畅，无论是平卧位还是中凹位，头都应偏向一侧，清除口腔分泌物，密切观察呼吸频率及节律的变化，注意有无呼吸困难、三凹症等。

（3）休克患者都处于缺氧状态，维持呼吸功能非常重要，故需常规吸入氧气。如已发展到 ARDS，必须经机械通气给予呼吸末正压（PEEP）。

（4）保持患者安静，避免搬动患者。观察患者神志、皮肤色泽，定时测量体温、中心静脉压（CPV）、肺毛细血管楔入压（PCWP）及尿量等作为输液指导，以便及时有效地控制休克。

（5）经过治疗的休克患者，恢复期可先准备流食。待原发病控制后，身体恢复到一定程度，可改为正常的清淡饮食，少量多餐。

二十一、感染性休克患者的饮食保健有哪些？

（1）伤后 1～2 天禁食或少进食，第 3 天开始以少量试餐开始，如米汤、安素等，3～6 次/日，每次 50～100ml，以后逐步增加牛奶、肉汤等，每日可进 3～8 餐，以清淡、易消化饮食为宜。

（2）1 周后可将流汁饮食改为半流汁饮食，进食肉末粥、鱼米粥、蒸蛋、面条等。

（3）此后要为要为患者提供充足的热能和蛋白质，多食用优质蛋白质食物，如牛奶、鸡蛋、鱼类、家禽等。

（4）防止感染发热可用绿豆、油菜、香椿、芋艿、地耳、苦瓜、百合、鲤鱼、马兰头、泥鳅等。忌食刺激性食品、寒性食物、坚硬、难消化的食物。

二十二、小儿感染性休克有哪些致病菌引起，常见于那些疾病?

本病主要由革兰阴性杆菌及内毒素引起，多见于暴发型流脑、中毒型菌痢、革兰阴性杆菌败血症、大叶性肺炎、出血性坏死性肠炎患儿。另外，在有全身免疫功能缺陷时，如患有慢性病、白血病、淋巴瘤等，器官移植，长期应用免疫抑制剂，抗癌药物、放射治疗和放置静脉插管和导尿管等，极易诱发革兰阴性杆菌感染而导致感染性休克。

二十三、小儿感染性休克主要临床表现有哪些?

（1）休克代偿期：以脏器低灌注为主要表现。患者神志尚清，但烦躁焦虑、神情紧张，面色和皮肤苍白，口唇和甲床轻度发绀，肢端湿冷。因缺氧代偿性呼吸、心率增快，血压正常或略低，眼底和甲皱微循环检查可见动脉痉挛。实验室检查可出现高乳酸血症和低氧血症。

（2）休克失代偿期：随着休克发展，患者烦躁或意识不清，面色青灰，四肢厥冷，肛指温差＞6℃，唇、指（趾）端明显发绀，皮肤毛细血管再充盈时＞3s，由于心肌缺氧、中毒致心音低钝。血压下降，收缩压降至 80mmHg（10.64kPa）以下。原有高血压者降低 20%以上，脉压＜30mmHg（4kPa）。尿量更少，甚至无尿。

休克不可逆期：此期指由于基础疾病的加重，或常规抗休克治疗难以纠正，或反复发生的临床阶段，患儿表现为血压明显下降，心音极度低钝，常合并肺水肿或 ARDS、DIC、肾衰竭、脑水肿和胃肠功能衰竭等多脏器功能衰竭。

二十四、小儿感染性休克的诊断标准如何区分?

小儿感染性休克的临床类型分轻型休克和重型休克。重症休克常并发多脏器功能障碍，如心功能不全、脑水肿、肾衰竭、急性呼吸窘迫综合征及弥散性血管内凝血等，故作出休克的诊断后，应进一步作好分型工作，如下图示。

项目	轻度	重度
皮肤黏膜	面色苍白或口唇、指、趾轻度发绀，皮肤轻微发花	面色苍灰，口唇、指趾明显发绀，皮肤明显发花
四肢	手足发凉。毛细血管再充盈时间为 1～3s	四肢湿冷，接近或超过膝、肘关节，毛细血管再充盈时间＞3s
脉搏	增快	细速或摸不到
血压	略低或正常，音调变弱，脉压为 2.7～4kPa（20～30mmHg）	明显下降或测不出，脉压＜2.7kPa（20mmHg）
尿量	略减少，婴儿 10～5ml/h，儿童 20～10ml	明显减少，婴儿少于 5ml/h，儿童少于 10ml
心脏	心率增快	心率明显增快，心音低钝或有奔马律
神志	清楚，但萎靡或烦躁	模糊，表情淡漠或昏迷
呼吸	增快	增快，或有呼吸困难，节律不整
肛指温差	＞6℃	更明显
眼底观察	以小动脉痉挛为主，小动脉与小静脉之比为 1：2 或 1：3（正常 2：3）	小动脉痉挛，小静脉扩张，部分病例出现视神经乳头水肿
甲皱观察	管袢动脉端变细，管袢数目减少	管袢动脉端变细，静脉端淤滞、扩张，面色绀，血流减慢、不均，有红细胞聚集

二十五、小儿感染性休克的护理措施有哪些?

（1）密切观察病情变化，监测生命体征。

1）监测脉搏、血压、呼吸和体温：脉搏快而弱，血压不稳定，脉压小为休克早期。若血压下降，甚至测不到，脉搏细弱均为病情恶化的表现。根据病情每 10～20min 测 1 次脉搏和血压。每 2～4 小时测肛温 1 次，体温低于正常者保温，高热者降温。

2）意识状态：意识和表情反映中枢神经系统血液灌注量，若原来烦躁的病儿，突然嗜睡，或已经清醒的患儿又突然沉闷，表示病情恶化；反之，由昏睡转为清醒，烦躁转为安稳，表示病情好转。此外，尚应了解不同年龄意识变化之特点，如婴儿中枢缺氧可迅速嗜睡或昏迷；幼儿常先呻吟不安或烦躁，渐至意识丧失，而儿童常呈间歇躁动等开始。医护人员应了解其特点，密切观察，及早发现变化。

3）皮肤色泽及肢端温度：面色苍白、甲床青紫、肢端发凉、出冷汗，都是微循环障碍、休克严重的表现。若全身皮肤出现花纹、瘀斑则提示弥散性血管内凝血。

4）详细记录尿量：尿量是作为休克演变及扩容治疗等的重要参考依据。

（2）输液过程的护理迅速扩容、纠酸是抗休克的关键。

1）溶液选择及用量：轻型病例输 1/2 张液（2：3：1 液）每小时 8～10ml/kg，休克纠正后减慢速度，以后用 1/5～1/3 张维持液，直到病情稳定。

2）输液过程的护理：应注意输液速度与量，输液过速或过量可造成心力衰竭、肺水肿、脑水肿；输液速度过慢或量少则不能及时补充血容量。故输液过程中要注意调整速度与流量。在判断输入量是否适当方面，主要观察一般情况、外周循环和酸中毒恢复及尿量是否增加。若输液过程中患儿突然出现胸闷、气急、面色苍白、冷汗、烦躁不安、有泡沫样血性痰、肺部有啰音等应考虑急性心力衰竭、肺水肿等可能，要立即减慢或停止输液，患儿取半坐卧位吸氧，并通知医师进一步处理。

（3）积极控制感染：按医嘱及时应用抗生素，观察其疗效及不良反应；按时雾化排痰保持呼吸道通畅；做好皮肤、口腔护理，防止新的感染；有创面的部位按时换药，促进愈合。

（4）心理护理：关心患儿，向家长介绍有关本病的知识及诊疗计划，消除恐惧心理，使诊疗工作顺利进行。

（王莉慧　李　园）

第四章 结 核 病

第一节 结核病基础知识

一、什么是结核病？

结核病（tuberculosis），是一种由结核分枝杆菌所引起的呼吸道传染性疾病，以肺结核（pulmonary tuberculosis）最常见，简称 TB。人体任何组织器官都可以发生结核病，按照发生部位的不同，结核病可以分为肺结核和肺外结核两大类。许多成人结核病是在儿童时期受感染的基础上发展而成。

二、结核杆菌有什么特点？

结核杆菌（Mtb）属分枝杆菌，包括人型、牛型、非洲型和鼠型 4 类，其中对人类致病的主要是人型结核分枝杆菌，其次为牛型、非洲型结核分枝杆菌。结核杆菌生长缓慢、菌体结构复杂，对干燥、冷、酸、碱等抵抗力强，在干燥的环境中可存活数月或数年，在阴湿处能数月不死。怕阳光紫外线，怕高温，一般采用物理方法或者化学方法进行灭菌。

三、结核病常见症状有哪些？

结核病的临床特点与病灶类型、性质、范围及机体反应性有关，各型肺结核临床表现不尽相同。常见临床症状有：

（1）全身症状：以发热最常见，多见长期午后低热。部分患者有夜间盗汗、乏力、食欲下降、体重减轻等症状。育龄妇女可有月经失调或闭经。

（2）呼吸系统症状：主要表现为咳嗽、咳痰、咯血、胸痛、呼吸困难等。

（3）其他系统表现：淋巴结结核常出现无痛性淋巴结肿大。结核性心包炎表现为心前区痛、呼吸困难等。结核性脑膜炎多有头痛、呕吐、意识障碍等表现。结核性腹膜炎常有腹腔积液或腹膜粘连，表现为发热腹痛、腹胀、腹壁揉面感等。

四、结核病的流行状况怎样？

结核病是全世界由单一致病菌引致死亡最多的疾病。自 1882 年罗伯特·科赫发现结核菌以来，因结核病死亡的人数已达 2 亿人。20 世纪 40 年代后，随着具有良好疗效的抗结核药物相继问世，特别是 1952 年异烟肼被确认对结核菌有抑制作用，使过去只靠发现患者，用隔离、休养的方法去预防结核病的时代转入预防发病的时代，结核病流行下降。20 世纪 80 年代初，人们一度认为消灭结核病已经不远了，忽视对结核病的防治，世界许多地区减少投资，以致在 80 年代后期，结核病疫情在许多国家死灰复燃。1998 年，WHO 指出"遏制结核病行动刻不容缓"。据 WHO 报告，目前全球已有 20 亿人感染结核菌，每年全球约有 800 万～1000 万新发结核患者，新出现耐多药结核病患者 30 万～60 万，有 200 万～300 万结核病患者死亡。随着全球经济一体化的发展，越来越多的流动人口进入大城市，其流动性、耐药性等特点给结核病控制制造了新的难题，当前结核病控制工作仍面临着较大的困难。

新中国成立初期，我国大城市的结核病患病率为 3500/10 万，农村约为 1500/10 万，结核病死亡率高达 200/10 万。20 世纪 50～60 年代，通过卡介苗免疫接种和抗结核化疗，结核病死亡率下降至 40/10 万。2000～2010 年我国共发现并治疗肺结核患者 829 万例，其中涂阳肺结核患者 450 万例。目前我国结核病年发病人数为 130 万，位居全球第二位。据估计，每年死于结核病的人数达 13 万人，结核病死亡占传染病死亡的 50%，位居传染病第一位或第二位。1/4 以上菌阳肺结核患者为耐药患者，是全球 27 个耐多药结核病流行严重的国家之一。中国结核病控制工作任重而道远。

五、结核病是怎样传播的?

传染源、传播途径和易感人群是结核病在人群中传播流行不可缺少的条件。结核杆菌可通过不同途径侵入人体内,但真正发展成结核病的却不多,主要与感染结核分枝杆菌的数量、致病力大小及人体免疫力的强弱和变态反应的高低有关。结核杆菌主要通过飞沫传播。

(1)传染源:开放性肺结核患者是结核病主要传染源,并非所有的肺结核患者都有传染性,只有那些咳嗽、咳痰、痰涂片结核菌阳性的患者才具有传染性。

(2)传播途径:肺结核是通过空气-呼吸道传染,主要包含飞沫传播、尘埃传播、接触传染 3 种途径。

(3)易感人群:①未受结核菌自然感染或未接种卡介苗或人工感染,对结核病没有产生特异性免疫的人群,如儿童、偏远山区少数成年人等。②免疫受损与免疫缺陷的人群,如糖尿病、长期应用免疫抑制剂治疗、HIV 感染等。③存在易感基因的健康人。

六、接触结核病患者会被传染吗?

(1)患者受结核感染后 90%的人由于免疫机制健全而终身不发病。健康人与肺结核患者接触时也不会 100%受结核菌感染。肺结核患者病情各有不同,排菌数量、毒力不同因此造成的感染也不同。如接触涂片、培养均阳性的患者感染率明显高于涂片阴性、培养阳性患者。

(2)与患者接触的距离有关:排菌患者咳嗽、咳痰、喷嚏或高声说笑时可产生大量的含有结核菌的微滴,1~5μm 大小的微滴可较长时间悬浮于空气中,在空气不流通的室内可达 5 小时,最远距离可达 1 米。距离越远的患者不容易感染。

七、什么是结核病的三级预防?

(1)Ⅰ级预防指疾病前期针对特定的易感人群采取健康促进、特别保护等措施减少或控制疾病的发生。

(2)Ⅱ级预防指疾病早期针对无明显临床症状的早期患者采取早期发现、早期针对、早期治疗的措施降低死亡率。

(3)Ⅲ级预防指临床期或康复期针对已明确诊断的患者采取相应的治疗和康复手段减少伤残以提高生存质量。

八、预防结核病的措施主要有那些?

(1)控制传染源:早发现、早诊断和彻底治愈肺结核患者。肺结核病病程长、易复发和具有传染性,必须长期随访。对确诊的结核患者,应及时转至结核病防治机构进行统一管理并应实行全程督导短程化学治疗(DOTS)。

(2)切断传播途径:每天定时开窗通风,保持空气流通、新鲜,管理好患者的痰液及用物。涂阳肺结核患者住院治疗时需进行呼吸道隔离,每天紫外线消毒病房。患者咳嗽或打喷嚏时应用双层纸币遮掩;不随地吐痰,痰液应吐入含氯消毒液浸泡的带盖的容器内或吐入纸巾中焚烧处理。餐具可煮沸消毒(10~15min)或消毒液浸泡消毒(漂白粉、碘伏、过氧乙酸、高锰酸钾等。如有效氯消毒水,浓度 100~300mg/L 需浸泡 5~10min;碘伏消毒液,200~300ml/L 需浸泡 2~5 分钟)。衣物、寝具、书籍等污染物可在烈日下暴晒 6 小时进行灭菌。

(3)保护易感人群:接种卡介苗(BCG)或化学药物预防。卡介苗是一种无毒的牛型结核菌活菌疫苗,其接种对象主要为未受感染的新生儿、儿童及青少年。对于与涂阳肺结核患者有密切接触且结核菌素试验强阳性者、HIV 感染者、长期使用糖皮质激素及免疫抑制剂者、糖尿病等,酌情预防用药。如服用①异烟肼 6~12 个月;②利福平 4 个月;③利福平+吡嗪酰胺 2 个月。其中,首选异烟肼方案,对异烟肼耐药或不能耐受异烟肼的患者选用利福平。利福平联合吡嗪酰胺通常只用于不太可能完成较长疗程治疗方案的患者和不能接受密切监测的患者,并且不能用于妊娠妇女和儿童。

九、什么是卡介苗？接种卡介苗为什么能预防结核病？

当今结核病控制的三大对策包括病例发现、化学治疗和卡介苗接种，卡介苗接种是我国结核病预防和我国计划免疫工作内容之一。卡介苗是一种活的减毒牛型结核分枝杆菌制成的疫苗，一般在婴儿出生 24 小时内，最迟在 1 岁内接种。接种后 2～3 个月，人体逐渐产生对结核菌的免疫力，当再受到结核杆菌侵袭时，可以减少发病机会，减少小儿结核病的死亡和严重结核病的发生。接种对象为没有受过结核菌感染的人，即结核菌试验阴性反应的人。

十、结核病的主要发病机制是什么？

结核病的发生是结核分枝杆菌毒力与人体免疫力相互作用的结果。结核杆菌侵入机体后被巨噬细胞吞噬、清除。如果没有被清除，细菌则繁殖并致巨噬细胞溶解，在结核菌抗原的刺激下，人体逐渐形成对结核菌的免疫和变态反应。

被结核菌抗原致病的淋巴细胞软化、增生，已致敏的淋巴细胞再次受到相应抗原的刺激时产生出各淋巴因子，使大量单核细胞或巨噬细胞渗出、移动和集聚在病灶局部，并使其发育成熟、分裂繁殖和活化，致使巨噬细胞吞噬、消化，抗结核感染的获得性免疫力增加。另一方面，当致敏的抗体再次接触到结核菌所释放的抗原性物质时，即出现变态反应，造成大片组织干酪坏死，病情进展。

十一、结核病分哪些类型？

2004 年我国实施新的结核病分类标准，将结核病分为原发型肺结核、血行播散性肺结核、继发性肺结核、结核性胸膜炎、其他肺外结核 5 大类型。

（1）原发型肺结核：也称初染结核，多见于儿童，亦可见于边远山区、农村初次进入城市的成年人，包括原发综合征及胸内淋巴结核。多数患者可毫无症状，或仅有轻微类似感冒的症状，历时数周即好转。肺部原发病灶通常吸收较快，一般不留痕迹或仅成为细小钙化灶。

（2）血行播散性肺结核：主要为结核杆菌进入血液循环或因肺及其他脏器活动性结核病灶侵袭淋巴道而引起，是各型肺结核中较严重者，包括急性、亚急性及慢性三种类型。本病起病急，有全身毒血症状，常伴有结核性脑膜炎。

（3）继发性肺结核：机体再次感染结核杆菌或初感染后肺内潜伏病灶的内源性复发所致，包括浸润性、纤维空洞及干酪性肺炎等。

（4）结核性胸膜炎：结核杆菌经血液循环、淋巴或肺结核病变直接波及胸膜而致病，虽不是肺结核，但在胸部结核中最常见，包括结核性干性胸膜炎、结核性渗出性胸膜炎、结核性脓胸。

（5）其他肺外结核：按部位及脏器命名，如骨关节结核、结核性脑膜炎、肾结核、肠结核等。

十二、结核病诊断依据有哪些？

（1）临床表现：约有 20%的活动肺结核患者无症状或仅有轻微症状。

（2）物理学检查（全身体格检查）。

（3）影像学检查：以 X 线、CT 和 MRI 最为常见，近几年 PET/CT 也在逐渐发展。

（4）细菌学检查：常见涂片镜检、分离培养、药物敏感性试验三类。

（5）病理学检查：病理学诊断是确诊结核病的重要手段。国内目前结核病的病理学诊断主要依靠形态学及抗酸染色法，其敏感性、特异性均有待提高。

（6）结核菌素试验：是判断机体是否感染过结核分枝杆菌的主要手段，对婴幼儿的诊断价值大，对成人结核病的诊断意义不大。

（7）免疫学检查：γ-干扰素释放试验（T-SPOT.TB）对诊断潜伏结核感染、糖尿病合并结核病、老年肺结核、儿童结核病及肺外结核病等有一定的辅助价值。

（8）分子生物学检测：主要以检测病原菌 DNA 为主，其中 Xpert MTB/RIF 技术占据主导地位。

（9）介入学检查：能更准确地确认病灶部位，是结核病，尤其是菌阴结核病诊治的重要措施。常见支气管镜、超声支气管镜检技术、电磁导航支气管镜技术、内科胸腔镜等介入技术。

十三、菌阴肺结核的诊断标准有哪些？

菌阴肺结核为 3 次痰涂片及一次培养阴性的肺结核，其诊断标准为：

（1）典型肺结核临床症状和胸部 X 线表现。

（2）抗结核治疗有效。

（3）临床可排除其他非结核性肺部疾患。

（4）PPD（5TU）强阳性；血清抗结核抗体阳性。

（5）痰结核菌 PCR+探针检测呈阳性。

（6）肺外组织病理证实结核病变。

（7）BALF 检出抗酸分枝杆菌。

（8）支气管或肺部组织病理证实结核病变。具备（1）～（6）中的 3 项或（7）～（8）中任何一项可确诊。

十四、什么是结核病的化学治疗，需遵循哪些原则？

结核病的化学治疗是指应用对结核菌有特殊作用的化学药物治疗结核病的方法，可消灭和有效抑制结核杆菌，具有疗程短、见效快的特点，包括全程每日用药、强化期每日用药，巩固期间歇用药和全程间歇用药三种。整个治疗方案分强化和巩固两个阶段，需遵循早期、规律、全程、适量、联合 5 项原则。

十五、化疗期间定期需定期检查肝功能、痰标本、胸部 X 线有什么意义？

（1）结核病的治疗通常是利福平、异烟肼、吡嗪酰胺和乙胺丁醇联合，有时以链霉素和（或）对氨基水杨酸替换其中的一种或两种药物，其中每一种药物都对肝脏有毒性作用，联合应用时对肝脏的毒性作用就更大，所以抗痨过程中容易出现肝功能损害。检查肝功能有助于调整治疗用药。

（2）查痰是诊断和判断疗效的重要依据，还可了解患者有无传染性，通常在治疗满 2 个月、5 个月、6 个月（复治 8 个月）及疗程结束时复查，分为清晨痰、即时痰和夜间痰，其中以清晨痰意义最大。如无痰者，可雾化留痰。

（3）胸部 X 线检查是了解疾病对治疗的反应，病灶是否有吸收，痰菌是否转阴，评估化疗方案是否合理，治疗是否有效的重要依据。一般每 1～3 个月做一次检查。

十六、结核病化学治疗通用药物种类及不良反应有哪些？

（1）常用的抗结核药有异烟肼、利福平、吡嗪酰胺、乙胺丁醇、链霉素、卡那霉素、阿米卡星、卷曲霉素、对氨基水杨酸钠、丙硫异烟胺、环丙沙星、氧氟沙星、左氧氟沙星等。

（2）不良反应：个别人用药后可能会出现皮疹、皮肤瘙痒、恶心、呕吐、食欲下降，面黄、眼黄、耳鸣、眩晕和听力、视力下降等不良反应，如出现，请及时告诉医生处理。

1）异烟肼、利福平、吡嗪酰胺可引起肝功能异常，表现为疲乏、食欲下降、皮肤黄、眼黄等。

2）链霉素、卡那霉素、丁胺卡那霉素对听力、前庭功能和肾脏有一定毒性，如出现耳鸣、眩晕等。

3）乙胺丁醇可引起视神经炎，表现为视力疲劳，流泪，怕光、视物模糊，近读力差，眼球胀满感等，严重者可出现视力减退，视野缩小，辨色力减弱。

4）吡嗪酰胺可引起尿酸代谢异常导致关节疼痛。

5）利福平、链霉素、吡嗪酰胺可引起皮疹。

十七、什么是结核菌素试验？

目前 WHO 与国际抗痨和肺病联合会推荐使用的结核菌素为纯化蛋白衍生物（PPD）。通常取 0.1ml（5IU）结核菌素，在左前臂屈侧前 1/3 处作皮内注射，要求以局部出现 7～8mm 大小的圆形皮丘为宜。如果有液体漏出或刺入过深，应立即离开原部位注射，以免注射剂量不准确。注射 48～72 小时后测量皮肤硬结平均直径（横径+纵径）/2，并非红晕直径：阴性（无硬结或硬结平均直径

<5mm）；阳性（硬结平均直径 5~9mm 为一般阳性；10~19mm 为中度阳性；≥20mm 为强阳性；如<20mm 但有水疱或溃破、坏死及淋巴管炎仍为强阳性）。重复试验时注射部位要选前次注射部位的斜上方 3~4cm 或在另一侧前臂注射以免发生复强反应。

十八、结核菌素试验有什么意义？

（1）强阳性：有助于结核病患者诊断，表示体内可能有活动性结核病变，3 岁以下特别是 1 岁儿童未接种过卡介苗者则表示体内有结核杆菌感染。

（2）一般阳性和中度阳性：表示受试者曾感染过结核杆菌或接种过卡介苗，但不能判定是否现在患有结核病。

（3）如果两年内试验结果由阴性转为阳性，或由（＋）转为（＋＋），提示新近感染过结核杆菌，可能存在活动性病灶。

（4）阴性表示：①未受结核杆菌感染，也未接种过卡介苗，或者接种未成功。②变态反应前期，通常机体受结核杆菌感染 4~8 周后，才能建立免疫，因此，在此期间 PPD 仍为阴性。③可为无反应性重症结核病患者、病毒性感染者、恶性肿瘤患者、免疫力减退者、使用糖皮质激素或免疫抑制剂者、老年人或 HIV 感染者。

十九、为什么活动性肺结核患者会出现结核菌素试验阴性反应？

（1）技术上的误差：注入剂量不足或皮内注射过深未形成皮丘或者结果判断时硬结测量不细致等因素。

（2）直接日光照射效价降低。

（3）迟发性变态反应抑制：营养不良、重症结核、麻疹及接种麻疹疫苗、老年人、肾上腺皮质激素等药物影响。

（4）非典型分枝杆菌感染。

二十、结核病常用护理诊断有哪些？

（1）清理呼吸道低效　与肺部感染、气道痉挛、过多分泌物有关。

（2）体温过高　与结核菌感染、结核性脑膜炎导致体温中枢调节障碍有关。

（3）营养失调　与结核菌感染、机体代谢增高有关。

（4）活动无耐力　与结核毒性症状有关。

（5）焦虑、恐惧　与不了解疾病的相关知识及预后、病情迁延有关。

二十一、怎样做好结核病医院感染的预防？

（1）病室应保持通风，按时清洁、消毒。特别是医护人员值班室、办公室最好保持持续通风状态。

（2）按要求着装，进入工作区前应更换工作服、口罩。操作中有可能发生传染性物质喷溅时，医务人员应戴眼罩、穿防水隔离衣。

（3）一般护理操作可不戴手套，接触血液、体液、标本、分泌物等污物时应戴手套。

（4）接触患者前后要严格七步洗手法，非工作时间尽量不在病区停留。

（5）与排菌患者交谈时不近距离对视，特别是咳嗽明显患者。

（6）加强身体锻炼，合理休息与膳食，不过于疲惫。定期体检，出现身体不适要及时检查和治疗。

（7）对患者进行健康教育，嘱患者不随地吐痰，咳嗽或打喷嚏时捂住口鼻。

（8）尽量减少探视人数和时间，探视者一定戴好口罩后方可探视，体弱者、婴幼儿禁止探视。

（9）医疗废物应严格分类、消毒处理。

二十二、传染性活动性肺结核患者应注意什么？

（1）一般情况下遵医嘱治疗 3~6 个月内，病灶内生长繁殖的结核菌基本可以消灭，痰菌转阴，且不可停止治疗，防止复发。

（2）最好不结婚，防止传染给对方和子女。一般女性患者在疾病康复后 2 年结婚为好，或者婚后暂不怀孕，怀孕有可能导致病情恶化。

（3）症状消失、痰菌转阴、空洞闭合、病灶吸收好转时可恢复工作。

（4）注意做好家庭中的隔离和消毒。①患者最好单独房间，专用毛巾、水杯、碗筷等，每天煮沸消毒；②咳嗽、打喷嚏时应用纸巾或手帕捂住嘴。

二十三、结核病临床常规护理重点有哪些?

（1）保护性隔离：谢绝或减少探视和陪护，入内戴口罩，保持室内空气新鲜。必要时定时进行空气消毒。

（2）药物指导：①督促患者按医嘱服药。②讲解特殊药物的服用方法，如利福平适宜空腹顿服。③向患者说明药物可能出现的表现和不良反应，如出现不良反应要及时与医生联系，在医生的指导下进行针对性处理，不可擅自停药。

（3）心理护理：结核病传染性较强，可以通过亲密接触、呼吸道传播、母婴传播等途径传染给其他人，为了防止结核病传播，有时需要对结核患者进行隔离，患者暂时不能上班，不能与家人密切接触，患者常以为身边的人冷落自己，抛弃了自己，心存疑虑、失落。肺结核病病程长，病情易反复，很多患者长期见不到治疗效果，甚至病情有进一步恶化趋势，自然对临床治疗失去信心，没有信心再次接受、配合治疗。

1）建立正确的认知评价体系，向患者和家属讲解肺结核病相关知识，使患者及家属了解肺结核病的治疗状况、抗结核治疗最佳时机，使其了解肺结核病是一种可防、可控、可治的疾病，只要及时发现，及早采取正确、有效的治疗，严格按照医嘱用药，可彻底治愈结核病，治疗过程中也可能出现病情反复现象，不要心慌，通过成功案例的讲解增强治疗信心。

2）消除肺结核病患者情绪影响，护理中尊重患者，针对不同情况，判断患者当前存在的问题和严重程度，有针对性地给予心理治疗。

3）寻求家庭和社会的支持，医生、护士要努力建立社会和家庭支持系统，消除社会偏见，尊重患者，以同情心和爱心，唤起患者战胜疾病的勇气和信心。

4）提高患者自我管理能力：开展健康教育活动，采取大课堂或一对一的教育方式对结核病患者进行健康教育，授之结核病的相关知识及自我管理的技能，提高患者治疗的依从性。

（4）对症护理：针对结核病的毒性症状给予对症护理，如发热、咳嗽、咳痰、发热、胸痛、咯血、盗汗等。

（5）饮食护理：

1）饮食宜清淡，禁烟/酒、辛辣刺激性食物和生痰食物。

2）保证足够的热量供应。

3）补充优质蛋白质、足量的钙剂。

4）补充丰富维生素、高纤维食物。

5）适量补充矿物质和水分，如铁、钾、钠和水分。

6）增加膳食品种。

（6）休息、活动指导。合理休息可以调整新陈代谢，使机体各器官的功能得以调节与平衡，使肺脏获得相对休息，有利于病灶愈合。休息的程度与期限决定于患者的代谢功能、病灶的性质与病变趋势。

1）肺结核患者症状明显，有咯血、高热等严重结核病毒性症状，或结核性脑膜炎伴大量胸腔积液者，应卧床休息。恢复期可适当增加户外活动，以提高机体的抗病能力。

2）轻症患者应避免劳累和重体力劳动，保证充足的睡眠和休息，做到劳逸结合。

3）有效抗结核治疗 4 周以上且痰涂片证实无传染性或传染性极低的患者，应恢复正常的家庭和社会生活，可减轻患者的社会隔离感和焦虑情绪。

二十四、外科手术治疗肺结核护理重点有哪些?

肺结核外科治疗是肺结核治疗的一部分,在经一定疗程化疗无痊愈可能且适合手术的患者应及时行手术治疗，包括毁损肺、自发性气胸、结核性脓胸等。其护理要点如下:

（1）术前准备:

1）询问病史、体格检查，了解有无诱因的呼吸困难或咳嗽。

2）主要脏器功能的评估。

3）抗结核药品的应用:术前抗结核药物治疗时间一般至少6个月，有些病例如厚壁空洞、耐药结核，经过3个月治疗后也可以早期手术。术前应选择1~2种患者未用过且对结核分枝杆菌敏感的药品以备术后抗结核用。

4）术前要纠正贫血，补充蛋白质、碳水化合物及维生素等以改善全身状况。

5）控制感染。

6）呼吸功能锻炼。

（2）术后护理:

1）术后48小时内应有专人护理，持续监测血压、呼吸、脉搏、血氧饱和度，需床边摄片了解肺内的情况。

2）呼吸道处理，让患者进行有效咳嗽、咳痰。

3）引流管的管理。

4）维持营养和水、电解质等平衡。

5）术后早期功能锻炼。

二十五、什么是耐药结核病，分哪些类型?

药物抗菌谱内本来被列为是敏感的细菌对药物产生了抵抗力或耐药性称为细菌耐药。根据耐药和疗效情况而定，总疗程一般为9~30个月。

（1）单耐药结核病（MR-TB）:结核病患者的结核分枝杆菌经体外药物敏感性试验证实对1种一线抗结核药物耐药。

（2）多耐药结核病（PDR-TB）:结核病患者感染的结核分枝杆菌经体外药物敏感性试验证实对1种以上一线抗结核药物耐药（但不包括异烟肼和利福平耐药）。

（3）耐多药结核病（MDR-TB）:结核病患者感染的结核分枝杆菌经体外药物敏感性试验证实至少同时对异烟肼和利福平耐药。

（4）广泛耐药结核病（XDR-TB）:结核病患者感染的结核分枝杆菌经体外药物敏感性试验证实在耐多药的基础上同时对1种氟喹诺酮类和1种二线注射类抗结核药物耐药。

（5）利福平耐药结核病（RDP-TB）:结核病患者感染的结核分枝杆菌经体外药物敏感性试验证实对利福平耐药，包括对利福平耐药的上述任何耐药结核病类型:MR-TB、PDR-TB、MDR-TB和XDR-TB。

二十六、引起耐药结核病的原因有哪些?

（1）结核分枝杆菌自然变异。

（2）临床治疗方面的因素:单药治疗或形式上的联合、实际上的单药治疗;不合理的化疗方案;用药剂量不足或不规律治疗;疗程不足或中断治疗;选用药物的顺序不当;服药方法不当;缺乏个体化治疗;并发各种基础性疾病如糖尿病、HIV/AIDS、肝功能异常等影响的正规、合理治疗，导致耐药性的产生。

（3）患者的规范化管理:直接面视下的化疗（DOT）是保证患者的依从性的有力措施，在贯彻DOTS策略方面存在的问题如患者的依从性、药物原因、医务人员和患者的培训和教育不力等是导致耐药的重要原因。

二十七、临床上如何诊断耐药结核病？

确诊耐药结核病的唯一标准是药敏试验技术（DST）的结果。

二十八、耐药结核病化学治疗措施有哪些？

（1）标准化治疗：依据国家或本地区耐药结核病检测资料、针对不同耐药类型群体设计统一的耐药结核病化学治疗方案进行治疗。

（2）个体化治疗：依据患者的 DST 结果、既往用药史、耐药结核病接触史和患者的依从性进行综合考虑后实施的治疗方法。

（3）经验性治疗：指高度怀疑但未确诊未耐药结核病之前，依据当地具有代表性的耐药结核病检测资料、患者既往用药史、耐药结核病接触史及对药物的耐受性，结合临床经验而实施的耐药结核病化学治疗方法。

二十九、哪些人群是耐药结核病的高危人群？

（1）慢性排菌患者/复治失败患者。
（2）与耐药结核病患者有密切接触史者。
（3）初治失败者。
（4）复发与返回的患者（返回：通常指需改变治疗方案二次住院患者，指南叙述）。
（5）治疗 2 个月或 3 个月末痰涂片仍阳性的初治涂阳患者。
（6）来自耐药流行地区的患者。

三十、耐药结核病的健康指导有哪些？

（1）消毒隔离指导：肺结核是呼吸道传染病，在痰菌结果阴转之前一定要注意与家人及周围人群的适当隔离，避免近距离接触。保持室内良好的通风，不随地吐痰，不互串病房，咳嗽、打喷嚏时遮掩口鼻，夫妻间有条件可分房或分床睡觉。在治疗期间尽量不要出远门或出差，在痰菌未转阴的情况下，除必须到定点医院复查以外，尽量不乘坐公共交通工具，且外出时佩戴口罩。

（2）用药指导：耐药结核病不同于一般的肺结核，疗程长，尤其是耐多药肺结核疗程 24 个月甚至更长，广泛耐药肺结核需要连续治疗 30 个月以上。让患者了解耐药、耐多药结核病的相关知识，只有坚持按医生制订的化疗方案治疗，服从医务人员的管理，完成规定的流程才能达到有效的治疗效果。强调不可擅自停药和换药，减少耐药菌的产生，并注意观察药物不良反应。

（3）心理护理：告知患者不良的精神、心理因素容易影响疾病的治疗和康复，应保持乐观、积极的心理，树立可以治愈的信心。

（4）饮食指导：鼓励患者进高蛋白、高热量、高维生素饮食，种类多样化刺激性不强。

（5）休息、活动指导：注意休息、合理运动，以增加自身抵抗力，促进康复。

（6）出院指导：按照要求定期到所属的地市级结防机构进行复查。

（曾华志　张　玲）

第二节　肺结核合并糖尿病

一、肺结核和糖尿病有什么关系？

肺结核和糖尿病是临床常见病和多发病，两病的关系密切。糖尿病与肺结核的发生之间存在相关性，两者能相互影响，增加各自治疗的困难。研究资料显示，肺结核的患病率在糖尿病患者中较正常人高 4~8 倍，中老人多见。

二、为什么糖尿病和肺结核常常合并存在呢？

（1）由于糖尿病患者体内组织糖含量高、脂肪代谢障碍、肝脏糖原减少、血糖与组织内糖量增高，产生大量三酰甘油，为结核杆菌生长提供了营养、能量来源，降低机体抵抗力及组织修复能力。

（2）维生素 A 缺乏。糖尿病患者肝功能异常，造成维生素 A 缺乏，使呼吸道黏膜上皮对外界抵抗力下降，易被结核菌感染。

（3）免疫功能低下。近年研究显示肺结核合并糖尿病患者中，CD8$^+$T 细胞增多，CD4/CD8 引起 T 细胞亚群中 T4/T8 比值显著下降，导致细胞免疫功能障碍，防御感染能力明显降低。

（4）肺结核为一种慢性消耗性疾病，可致患者胰岛细胞营养不良及萎缩，致使胰岛素受体功能下降或胰岛素代谢障碍，对胰岛素的分泌产生不利影响，从而使机体内的糖不能被利用或不能维持正常血糖水平。

（5）结核病可加重糖尿病患者症状甚至诱发糖尿病酮症酸中毒，某些抗结核药物也可能对糖代谢产生不良的作用。

三、肺结核合并糖尿病症状有什么特征性表现？

（1）老年患者多见，营养不良发生率高。

（2）下肺病灶多见，空洞多见，进展快，容易融合。

（3）痰菌阳性率高。

（4）糖尿病使肺结核病转归变差，引起死亡和复发增加。

四、肺结核病合并糖尿病同时治疗吗？

糖尿病和肺结核并发时互相影响，因此必须两病同时治疗。由于糖尿病对肺结核的不良影响要大于肺结核对糖尿病的影响，所以要首先控制好糖尿病，肺结核病的疗效和预后在很大程度上取决于糖尿病控制的程度。医患双方应密切配合，根据糖尿病类型和病情，采用饮食疗法、中药、口服降糖药物或应用胰岛素治疗。一般而言，轻型 2 型糖尿病可以选择口服降糖药物，凡是症状明显、重型、儿童型、有并发症的糖尿病患者一般主张先用胰岛素，力争短期内尽快控制糖尿病，在血糖平稳和结核病病情好转时，减少胰岛素用量或改用口服降糖药。根据中国防痨协会于 1988 年制订的"糖尿病并发肺结核临床应用试行标准"，糖尿病理想控制是治疗后糖尿病症状消失，空腹血糖 <7.2mol/L，餐后 2 小时血糖 <9.9mol/L；较好的控制是治疗后糖尿病症状基本消失，空腹血糖 <8.3mol/L，餐后 2 小时血糖 <11.1mol/L。

五、肺结核合并病糖尿病的治疗要点是什么？

糖尿病结核的抗结核药物治疗和单纯结核病患者一样，同样应该遵循"早期、联用、规律、适量、全程"的用药原则，疗程要适当延长到 12 个月。如果是耐多药肺结核需治疗 24 个月或更长时间。糖尿病需要终身治疗，结核病也需要长期随访，不稳定或未完全控制的糖尿病，肺结核更需要定期复查。

六、结核药对降糖治疗有什么影响吗？

部分抗结核药对降糖治疗有影响。异烟肼、喹诺酮类药可干扰正常碳水化合物代谢，使血糖波动，可以加重糖尿病患者的末梢神经炎。利福平是一种酶诱导剂，可以促进肝脏对磺脲类药物的代谢灭活，因此利福平与磺脲类药物同时应用时应适当加大后者的用量或改用其他降糖药物。丙硫异烟胺有降糖的作用，但与降糖药物合用时，有可能发生低血糖。乙胺丁醇可以与血中钙离子结合，使血钙浓度降低；并可导致视神经炎，临床上要慎用，须定时检查眼底情况。对氨基水杨酸钠会造成尿糖假阳性，在估价糖尿病病情时应加以注意。吡嗪酰胺可引起尿酸升高，糖尿病肾病的患者更严重。糖尿病患者肾功能受损时，必须谨慎使用氨基糖苷类及喹诺酮类药物，以免造成肾功能的进一步损害。异烟肼、吡嗪酰胺和乙胺丁醇主要经肾脏排泄，本身无肾毒性，但在肾功能不全时易引起蓄积中毒，应减量使用。

七、肺结核合并糖尿病饮食护理原则？

（1）当两病并存时应适当放宽饮食限制：食物成分所占比例为碳水化合物类 50%～60%，蛋白质占 20%～30%，脂肪占 15%～20%。给予高蛋白、高维生素饮食。首选优质蛋白、含糖量低、高纤维素、高维生素的蔬果、粗粮及乳类食品。

（2）两病并存时，饮食上应注意求同存异，在总热量控制在糖尿病营养治疗原则基础上，适当地供给优质蛋白质，以改善患者的营养状况。

（3）补充微量元素和维生素：微量元素和维生素对于缓解糖尿病和肺结核病情，增强患者抵抗力和免疫力都是非常重要的。

八、肺结核合并糖尿病心理护理重要吗？

患者长期受疾病困扰，劳动能力和工作能力降低，心理负担重，担心结核传染他人或家人，疾病预后不良，糖尿病需终身用药、费用昂贵等，表现为焦虑、悲观、消沉，从而出现自暴自弃，拒绝治疗，甚至患上抑郁症而出现自杀行为。因此医务人员及其家属应互相沟通，通过多关心、尊重患者，用亲切、诚恳的语气与患者交谈，鼓励他们说出担心的原因，可通过 SDS、GAD-7、PHQ-9、PHQ-15 等量表定期进行评估，及时采取针对性措施，耐心做好解释及疏导工作，提供及时的咨询和指导，树立患者战胜疾病的信心。使患者变被动为主动，积极配合治疗护理。

九、肺结核合并糖尿病适合做什么运动？

根据患者的病情选择合适的运动方式，如散步、做操、打太极拳等。运动可在饭后 1 小时进行，一般 20～30min，避免可引起过度疲劳、精神紧张的体育活动。当血糖＞16.8mmol/L 或肌肝＞1.768mmol/L 或血压＞180/100mmHg 者不宜运动。肺结核合并糖尿病患者，在肺结核急性阶段合理休息可减少体力消耗，同时也有利于延长药物在病变部位存留时间，有利于病灶组织的修复。在肺结核急性进展阶段，结核中毒症状明显或合并咯血等并发症时，应指导患者绝对卧床休息至缓解期，病情稳定后再适当活动。

十、肺结核合并糖尿病患者应如何进行随访？

可根据医院各自工作方式制作健康档案与回访档案：出院时收集患者的基本信息，包括姓名、年龄、性别、家庭住址、职业、用药史，联系方式等。出院初期每周利用电话或回院复诊进行随访，着重引导患者形成健康保健意识，养成良好的用药习惯与生活习惯（约 2 个月）。4 个月后可隔 2 周随访 1 次，直至疗程结束。在开展电话随访时，除了解患者的病情控制情况外，还应给予相应的健康指导，包括如何自测血糖、血压、坚持按时用药等。

（曾华志　廖雅怡）

第三节　肺结核合并咯血

一、肺结核并发咯血的概念和发病机制是什么？

咯血是支气管、肺部疾病常见症状，是指喉部以下的呼吸道或肺部组织出血经口腔咯出者。主要机制是：

（1）由于炎性浸润，病灶周围的毛细血管通透性增加，大量红细胞外渗至肺泡内，可见痰中带血或血痰。

（2）合并支气管结核时，也可使痰内带血或少量咯血。

（3）肺结核病灶对周围血管的直接侵蚀，或因病变周围组织的牵拉使血管破裂。

（4）并发结核性或非结核性支气管扩张，主要是支气管、肺组织的感染和支气管阻塞，两者相互影响，促使支气管扩张的发生和发展，引起反复中等或大量咯血。

（5）肺部钙化灶脱落，或干酪坏死物脱落，咳出时损伤小血管而引起咯血。

（6）空洞内或空洞壁已形成的动脉瘤破裂或空洞内肉芽组织增生，常致大量咯血。

二、咯血的先兆症状和诱发因素有哪些？

（1）咯血先兆症状：肺结核咯血患者近 60%都有咯血先兆，临床主要表现为胸前区灼热感、心慌、头晕、喉部发痒、咽喉部异物感或梗塞、胸部憋闷、欲吐不适、口有腥味或痰中带血丝等。

（2）咯血诱发因素：①精神情绪过于激动；②异味气体刺激咳嗽；③繁重劳累；④结核病灶感染。

三、咯血窒息的主要原因有哪些？

（1）呼吸功能不全者。

（2）因咯血量大，咳嗽无力，血液淹溺全肺。

（3）有部分患者咯血时卧位不当，如仰卧位，坐或半坐卧位，因软弱无力而头部过度前倾。

（4）不适当应用可待因或对咯血存有恐惧心理和咯血时情绪紧张而憋气，致使血液不能咯出。

四、咯血窒息常见临床表现有哪些？

（1）早期窒息征象：主要表现为在咯血过程中咯血突然减少或终止，同时自觉胸闷、气憋、烦躁不安、患者挣扎坐起，喉头水泡音，随即呼吸困难、唇及指端发绀、大汗淋漓、脉搏细速；牙关紧闭，一侧或双侧呼吸音消失。

（2）晚期窒息征象：表现为末梢迅速出现发绀、神志不清、意识障碍，呼吸减弱或停止，肌肉抽搐及双手乱抓，牙关紧闭，大小便失禁。

五、咯血窒息的预防和急救措施有哪些？

（1）准备好抢救用品如开口器、氧气、吸引器、简易呼吸球囊、气管插管等。快速建立两条静脉通道。

（2）早期发现并正确处理窒息先兆：窒息发生后的 4~6min 是抢救成功的黄金时间，其关键是保证重要器官的血氧供应，既要避免或减少气道阻塞，又要尽可能保证充足氧气的供给。立即置患者于去枕平卧位或头低脚高位，头偏向一侧往后仰，松开其领口和裤带，确保气道通畅，高流量吸氧。向患者说明咯血时不要屏气，以防窒息。用吸引器吸出淤血及血块，必要时立即行气管插管或气管镜直视下吸出血块，使用简易呼吸气囊辅助通气。

六、经纤维支气管镜介入治疗肺结核并发咯血患者的护理重点是什么？

顽固性咯血或大咯血患者应早期进行支气管镜检查和治疗，包括局部注射药物，局部气囊导管止血，激光纤支镜止血，还可进行术前定位。其目的是：明确出血部位、清除气道内积血，配合血管收缩剂、凝血酶、气囊填塞等方法进行有效的止血。

七、支气管动脉栓塞术的护理和观察要点有哪些？

支气管动脉栓塞治疗大咯血安全、微创、效果显著，是治疗大咯血的首选措施。有报道其有效率可达 80%左右，降低大咯血死亡率 30%左右。

术后局部压迫止血 30min 并加压包扎，沙袋或动脉介入止血器压迫术口 6 小时，穿刺侧下肢制动伸直 12 小时，平卧 24 小时，但可嘱患者较小范围的活动对侧肢体，以避免股动脉处弯曲后出血或完全制动后出现下肢血栓。密切观察穿刺点局部有无出血或血肿形成，双侧的足背动脉搏动情况，注意观察双下肢的血运情况及下肢肌张力、躯体感觉功能等有无丧失的情况；术后嘱患者多饮水，并按医嘱补液水化治疗，保护肾功能。24 小时后可离床活动。

较常见的并发症有发热、胸痛或上腹痛及吞咽困难等，这些症状一般在数天内自行消失。支气管动脉栓塞较少见，其严重的并发症包括：

（1）脊髓损害：是支气管动脉栓塞最严重的并发症，临床表现为术后 2~3 小时出现程度不等的横断性脊髓炎的症状，如完全或部分性截瘫、感觉障碍、尿潴留等，数天或数月后基本上可完全恢复。

（2）支气管黏膜坏死：支气管坏死的原因是由于小的支气管肺动脉之间的吻合支被栓塞后发生支气管缺血所致。

（3）其他器官的误栓：如果栓塞剂反流到主动脉则可引起主动脉相应水平以下任何血管分支的栓塞。

八、肺结核并发咯血患者的护理要点有哪些？

（1）卧床休息：小量咯血者以静卧休息为主，大量咯血患者绝对卧床休息。取患侧卧位，如出血病灶不明确的患者，可取平卧位，头偏向一侧，以免误吸，可减少患侧活动度，既防止病灶向健侧扩散，同时有利于健侧肺的通气功能，又能起到压迫止血作用。停止咯血72小时后，可轻度床上活动，促进瘀血排出，防止肺不张和肺部感染。

（2）保持呼吸道通畅：有咯血征象时鼓励患者将血咯出，嘱患者勿屏气和将血液咽下，以免诱发喉头痉挛，使血液引流不畅形成血块，引起大咯血或窒息，对于痰液黏稠无力咳出者，可经鼻腔吸痰。重症患者在吸痰前后应适当提高吸氧浓度，以防吸痰引起低氧血症。

（3）饮食护理：咯血期间低温饮食，大咯血时应暂禁食。不宜吃木耳，因为木耳中含有一种嘌呤核苷的物质，具有抗血小板凝聚的作用。

（4）生活护理：咯血后协助漱口，防止口咽部异味刺激引起剧烈咳嗽而诱发再度咯血。保持大便通畅，避免腹压增加而再度咯血。

（5）心理护理：咯血患者往往会出现恐惧、焦虑等不良情绪，加强心理评估，主动沟通，缓解患者紧张情绪。

（6）监测病情：观察咯血量、颜色、性质及出血的速度，生命体征及意识的变化；有无胸闷、气促、呼吸困难、发绀、面色苍白、出冷汗、烦躁不安等窒息征象；有无阻塞性肺不张、肺部感染及休克等并发症的表现。

九、宣教中怎样帮助肺结核并发咯血患者？

（1）告知患者肺结核活动期应适当休息，在咯血停止后不要过早下床活动。

（2）帮助患者戒烟、酒，吸烟可使咳嗽、咳痰、咯血症状加重，引起肺内压增加，血管破裂而出现大咯血。

（3）讲解咯血的病因及诱因、治疗及护理知识，使患者及家属认识到窒息比咯血本身对生命更具有威胁性，使患者具备一些防止咯血的相关知识和提高自我护理的能力。

（4）指导患者怎样观察用药后的反应，如有原发症状加重或咯血征兆和临床表现时，应立即回院就诊，定期复查。

（曾华志　陈玉梅）

第四节　结核性脑膜炎

一、什么是结核性脑膜炎？

结核性脑膜炎简称结脑，是由结核杆菌侵入蛛网膜下腔引起软脑膜、蛛网膜进而累及脑血管及部分脑实质病变的疾病。结核性脑膜炎在我国仍为常见病。由于病变所在部位及病理变化，致使结脑死亡率高、致残率高，是一种严重的结核病。结脑的发病率与整个结核病的发病有关。

二、结核性脑膜炎患者神经系统受损征象有哪些？

（1）脑膜：病变直接刺激脑膜所致，主要表现有头痛、呕吐、易激惹、嗜睡、颈硬、克氏征阳性。

（2）脑神经：主要由渗出物刺激、病变挤压、粘连等引起，如动眼神经损害引起的复视、斜视、眼睑下垂、眼外肌瘫痪、瞳孔散大等；尚有展神经瘫、面神经瘫、视力障碍、吞咽及构音困难等。

（3）脑实质：可有脑实质炎症，或血管病变引起脑梗死，或结核瘤、结核节等，表现为惊厥、瘫痪、失语、精神错乱、昏迷等。

（4）颅内压高：为脑水肿和脑积水引起，出现头痛、呕吐、视盘水肿，可有脉搏和呼吸减慢、血压升高。

（5）脊髓：主要是脊膜炎、结核瘤所致，表现为截瘫或四肢瘫、大小便障碍。

三、结核性脑膜炎患者的临床症状评估及观察包括哪些？

（1）注意询问结核接触史、患者生活环境及疫苗接种史。

（2）早期：患者有发热、食欲减退、消瘦、纳差、盗汗等，可有畏光、易激动、便秘等。

（3）中期：脑膜刺激症状明显，表现为头痛、恶心、呕吐、颈强直等。当颅内压增高时，可出现剧烈头痛、喷射状呕吐、意识障碍等；还可出现偏瘫，单瘫、四肢及手足徐动等脑实质损害的症状，以及胸痛、腹痛、双下肢肌力弱、尿潴留、尿失禁、大便失禁等脊髓受损症状。

（4）晚期：严重颅内压增高可能导致脑疝。早期临床表现为瞳孔不等大、呼吸加深、加快间有不规则、血压升高、意识障碍加深进入昏迷。

四、结核性脑膜炎患者可能存在的护理问题有哪些？

（1）发热：结核性脑膜炎的发热为弛张热伴盗汗，且以夜间高热为主。

（2）头痛、恶心、呕吐及意识障碍：因高热、颅内压增高引起的脑膜刺激征及脑疝形成所致。

（3）舒适改变：全身乏力，精神萎靡，食欲减退，心率、呼吸加快，由感染引起的全身感染中毒症状。

（4）营养状态改变：与高热、吞咽困难，脑膜刺激征所致的入量不足有关。

（5）坠床、跌倒及自伤、他伤风险：脑部病变引起的肢体乏力、偏瘫、共济失调、癫痫、精神障碍所致。

（6）沟通与语言运用紊乱：脑部病变引起的失语、精神障碍所致。

（7）误吸：脑部病变引起的脑膜刺激征及吞咽困难所致。

（8）思维过程改变：由脑部损伤所致的智能改变、精神障碍引起。

（9）痫性发作：脑部皮层损伤引起的癫痫发作所致。

五、临床上患者颅内压增高如何处理？

（1）病因治疗：是处理颅内压增高最理想的方法。

（2）病变切除：如及时切除颅内肿瘤，清除颅内血肿，摘除脑肿瘤等。

（3）对于梗阻性或交通性脑积水可采用 V-P 分流术解除颅内高压。

六、结核性脑膜炎患者发生颅内压增高应采取哪些护理措施？

（1）观察生命体征，掌握病情发展动态。

（2）饮食：频繁呕吐者暂禁食。

（3）补液：注意出入液量平衡。

（4）降颅内压：应用脱水剂和利尿剂以降低脑水肿。

（5）保持大便通畅，避免用力及高位灌肠。

（6）保持呼吸道通畅。

（7）吸氧。

（8）检查病因。

七、临床上如何进行意识障碍的判断？

临床上主要通过言语和各种刺激来观察患者反应情况加以判断意识障碍水平，如呼叫其姓名、推摇其手臂、压迫上眶切迹、针刺皮肤、与之对话和嘱其执行有目的的动作等。按其意识障碍深浅程度或特殊表现分嗜睡、昏迷、浅昏迷、深昏迷。也可通过格拉斯哥评定量表（GCS），对睁眼、语言、运动的情况进行评估，进行意识障碍的判断。

八、什么是脑疝？哪些症状提示发生脑疝？

（1）当颅腔内某一分腔内有占位性病变时，该分腔内的压力比邻近分腔的压力高，脑组织从高压区向低压区移位，导致脑组织、血管及神经等重要结构受压和移位，有时被挤入硬脑膜的间隙或孔道中，从而引起一系列的临床症状和体征，称为脑疝。

（2）患者出现头痛、呕吐，视盘水肿，意识障碍加重，心跳减慢，血压增高，瞳孔不等大或散大。

九、结核性脑膜炎患者发生脑疝时应怎样紧急处理？

（1）脑疝一旦发生，时间就是关键，应立即进行脱水、降颅压治疗，积极抢救生命。

（2）脱水降颅内压：快速静脉滴注或注射 20%甘露醇 125～250ml，以迅速提高血浆晶体渗透压，使脑组织水分向血浆转移，产生脱水作用，降低颅内压。

（3）高流量充足输氧：通过吸氧改善脑组织的血氧供应，从而减轻脑缺氧及脑水肿。吸入氧流量为 4～6L/min，同时保持呼吸道通畅，头偏向一侧防止分泌物、呕吐物进入呼吸道引起呼吸道梗阻。对于呼吸骤停者，立即予简易呼吸球囊辅助通气、心肺复苏术。

（4）协助脑室穿刺：脑疝患者往往伴有梗阻性脑积水，脑室穿刺放出一部分脑脊液，可解除或减轻颅内压增高，应立即准备穿刺用物并协助医生穿刺，以快速引流脑脊液迅速降低颅内压。

（5）协助紧急进行 CT 检查。

（6）若需手术治疗：遵医嘱完善术前准备（备皮、备血、备药、导尿）；完善术前准备后送往手术室行急诊手术。

十、急性脑疝的护理流程是什么？

（1）评估

1）病因：颅内疾病发展到一定程度导致颅内压力不一致进而发生脑疝。

2）症状：剧烈头痛，频繁呕吐，颈项强直或强迫头位等。

（2）观察要点

1）剧烈头痛：头痛呈进行性加重，且伴恶心、呕吐。

2）瞳孔变化：观察双侧瞳孔是否等大等圆，对光反应是否灵敏。

3）意识障碍：通过询问、疼痛刺激及肢体活动情况判断意识障碍程度。

4）生命体征：血压升高，脉搏减慢，呼吸深慢。

（3）护理措施

1）立即快速滴注甘露醇、呋塞米，冰帽物理降温，防止脑水肿。

2）保持呼吸道通畅：抬高床头 20°～30°，吸痰防止误吸。

3）生命体征监测：观察血压、脉搏、意识、血氧饱和度变化。

4）紧急处置：报告医师穿刺引流。

5）呼吸、心搏骤停者：立即采取心肺复苏术：气管插管、呼吸机辅助；持续胸外按压；心肺复苏药物的应用。

6）加强基础护理，防止并发症。

十一、结核性脑膜炎患者进行侧脑室引流应怎样护理？

（1）严格执行无菌操作，防止感染：每天按无菌原则定时倾倒引流液，倾倒引流液前后要对引流袋口进行严格消毒，特别是引流管口处要用无菌敷料包裹，不得任意拆卸。注意观察引流创口皮肤是否有红肿等异常情况，发现问题及时报告医生，及时采取措施。

（2）控制引流袋高度：引流袋的开口应控制在高于侧脑室平面（即外耳道水平）10～15cm，

侧卧位时以正中矢状面为基线，高出 15～18cm，方可维持正常的颅内压，做好交接班。

（3）观察引流量：记录脑脊液的每日引流量，控制引流量。原则上引流量不应超过 500ml/d。如引流量过多，可造成低颅压，可暂时夹闭引流管或抬高引流管；如引流量过少，可能是引流管堵塞或引流位置不当，应请医师适当调整后再次固定。

（4）观察引流液的性质和颜色：正常的脑脊液为无色、透明、无沉淀。术后一两天可略带血性，以后转为橙黄色，若引流液大量鲜红色或血性颜色逐渐加深，常提示脑室出血，若引流液混浊、有絮状物，表示存在感染。

（5）引流管的固定和保护：遵医嘱妥善固定引流管，防止脱出，不可受压、扭曲弯折。术后卧床，头部范围适当限制，避免牵拉，防止引流管脱出及引流管全部进入，意识不清或躁动患者及小儿应适当进行肢体约束，翻身及转运途中应夹闭引流管避免反流造成颅内感染。

（6）拔管护理：术后一般引流 3～4 天，不宜超过 5～7 天，因引流时间过长，可能发生颅内感染，脑室引流后颅内压的降至正常，应尽早拔除引流管。拔管前一天，应试行抬高或夹闭引流管，观察患者无头痛、呕吐后方可拔管，否则，重新开放引流。拔管后注意动态观察患者生命体征、意识变化，有无头痛、呕吐等颅内压增高的症状，如发现应及时报告医生，采取相应措施。拔管后还应检查引流管末端有无折断，切口处有无脑脊液渗漏。

（7）标识：引流管末端 5cm 贴标签记录引流管的名称、置管时间及引流袋放置位置，做好交接班。

十二、结核性脑膜炎患者进行腰椎穿刺治疗时护理上应注意什么？

（1）术前护理：

1）了解患者的文化水平、合作程度及是否做过腰椎穿刺检查等；指导患者了解腰椎穿刺的目的、特殊体位过程及注意事项，消除患者的紧张、恐惧心理，征得患者和家属的签字同意。

2）备好穿刺包、无菌手套、消毒液、所需药物、氧气等，用普鲁卡因（2%利多卡因）局麻时先做好过敏试验。

3）指导患者控制大小便。

4）体位：患者去枕平卧位，背齐床沿，屈颈抱膝，使脊柱尽量前屈，以增加椎间隙宽度。

（2）术中护理：

1）指导和协助患者保持腰椎穿刺的体位。

2）观察患者呼吸、脉搏及面色变化，询问有无不适感。

3）协助患者摆放术中测压体位，协助医生测压。

4）协助医生留取所需的脑脊液标本，督促标本送检。

（3）术后护理：

1）指导患者去枕平卧 4～6 小时，告知卧床期间不可抬高头部，可适当转动身体。

2）观察患者有无头痛、腰背痛、脑疝及感染等穿刺后遗症。穿刺后头痛最常见，多发生在穿刺后 1～7 天，可能为脑脊液放出较多或持续脑脊液外漏导致颅内压降低。应指导患者多饮水，延长卧床休息时间至 24 小时，遵医嘱静脉滴注生理盐水等。

3）保持穿刺部位纱布干燥，观察有无渗液、渗血，24 小时内不宜淋浴。

（曾华志 陈绮美）

第五节 气管、支气管结核

一、什么是气管、支气管结核？

气管、支气管结核是由于结核杆菌侵袭气管、支气管黏膜、黏膜下层或进一步深入损坏弹力纤维网层和肌层，最终瘢痕愈合导致气管、支气管狭窄，又称气管支气管内膜结核（EBTB）。经支气管镜检查发现，肺结核合并支气管结核的发病率为 10%～38.8%，其好发部位主要为主支气管、两肺上叶、中叶、舌叶支气管。

二、引发气管、支气管结核的感染途径有哪些？

（1）直接接触传染：为最常见的感染途径。当肺结核患者含有大量结核分枝杆菌的痰液通过支气管、气管时，或吸入含有结核分枝杆菌的空气时，结核分枝杆菌直接侵及气管、支气管黏膜，或经黏液腺管口侵及支气管壁，形成结核病变。

（2）邻近器官结核病蔓延：肺实质结核病变蔓延至支气管、气管，或肺门及纵隔淋巴结结核发生干酪样坏死时，可侵及或穿破邻近支气管壁，形成支气管结核或支气管淋巴瘘，极少数胸椎结核患者的椎旁脓肿可波及气管、支气管，形成脓肿支气管瘘。

（3）淋巴管、血行感染：结核分枝杆菌沿支气管周围的淋巴管、血管侵入气管、支气管，病变首先发生在黏膜下层，而后累及黏膜层。

三、气管、支气管结核如何分型？

（1）根据感染途径分型

1）单纯性支气管结核：是由结核菌直接感染支气管黏膜引起。

2）淋巴性支气管结核：是由支气管淋巴结结核蔓延或穿透支气管壁形成。产生瘘孔者，称为淋巴结支气管瘘。

3）结核性支气管炎：继发于邻近组织的病变，多见于周围的细小支气管。

（2）根据纤支镜检查病理所见分型：①炎症浸润型；②溃疡坏死型；③肉芽增值型；④瘢痕狭窄型；⑤管壁软化型；⑥淋巴结瘘型；⑦官腔闭塞型；⑧反复回缩型。

四、气管、支气管结核的主要症状和体征有哪些？

肺结核伴支气管内膜结核往往无特异症状，常被肺结核或其他呼吸道疾病症状所掩盖，因此不易发现。但局限于气管、支气管内膜的结核，症状较明显。

（1）咳嗽、咳痰：多为阵发性剧烈咳嗽，咳白色黏液样痰，量多。如有继发感染，则咳黄色脓性痰。每日痰量差异较大，提示引流支气管腔有异常改变。

（2）咯血：由于支气管狭窄导致其远端支气管扩张，常有反复少量咯血。

（3）呼吸困难：常为阵发性，伴有胸骨后压迫感或烧灼感，有时为气管内异物感。

（4）哮鸣：支气管器质性狭窄所引起，为持续性，呈吸气性或呼气性，有时呼、吸气并存。如因黏膜水肿、痰液滞留引起，则咳痰后哮鸣消失。

（5）全身症状：结核中毒症状轻重不等。阵发性发热，往往与引流支气管腔的异常改变有关。

（6）体征：除合并支气管阻塞、狭窄或肺不张外，一般体征均不明显。

五、气管、支气管结核的治疗措施有哪些？

（1）抗结核药物全身化学治疗。

（2）抗结核药物局部应用：雾化吸入。

（3）经支气管镜介入治疗。

（4）肾上腺糖皮质激素应用。

（5）手术治疗。

六、护士应从哪些方面观察气管、支气管结核患者病情？

（1）患者症状、病变范围、程度及部位。

（2）患者咳嗽的程度。

（3）患者有无喘鸣音。

（4）咳嗽后有无痰中带血或少量咯血。

（5）呼吸困难程度。

七、气管、支气管结核对症护理措施有哪些？

（1）给予合适的氧疗。

（2）指导患者正确地进行雾化治疗。

（3）协助患者翻身拍背，教会患者排痰技巧；指导患者慢而深的呼吸，严重呼吸困难时尽量减少活动和不必要的谈话。

（4）提前向患者讲解支气管镜操作的流程及注意事项，减轻患者对气管镜治疗的焦虑感。

八、气管、支气管结核体位引流时需注意什么？

（1）适应证：体位引流适用于肺脓肿、支气管扩张、结核性支气管狭窄行球囊扩张术后等有大量痰液排出不畅时。禁用于呼吸衰竭、有明显呼吸困难和发绀者、近1~2周内曾有大咯血史者、严重心血管疾病或年老体弱不能耐受者。

（2）引流体位：

1）根据分泌物潴留的部位和患者的耐受程度选择。

2）首先引流上叶，然后引流下叶后基底段。

3）头外伤、胸部创伤、咯血、严重心血管疾病和患者状况不稳定者，不宜采用头低位进行体位引流。

（3）引流时间：

1）每天1~3次，每次15~20min。

2）一般于饭前1小时，饭后或鼻饲后1~3小时进行。

（4）协助：

1）引流时应有护士或家人协助。

2）鼓励并指导患者作腹式深呼吸，辅以胸部叩击或震动等措施。

（5）观察与记录：

1）观察患者有无出汗、脉搏细弱、头晕、疲劳、面色苍白等，评估患者对体位引流的耐受程度。

2）听诊肺部呼吸音的改变，观察并记录体位引流的效果。

九、气管、支气管结核的健康教育重点是什么？

（1）做好消毒、隔离指导。

（2）戒烟戒酒，尽量不到人群多、环境差的地方，避免粉尘、刺激性气体等对呼吸道的影响。

（3）加强营养、合适运动和进行呼吸锻炼，增强身体素质，提高机体抵抗力。

（4）结核药物用药指导，进行针对性的心理支持。

（5）定期复查。

（曾华志 陈玉梅）

第六节 喉 结 核

一、喉结核的病因和发病机制是什么？

喉结核为耳鼻咽喉结核中最多见者,是由结核杆菌感染引起的喉部组织肉芽肿形成及细胞介导的变态反应为特征的慢性细菌感染性疾病。喉结核常继发于肺结核或肠结核，原发性甚少，多继发于肺结核或其他器官的结核，为结核杆菌传染所致。过去喉结核多见于20~30岁的青年，20世纪80年代以来，本病渐呈"高龄化"倾向。常通过直接接触感染，亦可通过血液循环和淋巴循环而感染，结核性变态反应也是致病原因之一。喉部的接触性传染是因带菌痰液附着于喉部黏膜或黏膜皱褶处，细菌经微小创口或腺管开口侵入黏膜深部而引起。近年研究显示，其发病因素与患者的职业及生活方式存在一定相关性。93.8%的病例来自外来打工者和经济落后的贫困山区。

二、喉结核的典型症状有哪些？

（1）早期的典型症状表现为喉部不适、灼热、干燥感，声音粗糙，发音易疲乏。可有刺激性咳嗽，尤其进食时易引起咳嗽。

（2）晚期出现声音嘶哑，表现为音调低沉或完全失声。咽喉痛，吞咽时加剧，进食困难，咳嗽、咳痰，分泌物增多。

三、喉结核诊断标准与鉴别诊断有哪些？

（1）喉结核诊断标准做间接喉镜或纤维喉镜检查：早期见喉黏膜苍白，呈贫血状，一侧声带充血、增厚。晚期可见溃疡，呈虫蚀状。边缘不整齐，底部有肉芽增生。会厌及声带游离缘似鼠咬状，可形成结核性肉芽肿或称结核球，也可以产生喉软骨膜炎、喉水肿，声门狭窄，声带运动障碍。喉结核好发部位有所改变。软骨脓肿向外穿破，颈部可见瘘管口及分泌物。喉结核可通过肺部 X 线检查、结核菌素皮肤试验、通过查痰找抗酸杆菌、PCR、活组织病理检查等检查手段进行确诊。

（2）喉结核的鉴别诊断：喉结核注意与息肉、Wegener 肉芽肿、硬结病、结节病、真菌病和喉梅毒等进行鉴别。结核球要注意与喉癌鉴别，有时可同时存在两种疾病，通过血化验、X 线摄片、活组织检查明确诊断。

四、喉结核的治疗要点有哪些？

除积极治疗结核病、增强机体抵抗力支持疗法外，局部药物治疗是重要环节，可协同气管切开术，肾上腺皮质激素具有明显的辅助治疗作用。喉科医师协同检查、治疗和随访。

（1）全身治疗：积极治疗结核病及增强机体抵抗力，有利于喉结核的痊愈。

（2）支持疗法：禁烟酒，改善营养状况，注意休息。

（3）局部治疗：

1）早期减少用声，晚期严格禁声，使喉部充分休息。

2）局部药物治疗：可用 INH 0.lg+ SM 0.25g 溶于生理盐水 10ml 中，蒸汽或雾化吸入。

3）局部中药治疗：以清热利咽中药熬汁熏蒸或作雾化。

（4）手术治疗：

1）气管切开术：适用于有明显呼吸困难者。

2）其他手术：适用于瘢痕切除、放置 T 形管、全喉切除等。

（5）激素疗法：糖皮质激素对减轻过强的变态反应、改善重症症状、促进病灶吸收等，具有明显的辅助作用。

五、喉结核患者心理护理要点是什么？

由于受传统观念影响，部分认为肺结核是不治之症，特别是信息落后地区，患了结核病便背上了沉重的思想负担，甚至讳疾忌医，拒绝检查和治疗，采取不合作治疗的态度，这样做的结果是贻误治疗时机，失去治愈的机会。另外，局部治疗是喉结核病治疗方案中的重点环节，其雾化疗程较长，对于每天需到医院治疗难以坚持，因此，护士应在及早对患者进行干预，告知局部治疗的重要性，鼓励患者坚持完成雾化疗程。如果家里有雾化机者，护士要教会患者如何操作，让患者在家就可以进行雾化，对坚持完成雾化疗程是一个很好的帮助。

六、如何对喉结核患者作饮食指导？

喉结核病是一种慢性疾病，食物以优质高蛋白为宜，以补充机体因慢性消耗而引起的营养不良。由于病灶在咽喉部，对患者的食欲和进食均有较大的影响。为增进患者食欲，可在烹调上下功夫，做到品种多样化，色、香、味、形好。同时患者应忌食刺激性食物及辛燥生痰之物。晚期如出现吞咽困难，宜流质饮食。

七、宣教中如何指导喉结核患者？

（1）当发现长时间出现喉部不适、灼热、干燥感，伴声音粗糙，发音易疲乏时，或出现刺激性咳嗽时，应高度警惕是否患有喉结核，建议及早到专科医院诊治，以明确诊断，及时治疗。

（2）结核活动期间，应自觉进行自我隔离，以免传染给家人、朋友及社会人群。

（3）患者居室应注意光线要充足，保持良好的通风，避免潮湿。房间要经常消毒，可将艾条点燃或用米醋按每立方米空间 1～2 调羹放在炉上熏蒸，关闭门窗 1～2 小时后开窗通风。

（4）注意饮食用具卫生，耐热用具最简便的消毒方法是煮沸消毒，煮沸时间为 10～15min（以煮沸起计时）。或用消毒液浸泡 30min。

（5）培养良好的公共卫生意识，不要对着其他人大声说话、咳嗽或打喷嚏。不要随地吐痰，应把痰吐于纸中或痰盂里，然后焚烧或消毒后才倒去。急性期患者应戴口罩（一次性外科口罩），一用一弃，若为棉纱口罩，口罩要每天煮沸后才清洗。

（6）患者用过衣物、被褥等，要经常清洗并在太阳下暴晒，也可达到消毒效果。

（7）结核病是一种慢性传染病，在药物治疗和饮食调理并用的同时，还应注意充分休息及适当的户外活动与体育锻炼。

八、喉结核的预防措施有哪些？

（1）尽量不要和患有传染性肺结核的患者接触，当与其接触时要戴口罩。

（2）剔除用手挖鼻孔的坏习惯，以免将结核杆菌带入。

（3）不要使用结核患者的餐具，以免把结核杆菌吞入。

（4）保证睡眠时间，少熬夜，禁烟少饮酒，

（5）尽量不要长时间用声，以免因咽喉部长时间充血水肿而导致抵抗力下降。

（曾华志　郭丽霞）

第七节　颈淋巴结核

一、什么是颈淋巴结核？

颈部淋巴结受到结核分枝杆菌感染后出现的疾病。在肺外结核病例中居首位（占 80%～90%），儿童及青少年发病多见，女性多于男性。男性以 30 岁年龄组最多，女性以 50 岁年龄组最多。发病部位以右侧为多见。颈淋巴结核的病原菌为人型或牛型结核分枝杆菌。

二、颈淋巴结核的病因和发病机制是什么？

（1）病因：国内主要致病菌为人型结核杆菌。牛型结核杆菌是由于饮用未消毒好的病牛乳所致，我国少见。主要因结核杆菌结核分枝杆菌侵入颈部淋巴结而引起，常见途径为①肺部→纵隔→静脉角→颈部；②扁桃体、鼻、咽→颈部；③肺尖病变→血源→颈部；④结核初染后发生潜在血行播散至任何部位淋巴结，其中以 2）的途径可能性最大。

（2）发病机制：

1）结核分枝杆菌沿淋巴管到达颈部淋巴结而同时发生，多引起颈上淋巴结结核。

2）血源感染通过血行播散至颈部的淋巴结病变，是全身结核的一个局部表现，常为双侧的淋巴结病变。

3）淋巴结结核病变的再燃。既往被感染的淋巴结结核病变当遇到免疫功能低下时引起再燃。

三、颈淋巴结核的典型症状包括哪些？

病变的淋巴结常为多个，出现在颈的一侧或两侧，不同程度的肿大。大多数患者无明显全身症状，或仅稍有乏力、低热、食欲缺乏、盗汗等中毒症状。

四、颈淋巴结核病理变化特点是什么?

（1）淋巴组织增生，形成结节或肉芽肿。起病缓慢，一侧或双侧有一至数枚淋巴结肿大，质地较硬，散在而可活动，无粘连，可有轻微压痛，此时其内尚无坏死。

（2）淋巴结内干酪样坏死液化。受累的淋巴结干酪样坏死，淋巴结包膜未坏死。与周围尚无粘连。

（3）淋巴结包膜被破坏，相互融合，合并淋巴结周围炎。与周围组织有粘连，活动度限，自觉疼痛有压痛，可触及高达肿大的淋巴结。

（4）干酪样物质穿破至周围软组织形成冷脓肿或窦道。肿大的淋巴结中心软化，形成脓肿、脓肿自行破溃，形成窦道。

五、颈淋巴结结核局部外科治疗方式有哪些?

（1）穿刺抽脓：对已有脓肿形成者已形成寒性脓肿而尚未穿破者，可行穿刺抽脓。

（2）切开引流：早期的局限的冷脓肿，无窦道无继发感染者采用切开引流，能充分引流脓液，局部应用抗结核药物，效果较好。

（3）切开引流：加坏死组织清除术肿大的淋巴结坏死形成脓肿，可在强有力抗结核治疗的1～2个月的基础上再行脓肿切开。

（4）淋巴结摘除术：淋巴结手术治疗的原则是彻底清除病灶，以避免复发。目前国内的看法，一般只限于摘除单个肿大且与周围组织无粘连的淋巴结。

（5）伤口护理：大部分表浅淋巴结核病灶的清除术，术后都处于开放引流，故伤口敷料术后当日或第二日都会有较多的鲜红色渗液，应给患者讲解，并及时更换敷料，以保持伤口周围及敷料的干洁。如果手术部位较深，术后多予负压引流和切口部加压包扎，对于缩小或消灭残腔、减少渗液防止感染、促进切口愈合均有重要作用。如果引流液相对较多，拔管时间可适当延长至5～7天。

第八节　腹腔结核

一、什么是腹腔结核?

结核分枝杆菌侵犯腹腔引起的慢性特异性感染，包括胃、肝、脾、肠、腹膜及肠系膜淋巴结结核，其中以肠、腹膜及肠系膜淋巴结结核为多见。

二、引发腹腔结核感染途径有哪些么?

（1）直接蔓延：多数患者继发于腹腔内各器官结核病灶的蔓延，如肠结核、肠系膜淋巴结核、盆腔结核，肠结核或脊柱结核蔓延所致是本病的主要感染途径，约占5/6。

（2）淋巴、血行播散：感染肺结核病灶中结核分枝杆菌可以通过淋巴、血行播散感染腹膜引起粟粒性结核性腹膜炎，是全身血行播散性结核的一部分。

（3）直接饮入：饮入患有肺结核病的奶牛的牛奶引起结核性腹膜炎，虽然已有报告但缺少更多的直接证据。临床上极少见。

三、腹腔结核的典型症状有哪些?

（1）发热：起初常有发热，以低热或中度发热多见，少数重症患者如干酪型患者常为高热，体温可达39～40℃。呈稽留热或弛张热，并往往伴有盗汗、消瘦、乏力、食欲减退等。

（2）腹胀：为常见症状。渗出型腹膜炎，在中等量以上腹水时腹胀非常明显，但有时腹水出现之前患者已经有腹胀，不少无腹水患者也可出现明显腹胀为肠管胀气造成。

（3）腹痛：主要症状。起病缓慢者腹痛常固定在某一部位，而急性发病者常为全腹痛。

（4）腹泻和便秘：腹泻、大便次数增多，不成形，由肠功能紊乱引起。部分患者为便秘或腹泻交替出现的表现。

（5）其他：消化道其他症状，恶心、呕吐、食欲减退、腹膜炎可引起反射性呕吐，不同程度的肠梗阻也可以引起呕吐。

四、腹腔结核分哪几型?

（1）腹水型：临床表现除了一般的结核中毒症状外，尚有腹痛，其疼痛性质以钝痛为主，腹胀、腹泻或便秘。

（2）粘连型：除一般结核中毒症状外，可有腹痛、腹胀、腹泻、恶心与呕吐。另外，由于病程较长，患者呈慢性消瘦貌，常出现不同程度的肠梗阻或不完全性肠梗阻症状，且易反复发作，阵发性腹痛加剧，出现肠梗阻时可见肠型、蠕动波。

（3）干酪性：临床症状严重，患者可出现高热，可表现为弛张热。程度可轻可重。有进行性消瘦，甚至可出现恶液质。

五、腹腔结核患者的治疗措施有哪些?

（1）一般治疗：腹腔结核为慢性消耗性疾病，应进行全身综合治疗，给予高热量、高蛋白、高维生素、易消化的饮食。营养不良、消瘦患者可适当增加水解蛋白、脂肪乳剂、复方氨基酸等以增加机体能量。

（2）对症治疗：腹痛可用颠茄、阿托品和其他抗胆碱能药品。摄入不足或腹泻严重者，应补充液体与钾盐，防止水、电解质与酸碱失衡。对不完全性肠梗阻的患者，除按上诉对症治疗外，还需配合胃肠减压，以缓解梗阻近端肠区的膨胀与潴留。

（3）抗结核治疗。

（4）腹腔穿刺和腹腔内给药治疗：渗出型结核性腹膜炎在超声定位下积极进行腹腔穿刺抽液治疗，对减轻结核中毒症状、减少腹腔粘连、避免肠梗阻的发生有积极意义。抽液时应注意一次抽液量不宜过多过快，以免腹腔压力下降过快，腹腔血管扩张，使有效循环血量减少，导致血压下降。适当放液后腹腔内可注入异烟肼 100～300mg 地塞米松 5mg，有利于控制腹腔积液的再生，减轻症状，减少粘连，是目前治疗结核性腹膜炎有效的基础治疗方法。

（5）外科治疗：

1）肠结核治疗适应证：完全性肠梗阻或不完全性肠梗阻经内科治疗未见好转者；急性肠穿孔或慢性肠穿孔经保守治疗未见好转者；大量肠出血，经积极抢救而不能满意止血者。结核性直肠肛门瘘经抗结核治疗无效者。

2）结核性腹膜炎治疗适应证：急性肠穿孔者；腹腔脓肿经内科治疗未见好转者；并发完全性肠梗阻经内科治疗而未见好转者；肠瘘经抗结核治疗与加强营养而未能闭合者。

六、腹腔结核的临床护理重点是什么?

（1）一般护理：卧床休息，指导患者加强营养，进食易消化的饮食，消化道一旦减轻，即可给高热量、高蛋白质、低膳食纤维素饮食，以增强体质，增加抵抗力。术后予禁食，留置胃管予持续胃肠减压，待患者有胃肠功能恢复如有肛门排气后予夹闭胃管观察 24 小时无腹痛腹胀、恶心呕吐等症状后予拔除胃管，嘱患者进食少量温开水，无不适后进食米汤等无渣无脂肪流质饮食并且少量多次，如无不适再过渡到半流质饮食乃至普食。如有不适立即报告医生并停止进食。

（2）病情观察：观察患者消化道症状，腹腔结核的患者经常出现腹泻与便秘交替进行，故观察患者症状给临床医生及时改变医疗方案很大帮助。患者腹泻时严格记录患者的出入量，排便的性质、量及颜色；并注意患者因水电解质的失衡而出现的症状等；患者便秘时注意患者的腹胀、腹痛的位置，有无恶心、呕吐及呕吐物的性质、量及颜色等。

（曾华志 范玉云）

第九节　泌尿系结核

一、什么是泌尿系结核

泌尿系结核是最常见的肺外结核之一，其中肾结核最为多见。泌尿系结核多起源于肾，系结核杆菌由肺部等原发病灶经血液播散至肾脏所引起，若治疗不及时或方法不当，肾结核易传播至整个泌尿系统，继发输尿管、膀胱和尿道结核。

二、泌尿系结核发病机制是什么？

结核菌到达肾的路径有经血液、经尿路、经淋巴管及直接蔓延四种。肾结核经血行感染，则双侧同时感染的机会显然很大，这种双侧肾结核主要是在肾外层的结核病，并不引起临床症状，但在尿中可能查出结核菌，称为病理型肾结核。如果全身或局部抵抗力低下，结核菌便侵入肾小球毛细血管壁，到达肾小管，在肾髓质层的肾小管袢处停留，该处血流缓慢血液循环差，易形成结核病灶。继而病变经肾小管、淋巴管或直接蔓延到肾乳头，穿破肾乳头到达肾盏、肾盂，发生结核性肾盂肾炎，引起的症状，称为临床型肾结核。从病理型肾结核发展至临床型肾结核往往要较长时间，约2/3病例在5年后才出现临床症状，90%为单侧。

三、泌尿系结核的典型症状有哪些？

（1）尿频和尿痛：尿频一般每24小时内10余次或20余次，以夜间明显，排尿次数逐渐增多并伴有尿急和尿道灼热感。

（2）血尿和脓尿：血尿可为肉眼或显微镜下血尿，常在尿频之后发生，多为终末性血尿。脓尿表现为尿液有不同程度的混浊，严重者呈洗米水状，并含有碎屑或絮状物，在显微镜下可见大量脓细胞，是病肾不断排出干酪样坏死物质所致。

（3）肾区疼痛和肿块：肾结核一般无明显腰痛，但在结核病变影响到肾包膜或继发感染时，或输尿管被血块、干酪样物堵塞，可发生钝痛或绞痛。合并对侧肾积水，也可伴有腰痛。输尿管结核病变引起管腔堵塞，造成肾积水或肾积脓时，腰部可出现肿块。

（4）全身症状：晚期患者或合并其他器官的活动性结核病灶，可出现消瘦、潮热、盗汗、贫血、乏力、食欲减退等症状。

四、泌尿系统结核常规治疗方法有哪些？

（1）药物治疗：早期泌尿系统结核患者最常用最基本治疗方法为药物治疗，化疗方案主要由异烟肼、利福平、吡嗪酰胺三种杀菌药物组成，总疗程为6个月。必须遵循早期用药、联合用药、规范用药的原则。

（2）手术治疗：手术包括全肾切除、部分肾切除、肾病灶清除等几种方式，需视病变的范围、破坏程度和药物治疗的效应而选定。

五、泌尿系结核手术治疗术前检查包括哪些？

（1）尿液检查：尿液一般性状检查，尿液化学检查，尿沉渣定量检查和尿细菌学检查，尿浓缩涂片抗酸染色找结核分枝杆菌及尿结核菌培养。

（2）肾功能检查：肾小球滤过功能和肾小管功能测定、免疫学检查。

（3）X线检查：泌尿系X线检查对确定病变部位及破坏程度有决定性意义。

（4）膀胱镜检查：是诊断肾结核的重要手段。膀胱镜有时可见到膀胱内典型结核改变。

（5）CT检查：可表现为单侧或双侧肾脏增大，肾实质内单发或多发的、大小不等、边缘模糊的低密度灶等。

（6）MRI检查：MRI可协助诊断，并依据MRI的表现可清楚地确定病变的范围是广泛还是局限性。

六、泌尿系统结核的主要护理措施有哪些？

（1）一般护理：

1）鼓励病人进食营养充分、富含维生素饮食，多饮水以减轻结核性脓尿对膀胱的刺激，保证休息，改善并纠正全身营养状况。

2）药物治疗的护理：病人术前一般应进行 2～4 周的抗结核治疗，如病情较重应先进行 3～4 个月的抗结核治疗，以获得术后最好的效果。服药期间须注意药物的肝毒性。

3）注意患者膀胱刺激症状、血尿或脓尿的变化，如夜尿次数明显增多，影响患者睡眠时可保留尿管引流尿液。

4）营养支持：提供高蛋白、高热量、高维生素饮食，摄取足够的水分，提高患者机体的抵抗能力。必要时遵医嘱给予清蛋白、血浆等静脉输入。

5）疼痛护理：结核患者膀胱刺激症状较重，遵医嘱给予抗生素及抗结核药物治疗。

（2）术前护理：协助患者做好术前检各项检查。

（3）术后护理：

1）引流量的观察：肾切除术后 24 小时内观察患者的引流量，如每小时超过 100ml，连续 3 小时，提示有活动性出血的可能。及时通知医生，监测患者的血压、脉搏变化，必要时给予输血、补液治疗。

2）感染的观察与护理：结核患者机体抵抗能力较弱，加之手术应激，容易继发感染。注意观察患者术体温变化；按时、足量应用抗生素治疗，预防感染发生；保持引流通畅；观察切口敷料情况，有渗出应及时换；留置尿管患者每日 2 次会阴护理，保持会阴部清洁。尿管一般留置不超过 3 天，尽早拔除有利于减少尿路感染的发生。

3）健侧肾功能的观察：准确记录 24 小时尿量，且观察第 1 次排尿的时间、尿量、颜色，若手术后 6 小时仍无排尿或 24 小时尿量较少，说明健肾功能可能有障碍，应通知医生处理。

4）饮食护理：术后 3 天内患者未排气可出现腹胀，指导患者适当增加床上活动，如腹胀严重，可行胃肠减压。一般 3 天后患者排气，此时可指导患者从禁食到流食，再逐渐过渡到普食。

（4）心理护理：患病时间长患者对治疗缺乏信心而产生焦虑情绪，此外对手术安全性的担心，切除一侧肾脏后对未来生活质量的忧虑，都增加了患者的焦虑。护士应该向患者讲解手术治疗的必要性，说明一个肾脏是不会影响患者的正常生活，鼓励患者将心里的想法表达出来，对患者提出的问题及时予以答复，以增强患者治疗的信心。

七、泌尿系结核出院健康指导重点是什么？

（1）指导患者摄入足够的营养、保证充足的睡眠、良好的休息、乐观的情绪、进行适当的活动，以增加机体的抵抗能力。积极的心态可以增加患者对治疗的信心与依从性，从而提高治疗的效果，促进患者早期康复。适当劳逸结合，避免重体力劳动或竞技性活动。

（2）定期复查以观察药物治疗的效果，重点观察结核性膀胱炎的转归，如尿频、尿痛等症状有无改善，注意尿液的化验检查及体重增加的情况，记录每次尿量，观察有无膀胱挛缩。

（3）术后半年内，每个月到门诊复查一次，之后可半年复查一次。

（曾华志 磨宾）

第十节 骨及关节结核

一、什么是骨及关节结核？

结核分枝杆菌进入人体后，通过血液传播侵入骨及关节组织中，引起的一种继发性感染性疾病，称为骨与关节结核，是最常见的肺外继发性结核，其原发灶绝大多数源于肺结核，占结核患者总数的 5%～10%，其中脊柱结核最多见，约占 50%，膝关节结核和髋关节结核各占约 15%。骨与关节结核的多发部位都是一些负重大，活动多，易于发生损伤的部位，原发病灶中的结核分枝杆菌一般是通过血流到达骨和关节，骨与关节结核常破坏骨与关节的正常结构，不及时治疗会导致畸形、强直，关节功能丧失等不同程度的残疾，严重者可造成脊髓压迫，截瘫，甚至危及患者生命。

二、引发骨及关节结核发病的病因是什么？

本病多继发于原发肺结核或胃肠道结核，结核杆菌由原发病灶经血液传播侵入关节或骨骼，少数是由临近病灶蔓延而至骨与关节结核可以出现在原发性结核活动期，但多数在原发病灶已经静止，当机体抵抗力下降时，如外伤、营养不良、过度劳累等诱发因素，都可以促进潜伏的结核分枝杆菌活跃起来而出现临床症状。

三、骨及关节结核的病理生理表现有哪些？

根据结核分枝杆菌侵及的解剖部位不同，将骨及关节结核分为3型：骨结核、滑膜结核和关节结核。骨与关节结核的最初病理变化是单纯性滑膜结核或单纯性骨结核，后者多见，在发病早期，关节软骨面完好，在此期，若结核病被有效控制，则关节功能不受影响。若病变进一步发展，结核病灶可破向关节腔，是关节软骨面受到不同程度损害，称为全关节结核。全关节结核若未能控制，可发生继发感染，甚至破溃产生瘘管或窦道，关节完全毁损，将后遗各种关节功能障碍。

四、骨及关节结核的临床表现是什么？

（1）全身症状：可有低热、乏力、盗汗，典型病例还可有消瘦、食欲缺乏、贫血等症状，如有合并感染，可伴高热、伤口流脓等。

（2）局部症状与体征

1）脊椎结核表现为疼痛、活动受限和姿势异常、寒性脓肿或窦道及截瘫或四肢瘫。

2）髋关节结核表现为髋部疼痛，严重者跛行；活动受限和畸形；寒性脓肿或窦道及关节脱位。

3）膝关节结核表现为疼痛、肿胀、活动受限；寒性脓肿或窦道及可有关节屈曲畸形、患肢短缩畸形。

五、骨及关节结核治疗要点有哪些？

（1）非手术治疗

1）脊椎结核早期，无死骨、空洞或脓肿形成，无明显椎间隙变窄。

2）患者一般情况较好，无明显结核中毒症状。

3）患者对抗结核药物敏感，经保守治疗，一般情况好转，影像学检查有改善。

4）经3～6个月治疗病变好转者。

5）临床及影像学疑为结核，但确切诊断尚不明确，作为实验诊断治疗者。

（2）手术治疗包含病灶清除术、椎管减压术、骨切除术、关节融合术及人工关节置换术。

六、骨及关节结核患者非手术治疗的护理措施有哪些？

（1）休息与制动：保持病房整洁、安静、空气流通、阳光充足，指导患者休息，必要时卧床休息。采取合适的体位，确保制动效果，以减轻疼痛，预防脱位和病理性骨折，对使用牵引、石膏托固定和制动的患者，做好相关护理。

（2）加强营养：给予高蛋白、高热量、高维生素的饮食。

（3）实施药物治疗：遵医嘱指导患者按时、按量、按疗程服用抗结核药。

（4）皮肤护理：做好卧床患者的皮肤护理，防压疮。

（5）生活照顾：对躯体移动障碍、生活不能自理的患者，指导和协助生活护理，如个人卫生、饮食、大小便。

（6）病情观察。

七、骨及关节结核患者手术治疗的护理措施有哪些?

（1）术前护理:

1）常规护理。

2）术前抗结核治疗至少2周，至体温下降、体重增加、血沉接近正常、病情稳定、疼痛减轻。

3）脊柱结核患者需严格卧床休息并定时轴线翻身，术后卧床时间长，入院即开始训练床上大小便，为术后长时间卧床做适应性准备，学会卧床的日常生活方式。

4）髋、膝关节结核患者抬高患肢20～30cm，术前行牵引术患者按牵引术护理常规护理。

（2）术后护理:

1）体位护理:术后患者生命体征平稳后，每2～3小时翻身一次，以防发生压疮。脊柱手术后，可取侧卧位或平卧位，保持脊柱伸直，避免扭曲；髋关节结核术后，取患肢外展15°～30°、中立位，两腿间夹三角枕并抬高患肢；膝关节结核术后，取下肢抬高伸直位。

2）神经功能的观察与护理:术后72小时内每2～4小时监测肢体的感觉、运动及括约肌功能，并及时记录。

3）引流管护理:术后密切观察引流量的变化，如发现伤口引流液颜色变浅、呈胶胨状，说明可能有脑脊液漏出，需抬高床尾，让患者去枕卧位，询问患者有无头痛、头晕症状并报告医生。脑脊液漏常在术后24～72小时出现，需仔细观察。

4）并发症的预防及观察:脊柱结核术后24小时内密切观察四肢活动、感觉、大少便异常，若有神经压迫症状，应及时报告医生。髋、膝关节结核术后注意观察有无深静脉血栓发生、神经和血管损伤、感染；观察患肢血液循环，如皮肤颜色、肿胀程度、感觉、足背动脉搏动等；髋关节结核术后，还需观察有无髋关节活动性疼痛，关节主动、被动运动受限，下肢异常内旋、外旋或缩短等脱位及半脱位现象，一旦怀疑，X线检查可确诊。

5）术后功能锻炼根据手术部位选择指导锻炼方式。

八、怎样指导脊柱结核术后患者的功能锻炼?

（1）麻醉清醒后即可进行肺部及四肢功能锻炼，如深呼吸、有效咳嗽、踝泵、股四头肌等长收缩运动，屈膝、屈髋活动，每天3～5次，每次30min。

（2）术后第1、2天，指导患者主动做膝关节伸屈运动，股四头肌及踝泵运动，预防肌肉萎缩、关节僵硬及深静脉血栓。

（3）术后3天，拔除伤口引流管后做直腿抬高练习，角度由能离开床面开始，逐渐增加。

（4）一周后做对抗性直腿抬高运动，外加组抗力，增加运动强度及难度，以不疲劳和疼痛为度。

（5）术后根据医嘱协助患者佩戴支具下床运动，按照90°坐标→床旁坐位→床旁站位→床周行走→病室内行走的顺序循序渐进的活动，术后需佩戴支具3～6个月。

九、怎样指导髋关节术后患者的功能锻炼?

（1）麻醉清醒后即可做踝泵运动、股四头肌和臀部肌肉等长收缩锻炼。

（2）术后第2天，行髋膝关节屈伸练习，屈髋小于45°。

（3）术后第3～4天，指导引体向上运动，抬腿练习，直腿抬高，可床上坐起；床头抬高35°～40°，禁止弯腰取放床尾物品，膝关节最大活动度90°，髋关节25°～90°。

（4）术后第5～7天，指导患者上下床、站立、坐位及行走训练，注意勿使髋关节屈曲、内收、内旋。

（5）术后3周，可扶拐行走。

十、怎样指导膝关节术后患者的功能锻炼?

（1）患者患肢感觉和功能恢复即可做踝泵练习、屈趾运动。

（2）术后第1天，行股四头肌和臀大、中肌等长收缩锻炼。

（3）术后第 2 天，直腿抬高、弯腿练习，遵医嘱予持续被动活动器被动活动膝关节（CPM 机）。

（4）术后第 8～14 天，继续前一阶段训练，增加独立扶拐步行训练。

（5）术后第 4～7 天，扶拐或使用助行器，行走 50～100 米。

（6）术后两周，行膝关节主动屈伸锻炼及进一步加强直腿抬高运动，改善关节主动活动范围。

十一、如何做好骨及关节结核患者出院指导？

（1）坚持药物治疗：遵医嘱按时、按量口服抗结核药物、止痛药及营养神经药，一般结核治疗 12～24 个月，注意观察药物不良反应，定期到医院检查血常规、血沉、肝肾功能、听力等。

（2）活动指导：脊柱结核术后出院后遵医嘱在支具保护下离床活动，颈托及腰围佩戴 2～3 个月（或遵医嘱），支具背心佩戴 3～6 个月。一年内不提重物，避免负重。腰椎术后避免弯腰，拾物的姿势应先蹲下，将物品拾起，避免弯腰拾物。髋关节结核术后 3 个月内避免患侧卧，侧卧时两膝间放一厚枕，6 个月内患肢避免内收、内旋，指导坐姿、上下楼梯、正确更衣、淋浴及乘坐交通工具。膝关节结核术后，继续进行肌肉、关节功能锻炼，控制体重，预防跌倒。

（3）育龄期女性脊柱结核患者告知治愈 2 年后方可怀孕。

（4）随诊指导：出院时告知患者分别于术后 1 个月、3 个月、6 个月、12 个月到医院复查，术后 3 个月内每个月复查血常规、肝肾功能及 X 线检查，以后每 3 个月复查 1 次，了解疾病转归。脊柱术后如出现胸腰背痛、颈痛、肢体感觉麻木、活动乏力不适时随诊；髋关节术后如出现患侧髋部弹响声、髋部异常肿胀、突然疼痛及活动受限、患肢缩短等现象立刻就诊。

（曾华志　关丽冰）

第五章　立克次体病

第一节　流行性斑疹伤寒

一、什么是流行性斑疹伤寒？

流行性斑疹伤寒又称虱传斑疹伤寒，是由普氏立克次体引起，以体虱为传播媒介所致的急性传染病。临床主要表现为高热、头痛、中枢神经系统症状、瘀点状皮疹或斑丘疹，自然病程 2～3 周。部分患者在发病后数月或数年可能出现复发，称为复发型斑疹伤寒。

二、流行性斑疹伤寒主要通过什么途径传播？

人虱是流行性斑疹伤寒的传播媒介，主要为体虱。普氏立克次体通过抓痕侵入皮肤而感染。干燥虱粪内的立克次体，偶可通过呼吸道或眼结膜感染人体。当患者发热或死亡，人虱将迁移至新宿主，致使本病在人群中传播。

三、普氏立克次体在外环境中的特点如何？

普氏立克次体对热、紫外线及一般消毒剂敏感。不耐热，56℃ 30min 或 37℃ 5～7 小时均可灭活。耐低温和干燥，−20℃以下可长期保存，在干燥的虱粪中内存活数月。

四、流行性斑疹伤寒主要集中在哪些地方？

流行性斑疹伤寒主要集中在卫生较差的人群、寒冷地区。

五、流行性斑疹伤寒在哪个季节常见？

流行性斑疹伤寒在冬春季发病率较高。

六、人感染流行性斑疹伤寒后是怎样发病的？

流行性斑疹伤寒病原体所致的血管病变、毒素引起的毒血症及变态反应。立克次体侵入人体后，主要侵犯小血管及毛细血管内皮细胞。当细胞溶解破裂，大量立克次体进入血液形成立克次体血症，使机体各主要脏器的血管内皮细胞受到感染。立克次体对血管内皮细胞的直接损伤及其释放的内毒素可引起全身微循环障碍。病程第 2 周出现的变态反应加重病变。

七、流行性斑疹伤寒的临床表现有哪些？

流行性斑疹伤寒的潜伏期为 5～21 天，多数 10～14 天。分以下各型：

（1）典型斑疹伤寒：

1）发热：起病急骤，高热，体温迅速上升到40℃以上，多为稽留热，少数呈不规则热或弛张热，持续 2 周左右后迅速下降至正常，热程2～3周。伴乏力，剧烈头痛，全身肌肉酸痛，急性热病面容，似醉酒状，颜面潮红，球结膜充血等全身毒血症症状。

2）皮疹：约 90%以上患者可有皮疹，多于发病后第 4～6 天开始出疹。皮疹为多形性，具有玫瑰疹和瘀点的混合性质为其特征，多见于颈、胸、背、腹及四肢，严重者手掌及足底也可发疹，但面部多无疹。皮疹的形态、大小及数量不一，边缘不整，多为孤立，偶可见融合成片。开始为1～4nm 大小的充血性斑丘疹，2～3 天后皮疹发展极盛，多转为暗红色出血性斑丘疹，再经 1～2 天后消退，常可遗留棕褐色色素沉着，数日方退。严重者皮疹一开始即为出血疹、瘀点或瘀斑。少数患者可见皮疹，小儿多无皮疹。

3）神经系统表现：有剧烈头痛、头晕、失眠、语言含糊不清、耳鸣及听力减退，亦可有反应迟钝、抓空、谵妄、躁狂不安、肢体震颤甚至昏迷，也可出现脑膜刺激征。神经系统表现出现早，持续时间长，至体温下降后方逐渐消退，头痛消失，神志转清。

4）循环系统表现：脉搏加快，可出现中毒性心肌炎表现，有心律不齐、心音低钝、心率加快甚至出现奔马律。亦可有低血压休克，严重者可出现循环衰竭而导致死亡。

5）其他：约90%患者有脾大，少数有轻度肝大。亦可有食欲减退、恶心、呕吐、腹胀及便秘等消化道症状。常可发生支气管炎或支气管肺炎，有咳嗽、咳黏痰，肺底可有湿啰音。少数严重病例可发生下肢末端闭塞性脉管炎，可呈对称性肢端坏死。

（2）轻型斑疹伤寒：近年来，我国发生的散发病例多为此型。其特点：热程短，多为8～9天，体温多为 39℃左右；全身毒血症症状较轻，但仍可有明显头痛及全身肌肉疼痛；少有精神症状，可无皮疹或仅在胸腹部有少量充血性皮疹，持续1～2天，肝脾肿大亦较少见。

（3）复发型斑疹伤寒：又称"Brill—Zinser病"，少数病原体潜伏在单核–巨噬细胞，因机体免疫力低下复发。由于体内已有免疫力而病情较轻。

八、流行性斑疹伤寒的哪些检查结果异常？

（1）血常规及脑脊液：外周血白细胞总数多正常，中性粒细胞可轻度增高，嗜酸性粒细胞减少或消失。有脑膜炎表现者，腰穿检查颅压可轻度升高，脑脊液一般澄清，部分病例有单核细胞及蛋白轻度升高，糖及氯化物均正常。

（2）病原学分离：取急性期患者血清，注入雄性豚鼠腹腔，7～10天后豚鼠可有发热，但阴囊无明显肿胀，可与莫氏立克次体鉴别。取豚鼠组织转种鸡胚卵黄囊内，数日后涂片可检出立克次体。亦可将患者身上捕获的体虱制成悬液注入豚鼠腹腔以分离病原体。

（3）血清学检查：是常用的诊断方法。

1）外斐反应：Ox19 血清抗体≥1∶160 或恢复期血清抗体滴度≥4 倍急性期有诊断价值。外斐反应于发病后第2～3周达高峰，持续数周至3个月。阳性率为70%～80%。但与回归热、布鲁菌病、伤寒及结核病等有交叉凝集。本试验不能作为早期诊断，且不能与地方性斑疹伤寒鉴别。

2）立克次体凝集试验：用普氏立克次体做抗原来检测，与患者血清作凝集试验。本试验阳性反应出现早，阳性率高，特异性强。效价为 1∶40 即有诊断意义。发病第 1 周即有85%病例出现阳性反应，第2～3周时阳性率达100%。可与其他立克次体如恙虫病、斑点热及 Q 热等相鉴别。与地方性斑疹伤寒有交叉反应，但后者效价较低。

3）补体结合试验：第1周出现阳性，阳性率可达64%，第2～3周达高峰，阳性率为100%。抗体滴度≥1∶40 或双份血清呈 4 倍以上增高有诊断意义，可与地方性斑疹伤寒鉴别。此抗体在体内存在 10～31 年，故可用于流行病学调查。

4）微量间接免疫荧光试验：此法特异性好，可检测特异性 IgM 抗体而用于早期诊断，且可与其他立克次体病包括地方性斑疹伤寒相鉴别。亦可检测特异性 IgG 抗体，两者同时检测可鉴别初发或复发型流行性斑疹伤寒，后者仅有 IgG。

（4）分子杂交法：采用新型 TaqMan-MGB 探针建立检测普氏立克次体的实时荧光定量 PCR 方法，具有很高的特异性和敏感性。

九、流行性斑疹伤寒的诊断标准有哪些？

流行区居民或1个月内到过流行区，有与带虱者接触史或被虱叮咬可能性的患者出现发热，第4～5天出现皮疹，剧烈头痛及意识障碍，实验室检查外斐反应滴度大于 1∶160 或效价逐渐升高即可诊断。有条件时可加做其他血清学试验。

十、流行性斑疹伤寒的并发症有哪些？

流行性斑疹伤寒常见并发症是支气管肺炎，尚有中耳炎、腮腺炎、心肌炎、脑膜脑炎、肾炎等；也可并发感染性精神病及肢端坏疽。

十一、流行性斑疹伤寒的预后如何？

流行性斑疹伤寒预后与病情轻重、年龄大小及治疗早晚有关。早诊断、及时有效的抗生素治疗多可治愈。

十二、流行性斑疹伤寒的治疗主要体现在哪些方面？

（1）一般治疗：卧床休息，给予足够水分及热量，做好护理，防止并发症。

（2）病原治疗：首选多西环素，成人每日 0.2～0.3g，顿服或分 2 次服用，小儿用量酌减。若合用甲氧苄啶（TMP）疗效更好，成人每日 0.2～0.4g，分 2 次服用。服药后 12～24 小时病情即有明显好转，热退后再用 2～3 天。四环素类、氯霉素等对本病及复发型斑疹伤寒也有特效，但氯霉素因具骨髓抑制作用而不作首选。成人患者也可选用喹诺酮类药物。

（3）对症治疗：剧烈头痛等神经系统症状明显时，可用止痛镇静药；毒血症症状严重者，可应用肾上腺皮质激素；若继发细菌感染，按感染部位及培养和药敏结果给以适宜抗菌药物。

十三、流行性斑疹伤寒的护理诊断及护理措施有哪些？

（1）护理诊断及相关因素

1）体温过高：与病毒血症及继发感染有关。

2）皮肤完整性受损：与麻疹病毒感染有关。

3）营养失调：营养低于机体需要量　与食欲差，摄入量少、高热消耗增加有关。

4）有传播感染的危险：与呼吸道排出病毒有关。

5）潜在并发症：肺炎，喉炎，脑炎等。

（2）护理目标：

1）体温正常。

2）患者皮肤恢复完整性。

3）营养满足机体需要量。

4）不发生并发症或发生时及时发现。

5）不发生感染传播。

（3）护理措施：

1）一般护理：卧床休息至斑疹消退、症状消失，保持室内安静，空气新鲜，温湿度适宜，勿直接吹风防受凉，病房每日通风两次，早晚各一次。

2）饮食护理：发热期间给予清淡易消化的流食或半流食。多喝水或热汤，这样不但有利于将身体内的毒素排出，利于退热，还可以促进血液循环，使皮疹容易发透。皮疹消退，进入恢复期，及时添加高蛋白、高维生素的食物。除生冷辛辣的食物外，不需"忌口"。

3）五官护理：病室内光线宜柔和，避免强光刺激，窗户拉上窗帘，经常予翻身拍背帮助排痰，保持呼吸道通畅。加强口腔护理，早晚各 1 次，可用 0.005%呋喃西林溶液清洁口腔，咽部不适者用生理盐水漱口，鼓励多饮开水。

4）高热的护理：供给充足的水分，及时更换汗湿的衣服，注意适度保暖，监测并记录体温变化，高热患者可用温水擦浴或遵医嘱予小剂量退热剂，忌用乙醇擦浴，冷敷以避免刺激皮肤加重皮下出血。采取退热措施后要注意观察病情半小时复测体温。注意观察病情，及早发现并发症。主要并发症为支气管炎。表现为咳嗽加重、气喘、呼吸困难、面色发绀。喉炎表现为声音嘶哑、吸气性呼吸困难，甚至出现像狗叫声的哮吼性咳嗽。心肌炎表现为面色苍白、心慌气短、乏力多汗。脑炎表现为嗜睡或烦躁、头痛、剧烈呕吐甚至惊厥昏迷，如果发现上述表现，应立即通知医生，予以相应的治疗和护理。

十四、如何预防流行性斑疹伤寒的？

（1）管理传染源：患者应早期隔离，进行灭虱。灭虱、洗澡、换衣后，可解除隔离。密切接触者需医学观察 21 天。

（2）切断传播途径：注意个人卫生，勤洗澡及换衣。防虱、灭虱是预防本病的关键。

（3）保护易感人群：减毒 E 株活疫苗在国外已广泛使用，1 次接种免疫效果持续 5 年以上。免疫接种只能减轻病情，而发病率无明显降低。所有喜欢去卫生条件差的地区旅游的人士，需注意勤洗澡和更换干净衣物。

十五、斑疹伤寒免疫力是持久的吗？

斑疹伤寒人普遍易感，病后可获较持久免疫力。少数患者可在数月或数年后复发。

第二节　恙　虫　病

一、什么是恙虫病？

恙虫病又名丛林斑疹伤寒（scrub typhus），是由恙虫病东方立克次体引起的一种急性自然疫源性传染病。鼠类是主要的传染源。本病通过恙螨幼虫（chigger）叮咬传播给人。临床上以叮咬部位焦痂或溃疡形成、发热、淋巴结肿大、肝脾肿大及周围血液白细胞数减少为特征。

二、恙虫病的发病机制什么？

病原体从恙螨幼虫叮咬处侵入人体，先在叮咬局部组织细胞内繁殖，引起局部的皮肤损害，继而直接或经淋巴系统进入血流，形成恙虫东方体血症。恙虫东方体死亡后所释放的毒素是引起全身菌血症状和多脏器病变的主要因素。

本病的基本病理变化为全身小血管炎、血管周围炎及单核吞噬细胞增生。被恙螨叮咬的局部皮肤先有充血、水肿，形成小丘疹，继而形成小水疱，水疱中央坏死、出血，形成圆形或椭圆形的黑色痂皮，称为焦痂。痂皮脱落可呈溃疡。焦痂或溃疡附近的淋巴结显著肿大，并可伴有全身淋巴结肿大。肝脾因充血及单核吞噬细胞增生而肿大，可出现局灶性或弥漫性心肌炎、出血性肺炎、间质性肾炎及淋巴细胞性脑膜炎等。

三、东方立克次体有什么特性？

恙虫病东方立克次体呈球形或球杆状，大小为（0.3～0.6）μm×（0.5～1.5）μm。专性细胞内寄生，在细胞内靠近细胞核旁成堆排列。革兰染色阴性，但以吉姆萨染色显色较好，呈紫蓝色。恙虫病东方立克次体呈二分裂方式进行繁殖，在原代鼠肾细胞、原代鸡胚细胞、Hela 细胞中生长良好，用鸡胚卵黄囊接种可分离本病病原体，亦可通过动物实验如小鼠腹腔内接种来分离病原体。恙虫病东方立克次体与变形杆菌 OX 株有交叉免疫原性，临床上利用变形杆菌 OX 的抗原与患者的血清进行凝集反应，有助于本病的诊断。恙虫病东方立克次体抵抗力弱，有自然失活、裂解倾向，不易保存，即使在液氮中亦存活 1 年左右。对各种消毒方法都很敏感，如在 0.5%苯酚溶液中或加热至 56℃，10min 即死亡。对氯霉素、四环素和红霉素类均极敏感但能耐受青霉素、头孢菌素类及氨基糖苷类抗生素。

四、恙虫病的流行状况如何？

恙虫病主要流行于亚洲太平洋地区，尤以东南亚多见。在我国，本病流行区包括广东、福建、广西壮族自治区、江西、湖南、云南、四川、贵州、西藏自治区、安徽、陕西、江苏、浙江、山东和海南等省、自治区，以东南沿海地区多发。多于夏秋季发病，常以散发为主，以 6～7 月份为高峰。降雨量集中季节易发生流行。

五、恙虫病是怎样传播的？

恙虫病通过恙螨叮咬而传播。恙螨为此病的传播媒介，主要是红恙螨和地里恙螨。恙螨于叮咬时使恙虫病立克次体进入人体内。因此，恙螨既是此病的传播媒介，也是恙虫病立克次体的原始贮存宿主。

六、恙虫病的临床表现有哪些？

恙虫病的潜伏期为 4～20 天，常为 10～14 天。一般无前驱症状，起病急骤，体温迅速上升，1～

2 天内达 39～41℃，多呈弛张型，亦可呈持续性或不规则热型，持续 1～3 周。常伴有寒战、结膜充血、焦痂或溃疡、淋巴结肿大、皮疹、肝脾肿大等。病程进入第 2 周后，病情常加重，可出现神经系统、循环系统、呼吸系统的症状。少数患者可有广泛出血现象，如鼻出血、胃肠出血等。危重病例呈多器官损害，出现心、肝、肾功能衰竭及循环系统衰竭，还可发生弥散性血管内凝血（disseminated intravascular coagulation）。第 3 周后，患者体温渐降至正常，症状减轻至消失，并逐渐康复。但如未及时得到有效的病原治疗，部分患者可病重死亡。

七、恙虫病特征性体征有哪些？

（1）焦痂与溃疡：为本病之特征，对临床诊断最具意义，可见于 70%～100% 的患者。人被受感染的恙螨幼虫叮咬后，局部随即出现红色丘疹，继而水疱，然后发生坏死和出血，随后结成黑色痂皮，形成焦痂。焦痂呈圆形或椭圆形，大小不等，直径可为 2～15mm，多为 4～10mm。其边缘突起，如堤围状，周围有红晕，如无继发感染，则不痛不痒，也无渗液。痂皮脱落后即成溃疡，其基底部为淡红色肉芽创面，起初常有血清样渗出液，而后逐渐减少，形成一个光洁的凹陷面，偶有继发性化脓现象。多数患者仅有 1 个焦痂或溃疡，偶见 2～3 个，亦有多至 11 个报告。焦痂可见于体表任何部位，但由于恙螨幼虫喜好叮咬人体湿润、气味较浓及被压迫的部位，故焦痂多见于腋窝、外生殖器、腹股沟、会阴、肛周和腰背等处。患者发病时通常已有焦痂，因此体查时应细致，以免遗漏。

（2）淋巴结肿大：焦痂附近的局部淋巴结常明显肿大（可借此寻找焦痂），大者如核桃，小者如蚕豆，可移动，常伴疼痛和压痛，不化脓，多见于腹股沟、腋下、耳后等处，消退较慢，在疾病的恢复期仍可扪及。全身表浅淋巴结常轻度肿大。

（3）皮疹：多出现于病程的第 4～6 天，少数病例可于发病时即出现，或迟至第 14 天才能出现。发生率各地报道差别较大（35.34%～100%），可能与就诊时病期不同及病情轻重程度不同有关。皮疹常为暗红色充血性斑丘疹，少数呈出血性，不痒，大小不一，直径为 2～5nm，多散在分布于躯干和四肢，面部很少，手掌和脚底部更少，极少数可融合成麻疹样皮疹。皮疹持续 3～7 天后消退，不脱屑，可遗留少许色素沉着。有些患者于病程第 7～10 天可在口腔软、硬腭及颊部黏膜上发现黏膜疹或出血点。

（4）肝脾肿大：肝肿大占 10%～30%，肝脾大占 30%～50%，质软，表面平滑，可有轻微触痛。

八、恙虫病的并发症有哪些？

恙虫病较常见的并发症是中毒性肝炎、支气管肺炎、心肌炎、脑膜脑炎、消化道出血和急性肾衰竭等。

九、恙虫病的相关检查有哪些？

（1）血常规：周围血白细胞多减少或正常，重型患者或有并发症时可增多，分类常有中性粒细胞核左移、淋巴细胞数相对增多。

（2）血清学检查：

1）变形杆菌 OX 凝集试验（外斐反应 Weil-reaction）：患者血清中特异性抗体能与变形杆菌 OX 抗原起凝集反应，为诊断提供依据。外斐反应最早可于第 4 病日出现阳性，到病程第 1 周末约 30% 阳性，第 2 周末约为 70%，第 3 周可达 90% 左右，效价自 1：1280～1：160。第 4 周阳性率开始下降，至第 8～9 周多转为阴性。效价在 1：160 或以上有诊断意义。若在病程中隔周进行检查，如效价升高 4 倍以上，则诊断意义更大。本试验的特异性较低，其他疾病如钩端螺旋体病也可出现阳性。

2）补体结合试验：阳性率较高，特异性较强。补体结合抗体在体内的持续时间较长，可达 5 年左右。最好选用流行株作抗原或采用多价抗原，这样可提高检测阳性率。

3）免疫荧光试验：用间接免疫荧光试验检测血清中特异性抗体，在病程的第 1 周末开始出现阳性，第2～3周末达高峰，2个月后效价逐渐下降，但可持续数年。

4）斑点免疫测定（dot immunoassay）：用于监测患者血清中的特异性抗体IgM或IgG抗体，其中特异性IgM抗体的检测有早期诊断价值。该法敏感性高，特异性强，可区分为各种血清型。

5）酶联免疫吸附试验（ELISA）与酶免疫测定（ELA）：可作为各种血清型恙虫病东方体的特异性IgM或IgG抗体的检测，敏感性和特体性与斑点免疫测定相仿，亦可用于血清分型，但操作更简便。

（3）病原学检查：

1）病原体分离：可采用动物实验、鸡胚卵黄囊接种或Hela细胞培养等方法分离恙虫病东方体。

2）分子生物学检查：采用聚合酶链反应（PCR）技术可检测细胞。血液等标本中的恙虫东方体基因，具有敏感度高、特异性强的特点，对于本病诊断及血清型的鉴别有一定价值。

十、恙虫病如何治疗？

（1）一般治疗：宜卧床休息，进食易于消化的食物，加强护理，注意口腔卫生，定时翻身。重症患者应加强观察，及时发现各种并发症，采取适当治疗措施。高热可用冰敷、乙醇试浴等物理降温，酌情使用解热药物，但慎用大量发汗的解热药。烦躁不安时可适量应用镇静药物。

（2）病原治疗：氯霉素（chloramphenicol）、四环素和红霉素对本病有良好疗效，用药后大多在1～3天内退热。氯霉素剂量，成人2g/d，儿童25～40mg/（kg·g），4次分服，口服困难者可静脉滴注给药。热退后剂量减半，再用7～10天，以防复发。四环素的剂量与氯霉素相同，但四环素对儿童不良反应较多，宜慎用。红霉素的成人剂量为1g/d。此外，多西环素（doxycycline）、罗红霉素（roxithromycin）、阿奇霉素（azithromycin）、诺氟沙星（norfloxacin）、甲氧苄（TMP）等，对本病亦有疗效。然而，青霉素类、头孢菌素类和氨基糖苷类抗生素对本病无治疗作用。少数患者可出现复发，用相同的抗生素治疗同样有效。

十一、恙虫病如何进行护理？

（1）高热的护理：

1）高热：是恙虫病的首发症状之一。发热时采取物理降温方法，应用温水或乙醇擦浴，效果不明显时按医嘱予药物降温。

1）退热时患者大量出汗，及时更换衣服，以防着凉；保持床单及被单干燥整洁，病房空气新鲜，温、湿度适宜。

2）鼓励患者多饮水，注意营养和液体补充，进食营养丰富、容易消化的流质或半流质，禁食坚硬食物及刺激物（辣椒、酒等），并嘱患者少量多餐，同时保持口腔清洁，防止口腔感染。

（2）焦痂与溃疡的护理：焦痂及溃疡是本病特征性表现之一，对本病诊断具有十分重要的意义。其外观呈圆形或椭圆形，直径为3mm～1.5cm，焦黑色，边缘隆起，周围有红晕，不痛不痒，无渗液，痂皮脱落后，中央凹陷形成溃疡，基底部呈现淡红色肉芽创面。护理时注意保持焦痂与溃疡部位的清洁，不能强行撕脱痂皮，局部涂抹2%甲紫后用无菌敷料覆盖，防止继发感染。因恙虫病侵袭人体湿润、气味较浓、较隐蔽的部位如腹股沟、肛周、会阴、外生殖器、腋窝等，偶尔在胸、乳房、脐、趾间、眼睑部位。需细致检查，精心护理，同时保护患者隐私。

（3）饮食的护理：应给予易消化，少纤维的营养丰富饮食。发热期可给流质或半流质饮食，多饮水；恢复期患者食欲好转明显，可开始进食稀饭和软饭，然后逐渐恢复正常饮食。

（4）心理护理：患者对本病陌生，出现情绪紧张，有的患者听到恙虫、恙螨即谈恙色变，胆战心惊，能不能治彻底，会不会终生体内携带恙虫，会不会传染给他人及家人，忧心忡忡，患者会产生被隔离、被歧视、被社会抛弃的感觉，有时患者会产生不被理解及接受的孤独感。针对患者心理特征、文化层次，有针对性给予心理支持，与患者建立良好的护患关系。向患者及家属讲述恙虫病的来龙去脉，传播方式，恙虫病不会由人传染给人，也不会殃及家人，不会通过性传播，用抗生素是可以治愈，病死率为1%～3%，使患者解除顾虑，安心养病接受治疗。

（5）并发症的护理：各地恙虫病的病死率不一，而死因多为肺炎、心力衰竭、感染性休克、DIC等并发症，特别是老年人、孕妇、有慢性病如心血管疾病的患者，所以并发症的及时发现和治疗是降低病死率的重要手段。故在静脉滴注中，一定要按医嘱控制输液速度，经常巡视病房，对每患者应做到细致的观察，病情出现可疑变化，应及时报告医生并做出相应的护理措施。例如，出现肺炎患者，要保持室内空气流通；呼吸困难者取半坐卧位，控制滴注速度，以免引起肺水肿，做好口腔护理，保持口腔清洁，定时为患者翻身、拍背、排痰等。

十二、恙虫病如何预防？

（1）控制传染源：主要是灭鼠。应采取综合措施，用各种捕鼠器与药物灭鼠相结合。常用的灭鼠药物有磷化锌、安妥和敌鼠等。患者不必隔离，接触者不检疫。

（2）切断传播途径：关键是避免恙螨虫叮咬。不要在草地上坐卧，在野外工作时，必要扎紧衣袖口和裤脚口，并可涂上防虫剂，如邻苯二甲酸二苯酯或甲酸苄酯等。此外，应改善环境卫生，除杂草，消除恙螨滋生地，或在丛林草地喷洒杀虫剂消灭恙螨。

（3）保护易感人群：目前恙虫病疫苗尚处于实验研究阶段。

十三、恙虫病是恙虫钻进人体造成的吗？

恙虫病不是恙虫钻进人体造成的，恙螨（mite）是本病的传播媒介。能传播本病的恙螨有数十种，在我国最主要的是地里纤恙螨和红纤恙螨。恙螨的生活周期包括卵、幼虫、蛹、稚虫和成虫5期，其中只有幼虫有寄生性，当人在疫区的草地上工作、活动或坐卧时，被带有病原体的幼虫叮咬而得病。

十四、恙虫病发病后会终生免疫吗？

恙虫病发病后可获得同株病原体的持久免疫。

（熊 玲 李 园）

第六章　螺旋体病

第一节　钩端螺旋体病

一、什么是钩端螺旋体病?

钩端螺旋体病简称钩体病，是由致病性钩端螺旋体（简称钩体）引起的急性动物源性传染病。鼠和猪是主要的传染源。临床特点为早期的钩体病败血症，中期的各器官损害症状，以及后期的多变态反应性后发症。重症患者可出现肝肾衰竭及肺弥漫性出血，可危及生命。

二、钩端螺旋体有什么特性?

致病性钩端螺旋体（简称钩体）呈细长丝状，有 12～18 个螺旋，长 6～20μm，宽约 0.1μm，菌体的一端或两端有钩。钩体沿长轴扭转运动，穿透能力强。钩体在湿土或水中可存活数月，对日光、干燥、酸碱、消毒剂均敏感。根据钩体抗原结构的不同，全球已知的钩体有 24 个血清群和 200 多个血清型。常见的有黄疸出血群、波摩那群、犬群和七日热群等。不同型别钩体，其分布及致病力也不同，波摩那群分布最广，引起洪水型流行。黄疸出血群毒力最强，常引起稻田型流行。

三、钩端螺旋体病的流行状况如何?

由于钩体在外界存活需适当温度及湿度，其感染的方式需在特定的条件和环境下发生，使本病的流行具有明显的季节性、地方性、流行性和一定的职业性。本病遍布世界各地，以热带和亚热带为主要流行区。我国以西南及南方各省多见。多于夏秋季（6～10 月份）发病，非流行期间常为散发，在秋收季节（稻田型）或洪水多雨季节（洪水型），可有短期流行或大流行。农村人口的发病率高于城市。农民、牧民、屠宰工人及下水道工人等为易感人群。

四、钩端螺旋体病的发病机制是什么?

钩体病的病情轻重主要与入侵钩体的菌型和机体免疫力有关。钩体穿过正常或受损的皮肤与黏膜进入血流，在血中大量繁殖产生毒素，3～7 天内形成钩体败血症。起病 3～14 天，钩体侵入全身几乎所有组织器官，包括肝、脾、肾、肺、脑等，但钩体的大量存在与器官的病损程度并不一致，多数患者为单纯败血症，内脏损害轻。少数伴有较重的内脏损害，如肺出血、肝炎、间质性肾炎、脑膜脑炎等。恢复期可出现免疫病理反应，引起眼及中枢神经系统等的后发症。

五、钩端螺旋体病是怎样传染的?

鼠类和猪是钩体病的主要传染源。鼠类以黑线姬鼠、黄胸鼠、褐家鼠和黄毛鼠最为重要，是我国南方稻田型钩体病的主要传染源。猪是我国北方钩体病的主要传染源，猪带钩体主要是波摩那群，其次是犬群和黄疸出血群，易引起洪水型和雨水型流行。鼠感染钩体后，带菌时间长，猪感染钩体后，除带菌时间长外，排菌量大，而且与人接触密切。直接接触病原体是主要的感染途径，带钩体动物排尿污染水、土壤及食物，人经皮肤和黏膜接触含钩体的疫水而感染，也可经进食被鼠尿污染的食物和水，经口腔和食管黏膜而感染。人感染钩体病后，带菌时间短，排菌量小，人尿为酸性不适合钩体生存，故人作为传染源的意义不大。

六、钩端螺旋体病的临床表现是什么?

钩端螺旋体病典型的临床经过分为早期、中期和后期。早期在起病后 3 天内，为钩体病各型早期共有的钩体败血症阶段，主要为全身感染中毒的表现，有发热、肌肉酸痛和乏力。体查可见结膜充血、腓肠肌压痛和浅表淋巴结肿大、压痛。中期为起病后 3～10 天。

按临床表现的主要特点分为以下几型:

（1）流感伤寒型：最常见，占90%以上。此型仅有早期钩体败血症表现，无内脏损害。病程5～10天，发热渐退而愈。

（2）肺出血型：于早期败血症后3～4天后加重，出现不同程度的肺出血，严重者出现进行性加重的呼吸循环功能障碍，是近年无黄疸型钩体病的常见死因。

（3）黄疸出血型：此型又称外耳病。于病程第4～8天出现黄疸、出血和肾损害，严重者可出现肝衰竭、出血性休克及急性肾衰竭。

（4）肾衰竭型：肾衰竭常与黄疸出血型合并存在，单纯出现少尿、氮质血症与尿毒症等肾衰竭表现者少见。

（5）脑膜脑炎型：出现头痛、呕吐、颈项强直等脑膜炎表现，或意识障碍、瘫痪、昏迷等脑炎的表现，严重者出现脑水肿、脑疝和呼吸衰竭。脑脊液中易分离出钩体。

七、什么是钩体后发症？临床表现有哪些？

钩体病后期，少数患者在发热消退，进入恢复期后可再次出现症状和体征，称为钩体后发症，包括后发热、反应性脑膜炎、眼的后发症和闭塞性脑动脉炎。

（1）后发热：多在热退后1～5天，再次出现发热（38℃左右），不需抗生素治疗，持续1～3天而自退。后发热与青霉素剂量、疗程无关。

（2）反应性脑膜炎：在后发热的同时出现脑膜炎症状与体征，但脑脊液钩体培养阴性，其预后较好。

（3）眼的后发症：常见于波摩那群钩体感染，多于退热后1周至1个月出现，主要表现为虹膜睫状体炎、脉络膜炎或葡萄膜炎，可影响患者的视力。

（4）闭塞性脑动脉炎：表现为脑动脉炎致脑缺血，而引起偏瘫、失语、多次反复短暂肢体瘫痪，多见于波摩那群钩体隐性感染半个月至5个月后。

八、钩端螺旋体病需要做哪些检查？

（1）血常规检查：血白细胞计数和中性粒细胞轻度增高或正常，红细胞沉降率增快。尿常规可见轻度蛋白尿，尿中可有红细胞、白细胞或管型。

（2）肺部X线检查：肺出血型可见双肺呈毛玻璃状或双肺弥漫性点状、片状或融合性片状阴影。

（3）血清学检查包括显微镜下凝集试验（显凝试验）：患者于起病第7～8天可出现阳性，效价1∶400（++）以上或起病初及两周后的双份血清效价增加4倍以上有诊断意义。

（4）ELISA：用于检测血清钩体IgM抗体。

（5）钩体分离、培养：患者的血液或尿液在柯氏培养基中进行钩体培养，阳性率为20%～70%，但需时较长，对急性期患者诊断帮助不大。

（6）核酸检测：聚合酶链反应（PCR）可以检测钩体DNA，有助于早期诊断。

九、钩端螺旋体病如何治疗？

钩端螺旋体病强调"三早一就地"的治疗原则，即早期发现、早期诊断、早期治疗及就地或就近治疗。病原治疗：青霉素为首选药物。常用剂量为40万U肌内注射，每6～8小时给药1次。用至热退后3天，一般全疗程5～7天。青霉素过敏者可考虑选用庆大霉素8万U，肌内注射，每8小时1次；四环素0.5g，每天4次；多西环素100mg，每天2次，连用5～7天。

对症治疗：

（1）肺出血型：强调及早使用镇静剂及激素。镇静剂：哌替啶50～100mg肌内注射，氯丙嗪、异丙嗪各25～50mg肌内注射；激素疗法：氢化可的松100～200mg静脉注射；强心剂：毛花苷丙或毒毛花苷K，可重复使用。止血药及输血，慎用升压药；保持呼吸道通畅，必要时使用人工辅助呼吸。

（2）黄疸出血型：加强护肝、解毒、止血等治疗，如有肾衰竭，可参照急性肾衰竭的治疗。

（3）脑膜脑炎型：控制高热，控制脑水肿与颅内高压，给氧，维持呼吸道通畅，维持水电解质平衡。

后发症的治疗：轻症者可自行缓解。眼后发症者，可酌情应用肾上腺糖皮质激素。闭塞性脑动脉炎，大剂量青霉素联合肾上腺糖皮质激素，辅以血管扩张药物等。

十、什么是赫氏反应，如何处理？

赫氏反应是部分钩体病患者接受青霉素首剂注射后 30min～4 小时，突然出现畏寒、寒战、体温骤升，原有症状加重。持续 30min～1 小时，部分患者出现体温骤降至正常或以下，严重者出现低血压、休克、厥冷；或发生超高热（42℃或以上），伴神志不清、抽搐、呼吸心跳停止。赫氏反应的发生是因短时间内大量钩体被杀死而释放毒素引起的临床症状加重。处理：立即使用镇静剂、激素；对症治疗，如物理降温、适量输液、纠正酸中毒、强心、抗休克和使用呼吸兴奋剂等。

十一、钩端螺旋体病（肺出血型）如何观察和急救？

（1）肺出血型：患者应密切观察生命体征及意识状态的变化，注意体温及血压的变化；有无呼吸频率及节律的改变，听诊肺部啰音及其变化。有无咳嗽、咳血性痰液或咯血，有无脉搏细速、嗜睡或昏迷。有无血压进行性下降、冷汗、唇周和指（趾）苍白发绀及尿少等休克的表现。了解化验结果，若有血小板进行性减少，凝血酶原时间延长，常预示患者出现 DIC，多预后不良。记录 24 小时出入量。

（2）肺弥漫性出血型：应及早加强镇静剂的使用，及早给予氢化可的松缓慢静脉注射。血压明显下降，有效循环血容量不足者，应迅速建立静脉通道，快速补充血容量，遵医嘱补碱，纠正酸中毒并使用血管活性药，以迅速纠正休克。给予吸氧，注意保暖。如患者出现呼吸困难、烦躁、发绀等呼吸道阻塞征象，应及时吸出血块，保持呼吸道通畅。备好各种急救药物及吸引器、气管切开包、人工呼吸囊等器械，对出血严重，呼吸困难者，应配合医生行气管插管、气管切开或使用人工呼吸机辅助呼吸。

十二、钩端螺旋体病如何护理？

钩体患者均应卧床休息，同时避免搬动患者，以免加重疼痛，诱发出血，应在临床症状和体征完全消失后在下床活动。高热者可予以冰敷和温水擦浴。使用首剂青霉素治疗时应严密观察患者体温、脉搏及血压变化，以及时发现赫氏反应。对肺出血者，见"肺出血型的观察和抢救"。肾功能损害或出血者应记录 24 小时出入量，维持水电解质平衡。出院后避免过劳，加强营养，若出现视力障碍、发音不清、肢体运动障碍应及时就诊。

十三、钩端螺旋体病如何预防？

钩端螺旋体病的预防应重点加强猪、犬、牛、羊等家畜粪尿的管理，消灭田鼠及家鼠。从事污水作业和疫区从事生产劳动的人员应加强个人防护，可穿长筒橡胶靴，戴橡胶手套。疫区人们在流行季节不要在池沼、水沟中捕鱼、游泳和嬉戏，减少不必要的疫水接触。在疫区流行季节前半月到1 个月，可行钩体多价菌苗预防接种。在疫水接触期间亦可口服多西环素 200mg，每周 1 次。对高度怀疑已受钩体感染者，每天肌内注射青霉素 80 万～120 万 U，连续 2～3 天，可预防发病。

第二节　梅　毒

一、什么是梅毒？

梅毒是由梅毒螺旋体（苍白螺旋体）引起的一种全身慢性传染病，主要通过性接触传播。临床表现复杂，可侵犯全身各器官，造成多器官损害。早期主要侵犯皮肤黏膜，晚期可侵犯血管、中枢神经系统及全身各器官。其可通过胎盘传染给胎儿，属于性传播疾病的一种。

二、梅毒螺旋体有什么特性?

梅毒螺旋体亦称苍白螺旋体,形似螺旋状纤维,长 6~20μm,宽 0.1~0.2μm,有 8~12 个排列均匀的螺旋。梅毒螺旋体在人体外的生活力较弱,煮沸、干燥、日光、肥皂水和普通消毒剂均可迅速将其杀灭,但其耐寒力强,在 4℃时可生存 3 天,在低温(-78℃)下保存数年,仍能保持其形态。对青霉素敏感。

三、梅毒流行状况如何?

梅毒在全世界广泛流行,据 WHO 估计,全球每年约有 1200 万新发病例,主要集中在南亚、东南亚和次撒哈拉非洲。20 世纪 50 年代后患者数有下降趋势,但在发展中国家梅毒仍在广泛传播,特别是近年来,还出现了不少合并人类免疫缺陷病毒(HIV)感染的患者。我国在新中国成立初期梅毒为最主要的性病,经采取一系列防治措施,患病人数逐年减少。但近 20 年来,由于国内外人员交往日益频繁和旅游业不断发展,梅毒在我国广大城乡地区又死灰复燃,20 世纪 80 年代中期开始又陆续发现患者,患者中男性发病明显高于女性。发病以 20~39 岁年龄组最高。

四、梅毒发病机制是什么?

梅毒螺旋体的附着机制包括糖蛋白纤维链接素二聚体、黏多糖酶与黏多糖受体和基质金属蛋白酶-1。梅毒螺旋体的游走和组织侵袭机制包括内鞭毛和 mgl 样基因群。在梅毒螺旋体感染的不同时期,细胞免疫和体液免疫均能保护机体抵抗再感染,同时也可引起组织损害,与梅毒引发的临床症状相关。

五、梅毒是怎样传染的?

梅毒是人类特有的疾病,显性和隐性梅毒患者均是传染源,感染者的皮损分泌物、血液中含大量梅毒螺旋体(TP)。

常见传播途径有以下几种:

(1)性接触传染:约 95% 患者通过性接触由皮肤黏膜微小破损传染。

(2)垂直传播:妊娠 4 个月后梅毒螺旋体可通过胎盘及脐静脉由母体传染给胎儿。分娩过程中新生儿通过产道时皮肤擦伤处发生接触性感染。

(3)其他途径:可经医源性途径输入血液发生感染;少数患者可通过接吻、握手、哺乳或接触污染衣物、用具而感染。

六、梅毒如何临床分型与分期?

根据传播途径的不同可分为获得性(后天)梅毒和胎传(先天)梅毒;根据病程的不同又可分为早期梅毒和晚期梅毒。梅毒临床分型如下:

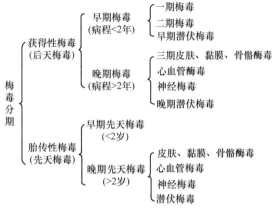

七、获得性梅毒如何分期?

螺旋体从破损的皮肤、黏膜进入体内,先侵入皮肤淋巴间隙,数小时内即可侵入附近淋巴结,再经 2～3 天即进入血液循环播散全身，经 3 周左右的潜伏期，在螺旋体入侵处出现梅毒的初期损害（硬下疳）。下疳发生约 1 周后，局部淋巴结肿大，2～3 周后全身淋巴结肿大。在感染后 6 周血清反应呈阳性。下疳可以"不医自愈"。自下疳发生至二期梅毒疹尚未出现前则称一期隐性梅毒。下疳虽然"痊愈"，但体内的梅毒螺旋体仍继续繁殖，在感染后 8～10 周大量螺旋体进入血液循环产生二期早发梅毒疹。此时，人体产生大量抗体将螺旋体逐渐杀灭。二期早发梅毒疹因而暂时静止或潜伏，但机体的免疫力往往不足以将螺旋体全部消灭，残留的病原体仍可伺机活动，成为复发的基础。一旦机体免疫力降低，潜伏在病灶内的螺旋体又可进入血液循环而产生二期复发梅毒疹，此多发生在感染后 1～2 年内。同样，二期复发梅毒疹亦可因机体内抗体将螺旋体大部分杀灭而"自愈"，患者又一次进入潜伏状态，即二期隐性梅毒。二期早发、复发梅毒疹及二期隐性梅毒统称为二期梅毒。一期和二期梅毒又合称为早期梅毒，自初次感染算起，一般不超过 2 年。

在感染 2 年后，不发生任何症状，胸部、心血管摄片检查和脑脊液检查阴性，称为晚期隐性梅毒。如有复发则不局限于皮肤和黏膜，病变可见于任何器官和组织。皮肤黏膜梅毒可在 2 年后的任何时期发生，神经及心血管系统梅毒则常发生于感染后 10～20 年或更久，其他器官梅毒发生的情况亦类似，但较少见。无论皮肤黏膜损害或神经及心血管病变，统称为三期梅毒或晚期梅毒。

八、什么是硬下疳？

硬下疳常为单个，偶为多个，初为丘疹或浸润性红斑，继之轻度糜烂或呈浅表性溃疡，其上有少量黏液性分泌物或覆盖灰色薄痂，边缘隆起，周边及基底部呈软骨样硬度，直径为 1～2cm，圆形，呈牛肉色，局部淋巴结肿大。常发生在外生殖器，少数发生在唇、咽、宫颈等处，同性恋男性常见于肛门或直肠。硬下疳不经治疗，可在 3～8 周内自然消失，而淋巴结肿大持续较久。典型硬下疳伴有腹股沟淋巴结肿大高度提示一期梅毒的诊断。

九、二期梅毒疹临床表现如何？

大约 90% 的二期梅毒出现皮疹。皮疹通常缺乏特异性，可为红斑、丘疹、斑丘疹、斑块、结节、脓疱或溃疡等，大多数泛发，80% 累及躯干，约半数患者掌跖关节受累，不痒或轻微瘙痒、铜红色和对称分布是其特点。原发性梅毒疹自行消退后，约 20% 的二期梅毒患者将于 1 年内复发，二期梅毒的任何症状均可重新出现，以环状丘疹最为多见。

十、二期梅毒还有什么临床表现？

除梅毒疹外，约 50% 的患者出现黏膜损害，发生在唇、口腔、扁桃体及喉，表现为黏膜斑或黏膜炎，并伴有渗出或灰白膜，黏膜红肿。10% 患者出现梅毒性脱发，多为稀疏性，边界不清，如虫蚀样，少数为弥漫样。还有骨关节损害：骨膜炎、骨炎、骨髓炎及关节炎，伴有局部疼痛。眼梅毒：主要表现为梅毒性虹膜炎、虹膜睫状体炎、脉络膜炎、视网膜炎等，常为双侧。神经梅毒：多无明显症状，但脑脊液异常，脑脊液快速血浆反应素环状卡片试验（RPR）阳性。可有脑膜炎症状。全身浅表淋巴结肿大。

十一、三期梅毒主要临床表现有哪些？

三期梅毒一般分为三类：晚期良性梅毒、心血管梅毒和神经梅毒。晚期良性梅毒最常见的表现是树胶肿，表现为结节或结节溃疡及深溃疡形成，萎缩样瘢痕。结节好发于头皮、肩胛、背部及四肢的伸侧。骨骼树胶肿临床症状包括疼痛、压痛、肿胀、骨肿块、僵直和活动受限。心血管梅毒主要侵犯主动脉弓部位，发生主动脉瓣闭锁不全，即梅毒性心脏病。神经梅毒发生率约 10%，多发生于感染梅毒螺旋体后 10～20 年，可无症状，也可发生梅毒性脑膜炎、脑血管梅毒、脑膜树胶样肿、麻痹性痴呆。

十二、什么是先天性梅毒？

母体内的梅毒螺旋体由血液通过胎盘传入到胎儿血液中，导致胎儿感染，多发生在妊娠 4 个月后。发病年龄小于 2 岁者称早期先天性梅毒，大于 2 岁者称晚期先天性梅毒。先天性梅毒不发生硬下疳，常有严重的内脏损害，对患儿的健康影响很大，病死率高。

十三、梅毒需要做哪些检查？

（1）暗视野显微镜检查：便于检查苍白螺旋体，对早期梅毒的诊断有十分重要的意义。

（2）梅毒血清学检测：包括非梅毒螺旋体血清试验和梅毒螺旋体血清试验，后者如荧光螺旋体抗体吸收试验（FTA-ABS）、梅毒螺旋体血凝试验（梅毒螺旋体 HA）、梅毒螺旋体制动试验（梅毒螺旋体 I）等。这类试验特异性高，主要用于诊断试验。

（3）梅毒螺旋体-IgM 抗体检测，可用于早期梅毒、梅毒急性感染与复发的判断。

（4）脑脊液检查：细胞计数、总蛋白测定、VDRL 试验及胶体金试验。

十四、梅毒的治疗原则是什么？

（1）对确诊患者需及早治疗，治疗越早，效果越好。

（2）应按正规治疗方案进行，药量和疗程均需达到要求。

（3）对晚期梅毒患者，在驱梅治疗开始之前需进行预备治疗（自治疗前一日开始口服泼尼松，5mg，每日 4 次，连用 3 天）以免发生治疗休克和治疗矛盾。

（4）治疗后要经过足够时间的追踪观察。第 1 年每 3 个月检查一次，第 2 年每 6 个月检查一次，以后每年检查一次，早期梅毒一般随访 2～3 年，晚期梅毒应随访 3～5 年。

（5）治疗期间禁止性生活。

（6）传染源及其性伴需接受检查或治疗。

十五、什么是治疗矛盾？

治疗矛盾是指患者经驱梅治疗后，内脏器官损害迅速好转，代之以瘢痕形成，而脏器的代偿功能一时还不能适应，以至治疗后症状不但不减，反而加重，甚至出现发热、黄疸、肝脾肿大等，有时可危及生命。

十六、早期梅毒如何治疗？

（1）青霉素：普鲁卡因青霉素 80 万 U/d，肌内注射，连续 15 天；或苄星青霉素 240 万 U，分两侧臀部注射，每周 1 次，共 3 次。

（2）对青霉素过敏者用盐酸四环素 500mg 口服，每日 4 次，连服 15 天（肝肾功能不良者禁用）；或红霉素 500mg 口服，每日 4 次，连服 15 天。

十七、晚期梅毒如何治疗？

（1）青霉素：普鲁卡因青霉素 80 万 U/天，肌内注射，连续 20 天，总量 1600 万 U；或苄星青霉素 240 万 U，分两侧臀部注射，每周 1 次，共 3 次。

（2）对青霉素过敏者用盐酸四环素 500mg 口服，每日 4 次，连服 30 天；或红霉素 500mg 口服，每日 4 次，连服 30 天。

十八、妊娠期梅毒如何治疗？

（1）普鲁卡因青霉素 80 万 U/天，肌内注射，连续 10 天，妊娠初 3 个月内及妊娠末 3 个月各用一个疗程。

（2）对青霉素过敏者改用红霉素，用法同早期梅毒。禁用四环素和多西环素。

十九、先天梅毒如何治疗？

（1）早期先天梅毒：普鲁卡因青霉素 5 万 U/（kg·d），肌内注射，连续 10～14 天；或苄星青霉素 5 万 U /kg，肌内注射，每周 1 次，连续 2 次。

（2）晚期先天梅毒：普鲁卡因青霉素，其用量、用法、疗程同前（对较大儿童的药量，不应超过成人同期患者的用量）。

（3）对青霉素过敏者改用红霉素，7.5～12.5mg/（kg·d），分 4 次口服，连服 30 天。

二十、梅毒患者的消毒隔离措施包括哪些？

梅毒苍白螺旋体大量存在于皮疹渗液中，在护理时要做好消毒隔离，避免交叉感染的发生。实施床旁隔离，患者生活用品单独使用，诊疗用具如血压计、听诊计、体温计专用，定期用 2000mg/L 含氯消毒液擦拭或浸泡。医护人员对患者进行诊疗操作后均应做好手卫生。每日病房地面桌面用 500mg/L 的含氯消毒液湿式擦拭，病室保持通风。

二十一、怎样对梅毒患者做好皮肤护理？

患者皮肤有受损及感染的危险，应指导患者穿舒适柔软的纯棉衣服，要勤换衣物，保持床单的清洁平整，被服污染后及时更换，每日用温水擦洗皮肤，指导患者避免抓挠皮疹处皮肤，以免发生交叉感染，有破损皮疹遵医嘱进行局部用药减轻皮疹渗液情况。

二十二、怎样对梅毒患者进行健康宣教？

若有可疑梅毒接触史，应及时进行梅毒血清试验，以便及时发现，及时隔离治疗。对可疑患梅毒的孕妇，应及时给予预防性治疗，以防感染给胎儿。梅毒患者未经治疗在感染后一年内最具传染性，随着时间的延长，传染性逐渐减少。治疗期间不要过性生活，需要时使用避孕套确保安全。勤洗勤晒被褥，患者内衣裤单独洗，分开使用浴盆、马桶圈，并每天用消毒液擦洗消毒。嘱患者在未治愈前不要到公共游泳池、浴池洗浴。梅毒的感染后不会产生终身免疫，因此，要杜绝不正当的性行为，提倡洁身自爱。

第三节 莱 姆 病

一、什么是莱姆病？

莱姆病由伯氏疏螺旋体引起的自然疫源性疾病，硬蜱虫叮咬人传播。临床上表现为皮肤、神经、关节和心脏等多脏器、多系统受损。早期以慢性游走性红斑为主，中期表现为神经系统及心脏异常，晚期主要是关节炎。本病首见于欧洲，文献中有称为慢性移行性红斑者，1978 年证明本病为蜱媒性传染病，改称为莱姆病。

二、莱姆病的病原体是什么？有何特性？

本病是由螺旋体引起的。1984 年正式命名为伯氏包柔氏螺旋体，革兰氏染色阴性，长 10～35μm，直径 0.2～0.4μm，有稀疏的螺旋，电镜下可见每端有 7～15 条鞭毛。伯氏疏螺旋体对常用化学消毒剂如乙醇、戊二醛、含氯石灰等敏感，对高温、紫外线等常用物理方法敏感，对青霉素、氨苄西林、四环素、红霉素等抗生素均敏感，对庆大霉素、卡那霉素等不敏感。

三、莱姆病的流行状况如何？

本病在世界各地均有流行，我国的林区，如东北林区、内蒙古林区和西北林区均存在本病的自然疫源地，平均感染率为 5%～10%。显性感染与隐性感染之比为 1∶1。全年均可发病，但以 6、7 月份最为多见。青壮年居多，发病与职业关系密切，室外工作人员患病的危险性较大。

四、莱姆病的发病机制是什么？

当人的皮肤被蜱叮咬后，伯氏包柔氏螺旋体移居于皮肤表面，并引起慢性移行性红斑，然后通过淋巴扩散或随血液播散到其他脏器（如中枢神经系统、关节、心脏和肝脾等）或其他部位皮肤。

当病原体游走至皮肤表面则引发慢性游走性红斑，同时导致螺旋体血症，引起全身中毒症状。导致多处病变。发病机制可能与下列因素有关：螺旋体脂多酯可非特异性激活单核细胞、吞噬细胞、滑膜纤维细胞、B 细胞和补体，并产生多种细胞因子（IL-1、TNF-α、IL-6 等），导致组织炎症和损伤；病原体本身的膜蛋白与莱姆病关节炎有直接影响；另外，免疫逃避和自身免疫等因素也参与其中。

五、莱姆病怎样传染的？

鼠类是本病的主要传染源和保存宿主。我国报告的鼠类有黑线姬鼠、大林姬鼠、黄鼠、褐家鼠和白足鼠等。患者仅在感染早期血液中存在伯氏疏螺旋体，故作为本病传染源的意义不大。莱姆病主要通过节肢动物蜱叮咬为媒介而在宿主动物与宿主动物及人之间造成传播，也可因蜱粪中螺旋体污染皮肤伤口而传播。我国主要是全沟硬蜱和嗜群硬蜱。蚊、马蝇和鹿蝇等也可感染伯氏疏螺旋体而充当本病的传播媒介。患者早期血中存在伯氏疏螺旋体，故输血有传播本病的可能。人群普遍易感，居住于森林地带和乡村更易发病。发病常与旅行、野营、猎狩有关。

六、莱姆病的临床表现是什么？

莱姆病的潜伏期为 3～32 天，多数为 7～9 天。临床表现多种多样，是以某一器官或某一系统的反应为主的多器官、多系统受累的炎性综合征，主要特征为慢性游走性红斑。临床上根据典型的临床表现将莱姆病分为三期，各期可依次或重叠出现。通常将早期表现慢性移行性红斑及相关症状称为第一期；数周至数月后出现神经、心脏异常、骨骼肌肉症状或周期性关节损害称为第二期；数月至数年后表现为慢性的皮肤、神经系统、关节受累称为第三期。

七、莱姆病的皮肤损害最常见表现有哪些？

60%～80%的患者在蜱虫叮咬处发生慢性游走性红斑（ECM）或丘疹，数天或数周内向周围扩散形成一个大的圆形或椭圆形充血性皮损，直径为 8～52mm，外缘呈鲜红色，中心部渐趋苍白，有的中心部可起水疱或坏死，周围皮肤有显著充血和皮肤变硬，局部灼热或痒、痛感。身体任何部位的皮肤均可发生红斑，通常以腋下、大腿、腹部和腹股沟为常见，儿童多见于耳后发际。某些患者的红斑不仅发生于蜱虫叮咬处，还可出现于其他部位。多数患者的红斑随着病程进展而逐渐增大，大约25%的患者不出现特征性的皮肤表现。红斑一般在 3～4 周内消退。

八、莱姆病的神经系统损害临床表现是怎样的？

莱姆病的神经系统损害临床表现主要指神经系统的实质性损害，发生率为 15%～20%。其中以脑脊髓膜炎、脑炎、脑神经炎、运动和感觉神经炎最常见。舞蹈病、小脑共济失调、脊髓炎亦可发生。多数表现为神经系统广泛受累、病变重叠出现，少数者为局限性神经系统受损，如面神经瘫痪等。近半数患者神经系统病损只发生 1 次，历时 2 周至 3 个月。余半数患者可发作多次，每次发作可持续 2～3 个月。通常神经系统的表现出现在 ECM 后的 2～6 周，亦可由早期的脑膜炎症状发展为慢性脑膜炎。无 ECM 者，神经系统症状常先于关节症状。

九、莱姆病的循环系统损害临床表现是怎样的？

莱姆病的循环系统损害发生率为 8%～10%，以成年男性居多。通常在 ECM 后 3～10 周出现心脏损害。以房室传导阻滞最为常见，尤以Ⅰ度或Ⅱ度房室传导阻滞为多。少数患者有心房颤动、心包炎等表现。心脏损害一般较轻，心瓣膜无明显受损，持续时间数日至 6 周，但可反复发作。

十、莱姆病的关节损害临床表现是怎样的？

莱姆病的关节损害发生率为 50%～80%。病后 2 个月或更晚，个别病例可发生在病后 2 年。此期的特点为关节损害，通常受累的是大关节如膝、踝和肘关节，以关节和肌肉僵硬、疼痛为常见症状。表现为关节肿胀、疼痛和活动受限。多数患者表现为反复发作的对称性多关节炎，在每次发作时可伴随体温升高和中毒症状等。在受累关节的滑膜液中，嗜酸性粒细胞及蛋白含量均升高，并可查出伯氏疏螺旋体。

十一、莱姆病还可有哪些脏器损害？

慢性萎缩性肢端皮炎也是莱姆病晚期的主要表现，主要见于老年妇女，好发于前臂或小腿皮肤，初为皮肤微红，数年后萎缩硬化。部分患者有眼深部组织受累的表现，如虹膜炎，甚至全眼炎并导致视力丧失。莱姆病尚可有母婴传播的先天性感染，导致婴儿出现先天性心脏病、婴儿并指（趾）、中枢性失明、死胎、早产等现象。

十二、莱姆病需要做哪些检查？

莱姆病的血清学检查以酶链免疫吸附试验（ELISA）最为灵敏。ECM期可见特异性IgM效价明显增高。血、脑脊液、皮肤活检标本培养阳性，则可确诊。随着分子生物学技术的进展，聚合酶链反应技术可快速、特异、敏感诊断莱姆病。

十三、莱姆病如何治疗？

（1）ECM期：常采用多西环素0.1g，每天2次口服，或红霉素0.25g，每天4次口服。儿童：首选阿莫西林，每天50mg/kg，分4次口服，或用红霉素。疗程均为10～21天。约15%患者在治疗初24小时发生赫氏反应。

（2）播散感染期：无论是否伴有其他神经系统病变，患者出现脑膜炎就应静脉给予青霉素，每天2000万U以上，疗程为10天。一般头痛和颈强直在治疗后第2天开始缓解，7～10天消失。关节炎者仍可采用多西环素和阿莫西林，但疗程宜延长至30天。对有神经系统和心脏病损者，宜采用头孢曲松每日2g，静脉给药，疗程3～4周。高度房室传导阻滞者除应用头孢曲松或青霉素（两者疗程至少10天）外，同时给予心电监护，在完全性房室传导阻滞或心功能减退者若单用抗生素24小时未缓解者，可用波尼松短期治疗。慢性关节炎功能显著受损者可作滑膜切除术。

（3）持续感染期：有严重心脏、神经或关节损害者，可应用青霉素，每天2000万U静脉滴注，也可应用头孢曲松2g，每天1次，疗程均为14～21天。

十四、莱姆病如何护理？

（1）一般护理及对症护理：严密观察患者生命体征，保持大便通畅，做好口腔护理。高热者给以物理降温为主，辅以药物降温。

（2）注意皮肤卫生，观察红斑等皮肤变化，避免刺激，皮肤瘙痒时可擦炉甘石洗剂等。对局部溃疡应保持清洁，用无菌纱布覆盖，防挤压，搔抓，防止感染。

（3）关节疼痛者，急性期应充分休息，保持功能位，缓解期给可理疗、按摩、协助患者进行肢体锻炼以减轻疼痛。肢体瘫痪者早期被动肢体运动与肢体按摩，并采用针灸治疗，促进肢体功能恢复，防止肌肉萎缩。

（4）虹膜睫状体炎：勿用手揉搓，避免强光刺激，可用氯霉素、可的松眼药水滴眼。

（5）对心脏病变者和其他神经系统症状者，均要按该疾病护理常规护理。在治疗过程中要密切注意病情变化和药物反应，如是否有头痛、头晕、胃部不适等现象，并加强对症处理，同时加强饮食配合以保证机体所需营养。莱姆病在临床治愈后，仍可出现头痛、关节痛、皮疹等症状，要注意定期复查，一般在出院后1个月、3个月、6个月进行血清学检查。

十五、莱姆病如何预防？

莱姆病预防主要是要做好个人防护，尤其是进入森林、草地等疫区的人员要防止硬蜱虫叮咬，可穿防护服，扎紧裤脚、袖口、颈部等。暴露的皮肤可搽防蚊油或全身喷洒驱蜱剂。若被蜱虫叮咬后，可用点燃的香烟头点灼蜱体，也可用氯仿或乙醚或煤油、甘油等滴盖蜱体，使其口器退出皮肤再轻轻取下，取下的蜱不要用手捻碎，以防感染。如蜱的口器残留在皮内，可用针挑出并涂上乙醇或碘酒，只要在 24 小时内将其除去，即可防止感染。因为蜱虫叮咬吸血，需持续 24 小时以上才能有效传播螺旋体。在蜱虫叮咬后给予预防性使用抗生素，可以达到预防目的。近年重组外表脂蛋白 A 莱姆病疫苗对莱姆病流行区人群进行预防注射取得良好效果。

（林晓岚　陈苑莉）

第七章 原 虫 感 染

第一节 阿 米 巴 病

一、什么是阿米巴病？

阿米巴病是由溶组织内阿米巴感染引起的一种寄生虫病。根据临床表现及病变部位的不同可分为肠阿米巴病和肠外阿米巴病，主要为阿米巴肝脓肿。

二、什么是肠阿米巴病？

肠阿米巴病又称阿米巴痢疾，是溶组织内阿米巴侵入结肠壁所致的肠道传染病，病变部位主要在近端结肠和盲肠，典型表现有腹痛、腹泻、排暗红色腥臭味的粪便。感染者多数为无症状的病原携带状态，约10%感染者出现临床症状，易复发或转为慢性，可引起肝脓肿等肠外并发症。

三、溶组织内阿米巴有什么特性？

溶组织内阿米巴的生活周期可出现滋养体和包囊两种形态，并经历囊后滋养体、大滋养体、囊前滋养体和包囊4个阶段。滋养体是阿米巴在人体的生活史中主要阶段，寄生于结肠肠腔或肠壁，以二分裂方式进行繁殖。滋养体按其形态分为小滋养体和大滋养体。小滋养体直径10~20μm，内外质分界不清，伪足短小，运动迟缓，无吞噬红细胞能力，一般不致病。当宿主免疫功能强、肠道环境不利于其生长时，囊前滋养体伪足消失，活动停止，形成包囊，排出体外。大滋养体直径为20~60μm，运动时外质向外伸展形成伪足，运动活跃，有吞噬红细胞、分泌多种溶组织酶、侵入机体组织的能力，是溶组织内阿米巴致病形态（侵袭型）。滋养体对外界环境的抵抗力弱，易被胃液杀灭。包囊是溶组织阿米巴的感染形态，多见于隐性感染者及慢性患者粪便中，呈无色透明的圆球形，直径为5~20μm，内有4个核，外层为透明的囊壁，对外界环境变化、自来水含氯的浓度和胃酸都具有抵抗力，但不耐热，加热至50℃几分钟即死亡。成熟的包囊具有感染能力（感染型），随粪便排出体外。

四、阿米巴病的流行状况如何？

阿米巴病分布遍及全球，热带、亚热带地区多见，其次为温带地区。感染率高低与社会经济发展、卫生条件与生活习惯等因素有关。农村高于城市，男性高于女性，成人高于儿童。秋季发病多，其次为夏季，呈散发性，偶因水源污染等因素而暴发流行。

五、肠阿米巴痢疾的发病机制是什么？

溶组织内阿米巴包囊进入消化道后，由于包囊对胃酸抵抗力强，因而未被杀死的包囊随食物到达小肠下段，在胰蛋白酶作用下小滋养体脱囊而出，随粪便移行到盲肠、结肠、直肠等部位寄生，以肠腔细菌及内容物为食。在适宜条件下，如肠腔受损、抵抗力下降、饮食不当等，发育为大滋养体，凭借其伪足的机械运动和所分泌酶的水解作用侵入肠壁，在较为疏松的肠黏膜下层繁殖、扩散，并释放各种水解酶，导致组织的进一步损害。典型的初期病变为散在的细小的浅表糜烂，继而形成小脓肿及潜行溃疡，造成组织破坏可深达肌层。肠腔内充满坏死物质、黏液、脓血、阿米巴原虫等内容物，出现痢疾样症状。严重者可引起肠出血，穿透肠壁导致肠穿孔、腹腔脓肿或弥漫性腹膜炎。肠组织内的滋养体可随血流进入肝、肺、脑等部位，引起相应脏器的液化和迁徙性脓肿。

六、肠阿米巴痢疾是怎样传染的？

凡是粪便中持续排包囊的人均可成为传染源，包括无症状包囊携带者、慢性和恢复期患者。急性阿米巴痢疾患者仅排出滋养体，很难发现包囊，故其作为传染源的意义不大。经粪-口途径传播，即通过进食被包囊污染的水和食物等造成传染，也可通过苍蝇、蟑螂等间接传播。人群普遍易感，婴儿和儿童发病机会少，10 岁以下儿童很少出现有症状的阿米巴病。营养不良、免疫力低下的男同性恋者及接受免疫抑制剂治疗者感染率较高。病后产生的抗体对机体无保护作用，故可反复感染。

七、急性肠阿米巴痢疾的临床表现是什么？

急性肠阿米巴痢疾轻型患者占 90%以上，临床症状较轻，仅感下腹不适或隐痛，可无腹泻或每日排稀糊样便 3～5 次以内，粪检可查到溶组织内阿米巴滋养体和包囊。普通型起病大多缓慢，全身中毒症状较轻，多无发热或仅有低热。以腹痛、腹泻开始，排便每天可达 10 次左右，多无里急后重，量中等，为暗红色果酱样大便，腥臭，内含滋养体。腹痛和腹部压痛以右下腹较为明显。粪便检查常只能发现滋养体，而无包囊。暴发型极少见，多见于体质衰弱、重度营养不良、孕妇或免疫功能低下者。患者起病急骤，全身中毒症状重，极度衰竭、寒战、高热，排黏液血性或血水样粪便，奇臭，含大量滋养体，每天 10 次以上，可出现不同程度的脱水、电解质紊乱，甚至循环衰竭，同时伴恶心、呕吐、里急后重、腹部压痛。患者易出现肠穿孔及肠出血等并发症。

八、慢性肠阿米巴痢疾的临床表现是什么？

急性阿米巴痢疾未经彻底治疗者，临床症状若持续存在 2 个月以上则转为慢性。症状可持续存在或反复发作，腹痛、腹泻或便秘交替出现。粪便呈黄色糊状，带少量黏液及血，腐臭，每天 3～5 次，可检出滋养体或包囊。间歇期间可无任何症状，常因疲劳、饮食不当、受凉等诱因而发作。久病患者可有贫血、乏力、消瘦及神经衰弱等。

九、肠阿米巴痢疾有哪些并发症？

肠阿米巴痢疾肠内并发症有肠出血、肠穿孔、阿米巴性阑尾炎、结肠肉芽肿和肛门瘘等。肠外并发症中阿米巴肝脓肿最为常见。其他如肺、脑、泌尿生殖系阿米巴病等，引起相应部位的炎症、脓肿或溃疡。

十、肠阿米巴痢疾需要做哪些检查？

（1）血常规检查：当伴有细菌感染时，白细胞计数和分类增高。

（2）粪便检查：肉眼观察粪便呈暗红色果酱样，含血液及黏液，味腥臭。加生理盐水涂片后镜检，可见较多的红细胞和少量白细胞。若检到包囊（慢性）或吞噬红细胞、有活动能力的滋养体（急性）可以确诊。

（3）结肠镜检查：可见大小不等的散在溃疡，表面覆有黄色脓液，溃疡间的黏膜正常。溃疡边缘部分涂片及活检可发现滋养体。检出率达85%。

（4）免疫学检查：血清中抗溶组织内阿米巴滋养体的 IgG 与 IgM 抗体，IgM 阳性提示近期感染。IgG 阳性率极高，且持续时间长，阴性可排除本病。也可检测粪便中滋养体抗原，若阳性可作为诊断依据，阳性率可达 80%～90%。DNA 探针杂交技术、PCR 可用于检测粪便、脓液和血清中的病原体核酸，其特异性和灵敏度均较高。

十一、肠阿米巴痢疾如何治疗？

肠阿米巴痢疾患者腹泻严重时可适当补液，维持水电解质平衡。常用的抗组织内阿米巴药物有硝基咪唑类，如甲硝唑、替硝唑、二氯尼特等，是目前治疗肠内、肠外各型阿米巴病的首选药物。甲硝唑：成人 0.4～0.8g，每天 3 次，10 天为 1 个疗程。妊娠 3 个月内和哺乳妇女忌用。二氯尼特：又称糠酯酰胺，主要用于轻症及排包囊者，是目前最有效的杀包囊药物。成人 0.5g，每天 3 次，连服 10 天。合并细菌感染者，在抗阿米巴的基础上还需使用抗菌药物。巴龙霉素口服后吸收率低，有助于清除肠腔中溶组织内阿米巴包囊。成人 0.5g，每天口服 2～3 次，7 天为 1 个疗程。

十二、肠阿米巴痢疾如何护理？

肠阿米巴痢疾患者应注意观察每天排便次数、量、颜色、性状、气味，是否伴有出血。监测有无突然发生的腹痛、腹肌紧张、腹部压痛等肠穿孔表现。频繁腹泻者观察血压的变化和脱水的征兆，及时发现病情变化。频繁腹泻伴明显腹痛者，遵医嘱予颠茄合剂或肌内注射阿托品等解痉剂，亦可使用腹部热敷等方法以缓解不适。注意肛周皮肤的护理。应注意观察抗阿米巴药物不良反应，不良反应较轻，以胃肠道反应为主，可有恶心、腹痛、腹泻、口中金属味等，注意服用药物前后不能饮酒。

十三、如何对肠阿米巴痢疾患者进行健康指导？

患者在急性期应卧床休息，加强营养，避免刺激性饮食。患者应坚持用药，肠道隔离至症状消失、大便连续3次查不到滋养体和包囊。指导患者在治疗期间禁饮酒、加强营养、防止暴饮暴食，避免受凉、劳累，以防止复发或肝阿米巴病等并发症出现。应避免食入污染的食物和饮水，饮用水必须煮沸，不吃未洗净或未煮熟的蔬菜。饭前便后要洗手。出院后3个月内应每月复查粪便1次，以追踪有无复发。

十四、肠阿米巴痢疾如何进行粪便标本采集？

为提高粪便检查阳性率，应及时采集粪便标本送检。采集时应注意：①由于滋养体易于在黏液脓血部分发现，因而宜采取新鲜脓血便送检，以提高阳性率。②低温、尿液、消毒液可使滋养体失去活力而影响检查结果，且阿米巴滋养体排出体外2小时即死亡，因此留取标本的容器应清洁，不应混入尿液及消毒液。留取标本后应注意保温，并立即送检。气温低时，便盆应先用温水冲洗。③若服用油类、钡剂及铋剂者，应在停药3天后才留取粪便标本送检。

十五、肠阿米巴痢疾如何预防？

个人预防应避免食入污染的食物和饮水，饮用水必须煮沸，不吃未洗净或未煮熟的蔬菜。饭前便后要洗手。餐饮业工作者应定期体检，发现慢性患者和排包囊者，应接受治疗，经治疗确认痊愈后，方能恢复原餐饮业工作。改善公共卫生条件，特别是环境卫生，保护水源，加强粪便管理，消灭苍蝇和蟑螂，切断传播途径。锻炼身体，增强体质。

十六、什么是阿米巴肝脓肿？

阿米巴肝脓肿由溶组织内阿米巴通过门静脉、淋巴管或直接蔓延至肝脏，引起细胞溶化坏死，形成脓肿，又称阿米巴肝病，是最常见的肠外阿米巴病。多继发于肠阿米巴病，也有的患者并无肠阿米巴病的临床表现，而单独发生本病。

十七、阿米巴肝脓肿的发病机制是什么？

当机体免疫力下降或有饮食不当、营养不良、肝外伤等诱因时，寄生在结肠黏膜下层或肌层的溶组织内阿米巴大滋养体经门静脉、淋巴管或直接蔓延侵入肝内。大多数原虫抵达肝脏后即被消灭，仅少数存活并繁殖。通过在肝门静脉内引起栓塞形成梗死灶、滋养体释放蛋白溶解酶及原虫的分裂等作用破坏肝细胞，造成局部液化性坏死而形成脓肿。早期以多发性小脓肿较为常见，以后互相融合成单个大脓肿。也可因大滋养体分批侵入肝内，而形成多发脓肿。慢性肝脓肿可继发细菌感染，临床表现为毒血症状。脓肿不断扩大，逐渐浅表化，向邻近体腔或脏器穿破造成脓液外泄，引起腹膜炎。

十八、阿米巴肝脓肿的临床表现是什么？

阿米巴肝脓肿的临床表现与病程长短、脓肿大小、数量和部位、有无并发症等有关。起病大多缓慢，以发热为早期症状，多为弛张热型，体温在39℃以下，可伴有畏寒、盗汗、食欲不振、恶心、呕吐、腹胀及体重减轻等。肝脏逐渐肿大，肝区呈持续性钝痛、叩压痛，深呼吸及改变体位可致疼痛加剧。当病变向肝上部发展时，可刺激右侧膈肌引起右肩背痛，也可引起反应性胸膜炎和右侧胸腔积液而出现气急、咳嗽、肺部啰音、右侧胸痛；左叶肝脓肿，可有中上腹或左上腹痛，并向左肩放射；若病变位于肝前下缘，常有右上腹痛、肌紧张、压痛和反跳痛，类似胆囊炎。慢性病例发热多不明显，可有消瘦、贫血、水肿等。少数病例可并发肝脓肿向邻近器官或组织穿破或继发感染。

十九、阿米巴肝脓肿有哪些并发症？

阿米巴肝脓肿穿破可引起多种并发症。脓肿向右侧胸腔溃破可导致脓胸；向腹腔溃破可致急性腹膜炎；向心包破溃可发生心包填塞和休克，是最严重的并发症；穿破至胃、胆等处可引起膈下脓肿、肾周脓肿和肝-肺-支气管瘘。合并细菌感染时可引起全身毒血症状。

二十、阿米巴肝脓肿需要做哪些检查？

血常规检查在急性期时白细胞计数及中性粒细胞增多；血沉增快。慢性期白细胞数大多正常，血红蛋白降低，贫血明显。从粪便检查阿米巴原虫检出阳性率低（约30%），主要以包囊为主。从肝脓肿穿刺液或十二指肠引流液中能找到溶组织内阿米巴滋养体。血清学检查有助于诊断。血清抗阿米巴滋养体的特异性 IgG 抗体阳性率可达 90%以上，若 IgG 抗体阴性，基本上可排除本病的诊断。B 超、CT、MRI 均可发现肝内液性占位性病变。B 超检查有较大诊断价值，不仅可提供脓肿大小、部位及数目，也可指导穿刺抽脓或手术的方向和深度。肝穿刺从脓腔中抽出棕褐色或巧克力色典型脓液，若能在脓液中找到阿米巴滋养体或检测出可溶性抗原具有明确诊断的意义。

二十一、阿米巴肝脓肿如何治疗？

抗阿米巴药物首选甲硝唑，成人每天 3 次，每次 0.4g，连服 10 天为 1 个疗程。其衍生物替硝唑等疗效亦较佳，成人口服每日 2g，清晨顿服，5 天为 1 个疗程。必要时也可静脉滴注。肝脓肿较大者可重复治疗 1～2 个疗程，两个疗程的时间间隔为 5～7 天。若混合细菌感染应选择敏感抗生素。在应用抗阿米巴病药物治疗的同时，对 3～5cm 以上的肝脓肿，应在 B 超定位引导下作穿刺引流，以加快脓肿的愈合。通常每隔 3～5 天抽脓 1 次，直至脓腔缩小为止。若有细菌混合感染，可在抽脓后腔内注入抗生素。对内科治疗无效、已穿破的阿米巴肝脓肿、并发细菌感染应用抗生素治疗无效者，应手术治疗。

二十二、阿米巴肝脓肿如何护理？

阿米巴肝脓肿患者应观察体温的变化；观察有无肝区叩压痛，注意疼痛的部位、性质、有无放射痛和持续时间；有无脓肿向周围组织穿破的征兆，如咳嗽、气急、局部软组织水肿、腹膜刺激征等。急性期应卧床休息，给予高营养、高维生素、易消化的食物。取舒适体位，建议取左侧体位，以缓解肝区疼痛。避免剧烈活动，以免导致脓肿溃破。若疼痛影响休息与睡眠，可遵医嘱给予镇静剂或止痛剂。

二十三、如何做好肝穿刺引流的护理？

肝穿刺抽脓可防止脓肿溃破，并可加速愈合。配合医生进行肝穿刺抽脓，注意做好术前准备，向患者解释抽脓的目的、方法及术中注意事项，使患者减轻焦虑，主动配合穿刺。术中应在 B 超引导下，严格无菌操作，严密观察患者的生命体征及反应；注意观察并记录脓液的性质、颜色、气味、量，及时将抽出脓液送检。由于溶组织内阿米巴滋养体受到水等作用后会迅速死亡。某些抗生素、灌肠液等均可影响虫体的生存和活动，故应注意快速检测、保持 25～30℃的温度和防止标本污染。术后，局部用沙袋和绷带加压包扎，嘱患者禁食 2 小时，卧床休息 6～8 小时，密切观察血压、脉搏及面色，注意有无出血情况，发现异常应及时报告医生。

第二节 疟 疾

一、什么是疟疾？

疟疾是由人类疟原虫感染引起的寄生虫病，主要由雌性按蚊叮咬传播。临床上以反复发作的间歇性寒战、高热、继之出大汗后缓解为特点。

二、疟疾的病原体是什么？

疟疾的病原体为疟原虫，感染人类的疟原虫有间日疟原虫、三日疟原虫、恶性疟原虫及卵形疟原虫 4 种。

三、疟原虫的生活史是怎样的？

疟原虫的生活包括在人体内和按蚊体内两个阶段。感染疟原虫的雌性按蚊叮咬人体时，感染性的子孢子随唾液进入人体，经血液循环进入肝脏，在肝细胞内发育成裂殖体。间日疟和卵形疟有速发型和迟发型子孢子 2 种。速发型子孢子发育较快，经 9～16 天发育成熟。迟发型子孢子发育较缓慢，需 6～11 个月才能成熟，是引起间日疟和卵形疟复发的原因。肝细胞破裂时释放出大量裂殖子再次进入血液循环，侵犯红细胞，在红细胞内经过环状体、滋养体、不成熟裂殖体等无性繁殖阶段发育为成熟裂殖体。成熟裂殖体内含有数个或十几个裂殖子，当红细胞破裂后，疟色素、裂殖子及其代谢产物释放入血，产生典型的临床疟疾发作。其中一部分裂殖子被吞噬细胞吞噬，一部分再次侵入红细胞，形成了临床的周期性发作。间日疟和卵形疟发育周期为 48 小时，三日疟为 72 小时。恶性疟为 36～48 小时，经过数代裂体增殖后，部分裂殖子在红细胞内逐渐发育成雌、雄配子体。配子体在人体内的存活时间为 30～60 天。当雌性按蚊吸入疟疾患者的血液后，雌、雄配子体在蚊虫体内结合形成合子，发育后成为动合子，侵入按蚊的肠壁发育为囊合子，继续发育成为孢子囊，内含具有感染性的子孢子，这些子孢子可主动地移行于按蚊的唾液腺中，当蚊虫再次叮人吸血时，又进入人体的子孢子继续其无性繁殖周期。

四、疟疾的流行状况如何？

热带及亚热带地区全年都可有疟疾发病，根据 WHO 2013 年统计，全球约有 2.07 亿疟疾病例，有 62.7 万人死亡。多数疟疾病例和死亡发生在撒哈拉以南非洲。自 2000 年以来，全球疟疾死亡率已下降 42%。在我国主要以间日疟流行为主，发病以夏秋季较多，海南和云南两省为间日疟和恶性疟混合流行地区。2000 年我国疟疾疫情出现回升，新发患者数为 26.6 万，尤其在我国中部地区的苏、豫、皖、鄂等省曾出现过局部暴发流行。

五、疟疾的发病机制是什么？

疟原虫在肝细胞内与红细胞内增殖时并不引起症状。当红细胞被裂殖子胀破后，大量的裂殖子、疟色素及代谢产物进入血液，引起临床发作。进入血中的裂殖子部分可再侵入其他红细胞，又进行新一轮裂体增殖，如此不断地循环，引起本病间歇性的临床发作。因各种疟原虫裂殖体成熟所需时间不同，故发作的周期也随之而异。反复多次发作，因大量红细胞破坏而出现贫血。疟原虫在人体内增殖引起强烈的吞噬反应，以致全身单核-吞噬细胞系统显著增生，表现为肝、脾大，周围单核细胞增多。

六、疟疾是怎样传染的？

患者及带虫者是疟疾的传染源。雌性按蚊是疟疾传播的主要媒介，蚊虫叮咬是主要传播途径，极少数患者经输入带疟原虫的血液或经母婴传播后发病。感染后可产生一定的免疫力，但维持时间不长。多次发作或感染后，再次感染症状较轻或无症状。

七、典型的疟疾发作临床表现是什么？

典型的疟疾发作临床表现为突发性寒战、高热和大量出汗。突起发病，出现畏寒、寒战、面色苍白、唇指发绀，伴头痛、恶心、呕吐等，持续 10min 至 2 小时。随后体温迅速上升至 40℃以上，面色潮红、结膜充血、脉搏有力，伴头痛、全身酸痛、乏力、恶心、口渴、烦躁不安，严重者出现谵妄，发热常持续 2~6 小时。高热后先是颜面和双手微汗，渐至全身大汗淋漓，体温骤降至正常，大汗持续 0.5~1 小时。此时患者自觉明显好转，但部分患者可感疲倦、乏力、头痛、肌肉酸痛、食欲减退等。

八、什么是疟疾凶险发作？

凶险发作常由恶性疟疾引起。由于大量受染的红细胞聚集堵塞脑部微血管，患者出现高热或超高热，伴剧烈头痛、呕吐、烦躁不安或抽搐及不同程度的意识障碍。如未及时诊治，病情可迅速发展，最终死于呼吸衰竭。恶性疟的高原虫血症造成微血管堵塞，加之红细胞破坏对肾脏的损害，可引起肾衰竭。

九、什么是疟疾的复发和再燃？

间日疟、卵形疟于病愈半年后再次发作，称为复发，与肝细胞内的迟发型子孢子有关。经输血和母婴传播的疟疾因无肝细胞内的繁殖阶段，缺乏迟发型子孢子，故不会复发。再燃是由血液中残存的疟原虫引起。再燃多见于病后 1~4 周出现，且可多次出现。4 种类型疟疾都有发生再燃的可能性。

十、什么是黑尿热？如何处理？

黑尿热是恶性疟最严重的并发症，常见于恶性疟引起的急性血管内溶血，表现为急起寒战、高热、腰痛、恶心、呕吐、肝脾迅速增大、进行性贫血、黄疸、尿量骤减、排酱油色尿，严重者发生急性肾衰竭。发生原因可能是红细胞中 G-6-PD 或其他红细胞酶缺乏；抗疟药的使用，特别是奎宁与伯氨喹；疟原虫释放出的毒素；自身免疫反应。当出现黑尿热时立即停用奎宁、伯氨喹等诱发溶血反应、导致黑尿热的药物；减少不必要的搬动，避免诱发心力衰竭；给予吸氧；遵医嘱应用氢化可的松、5%碳酸氢钠等药物，以减轻溶血和肾损害；监测红细胞、血红蛋白，及时发现贫血，严重者，可遵医嘱少量多次输新鲜全血。记录 24 小时出入量，尤其观察尿量变化，及时发现肾衰竭。

十一、疟疾的并发症有哪些？

疟疾的并发症：黑尿热；肝损害，慢性疟疾多次发作有导致肝硬化的可能；肺部病变，肺部可发现有炎症改变，大多呈小片状阴影；肾损害及肾病综合征，甚至肾衰竭；在脑型凶险发作的恢复期，少数患者可出现手震颤、四肢瘫痪、吞咽障碍或语言障碍等后遗症。

十二、疟疾需要做哪些检查？

疟疾需要完善以下检查：疟原虫检查是确诊的依据，有外周血涂片（薄片或厚片）和骨髓穿刺涂片。如疟疾多次发作后，血常规检查发现红细胞与血红蛋白可下降，恶性疟贫血尤为明显。血清学检查抗疟抗体，在感染后 3~4 周才出现，4~8 周达高峰，以后逐渐下降。主要用于流行病学调查。

十三、疟疾如何进行抗疟原虫治疗？

抗疟原虫治疗应根据疟原虫种类、抗疟药的敏感性与耐药性、宿主的免疫状态 3 个方面选择抗疟药。

（1）对氯喹敏感的疟疾发作治疗：氯喹为首选药物。成人首次口服磷酸氯喹 1g，6~8 小时后服 0.5g，第 2、3 天各服 0.5g，3 天总剂量为 2.5g。伯氨喹有病因预防和防止复发的作用。磷酸伯氨喹 39.6mg（基质 22.5mg）每天 1 次，连服 8 天，常紧接控制发作药物后口服。

（2）耐氯喹疟疾发作的治疗：有青蒿素衍生物，如蒿甲醚、青蒿琥酯，单独应用易复发。蒿甲醚针剂：首剂 300mg 肌内注射，第 2、3 天各肌内注射 150mg。青蒿琥酯：成人第 1 天 100mg，每天服 1 次，第 2～5 天 50mg，每天服 2 次，总量为 600mg。甲氟喹是长效制剂，半衰期约 14 天，750mg 顿服，1 次即可。已有耐药株较广泛存在的报告。磷酸咯萘啶：能有效杀灭红内期疟原虫。总剂量用 1.2g（基质）。第 1 天 0.4g，分 2 次口服；第 2、3 天各 0.4g 顿服。卤泛曲林：对多种耐药株的恶性疟原虫均有效，但口服吸收较慢。剂量为每 6 小时 500mg，共 3 次，口服或肌内注射。

十四、凶险型疟疾发作的如何治疗？

凶险型疟疾发作常危及生命，抢救的首要原则为迅速杀灭疟原虫。青蒿琥酯为首选的治疗药物。青蒿琥酯 60mg 加入 5%碳酸氢钠 0.6ml，摇动至完全溶解，再加 5%葡萄糖水 5.4ml，最终配成青蒿琥酯 10mg/ml。按 1.2mg/kg 计算每次用量。首次注射后 4 小时、24 小时、48 小时各再注射 1 次。病情如好转后可改口服。也可使用磷酸咯萘啶，按 3～6mg/kg 计算，用生理盐水或等渗糖水 200～250ml 稀释后静脉滴注，可重复应用。奎宁用于耐氯喹株感染。二盐酸奎宁 500mg 置于等渗糖水中 4 小时内静脉滴注。12 小时后可重复使用。患者清醒后改为口服。此外，还要注意维持水电解质平衡，改善微循环。

十五、疟疾如何护理？

疟疾护理应严密观察生命体征的变化，尤其注意热型、体温的升降方式，定时记录体温的变化。嘱患者卧床休息，疟疾发作时要做好高热、寒战、大汗的对症护理。使用抗疟药物时，观察药物疗效及不良反应。口服氯喹可引起头晕、食欲缺乏、恶心、呕吐、腹泻、皮肤瘙痒等，指导患者饭后服用，减少对胃肠道刺激。奎宁的主要不良反应为食欲减退、疲乏、耳鸣、头晕，对孕妇可致流产。由于氯喹和奎宁静内注射可引起血压下降及心脏传导阻滞，严重者可出现心搏骤停，故使用时应控制静脉滴注速度，以每分钟 40～50 滴为宜，并密切监测血压、脉搏改变。如有严重反应者应立即停止滴注，禁忌静脉注射。磷酸伯氨喹应用前应常规作 G6PD 活性检测，确定无缺陷后才给予服药治疗。黑尿热患者应记录 24 小时出入量，监测血生化指标的变化，及时发现和处理肾衰竭。疟疾反复发作者监测血红细胞、血红蛋白，有无进行性贫血。恶性疟出现脑膜脑炎使用甘露醇等脱水剂时要注意观察呼吸、心率、血压、瞳孔的变化，颅内高压、脑膜刺激征的好转情况。同时注意水、电解质是否紊乱。对于惊厥、抽搐的患者，可给予镇静剂，注意患者安全，适当给予约束或加床栏保护。昏迷患者应保持呼吸道通畅，加强生活护理，防止压疮等并发症的发生。

十六、疟疾如何预防？

预防疟疾应以防蚊、灭蚊为主。防疟蚊叮咬应穿长袖衣服和长裤，在暴露的皮肤上涂驱蚊剂，挂蚊帐睡觉，房间喷洒杀虫剂及用纱窗来阻隔蚊虫。对疟疾高发区人群及流行区的外来人群，进行预防性服药以防止发生疟疾。疟疾病愈未满 3 年者，不可输血给其他人。治疗后定期随访，有反复发作时，应速到医院复查。对 1～2 年内有疟疾发作史及血中查到疟原虫者，在流行季节前 1 个月，给予抗复发治疗，常用乙胺嘧啶与伯氨喹联合治疗，以根治带虫者。以后每 3 个月随访 1 次，直至 2 年内无复发为止。

第三节　黑　热　病

一、什么是黑热病？

黑热病又名内脏利什曼病，是由杜氏利什曼原虫引起，经白蛉传播的地方性寄生虫病。临床特征为长期不规则发热、消瘦、进行性肝脾肿大和全血细胞减少症等。

二、杜氏利什曼原虫的生活史如何？

杜氏利什曼原虫的生活史可分为人体内和白蛉体内的两个阶段：

（1）无鞭毛体（利杜体）见于人体和其他哺乳动物体内，呈椭圆形或圆形，直径为 2～4μm，寄生于单核-吞噬细胞内,以二分裂法繁殖。

（2）前鞭毛体阶段见于白蛉胃内,鞭毛自虫体前端伸出体外,长 11~16μm,虫体运动活跃。当雌白蛉叮咬患者和被感染动物时,血中利杜体被吸入白蛉胃中,2~3 天后发育为成熟前鞭毛体,活动力加强并迅速繁殖,1 周后大量聚集于白蛉口腔和喙。此时再叮咬人或其他动物宿主时,成熟前鞭毛体随唾液侵入,在皮下组织鞭毛脱落成为无鞭毛体（利杜体）。有些利杜体被吞噬细胞吞噬,有些则可侵入血流,到达身体各部位如肝、脾、骨髓和淋巴结等的单核-吞噬细胞系统中大量繁殖引起病变。

三、黑热病流行状况如何?

黑热病曾是严重危害我国人民健康的五大寄生虫病之一,流行于长江以北 16 个省、市、自治区 650 余个县的广大农村。经积极防治采取控制传染源消灭传播媒介的综合措施后,本病在广大平原地区已基本消灭。近年来仅在西北的荒漠和山丘地区尚有散发病例。从 1985 年以来病例数有所上升,尤以陇南和川北等地区为著,新疆维吾尔自治区和内蒙古自治区的某些荒漠地区,本病仍有散在发生。

四、黑热病发病机制是什么?

当受感染白蛉叮咬人时,将前鞭毛体注入皮下组织,大部分被单核-吞噬细胞系统的巨噬细胞所吞噬并在其中寄生、分裂并繁殖,随血流至全身。寄生的细胞破裂后,原虫释放,又被其他单核-吞噬细胞所吞噬,如此反复,导致机体单核-巨噬细胞大量增生,肝、脾及淋巴结肿大,骨髓增生。细胞增生和继发的阻塞性充血是肝脾大、淋巴结大的基本原因。由于脾功能亢进及细胞毒性变态反应所致免疫性溶血,可引起全血细胞减少,血小板显著降低,患者易发生鼻出血、齿龈出血。由于粒细胞及免疫活性细胞的减少,机体免疫功能低下,易引起继发感染。因浆细胞大量增加,引起血清球蛋白增高。

五、黑热病是怎样传染的?

患者、病犬及某些野生动物均可为本病的传染源。传播途径主要通过白蛉叮刺而传播,偶可经口腔黏膜、破损皮肤、胎盘或输血而传播。人群普遍易感,但易感性随年龄增长而降低,1~10 岁患儿占 81% 以上,成人男性较女性多见。病后免疫力持久。

六、我国黑热病的传播媒介有几种?

我国有黑热病的传播媒介以下四种白蛉:①中华白蛉:为我国黑热病的主要媒介,分布广,除新疆维吾尔自治区、甘肃西南和内蒙古自治区的额济纳旗外均有存在;②长管白蛉:仅见于新疆维吾尔自治区;③吴氏白蛉:为西北地区荒漠内最常见的蛉种、野生野栖;④亚历山大白蛉:分布于甘肃、新疆吐鲁番的荒漠内。

七、黑热病临床表现是什么?

黑热病潜伏期长短不一,一般为 3~5 个月。起病大多徐缓,偶有急起者,主要临床表现为:

（1）长期不规则发热,全身中毒症状一般不明显。

（2）脾、肝和淋巴结肿大:早期脾多肿大,但不显著,通常于病后 3 个月脾肿大可达肋脐线之间,半年后可达脐平,呈中等硬度,表面多光滑,如并发脾梗死或脾周围炎,可突发左上腹痛伴压痛,晚期可伴脾功能亢进。肝脏和淋巴结常轻、中度肿大,质柔韧,偶有黄疸及腹水。

（3）其他:晚期患者常有明显贫血和血小板减少,表现为面色苍白、心悸、头晕,鼻出血、齿龈出血等。多有营养不良、极度消瘦、皮肤粗糙干燥、毛发稀少、脸部皮肤色素沉着（故有黑热病之称）、颜面四肢水肿、腹部膨胀。

八、皮肤黑热病有哪些表现?

我国较少见皮肤黑热病,主要分布于平原地区。约半数患者皮肤损害发生于黑热病过程中,同时伴有内脏感染症状；另有 40%患者以往有黑热病史，早经锑剂治疗康复，在多年后发生皮肤损害，即黑热病后皮肤利什曼疹；余 10%发生于既无内脏病变又无黑热病史者。皮肤病变可表现为：①褪色斑：针尖至 7~8mm 大小，偶可融合成片，先见于面部、颈、前臂，可波及全身。②结节型：黄豆至豌豆大小，可融合成较大肿块，表面皮肤发红，光滑、不痛、不溃破，扪之柔软、压之有弹性，多见于颏、颊、鼻唇、颈等处，胸、背、四肢亦可发生，类似瘤型麻风。大多数能照常工作及劳动，病程可长达数年之久。

九、淋巴结型黑热病有哪些表现？

淋巴结型黑热病较少见，多无黑热病病史，亦可与黑热病同时发生。表现为浅表淋巴结大，尤以腹股沟部多见，其大小不一，无红肿或压痛。全身情况良好，肝脾多不大或轻度增大。

十、黑热病需要做哪些检查？

（1）血常规：全血细胞减少，随脾大而加重，白细胞一般首先减少，继而血小板和红细胞。

（2）肝功能：转氨酶升高，血清球蛋白显著增加，白蛋白减少，白、球蛋白比例倒置。

（3）病原学检查：为确诊的可靠依据。取骨髓或肿大的淋巴结穿刺液作涂片姬氏或瑞氏染色找原虫，以前者的阳性率为高（85%左右）。脾穿刺阳性率可达 90%~99%，但出血的危险性较大。原虫数量太少时可作培养。皮肤型患者可于皮损处直接涂片或作活检。

（4）免疫学检查：检测循环抗体，可用酶联免疫吸附试验、斑点 ELISA、间接血凝试验、直接凝集试验等，均具有较高敏感性和特异性，阳性率在 96.7%~100%，对黑热病的诊断有较大应用价值。检测循环抗原可作单克隆抗体-抗原斑点试验，亦可作斑点 ELISA 直接法或间接法试验，均具高度敏感性与特异性，适用于对该病的诊断与疗效评估。

十一、黑热病如何治疗？

病原治疗：

锑剂：五价锑剂为首选，常用葡萄糖酸锑钠具有疗效迅速显著、疗程短、不良反应少等优点。一般采用 6 日疗法，总剂量成人 90~130mg/kg（50kg 为限）、儿童 150~200mg/kg，等分 6 份，每日 1 次静脉缓注或肌内注射。不良反应轻微，有鼻出血、咳嗽、恶心、呕吐、腹泻、腹痛等。心脏病及肝功能损害者慎用，粒细胞显著减少者忌用。

非锑剂：对锑剂无效、过敏或并发粒细胞缺乏者可有喷他脒，临用时新鲜配制成 10%水溶液，剂量为 4 mg/kg，每日或间日肌内注射 1 次，10~15 次为 1 个疗程。治愈率为 70%左右。不良反应有肌内注射局部硬结和红肿，剂量较大时可引起肾脏和胰腺损害，以及过敏反应如荨麻疹等。静脉注射可引起血压下降、出汗、呼吸急促、心悸、胸闷、眩晕、恶心、呕吐等，可用肾上腺素皮下注射急救。

对上述两药均无效者可试用两性霉素 B，剂量自 0.1mg/kg 开始，逐渐递增至 0.5mg/kg 或 1mg/kg，每日或间日 1 次，溶于 5%葡萄糖溶液中缓慢静脉滴注，总剂量成人为 1.5~2.0g。别嘌醇与酮康唑：两者合用，别嘌醇 300mg/d，酮康唑 200mg，每日 2 次、每疗程 6 周。脾功能亢进者经杀虫治疗后脾肿大未见缩小，可考虑脾切除。

十二、黑热病的治愈标准是什么？

黑热病的治愈标准：①原虫消失；②临床症状改善：体温正常，血常规恢复正常，白/球蛋白比例趋于正常，增大的肝脾回缩。治疗结束随访 1 年以上无复发者可认为治愈。

十三、黑热病如何进行护理？

（1）休息：患者应静卧休息，以减少体力消耗，减轻心脏负担，经病原治疗病情改善明显者仍需强调静卧休息至少半个月，1 年内应避免重体力劳动以减少复发。

（2）饮食与营养：本病为进行性消耗疾病，久病者消瘦、贫血、维生素缺乏等营养不良，表现相当显著。应给予热量高、丰富蛋白质和维生素的易消化吸收的流质或半流质饮食。

（3）发热护理：注意观察生命体征情况，体温超过 39.5℃时，用冰袋冷敷头部，行温水擦浴或药物降温，黑热病患者不宜酒精擦浴，防止出血发生，加重病情。患者应注意口腔卫生。鼓励患者多饮水，必要时静脉补充液体、营养物质和电解质，如给予富营养、易消化食物，贫血者可给铁剂和叶酸、必要时可输血，并给予多种维生素。高热患者在退热过程中也往往大量出汗，应加强皮肤护理，及时擦干汗，并更衣以预防感冒。

（4）用药护理：注意观察使用锑剂后有无发热、咳嗽、恶心、腹痛、腹泻、鼻衄、脾区疼痛、腿痛等不良反应。如反应轻微，可继续治疗，如反应重则应暂停注射，待反应消失后再行治疗。静脉注射药物宜缓慢，防止药液外漏。

十四、黑热病如何预防？

治疗黑热病患者，同时对犬类进行管理，发现病犬应予捕杀。消灭白蛉，对广大平原地区可在白蛉季节用 666 等滞留喷洒住房及畜舍内外墙壁，对杀灭家栖蛉种效果好。滞留喷洒对丘陵山区近野栖蛉种效果差，对荒漠内的野生野栖蛉种，则有赖于开垦种植改造自然环境的方法加以控制。加强个人防护：在荒漠和山丘可用驱避剂防蛉驱蛉，可用细孔蚊帐、纱门纱窗等。

第四节 弓形虫病

一、什么是弓形虫病？

弓形虫病又称弓形体病，是由刚地弓形虫所引起的人畜共患病。临床表现复杂，主要侵犯眼、脑、心、肝、淋巴结等。孕妇感染后，病原可通过胎盘感染胎儿，直接影响胎儿发育，致畸严重，已引起广泛重视。它是艾滋病患者重要的机会性感染之一。

二、刚地弓形虫生活史如何？

刚地弓形虫生活周期需要两个宿主,分别进行无性生殖和有性生殖:中间宿主包括哺乳动物(至少 14 种)、鱼类、鸟类、昆虫类等动物和人类，终末宿主则为猫和猫科动物。其生活史中出现五种形态：即滋养体（速殖子）、包囊、裂殖子、配子体和卵囊。其中滋养体、包囊、卵囊与传播及致病有关。中间宿主体内只出现滋养体和包囊。在终宿主体内以上五种形态俱存。在中间宿主则仅有无性生殖。无性生殖常可造成全身感染，有性生殖则仅有在终宿主肠黏膜上皮细胞内发育造成局部感染。

三、弓形虫抵抗力如何？

不同发育期弓形虫的抵抗力有明显差异。滋养体对温度和消毒剂较敏感，加热 54℃ 能存活 10min，但对寒冷有抵抗力；在 1%甲酚皂溶液（来苏）或盐酸溶液中 1min 即死亡。包囊的抵抗力较强，4℃可存活 68 天，胃液内可耐受 3 小时，但不耐干燥及高温，56℃ 10min 即可死亡。卵囊对酸、碱和常用消毒剂的抵抗力较强，但对热的抵抗力较弱，因此，加热是防止卵囊传播最有效的方法。

四、弓形虫病流行状况如何？

本病呈世界性分布，人群抗体阳性率为 25%～50%，全球约 10 亿人感染，发展中国家约 2.5 亿人感染，多数为隐性感染。我国为流行地区，人群感染率较高，少数民族地区及农村感染率更高，其分布无明显季节差异，一般呈散发，偶见家庭聚集现象。

五、弓形虫病发病机制是什么？

弓形虫主要经消化道侵入人体，经局部淋巴结或直接进入血液循环，造成虫血症。初次感染因机体尚无特异免疫功能，血流中的弓形虫很快侵入各组织器官，在细胞内以速殖子形式迅速分裂增殖，直到宿主细胞破裂后，逸出的速殖子再侵入邻近细胞，如此反复，使局部组织坏死，伴有以单核细胞浸润为主的急性炎症反应。包囊内缓殖子是引起慢性感染的主要形式，包囊因缓殖子增殖而体积增大，挤压器官，造成功能障碍。游离的虫体可刺激机体产生迟发性变态反应，并形成肉芽肿。宿主感染弓形虫后，在正常情况下，可产生有效的保护性免疫，多数无明显症状，当宿主有免疫缺陷或免疫功能低下时才引起弓形虫病，即使隐性感染，也可导致复发或致死的播散性感染。

六、弓形虫病是怎样传染的？

弓形虫病的传染源主要是动物，猫和猫科动物因其粪便中排卵囊数量多，且持续时间长，是本病最重要的传染源。先天性弓形虫病系通过胎盘传染，孕妇在妊娠期初次感染、无论为显性或隐性，均可传染胎儿。后天获得性弓形虫病主要经口感染，食入被猫粪中感染性卵囊污染的食物和水，或未煮熟的含有包囊和假包囊的肉、蛋或未消毒的奶等均可受染。猫、狗的痰和唾液中所含弓形虫可通过逗玩、被舐等密切接触、经黏膜及损伤的皮肤进入人体。此外，尚可通过输血及器官移植传播，但发生率较低。动物饲养员、屠宰场工作人员及医务人员等较易被感染。新感染孕妇的胎儿感染率较高。免疫功能低下者及接受免疫抑制剂治疗者、肿瘤、器官移植和艾滋病等患者易感染本病，且多呈显性感染。

七、先天性弓形虫病的临床表现有哪些？

先天性弓形虫病的临床表现不一。多数婴儿出生时可无症状，其中部分于出生后数月或数年发生视网膜脉络膜炎、斜视、失明、癫痫、精神运动障碍或智力迟钝等。出生时即有症状者可有下列不同组合的临床表现：视网膜脉络膜炎、脑积水或小头畸形或无脑儿、颅内钙化，伴脊柱裂、脑脊膜膨出、兔唇腭裂；肾上腺缺如、双多囊肾；联合畸胎；抽搐、精神运动障碍；淋巴结肿大、肝脾肿大；发热、黄疸、湿疹等。

八、后天获得性弓形虫病的临床表现有哪些？

后天获得性弓形虫病轻者多为隐性感染，主要表现为淋巴结肿大。重者可并发心肌炎、肺炎，也可出现中枢神经系统症状。在艾滋病及恶性肿瘤等免疫功能低下者，常表现为脑炎、脑膜脑炎、癫痫和精神异常。眼病表现以脉络膜视网膜炎为多见。

九、弓形虫病需要做哪些检查？

弓形虫感染的实验室检查包括病原分离，聚合酶链反应（PCR）方法检测特异性病原基因片段，组织学或细胞学方法检测组织或体液中的速殖子，以及血清学检测。影像常规检查中 CT 和 MRT 在诊断脑弓形虫病中有重要意义。MRI 是首选的影像常规检查手段。

十、弓形虫病如何治疗？

成人弓形虫感染多呈无症状带虫状态，一般不需抗虫治疗。只有以下几种情况才进行抗虫治疗：①急性弓形虫病；②免疫功能缺损，如艾滋病、恶性肿瘤、器官移植等患者发生弓形虫感染；③确诊为孕妇急性弓形虫感染；④先天性弓形虫病（包括无症状感染者）。弓形虫病治疗药物的选择和持续时间取决于弓形虫病的临床表现和免疫状态。目前公认的药物有乙胺嘧啶、磺胺嘧啶、阿奇霉素、乙酰螺旋霉素、克林霉素等。乙胺嘧啶和磺胺嘧啶联合治疗有协同作用，免疫功能正常的急性感染者疗程 1 个月，免疫功能低下者应适当延长疗程，伴艾滋病的患者应给予维持量长期服用。因乙胺嘧啶有致畸可能，孕妇在妊娠 4 个月内可选用乙酰螺旋霉素进行治疗。对眼弓形虫病和弓形虫脑炎等可应用肾上腺皮质激素以防治脑水肿。

十一、弓形虫病如何进行护理？

（1）并发症观察：观察有无寒战、高热、咳嗽、咳痰等肺炎表现；有无疲乏、心慌、气促、心前区闷痛等心肌炎表现；有无头痛、呕吐、抽搐、神志改变的脑膜炎表现。

（2）用药护理：乙胺嘧啶不良反应较大，主要对骨髓有抑制作用，可导致血小板及白细胞减少，而硫唑嘌呤与其有协同作用，故在使用期间应特别注意观察患者的血常规，防止骨髓抑制。另外，免疫功能低下的患者应注意做好保护性隔离。

十二、弓形虫病如何预防？

（1）控制传染源：控制病猫。孕妇应定期检测血清抗体，首次检测的孕期为 10～12 周，阴性者须在 20～22 周时复查，不论首次检查还是复查，如能确定有孕期感染，均应考虑治疗性人工流产，以免产后约半数新生儿出现先天性弓形虫病。复查阴性者，应于足月时再行第 3 次检测。首次检测 IgM 阳性提示为近期感染。对孕妇进行治疗可降低新生儿出生时的亚临床感染率。血清学检查弓形虫抗体阳性的供血者不应供血，血清抗体阳性的器官移植者不宜提供器官。

（2）切断传播途径：勿与猫狗等密切接触，防止猫粪污染食物、饮用水和饲料。不吃生的或不熟的肉类和生乳、生蛋等。生、熟食品分开存放，分别加工，操作过肉类的手、菜板、刀具等，以及接触过生肉的物品要用肥皂水和清水冲洗。避免动物尤其是猫的粪便、毛发，污染水源、食物和饲料器具等。加强卫生宣教，搞好环境卫生和个人卫生。

（3）保护易感人群：急性感染弓形虫的孕妇服用螺旋霉素可减低先天性感染率 60%左右。CD4$^+$细胞＜200/mm^3 的艾滋病患者可采用复方磺胺甲噁唑预防用药。曾患弓形虫脑病的艾滋病患者长期维持用药可预防弓形虫脑病的复发。

（林晓岚　陈苑莉）

第八章 蠕虫感染

第一节 日本血吸虫病

一、什么是日本血吸虫病？

日本血吸虫病是日本血吸虫寄生于门静脉系统引起的疾病。由皮肤接触含尾蚴的疫水而感染，主要病变为虫卵沉积于肠道和肝脏等组织而引起的虫卵肉芽肿。急性期患者有发热、腹痛、腹泻或脓血便，肝大与压痛等，血中嗜酸性粒细胞显著增多。慢性期以肝脾大或慢性腹泻为主。晚期以门静脉周围纤维化为主，可发展为肝硬化、巨脾与腹水。有时可发生血吸虫病异位损害。

二、日本血吸虫病的病原体是什么？有什么特点？

寄生于人体的血吸虫主要有日本血吸虫、埃及血吸虫、曼氏血吸虫、间插血吸虫及湄公血吸虫5种。在我国流行的只有日本血吸虫病。日本血吸虫成虫雌雄异体，常雌雄合抱寄生于人门静脉系统（主要在肠系膜下静脉）。雌虫常处于雄虫的抱雌沟内，呈合抱状态，大小为（12~28）mm×（0.1~0.3）mm；雄虫较粗短，乳白色，虫体扁平，较雌虫粗短，为（10~22）mm×（0.5~0.55）mm。雌虫在肠壁黏膜下层末梢静脉产卵，每日产虫卵1000~3500个，大部分虫卵滞留于宿主肝及肠壁内，部分虫卵破坏肠黏膜而进入肠腔，随粪便排出体外。虫卵呈椭圆形，大小平均为82μm×62μm，内含有一毛蚴。

三、日本血吸虫的生活史是怎样的？

雌虫在肠壁黏膜下层末梢静脉产卵，部分虫卵破坏肠黏膜而进入肠腔，随粪便排出体外。虫卵入水后，在25~30℃条件下，经12~24小时孵出毛蚴。毛蚴浮游于水中，遇中间宿主钉螺时，即钻入其体内，经母胞蚴和子胞蚴二代发育产生尾蚴。尾蚴不断从螺体逸出，当人、畜接触疫水时，尾蚴很快从皮肤或黏膜钻入体内，发育成童虫。童虫经微小血管或淋巴管入静脉，随血流经右心、肺、左心进入体循环，其中部分到达肠系膜静脉，随血流移至肝内门脉系统分支，发育为成虫后再逆血流移行到肠系膜静脉，雌雄交配产卵。从尾蚴经皮肤感染至成虫交配产卵一般需30天左右。成虫可在人体内生存2~3年，长者可达30年。

四、日本血吸虫病的流行状况如何？

日本血吸虫病流行于中国、菲律宾和印度尼西亚。20世纪50年代我国有约1000万人受感染。疫情主要分布于江苏、浙江、安徽、江西、湖北、湖南、广东、广西壮族自治区、福建、四川、云南及上海12个省、直辖市、自治区。据2004年调查统计，我国血吸虫病患者数为84.2万，其中晚期患者为2.8万人。2005~2012年全国共报道急性血吸虫病例数呈明显下降趋势。

五、日本血吸虫病的发病机制是什么？

感染日本血吸虫病的初期，尾蚴侵入皮肤引起局部皮炎。童虫移行于肺时，引起肺点状出血和细胞浸润，出现发热、咳嗽、荨麻疹及血中嗜酸性粒细胞增多等临床表现，此与虫体及代谢产物引起的变态反应有关。慢性血吸虫病的主要病变由虫卵引起。成虫主要寄生在肝内门脉系统分支，移行至肠系膜下静脉与痔静脉内产卵，其虫卵沉着于肠壁黏膜下层，并可顺门静脉血流至肝内门脉小分支，故病变以肝脏和结肠最为显著。含毛蚴的虫卵释放的抗原物质可诱发肉芽肿形成。结肠黏膜充血、水肿，溃破并形成浅表溃疡，临床表现为排脓血便。肠壁增厚变硬，息肉样增生和结肠狭窄。肝脏早期可有肝大，表面可见虫卵结节。晚期由于门静脉分支周围有大量纤维组织增生，使肝脏变硬、缩小，表面有大小不等的结节，形成血吸虫性肝硬化，可导致门脉高压的症状。严重感染时，童虫可达门静脉系统之外的器官，成熟产卵，产生肉芽肿性异位损害，以肺部与脑部多见。

六、日本血吸虫病是怎样传染的？

日本血吸虫的传染源是患者及受感染的动物如牛、羊、猪及野鼠等。易感者经皮肤或黏膜接触含尾蚴的疫水而受感染，也可因饮用含尾蚴的生水，经口腔黏膜侵入而感染，感染后有部分免疫力。日本血吸虫病的传播必须具有 3 个条件：带虫卵的粪便入水；钉螺的存在；易感者接触疫水。在我国主要分布于长江流域及其以南 13 个省、市、自治区。以 10～20 岁感染率最高。感染季节多为夏秋季。患者以农民、渔民为多。

七、日本血吸虫病的临床表现是什么？

日本血吸虫病按病程和主要临床表现，可分为急性、慢性、晚期血吸虫病及异位血吸虫病。

（1）急性血吸虫病：起病较急，以全身症状为主。在接触疫水后数小时至 2～3 天内，尾蚴侵入部位可出现尾蚴性皮炎。局部皮肤出现粟粒大的红色丘疹或疱疹，奇痒，经 3～5 天自行消退。童虫移行于肺部，可有低热、咳嗽和皮肤荨麻疹等表现，持续 1～2 周可自行消退。成虫成熟期，由于免疫复合物作用，导致血清病样表现，可持续 1～2 个月，表现为发热、荨麻疹等过敏反应、腹痛、腹泻样消化道症状，可出现黏液脓血便，粪便检查易查到虫卵。

（2）慢性血吸虫病：病程超过半年以上，临床表现以隐匿型间质性肝炎或慢性结肠炎为主。大多数患者无症状，部分患者有腹痛、腹泻、消瘦、贫血、乏力、劳动力减退等，每天排黏液脓血便数次，伴里急后重，类似慢性菌痢。

（3）晚期血吸虫病：为慢性血吸虫病的继续和发展。根据其主要表现可分为巨脾型、腹水型、结肠肉芽肿型、侏儒型。

（4）异位血吸虫病：常见于肺部和脑部。肺血吸虫病是虫卵沉积引起的肺间质性病变。轻者仅有咳嗽，重者有气急、哮喘、胸闷或咯血，可闻及少量干湿啰音。胸部 X 线检查见肺部弥漫云雾状、点片状及粟粒样浸润阴影。脑血吸虫病临床上分为急性与慢性两型。急性型表现为嗜睡、意识和精神障碍，脑膜刺激征及锥体束征阳性，脑脊液细胞数和蛋白偏高。慢性型以癫痫发作为主，尤以局限性癫痫多见，脑脊液检查一般无明显变化。颅脑 CT 扫描显示单侧多发性高密度结节影，多见于颞叶。

八、日本血吸虫病有哪些并发症？

日本血吸虫病的并发症有肝硬化，可有食管下段和胃底静脉曲张，发生上消化道大出血，导致休克或诱发肝性脑病，有腹水者可并发自发性细菌性腹膜炎。肠道并发症：以阑尾炎为多见。此外，常有结肠癌、结肠狭窄引起的不完全性肠梗阻。

九、日本血吸虫病需要做哪些检查？

（1）病原学检查：包括从粪便中查到虫卵或孵化出毛蚴及结肠镜及直肠黏膜活组织检查检出活虫卵可确诊。

（2）血常规检查：有白细胞计数和嗜酸性粒细胞均增高，白细胞计数在（10～30）×10^9/L，嗜酸性粒细胞在 20%以上，偶有高达 90%。晚期可因脾功能亢进，全血细胞减少。

（3）肝功能检查：有血清 ALT 轻度增高。晚期患者血清清蛋白明显降低，A/G 比例下降或倒置。

（4）免疫学检查：包括皮内试验、环卵沉淀试验、ELISA 试验酶免疫法（EIA）检查循环中抗原和抗体等，其敏感性和特异性均较高。抗原检查对诊断及考核疗效有重要意义。

（5）影像学检查：可行肝脏 B 超及 CT 扫描，判断肝纤维化及肝硬化程度。

十、日本血吸虫病如何治疗？

病原治疗首选药物是吡喹酮。

（1）急性血吸虫病：成人总剂量为 120mg/kg，儿童 140mg/kg，超过 60kg 者按 60kg 计算，于 2～3 天内分次服完，每天剂量分 2～3 次服用。

（2）慢性血吸虫病：成人总剂量为 60mg/kg，儿童<30kg 者，总剂量为 70mg/kg，分 2 天服，每天剂量分 3 次服用。

（3）晚期血吸虫病：肝功能尚好者，按慢性血吸虫病治疗；若肝功能差、年老体弱或有并发症者，适当减少总剂量或延长疗程，以免引起严重心律失常。同时应按肝硬化原则治疗。

十一、日本血吸虫病如何护理？

（1）急性期患者：观察体温变化及精神状态，观察皮肤情况，有无过敏反应，有无腹痛、腹泻，同时观察粪便颜色及性质。

（2）慢性期患者：观察有无肝硬化的临床表现，儿童有无生长发育障碍，成人有无贫血、消瘦及营养不良。观察患者有无呼吸系统症状：如咳嗽、气喘、胸痛、咳血痰等。

（3）指导休息与活动：急性期应卧床休息。慢性期患者可适当活动，避免劳累。肝硬化失代偿期患者以卧床休息为主。对发热的患者采取物理降温，有荨麻疹或有出血倾向的患者禁忌酒精擦浴降温。

（4）加强营养：急性期患者给予高热量、高蛋白、高维生素易消化饮食。慢性期患者给予营养丰富易消化食物，避免进食粗、硬、过热、多纤维食物。肝硬化失代偿期的表现者遵医嘱静脉补充血浆、清蛋白、输新鲜血。遵医嘱使用吡喹酮，同时注意是否出现头晕、头痛、乏力、恶心、腹痛、过敏等不良反应。

十二、日本血吸虫病如何预防？

在流行区对患者、病畜进行普查普治，如每年冬季对重点人群用吡喹酮 40mg/kg 一剂疗法，每年春、秋对耕牛各治 1 次，剂量 30 mg/kg，1 次灌服。以消灭钉螺为重点，可采取改变钉螺滋生环境的物理灭螺法（如土埋法等），同时结合化学灭螺法，采用氯硝柳胺等药物灭螺。粪便须经无害处理后方可使用。尽量避免与疫水接触，必须接触时应涂擦防护剂，或穿长筒胶鞋、防护裤、戴手套。必要时，可预防性服药。

第二节 并殖吸虫病

一、什么是并殖吸虫病？

并殖吸虫病又称肺吸虫病，是并殖吸虫寄生于人体各脏器所致的一种慢性人兽共患寄生虫病。在我国以卫氏并殖吸虫、斯氏狸殖吸虫感染所致为主。由于虫种、寄生部位、发育阶段和宿主的反应性不同，临床表现差异大，可引起相应脏器受损症状。

二、并殖吸虫病的病原体是什么？有什么特点？

并殖吸虫因其生殖器官并列而命名，它是寄生于人和哺乳动物组织的吸虫，目前世界上有记载的并殖吸虫有 50 余种。我国主要有两种并殖吸虫寄生于人体，即卫氏并殖吸虫和斯氏狸殖吸虫。并殖吸虫成虫为雌雄同体，有口吸盘和腹吸盘各一个，睾丸与卵巢并列。虫体富有肉质，褐黄色，呈椭圆形。卫氏并殖吸虫长宽比约为 2：1，大小为（8.1~12.8）mm×（3.8~7.7）mm。斯氏狸殖吸虫狭长，长宽比约为 2.8：1，大小为（12.1~15.5）mm×（3.8~7.7）mm。

三、并殖吸虫的生活史是怎样的？

卫氏并殖吸虫寄生在人或动物肺部，可存活 6~20 年。虫卵随痰排出或吞入消化道由粪便排入水后，在适宜的温度下经 15~20 天，虫卵孵出毛蚴。毛蚴侵入第一中间宿主螺科体内。毛蚴在螺体内经 12 周发育为尾蚴，并从螺体内逸出。尾蚴遇第二中间宿主（蟹、蝲蛄类），即可从其口、关节之间或腹部体节间侵入，寄生在蟹或蝲蛄的胸肌、足肌、肝、鳃等部位形成囊蚴。终末宿主（人、病兽等）生食含囊蚴的蟹或蝲蛄后，囊蚴在十二指肠内经胆汁和消化液作用，脱囊后逸出，穿过肠壁达腹腔，在各脏器间游走，经 2 周后沿肝向上穿过膈肌到胸腔，侵入肺，移行至细支气管附近并破坏肺组织形成虫囊，虫体在囊内发育为成虫。从囊蚴经口感染至成虫产卵需 60～90 天。人并非斯氏狸殖吸虫的终末宿主，故多以童虫的形式在人体移行，一般不能发育成熟。

四、并殖吸虫病流行状况如何？

并殖吸虫流行于全世界，主要分布于亚洲和美洲。我国浙江省与东北部地区以卫氏并殖吸虫病为主，四川、云南、江西等地以斯氏狸殖吸虫并较多，主要分布在直接捕食溪蟹的地区，夏秋季感染为主；喜欢吃醉蟹的地区四季均可发病。近年来，随着改革开放和搞活经济，城乡交往频繁，旅游之风渐盛，城市居民中不断有并殖吸虫病例出现，有的甚至呈集体暴发性的急性并殖吸虫病。

五、并殖吸虫病发病机制是什么？

囊蚴被吞食后，在小肠上部脱囊，尾蚴从肠壁至肝、腹壁、横膈、肺及脑等处穿行，形成出血坏死性窦道。穿越膈肌游动于胸腔，可引起胸膜炎或胸腔积液。由于窦道大，若位于肺组织，可见肺小叶或肺段弥漫性出血或血气胸，严重者成为宿主死亡的直接原因。斯氏狸殖吸虫移行造成的损害较卫氏并殖吸虫更显著。成虫可引起相应器官的囊肿形成，周围纤维包膜形成和神经胶质细胞增生形成结节状肿块。虫体侵犯脑基底核、内囊和视丘，也可侵入侧脑室形成偏瘫或脑疝。虫卵位于囊肿间隧道和移行的组织中，引起机械性或异物刺激型肉芽肿反应。

六、并殖吸虫病是怎样传染的？

患者和保虫宿主是卫氏并殖吸虫病的传染源。保虫宿主包括家畜（如犬、猫）和一些野生肉食类动物（如虎、豹、狼等）。并殖吸虫的传播需要通过中间宿主，第一中间宿主是螺类，第二中间宿主是蟹和蝲蛄。流行区居民感染卫氏并殖吸虫的主要原因是生食或半生食石蟹或蝲蛄。如浙江流行区居民吃石蟹的方法是吃醉蟹、腌蟹或生吃活蟹等。这些吃法极易吃进活囊蚴造成人体感染。

七、急性并殖吸虫病的临床表现是什么？

急性并殖吸虫病起病急，全身症状明显。轻者仅表现为食欲不振、乏力、消瘦及低热等非特异性症状。重者发病急，毒性症状明显，如高热、腹痛及腹泻等。血白细胞数增多，其中嗜酸性粒细胞明显增多，一般为 20%～40%，高者可达 80%以上。

八、慢性并殖吸虫病的临床表现是什么？

慢性并殖吸虫病常累及全身多个器官，临床上根据主要损伤部位可分为如下几型：胸肺型患者最常见，以咳嗽、胸痛、痰中带血或咳铁锈色痰（痰中常可见大量虫卵）为主要表现，累及胸膜可出现渗出性胸膜炎、胸腔积液、胸膜增厚和粘连。腹型患者以腹痛、腹泻等消化道症状为主要临床特征，一般多见于并殖吸虫病的早期。患者可有食欲不振、腹部隐痛。腹泻一般每日 2～4 次，多为黄色或黄绿色稀便。累及肝脏，可形成嗜酸性肝脓肿及肝功能异常。皮肤型可见皮下游走性或不游走性包块及结节。结节分布在胸腹部及下肢，以腹部至大腿间为多见。直径为 1～6cm，触之有痒感或疼痛感，活检可见童虫。脑脊髓型以儿童病例为多，又可分为脑型和脊髓型。脑型多见，患者临床上主要有头痛、呕吐、癫痫、偏瘫及视物障碍等占位性病变的表现。脊髓型早期下肢麻木、刺痛或伴有腰痛，继之发生一侧或双侧下肢瘫痪，大小便失禁等脊髓压迫症状。亚临床型这类患者症状不明显，但多种免疫反应阳性。这类患者可能是轻度感染者，也可能是感染的早期或虫体已被消除的康复期。临床上常有多型并存于同一患者的情况。

九、并殖吸虫病需要做哪些检查？

（1）血常规：白细胞总数增加，嗜酸粒细胞明显增多。病原诊断检查痰液或粪便、脑脊液中的虫卵。如皮下有包块或结节者可手术摘取，在其中可能发现虫卵、童虫或成虫及典型的病理变化。

（2）免疫学诊断：如皮内试验常用于普查，阳性符合率可高达 95%以上。检测抗体后尾蚴膜试验、ELISA、免疫印迹试验等方法均可用来检测患者血清中的抗并殖吸虫抗体。

（3）X 线胸片：对胸肺型有重要参考价值。

（4）CT 或 MRI 检查：可显示胸膜、肺、腹部、脑、脊髓等部位的病变状态。

十、并殖吸虫病如何治疗？

吡喹酮对并殖吸虫病有良好的疗效，是目前首选的药物。剂量为 25～30mg/kg，每天 3 次，疗程为 2～3 天。脑型患者进行完 1 个疗程后宜间隔 1 周，再给予 1 个疗程。硫氯酚成人剂量每天 3g，儿童每天 50mg/kg，分 3 次口服，连续用 10～15 天或间日服用，20～30 天为 1 疗程，近期治愈率84%～95%。脑脊髓型常需 2～3 个疗程。孕妇慎用。三氯苯达唑为 1 种新的苯并咪唑类衍生物，剂量为每天 5mg/kg，顿服，3 天为 1 疗程。疗效与吡喹酮相似，不良反应轻微。对症治疗：颅内高压者使用脱水剂；咳嗽、胸痛者酌情给予镇咳、镇痛剂；癫痫发作可给予苯妥英钠或地西泮（安定）治疗等。脑脊髓型出现压迫，经积极内科治疗无效者可外科手术；皮下包块可手术切除；胸膜粘连明显时可行胸膜剥离术等。

十一、胸肺型并殖吸虫病如何进行痰标本采集？

指导患者正确排痰的方法及意义，晨起后用生理盐水漱口后，深吸气，在呼气时用力咳嗽，尽量咳出气管深部的痰液。并协助患者拍击背部，使附在气管、支气管、肺泡壁的痰液松动、脱落，易于排出。清晨痰量多，含菌量亦大，向患者解释，留标本时，保证为痰液，否则混入口腔中的常存菌及杂物，难以区分。若平时痰液较黏稠，可适当增加饮水量，以提高全身血容量达到稀释痰液的目的；指导患者留取痰培养时，嘱患者从清晨 7 点留痰于痰杯中到次日清晨 7 点为 24 小时痰标本，过程中注意防止碰翻、混入，标本采集后尽快送检验科。因患者痰量较大，指导患者逐渐咳出痰液以防止因痰量大而窒息；患者咳痰时，观察其面部表情、口唇颜色、呼吸频率、脉搏等变化，发现痰液黏稠，难以咳出，及时遵医嘱予以雾化解除支气管痉挛及稀释痰液，必要时床旁备好吸痰装置。

十二、脑型并殖吸虫病如何护理？

脑型并殖吸虫病抽搐发作时要加强防护，齿间垫软垫，防止舌咬伤，约束时不要太紧，动作不要剧烈。解开衣领、腰带，严禁观察抽搐发作的姿势与持续时间、神志、瞳孔及呼吸状态。由于蛛网膜下腔出血、脑膜脑炎引起脑水肿，使颅内压增高出现剧烈头痛和频繁呕吐，护理时应注意。头部固定，偏向一侧，头稍抬高为宜，以减轻头痛及防止呕吐物吸入气管，按医嘱给甘露醇或高渗葡萄糖及激素等以减轻脑水肿，降低颅内压，密切观察呼吸、意识、瞳孔变化，发现脑疝做好抢救准备患者可有不同程度的意识障碍，严重者呈昏迷状态，要保持口腔清洁，预防口腔炎，按时翻身拍背，不能进食者鼻饲，保持营养供给。注意保持呼吸道通畅及时吸痰，有缺氧表现者予以吸氧，眼睑闭合不全者要用生理盐水纱布覆盖。蛛网膜下腔出血患者早期一定要绝对卧床休息过早活动有再次出血的危险。

十三、并殖吸虫病如何预防？

应彻底治疗患者、隐性感染者，以及病猫、病犬等牲畜。不用生溪蟹、生蝲蛄喂猫和犬等，以防动物感染。不吃生的或未煮熟透的溪蟹、蝲蛄等，也不饮用生溪水，不随地吐痰。此病属自然疫源性，防止虫卵入水，并殖吸虫病患者的痰和粪便及动物宿主粪便下水是并殖吸虫中间宿主感染的主要原因，因此需采取措施防止痰、粪入水，应广泛进行防治知识的宣传教育，加强粪便和水源管理。

第三节 华支睾吸虫病

一、什么是华支睾吸虫病？

华支睾吸虫病又称肝吸虫病，是由中华分支睾吸虫（简称华支睾吸虫，又称肝吸虫）的成虫寄生于人体肝胆管内引起。其临床特征为精神不振、上腹隐痛、腹泻、肝肿大等，严重者可发生胆管炎、胆石症及肝硬化等并发症，感染严重的儿童常有营养不良和发育障碍。

二、华支睾吸虫病的病原体是什么？有什么特点？

华支睾吸虫病病原体为华支睾吸虫，属于吸虫类。外形似葵花籽仁，虫体狭长、扁平状，前端较窄，后端钝圆，大小为（10～25）mm×（3～5）mm，半透明，雌雄同体，有口、腹两个吸盘。其虫卵是寄生人体最小的蠕虫卵，大小为（27.3～35.1）μm×（11.7～19.5）μm，黄褐色，形似灯泡状，前端较窄，后端钝圆，卵壳厚，内含发育基本成熟的毛蚴。

三、华支睾吸虫的生活史是怎样的？

华支睾吸虫成虫寄生于人或哺乳动物肝内的胆管内。产卵后，虫卵随胆汁进入肠道，随粪便排出体外。虫卵入水后被第一中间宿主（淡水螺）吞食后，在螺消化道内孵出毛蚴，并穿过肠壁向肝脏移行，发育为尾蚴。尾蚴成熟后自螺体逸出，在水中侵入第二中间宿主（淡水鱼、虾）体内发育为囊蚴。终宿主（人或哺乳动物）因食入未煮熟的淡水鱼、虾而受染。囊蚴经消化液的作用后，幼虫在十二指肠内脱囊逸出，继而从胆总管或穿过肠壁经腹腔进入肝脏，在肝内的中、小胆管内发育为成虫。从感染囊蚴到成虫成熟产卵需1个月左右，成虫在人体内的寿命可长达2～30年。

四、华支睾吸虫病流行状况如何？

华支睾吸虫病主要分布于东亚和东南亚，约85%病例在中国，以南方广东广西及东北各省多见。根据2005年全国人体重要寄生虫病现状调查报道，我国流行区华支睾吸虫感染率为2.40%，推算流行区感染华支睾吸虫人数为1249万人。部分高发区域，综合感染率可高达13%～20%。

五、华支睾吸虫病发病机制是什么？

华支睾吸虫病发病与虫体机械性阻塞、虫体以胆管的上皮细胞为食并且吸血，从而导致胆管的局部损害和黏膜脱落，虫体代谢产物和虫体直接刺激引起局部胆管的炎症、继发性细菌感染，以及宿主的年龄、营养、抵抗力及其他疾病的并存等有关。胆管可发生扩张，管壁增厚，周围有纤维组织增生。严重感染时，管腔内充满华支睾吸虫和淤积的胆汁。严重感染的病例，肝细胞可有变性坏死。

六、华支睾吸虫病是怎样传染的？

华支睾吸虫病传染源为患者、带虫者和保虫宿主（猫、犬、猪等）。华支睾吸虫病能在一个地区流行的关键因素是居民有吃生或半生鱼虾的习惯，如吃"鱼生"、"鱼生粥"和醉虾而感染。使用切过生鱼的刀及砧板切熟食，或用盛过生鱼的器皿盛熟食也可使人感染。感染率的高低与饮食习惯密切相关。

七、华支睾吸虫病的临床表现是什么？

急性华支睾吸虫病起病较急，首先是上腹部疼痛，可呈持续性刺痛，进餐后加重，厌油腻，似急性胆囊炎，重者可出现黄疸。可伴有发热或腹泻，发热常伴畏寒和寒战。腹泻每日3～4次，多为黄色稀水便。患者肝肿大，以左叶为著，肝区触痛明显。外周血嗜酸性粒细胞增多。个别患者因大量成虫堵塞胆总管而出现梗阻性黄疸。慢性感染者表现为疲乏、消化不良等，严重病例发展为肝硬化时，可出现黄疸及门脉高压表现，如腹壁静脉曲张、脾大、腹水等。严重感染的儿童可出现营养不良和生长发育障碍，甚至可引起侏儒症。

八、华支睾吸虫病需要做哪些检查？

血白细胞总数及嗜酸性粒细胞轻、中度增加，嗜酸性粒细胞一般在 10%～40%。肝功能轻度损害。粪便和十二指肠引流胆汁检查，发现虫卵是确诊华支睾吸虫病的直接依据。直接粪便镜检阳性率较低，临床多用集卵法检查，并多次检查，至少每天 1 次，连续 3 天检查粪便。免疫学检查主要用于感染程度较轻者，或用于流行病学调查。超声波检查、CT 和磁共振可显示肝内中小胆管多处扩张，胆管内有虫体及其他改变如胆管炎症表现。

九、华支睾吸虫病如何治疗？

对重症感染并伴有较重的营养不良和肝硬化患者，应加强营养、保护肝脏、纠正贫血等，待全身情况好转时再予以驱虫治疗。驱虫治疗首选吡喹酮，治疗剂量为每次 20mg/kg，每天 3 次，连服 2～3 天。虫卵阴转率几乎达 100%。阿苯达唑，又名肠虫清，对本病亦有较好疗效。每天 10～20mg/kg，分 2 次服，7 天为 1 个疗程。虫卵阴转率可达 95% 以上。患者并发急性或慢性胆囊炎、胆石症或胆道梗阻时，即予手术治疗。继发细菌感染者，同时加用抗菌药物，术后应继以病原治疗。

十、华支睾吸虫病护理重点有哪些？

由于患者对本病知识不了解，它的某些症状又和慢性乙型肝炎相同，许多患者心理压力非常大，极度恐惧烦躁，不能积极地配合医生进行有效治疗，尤其伴有黄染的重症患者，担心传染家人，对家人的护理照顾有抵触情绪。因此，护理人员应向患者及家属做好交流和沟通，建立良好关系，使其明白本病的发病原因、治疗、护理相关知识，使患者的身心放松积极配合治疗。轻度无症状的患者给予普通饮食，中重度有临床症状的患者应给予易消化、低脂肪、高蛋白、高维生素的饮食，禁止吃油炸食品、辛辣食品，鼓励患者多饮水，有腹胀的患者要少量多餐。

十一、华支睾吸虫病如何预防？

预防华支睾吸虫病应及时治疗患者及病畜，以控制或消灭传染源。加强粪便及水源管理，不用未经处理的新鲜粪便施肥，不随地粪便；不在鱼塘上或河旁建厕所，防止虫卵污染水源。开展卫生宣教，改变不良饮食习惯，不食生的或未熟透的淡水鱼、虾。改变烹调方法和饮食习惯，注意分开使用菜刀、砧板及器皿。不用生鱼喂猫、犬。

第四节　姜片吸虫病

一、什么是姜片吸虫病？

姜片吸虫病是布氏姜片虫寄生在人、猪小肠所致的肠道寄生虫病，为常见的人畜共患性疾病。人生食带有姜片虫囊蚴的水生植物，如菱、茭白及荸荠等感染后，出现慢性腹痛、腹泻及消化道功能紊乱等主要表现。

二、姜片吸虫病的病原体是什么？有什么特点？

布氏姜片吸虫属于片形科片形属，活虫呈椭圆形，虫体扁平，大而肥厚，形似斜切的姜片，故称姜片吸虫，是寄生于人体最大的吸虫。每个成虫每天大约产卵 25 000 个，生殖系统极为发达。虫卵为椭圆形或卵圆形，长宽比约为 130μm×80μm，为人体蠕虫卵中最大的，卵内含有一个卵细胞，20～40 个卵黄细胞。

三、姜片吸虫的生活史是怎样的？

姜片吸虫需要两个宿主才能完成其发育、繁殖的生活史。虫卵随粪便排出体外后，在自然界水中适宜温度与湿度下经 3～7 周发育成毛蚴孵出。毛蚴侵入第一中间宿主扁卷螺，经包蚴、母雷蚴、子雷蚴等阶段发育成尾蚴，尾蚴从螺体内逸出吸附在水生植物如棱角、荸荠、藕节等的表面，脱去尾部成囊蚴。当终宿主人或猪生食受染的水生植物时，囊蚴进入体内，在小肠经消化液和胆汁作用下，囊壁破裂尾蚴逸出，借吸盘吸附于十二指肠或空肠上段的黏膜吸取营养，经1～3个月发育成为成虫并产卵。成虫在人体内的寿命为4～4.5年，在猪体内约为1年。

四、姜片吸虫病流行状况如何？

本病属于地方性流行病，主要发生在亚洲的温带和亚热带地区，如东南亚各国。我国以南部及中部的水乡为主要流行区，并取决于居民是否有生食水生植物的习惯。姜片虫感染有明显的季节性，一般发生在9～11月份。

五、姜片吸虫病发病机制是什么？

姜片虫成虫的致病作用包括机械性损伤及虫体代谢产物被宿主吸收引起的变态反应。姜片虫的吸盘发达、吸附能力强，可使被吸附的黏膜坏死、脱落，肠黏膜发生炎症、点状出血、水肿以至形成溃疡或脓肿。病变部位可见中性粒细胞、淋巴细胞和嗜酸性粒细胞的浸润，肠黏膜分泌增加，血中嗜酸性粒细胞增多。虫体大量摄取肠道内养分，加之遮盖肠壁黏膜，妨碍肠道对营养物质的消化与吸收，导致营养不良。虫数很多时，可成团堵塞肠腔，形成肠梗阻。

六、姜片吸虫病是怎样传染的？

患者和受感染的猪是姜片吸虫病的主要传染源，猪又是姜片虫的包虫宿主。通过粪便污染水源是造成本病流行的重要因素。流行区人群因生食含有囊蚴的水生植物而被感染，也可能因饮用带有囊蚴的水而被感染。流行区多以水浮莲等喂猪，故猪的感染很高。

七、姜片吸虫病的临床表现是什么？

轻度感染者无症状或症状轻微。中重度可有恶心、呕吐、食欲减退等胃肠道症状。常有间歇性上腹部隐痛，少数为脐周痛，发生于早晨空腹或饭后，偶有剧痛或绞痛，可有腹泻或腹泻与便秘交替出现。少数患者由于长期慢性腹泻水样便或黏液血便，引起严重营养不良、继发肠道和肺部感染，并可发展至全身衰竭而死亡。儿童患者可见水肿。浮肿先从颜面开始，逐渐扩展至胸腹部和下肢。患儿常出现不同程度的发育不良，身高和体重均低于同龄正常儿童。也有出现夜眠不安、夜惊和磨牙、抽搐等神经系统症状。

八、姜片虫病需要做哪些检查？

血白细胞计数稍高，嗜酸性粒细胞增高，可有轻度贫血。因姜片虫卵大，易于发现，粪便直接涂片或沉淀集卵法可检获姜片虫卵是确诊的依据。

九、姜片虫病如何治疗？

姜片虫病患者经及时驱虫治疗，预后一般良好。重症患者应先予支持治疗，待贫血、营养不良等全身症状改善后再行驱虫。驱虫治疗首选吡喹酮，治疗剂量为每次10～20mg/kg，每天3次，治疗后1个月虫卵阴转率97.5%～100%。硫氯酚成人剂量每天3g，儿童每天50mg/kg，晚间顿服或连服2晚，便秘可加腹泻剂，一次服药后疗效可达70%以上。

十、姜片虫病如何预防？

加强卫生宣传教育，特别是教育流行区的儿童不啃食生菱角、生荸荠等，不饮用生水等。有条件的地区可对少年儿童进行年度普查。加强粪便管理，特别是在农村地区应提倡无害化贮粪杀卵。养殖水生植物的水体可先行药物灭螺。池塘等水生植物种植不使用新鲜粪便施肥。流行区实行圈猪饲养，可减少虫卵的污染。使用水生植物青饲料应煮熟喂猪，对病猪也应驱虫，以减少传染源。疑似患者应尽早去医院接受粪便检查。

第五节 丝 虫 病

一、什么是丝虫病?

丝虫病是指由丝虫寄生于人体淋巴系统、皮下组织或浆膜腔所致的寄生虫病。在我国流行的有班氏丝虫及马来丝虫。临床上早期主要表现为反复发作的淋巴管炎和淋巴结炎,晚期为淋巴管阻塞所引起的一系列症状和体征,如淋巴水肿、象皮肿和睾丸鞘膜积液。

二、丝虫病的病原体有什么特点?

班氏和马来丝虫成虫形态相似,外形乳白细长,表面光滑,雌雄异体,常缠绕在一起。成虫估计可活 10～15 年。雌虫胎生幼虫称微丝蚴,主要出现在外周血液,呈丝状活动,微丝蚴从淋巴系统进入血液循环后,白天多藏匿于肺的微血管内,夜间进入周围血液循环,有明显的夜现周期性。马来微丝蚴从晚 20 时至次晨 4 时达高峰,班氏微丝蚴从晚 22 时到次晨 2 时达高峰,这种周期性发生的机制尚未阐明。

三、丝虫病的生活史是怎样的?

班氏和马来丝虫生活史分为两个阶段:一个阶段在蚊虫(中间宿主)体内,另一阶段在人(终宿主)体内。当蚊叮吸带有微丝蚴的患者血液时,微丝蚴随血液进行蚊胃,经 1～7 小时脱鞘,穿过胃壁经血腔侵入胸肌,其后虫体继续发育为感染期幼虫,离开胸肌,移行到蚊下唇,再叮咬人时,侵入人体。幼虫在人体淋巴系统发育为成虫,从幼虫侵入人体至微丝蚴出现于外周血液,班氏丝虫需 8～12 个月,马来丝虫需 3～4 个月。两种丝虫成虫寄生于人体淋巴系统的部位有所不同。班氏丝虫除寄生于浅部淋巴系统外,还寄生于深部淋巴系统中,主要见于下肢、阴囊、精索、腹股沟、腹腔、肾盂等处。马来丝虫多寄生于上、下肢浅部淋巴系统。两种丝虫的寿命一般为 4～10 年,个别可长达 40 年。

四、丝虫病的流行状况如何?

丝虫病呈世界分布,班氏丝虫病分布极广,主要流行与亚洲、非洲、大洋洲及美洲的一些地区。马来丝虫病仅流行于亚洲。2007 年 5 月 9 日,世界卫生组织审核认可:中国成为全球第一个宣布消除丝虫病的国家。消除丝虫病并不是把病原、蚊虫完全消灭,而是把病原控制到一个临界水平,就可以阻断传播,这个临界水平就是"阈值"。当人群微丝蚴感染率约为 1%时,丝虫病传播已无流行意义。

五、丝虫病的发病机制是什么?

丝虫病的发病和病变主要由成虫引起,感染期幼虫也起一定作用。病变的发展与感染的虫种、频度、感染期幼虫进入人体的数量、成虫寄生部位、集体的免疫反应及激发感染等有关。幼虫和成虫的分泌及代谢产物引起局部淋巴系统的组织反应与全身过敏反应,表现为周期性的丝虫热、淋巴结炎和淋巴管炎。淋巴管的堵塞伴局部感染最终形成象皮肿等病变。

六、丝虫病是怎样传染的?

血中有微丝蚴的患者和无症状的带虫者为本病的主要传染源。人是班氏丝虫的唯一终宿主和储存宿主。马来丝虫除在人体寄生外,还可在猴、猫及穿山甲等动物体内寄生,这些动物可成为马来丝虫的主要储存宿主和可能传染源。通过蚊虫叮咬传播。幼虫在蚊体内,成虫在人体内发育。媒介蚊吸吮微丝蚴阳性的血液时,微丝蚴随血进入蚊体内发育成感染期幼虫,到达蚊的下唇,此时当蚊再次吸血时,幼虫进入人体后迅速侵入淋巴管,并随淋巴液移行到淋巴结,在淋巴系统中发育为成虫。

七、丝虫病的临床表现是什么?

丝虫病的临床表现轻重不一。无症状感染者约占半数,仅血内有微丝蚴而不表现临床症候。潜伏期为 4 个月至 1.5 年,平均半年。急性期的临床症状表现为淋巴管炎、淋巴结炎及丹毒样皮炎等。淋巴管炎的特征为逆行性,发作时可见皮下一条红线离心性地发展,俗称"逆行性淋巴管炎"。上下肢均可发生,但以下肢为多见。当炎症波及皮肤浅表微细淋巴管时,局部皮肤出现弥漫性红肿,表面光亮,有压痛及灼热感,即为丹毒样皮炎,俗称"流火",持续一周左右消退。周期性发热,可伴畏寒、寒战,体温可达 40℃。班氏丝虫成虫寄生于阴囊内淋巴管中,可引起精索炎、附睾炎或睾丸炎。慢性期淋巴管内皮细胞增生,内膜增厚及纤维化,形成闭塞性淋巴管内膜炎。淋巴管和淋巴结的阻塞可导致远端淋巴管内压增高,形成淋巴管曲张和破裂。淋巴液侵入周围组织及器官,不断刺激局部组织,使纤维组织大量增生,皮下组织增厚、变粗、皱褶、变硬,形成象皮肿。由于局部组织血液循环障碍,易继发细菌感染,使象皮肿加重及恶化,甚至形成溃疡。鞘膜腔积液为精索及睾丸淋巴管阻塞,淋巴液淤滞于鞘膜腔内所致。

八、何为乳糜尿?

乳糜尿是班氏丝虫病晚期的主要表现之一,为患者的泌尿及腹部淋巴管阻塞后所致的病变。乳糜尿患者淋巴管破裂部位多在肾盂及输尿管,很少在膀胱。乳糜尿呈乳白色,常突然出现,发作前可无症状,也可伴有畏寒、发热,腰部、盆腔及腹股沟处疼痛。乳糜尿易凝固,可堵塞尿道,致排尿困难,甚至出现肾绞痛。乳糜尿也可呈粉红色,是因与淋巴管伴行的肾毛细血管在肾乳头部同时破溃,是乳糜尿中常伴有血尿的原因。乳糜尿静置可分三层:上层为脂肪;中层为较清的液体,混有小凝块;下层为粉红色沉淀物,沉淀物中有时可找到微丝蚴。

九、丝虫病需要做哪些检查?

血常规:白细胞总数增加,嗜酸粒细胞明显增多。血液中找到微丝蚴是诊断早期丝虫病的唯一可靠方法。晚上 22 时至凌晨 2 时微丝蚴检出率较高。于肿大淋巴结处抽取淋巴液或切除活检,查找丝虫成虫。此外免疫学和分子生物学检测也有较高的敏感性和特异性。

十、如何在外周血中查找微丝蚴?

微丝蚴检查是确诊丝虫病主要依据。一般在晚 22 时至次日晨 2 时检出率较高。

(1)涂片法:取耳垂血 3 滴(约 60µl),置于洁净玻片上,用另一张玻片涂成约 2cm×3cm 血膜,干后在清水中溶血 5~10 分钟,染色镜检。20 世纪 80 年代后,规定采用六大滴双片法,即要取血 120µl。

(2)鲜血法:取耳垂血 20µl 滴于玻片上,加盖玻片低倍镜查找微丝蚴。阳性时可见微丝蚴自由摆动,前后屈伸。此法阳性率低。

(3)浓集法:取抗凝静脉血 2ml,加蒸馏水 8~10ml,溶血后离心,取沉淀镜检查寻找微丝蚴。此法阳性率高。

十一、丝虫病如何治疗?

1947 年美国研制成功口服抗丝虫药物乙胺嗪,又名海群生,迄今仍是治疗丝虫病的首选药物。本品能使血中的微丝蚴集中到肝脏微血管中,被吞噬细胞所消灭,并破坏虫体表膜。对马来丝虫微丝蚴的作用较班氏丝虫微丝蚴更为迅速。大剂量服用对成虫有杀灭作用。治疗方法:①短程疗法:适用于马来丝虫病患者。成人 1.5g,一次顿服,或 0.75g,每天 2 次,连服 2 天。②中程疗法:常用于班氏丝虫病。每天 0.6g,分为 2~3 次口服,疗程 7 天。③间歇疗法:成人每次 0.5g,每周 1 次,连服 7 周,此法阴转率高,疗效可靠,不良反应小。④流行区全民食用乙胺嗪药盐:药盐为每千克食盐加 3g 乙胺嗪,食用 6 个月,可取得一定疗效。淋巴管炎及淋巴结炎者可口服泼尼松、保泰松、阿司匹林,疗程 2~3 天。有细菌感染者加用抗菌药物。

十二、慢性丝虫病患者如何护理?

对乳糜尿反复间歇发作的特点指导患者出院后按疗程服药,避免劳累,卧床休息时加腹带、抬高骨盆部，进低脂饮食，适当吃含脂肪少的鱼类或瘦肉等。如小便有乳糜凝块导致排尿困难，嘱患者多饮水，热敷、按摩下腹部，或改变体位促使尿和凝块排出。必要时可用 1%硝酸银或 12.5%碘化钠溶液作肾盂冲洗。重症乳糜尿由于营养不良、机体免疫力低下易并发其他疾病，需加强营养增强体质预防并发症。对下肢象皮肿患者重点是预防流火发作，告知患者保持患肢清洁，用弹力绷带坚持局部绑扎，日绑夜松，抬高患肢。可采用辐射热或微波热疗法。外搽抗菌软膏，口服西药、中药等综合治疗，使角化皮肤软化脱落，恢复皮肤功能，防止继发感染。

十三、丝虫病如何预防？

在高度流行区，采取对象治疗结合全民服药或全民食用乙胺嗪药盐法。两种措施均可将微丝蚴阳性率由防治前 10%左右降至 1%以下。在流行区大力整治卫生环境，消灭蚊虫滋生地，开展群众性防蚊灭蚊工作，消灭蚊虫传播媒介。加强个人防护，切断丝虫病传播途径。

第六节　钩　虫　病

一、什么是钩虫病？

钩虫病是十二指肠钩口线虫（简称十二指肠钩虫）和（或）美洲板口线虫（简称美洲钩虫）寄生于人体小肠导致的疾病。轻者可无症状，严重贫血者可致儿童发育障碍、心功能不全等。临床表现为不同程度的贫血、营养不良、胃肠功能失调及劳动力下降。

二、钩虫的生活史有何特点？

钩虫生活史包括虫卵、幼虫（分为杆状蚴和丝状蚴）、成虫 3 个阶段。成虫长约 1cm，形态细长呈灰白色，雌雄异体。成虫寄生于小肠的上段，以空肠为主。虫卵呈椭圆形，无色透明，卵壳薄，内含 2～8 个细胞。虫卵随宿主粪便排出，在温暖（25～30℃）、潮湿（湿度 70%）、疏松的土壤中经 24～48 小时发育为杆状蚴，5～7 天后发育为具有感染性的丝状蚴。丝状蚴对外界的抵抗力较强，可在土壤中生存数周。当接触人体皮肤、黏膜时，可侵入人体，经局部微血管或淋巴管进入右心至肺，穿破肺微血管进入肺泡，沿支气管上行至咽部，随吞咽活动经食管、胃而到达小肠，发育为成虫，交配产卵。从感染性蚴侵入皮肤至成虫成熟产卵一般需 5～7 周。但十二指肠钩虫幼虫可因体内发育受阻，可处于长达 200 多天的休眠状态。多数成虫在 1～2 年内排出体外，但亦有寿命达 5～7 年者。

三、钩虫病的流行状况如何？

钩虫病见于世界各地，尤其是热带及亚热带地区，约有 10 亿人以上感染钩虫。我国感染率约为 17.6%，农村感染率高于城市，可达 30%～40%。国内除黑龙江、青海、西藏自治区、新疆维吾尔自治区、内蒙古自治区等省、自治区外，其他地区均有不同程度的流行，尤以四川、浙江、湖南、福建、广东和广西壮族自治区较重。感染者以青壮年男性农民为多，夏秋季为感染高峰季节。本病的流行与自然条件及生产方式有关，南方气候温暖潮湿，感染季节长；北方寒冷干燥，感染季节短。

四、钩虫病的发病机制是什么？

丝状蚴从皮肤侵入人体，可导致钩虫性皮炎。当蚴虫移行至肺部时，可引起肺部点状出血、炎性病变及过敏反应，表现为肺炎、支气管肺炎或支气管哮喘。钩虫成虫借口囊咬附在小肠黏膜绒毛上，每天更换吸附部位，以摄取黏膜上皮与血液为食，同时分泌抗凝物质，使被咬附的黏膜伤口不断渗血，渗血量多于钩虫吸血量。患者因慢性失血而导致贫血，常伴低蛋白血症，导致临床上出现水肿的表现。长期严重贫血与缺氧可引起心、肝、肾等重要脏器出现不同程度的脂肪变性及退行性变。儿童期严重感染可因缺血缺氧、低蛋白血症导致生长发育障碍。

五、钩虫病是怎样传染的？

传染源为钩虫病患者和钩虫感染者，主要感染方式是丝状蚴经皮肤侵入人体。如赤足行走、下田劳动时接触污染的土壤而被感染,亦可因进食含有丝状蚴的生蔬菜或饮用生水直接经口腔黏膜感染。人群普遍易感,可多次重复感染,尤其是与土壤、粪便等接触机会多的农民感染率高。

六、什么是"粪毒"或"地痒疹"？原因是什么？

钩蚴皮炎俗称"粪毒"或"地痒疹"。当丝状蚴侵入人体皮肤时,在局部如指趾间、足缘、手、下肢皮肤或臀部等产生红色点状丘疱疹,奇痒。通常在1周内皮损自行愈合,症状消失。若局部溃破,易继发细菌感染。

七、钩虫病的临床表现是什么？

钩虫病轻度感染者大多无临床症状,感染较重者可出现蚴虫和成虫所致的症状。蚴虫所致的症状有钩蚴皮炎和钩蚴性肺炎。钩蚴肺炎者在感染后 3～7 天出现咳嗽、咳痰,偶有痰中带血,可伴咽部发痒、哮喘与低热,持续数天至1个月。X 线检查可见肺纹理增粗或点状浸润阴影。成虫所致症状包括胃肠功能紊乱,如上腹隐痛不适、反酸等,后期出现食欲减退、消化不良、腹泻等,偶有消化道大出血者。缺铁性贫血是钩虫病的主要表现,严重者可出现心脏扩大,甚至心力衰竭。还可伴有营养不良性水肿,表现为下肢水肿、腹水等。婴儿钩虫病常有严重贫血,易并发明显水肿及感染,可因心力衰竭死亡。孕妇感染者因缺铁性贫血可引起流产或早产,新生儿死亡率增高。

八、钩虫病需要做哪些检查？

粪便检查常用涂片法和饱和盐水漂浮法,查见钩虫虫卵是确诊本病的直接依据。虫卵计数法测定钩虫感染度,以每克粪虫卵数表示（EPG）。EPG＜3000 为轻度感染,3001～10 000 为中度感染,＞10 000 为重度感染。血液检查常有不同程度贫血,属于小细胞低色素性贫血。红细胞数减少,网织红细胞正常或轻度增高,嗜酸性粒细胞可轻度增多,血清铁浓度显著降低,一般在 9μmol/L 以下。骨髓检查可见造血旺盛,但红细胞发育受阻于幼红细胞的阶段,中幼红细胞显著增多。因骨髓贮铁减少,游离含铁血黄素与铁粒细胞减少或消失。胃、肠镜检查时在十二指肠、盲肠等可以见活的虫体。

九、钩虫病如何治疗？

钩虫病的治疗包括病原治疗和对症治疗。病原治疗常用阿苯达唑 400mg 顿服,隔 10 天重复 1 次。甲苯达唑 100mg,每天 2 次,连服 3 天,儿童与成人剂量相同。钩蚴皮炎在感染后 24 小时内可用左旋咪唑涂肤剂或者 15%阿苯达唑软膏 1 天 2～3 次,重者连用 2 天。皮炎广泛者可口服阿苯达唑,每天 10～15mg/kg,分 2 次服,连用 3 天,有止痒、消炎及杀死皮内钩虫蚴虫的作用,也可阻止或预防呼吸道症状的发生。对症治疗包括补充铁剂、维生素 C、维生素 B_{12}、叶酸,改善贫血。严重贫血,尤其孕妇、婴儿,可少量输血。

十、钩虫病如何护理？

钩虫病的病情观察包括有无咳嗽、咳痰等呼吸系统症状;有无消化不良、腹泻、消化道出血等消化道症状;有无贫血所致的症状体征及儿童有无生长发育迟缓和智力发育障碍等。严重贫血者应注意心功能,有无并发心力衰竭。对症护理:贫血程度较重者,应卧床休息,严重贫血的患者易继发感染,应加强生活护理。饮食上应增加营养,纠正贫血,以增强机体抵抗能力。应给予高蛋白、高热量、高维生素、含铁丰富的食物。驱虫期间宜给予半流质饮食,忌食油腻及粗纤维食物。用药期间注意观察不良反应,如苯咪唑类药物作用较缓慢,一般于治疗后 3～4 天才排出钩虫,但其杀虫效果好,不良反应轻微且短暂,仅少数患者出现头晕、恶心、腹痛等。噻嘧啶驱虫作用较苯咪唑类药物快,但疗效略差,不良反应与苯咪唑类相似。服药以睡前顿服为宜,不必服泻药。对严重贫血患者应先纠正贫血,再驱虫治疗,以免加重不适。

十一、钩虫病如何预防?

钩虫病的预防应采取普遍治疗或选择性人群重点治疗,如对中小学生用复方甲苯达唑或阿苯达唑每年继续驱虫,有利于阻断钩虫病的传播。加强粪便管理,推广粪便无害化处理,加强个人防护,避免赤足下田劳动,应穿胶鞋或局部涂擦防护药物,如劳动前以1%的碘酊或明矾水涂擦皮肤。不吃可能受污染的生蔬菜,防止钩蚴经口感染。有赤足劳动、局部出现症状者,定期检查,以便及早发现、及时治疗。嘱患者于驱虫治疗后1个月内复查粪便,如仍有钩虫卵,应重复驱虫1次。

第七节 蛔 虫 病

一、什么是蛔虫病?

蛔虫病是似蚓蛔线虫寄生于人体小肠或其他器官所引起的常见疾病。临床表现依寄生或侵入部位、感染程度不同而异。仅限于肠道者称肠蛔虫病,多无症状,可有不同程度消化道表现。蛔虫钻入胆管、胰腺、阑尾及肝脏等脏器,或蚴虫移行至肺、眼、脑及脊髓等器官,可引起相应的异位病变,并可导致严重并发症。

二、蛔虫卵的抵抗力强吗?

蛔虫卵对化学物质抵抗力较强,一般杀虫药或农业化肥不影响它的发育;但对高温、干燥及日光则抵抗力较弱。例如,在50℃水中生存半小时,60~65℃热水中5min即死亡,直射的阳光由于高温及干燥作用可很快杀死虫卵。

三、蛔虫生活史如何?

蛔虫生活史中不需要中间宿主,受精卵自粪便中排出,在适宜温度和湿度,经3周后即发育成为感染性虫卵,虫卵被人吞食后,大部分被胃酸杀死,仅少数进入小肠,卵壳在肠内溶解,幼虫脱壳而出。幼虫穿破肠系膜经毛细血管入门静脉,再经肝脏、下腔静脉而达右心;亦可经肠系膜淋巴管、胸导管及锁骨下静脉而达右心;再经肺动脉,穿破肺毛细血管进入肺泡,感染后8~10天向上移行随唾液或食物吞入,在空肠内发育为成虫。整个发育过程为10~11周。成虫以吸取食糜为主,也能分泌消化酶,消化和溶解附着处及附近肠黏膜作为营养来源。成虫寄生部位以空肠为多见,回肠次之,十二指肠最少。宿主体内一般有成虫一至数十条。蛔虫寿命为10~12个月。

四、蛔虫病流行状况如何?

蛔虫感染在世界各地最为常见,全世界约有1/4的人口感染蛔虫,主要在温带及热带,经济不发达、温暖潮湿及卫生条件差的国家或地区流行更为广泛。我国各省区均有蛔虫流行,农村高于城市,儿童高于成人。年龄增长,多次感染产生免疫力是成人感染率降低的重要因素。人群感染蛔虫的季节与当地气候、生产和生活活动有密切关系,一般认为感染期虫卵的出现率以7、8月份为最高。发病常为散发,也可发生集体感染。

五、蛔虫病的发病机制是什么?

吞入感染期虫卵后,在小肠孵出幼虫,随血流经肺时,其代谢产物和幼虫可产生炎症反应。幼虫损伤毛细血管可导致出血及细胞浸润,严重感染者肺病变可融合成片,支气管黏膜嗜酸性粒细胞浸润、炎性渗出和分泌物增多,导致支气管痉挛和哮喘。成虫寄生在空肠及回肠上段,虫体可分泌消化物质附着于肠黏膜,引起上皮细胞脱落或轻度炎症。大量成虫可缠成团引起不完全性肠梗阻。蛔虫钻孔可引起胆道、胰管、阑尾蛔虫病等,胆道蛔虫病可并发急性胰腺炎或慢性胰腺炎。

六、蛔虫病的是怎样传染的?

人是蛔虫的唯一终宿主。蛔虫患者及粪内含有受精卵者是主要传染源。在流行地区,用人粪做肥料和随地大便是蛔虫卵污染土壤和地面的主要方式。在外界发育为感染期的虫卵可以通过多种途径使人感染。人因接触外界污染的泥土,如农田、庭院地面等,经口吞入附于手指上的蛔虫卵而感染。或者食用带有蛔虫卵的甘薯、胡萝卜等食物而发生暴发性蛔虫性哮喘。用人粪施肥的带有泥土的蔬菜常携带有蛔虫卵，并可污染室内的地面、家具、食具及人的衣服和手指，儿童喜将手指放入口内吸吮，喜在地上爬滚玩耍，加上饭前无洗手习惯，极易感染。蛔虫卵亦可随灰尘飞扬而被吸入鼻咽部咽下而感染。

七、蛔虫病有哪些临床表现？

人体感染蛔虫后，症状的有无、病情的轻重差别很大，这与虫数及人体的反应性有关。多数患者无明显症状，但儿童及体弱者则症状明显。幼虫引起的症状短期内吞食大量感染性蛔虫卵后7～8天，大量幼虫经过肺部时，常有蛔虫性哮喘，以及由于继发细菌感染等引起的支气管炎，严重者病变融合而成肺炎病变。临床上出现咳嗽、哮喘、气促及高热，部分患者可有白色泡沫痰，痰中可能发现蛔蚴，少数患者可有咯血、胸闷、气喘，肺部听诊有哮鸣音或啰音。

成虫引起的症状主要表现在三个方面：

（1）胃肠功能失调：如轻微消化不良、食欲不振，亦可有多食，甚至异嗜癖。常突发脐周阵发性疼痛，片刻即行缓解。严重感染者有食欲减退、体重下降与贫血等。蛔虫致肠梗阻者常有阵发性腹部绞痛、呕吐，停止排气、排便。可随粪便排出蛔虫。亦可有鼓肠、便秘及腹泻。

（2）精神神经症状：儿童患者较常见，如精神不宁、易受刺激、夜惊、咬牙、瘙痒及惊厥等。少数病例有智力迟钝及发育障碍。

（3）过敏反应：如荨麻疹、气喘或发热等过敏现象，亦可表现为肠痉挛、皮肤瘙痒，偶有顽固性荨麻疹、血管神经性水肿。

八、什么是异位蛔虫病？

蛔虫离开寄生部位至其他器官引起相应病变及临床表现称为异位蛔虫病。除了常见的胆道蛔虫病、胰管蛔虫病、阑尾蛔虫病以外，蛔虫还窜入脑、眼、耳鼻喉、气管、支气管、胸腔、腹腔、泌尿生殖道等。蛔虫某些分泌物作用于神经系统可引起头痛、失眠、智力发育障碍，严重时出现癫痫、脑膜刺激征或昏迷。蛔虫性脑病多见于幼儿，经驱虫治疗后病情多迅速好转。

九、蛔虫病需要做哪些检查？

血常规检查有白细胞计数和嗜酸性粒细胞均增多。粪涂片或饱和盐水漂浮法可查到虫卵。用成虫抗原作皮内试验或皮肤划痕试验，阳性者提示有蛔虫感染。胆道蛔虫病腹部彩超检查有时可发现蛔虫位于扩张的胆管腔内。

十、蛔虫病如何治疗？

对贫血较重者，于驱虫治疗前可先给予富有营养的饮食、维生素和铁剂等，待全身情况好转后，再进行驱虫治疗。阿苯达唑是一种安全有效的广谱抗蠕虫药，具有杀灭成虫、幼虫及虫卵的作用，能抑制所有寄生虫对葡萄糖原的吸收，因而导致虫体葡萄糖原能量的耗竭，起到对虫体各生命周期的杀灭作用。用法：成人及2岁以上儿童400mg一次顿服，可吞服、口嚼或研碎后与食物一起吞服。严重感染者需多个疗程。治疗中偶可出现蛔虫躁动甚至发生胆道蛔虫症。

十一、蛔虫病的并发症如何治疗？

胆道蛔虫病可先用内科疗法，包括解痉止痛，注意水与电解质平衡，预防或控制感染，可早期驱虫以防止胆道感染、胆管坏死及肝脏病变等并发症。如有胆道感染，可选用合适的抗菌药物。合并肝胆系统严重感染，并发胆管大出血、腹膜炎、中毒性休克，疼痛持续存在并伴有感染症状1周以上或经胆道造影证明蛔虫已完全钻进胆道而死虫长期不能排出者须手术治疗。蛔虫病肠梗阻如属不完全性肠梗阻可用内科疗法，包括禁食、静脉补液，注意水与电解质和酸碱平衡，必要时进行胃肠减压、镇静及解痉止痛。腹痛缓解后进行驱虫。服用豆油或花生油80～150ml（儿童用量为60ml）可使蛔虫团松解，缓解症状，症状消失后1～2天再驱虫。

十二、胆道蛔虫病患者如何护理?

本病发病急骤,起病突然,疼痛剧烈,患者往往出现紧张、恐惧心理,疼痛反复发作,使患者长时间处于精神紧张状态,精力和体力都消耗极大。应充分理解,关心体贴,多巡视,消除恐惧心理。饮食以清淡、易消化的食物,病情较重者暂禁食,静脉补充水分及电解质。密切观察腹痛的部位、性质、持续时间、伴随症状,观察呕吐物的颜色、量、次数及有无吐出蛔虫,有无寒战、高热、黄疸等症状,如出现高热,提示继发感染,遵医嘱给予抗生素;出现黄疸或疼痛不止,提示胆道梗阻,及时报告医生;严密观察生命体征、神志、面色、大便有无蛔虫排出等。若疼痛剧烈,持续时间长,出现面色苍白、大汗淋漓,应警惕梗阻休克的发生,及时测量生命体征,报告医师,给予对症处理。

十三、蛔虫病如何预防?

控制传染源,积极开展查治病员,驱除蛔虫能消除传染源,降低虫卵污染土地的密度,减少传播机会。在感染重的地区,如居民感染率在 50%以上,可采用集体驱虫治疗。治疗时间选择在感染高峰的 2~3 个月后进行,如秋季或冬季。在集体驱虫以后,需要间隔一定时间,对粪检虫卵阳性者进行再驱虫(选择性驱虫),以防止重复感染率的上升。驱出的蛔虫和粪便应及时处理,以免污染环境。广泛深入开展卫生宣传工作,使群众掌握蛔虫病的防治知识。做到饭前、便后洗手,不喝生水、不吃未洗净的蔬菜、瓜果。对粪便进行无害化处理,有利于控制蛔虫病。

第八节 蛲 虫 病

一、什么是蛲虫病?

蛲虫病是由蠕形住肠线虫(简称人蛲虫)寄生于人体结肠和回盲部所引起的疾病,以儿童为常见。其主要症状为肛门周围和会阴部瘙痒。

二、蛲虫病的病原体是什么? 生活史有什么特点?

成虫细小乳白色,雌、雄虫大小悬殊。雌虫长 8~13mm,宽 0.3~0.5mm,虫体中部膨大,略呈纺锤形,尾端直而尖细,尖细部约占体长的 1/3。雄虫大小约是雌虫的 1/3。蛲虫不需中间宿主。成虫寄生在结肠上部,主要在盲肠和升结肠,有时亦可见于阑尾和回肠下端。雌雄成虫交配后,雄虫多即死亡。雌虫发育为母虫,一般不在肠内产卵,而沿结肠下行,自宿主肛门爬出,因受温度及湿度改变和空气的刺激,在肛门周围、会阴和女阴皱褶内大量产卵。一般在宿主入睡后 2 小时内(约晚间 22 时左右)为产卵高峰。一条母虫约产卵 10 000 个,雌虫排卵后大多干燥死亡,但有的也可再返回肛门甚至阴道膀胱等处。虫卵在肛门附近因温度和相对湿度适宜,氧气充足,可很快(约 6 小时)发育成感染期卵。当患者用手搔抓肛门附近皮肤,虫卵污染手指并经口再自身感染。感染期虫卵也可散落在室内用具和食物上,经口吞食或随空气吸入等方式使人感染。虫卵进入十二指肠内孵出幼虫,幼虫沿小肠下行途中蜕皮两次,至结肠再蜕皮一次而发育为成虫。自吞食虫卵至发育为成虫需 15~43 天。由于蛲虫存活时间很短,一般不超过 2 个月,故如无重复感染,很快可被消灭。但由于反复感染,可使感染持续多年。

三、蛲虫病是怎样传染的?

人是蛲虫唯一的终宿主,患者是唯一的传染源,排出体外的虫卵具有传染性。主要经消化道传播:

(1)直接从肛门通过污染的手常是自身再感染的最重要途径。母虫产卵时肛门周围皮肤受到激惹,每有奇痒,患者常以手搔痒,手指或指甲缝中常黏有虫卵,而儿童的手又常易和口接触,从而发生感染物经口感染。

(2)虫卵通过内衣内裤、被褥、地板、桌面、玩具及门把手等污染手指而致。

(3)含有虫卵的尘埃通过空气传播至呼吸道及口腔,最后吞下而感染。

（4）经肛逆行感染：蛲虫卵可在肛门外皮肤上自动孵化出幼虫，幼虫可经肛门移行至肠内，发育为成虫并产卵。

四、蛲虫病的流行状况如何？

蛲虫病为世界性疾病，发展中国家的发病率高于经济发达国家；温带、寒带地区感染率高于热带，尤以居住拥挤、卫生条件差的地区多见。儿童是主要的感染人群。有家庭聚集性。

五、蛲虫病的发病机制是什么？

雌蛲虫在肛门周围和会阴部产卵的刺激作用，可引起局部皮肤出现炎症反应、湿疹或皮肤角化。若皮肤抓破，可继发细菌感染。蛲虫头部可刺入肠系膜，偶尔可深入黏膜下层引起炎症和微小溃疡，由于蛲虫寄生期短暂，故肠黏膜病变轻微。蛲虫虽然是肠道寄生虫，但有时可侵入肠壁组织、阑尾组织，甚至肠外的一些组织与器官异位寄生，引起局部炎症，形成肉芽肿病变。

六、蛲虫病的临床表现是什么？

成虫在夜间爬至宿主肛门周围及其附近皮肤上产卵时刺激可致局部奇痒，因患者熟睡时常不自觉地搔痒，以致皮肤被抓破、出血及继发细菌感染。儿童患者常表现精神不安、失眠、烦躁易怒及害羞自卑。有时可出现食欲缺乏、腹痛、消化不良、恶心及呕吐等消化道症状。蛲虫在回盲部寄生可引起局部刺激和卡他性炎症或微小的溃疡。重度感染时可伴有腹泻、粪便中黏液增多或稍带血丝。蛲虫寄生于阑尾中可引起炎症、出血、坏死或类似阑尾炎的临床症状。雌蛲虫在肛门外产卵时可移动到女性外阴部，进入阴道、子宫颈、子宫及输卵管，并引起该器官炎症。雌蛲虫也偶可从尿道进入泌尿系统引起炎症，男性尿道中也可发现雌蛲虫，可引起小便频繁。

七、蛲虫病需要做哪些检查？

患者入睡后 1～3 小时，可在其肛门、会阴、内衣等处找到成虫。也可用透明胶纸粘卵法：宽 2cm、长 6cm 的透明胶纸贴于载玻片上备用。检查时将胶纸一端掀起，用胶面粘贴受检者肛门周围皮肤，可用棉签按压无胶一面，使胶面与皮肤充分粘贴，然后将胶纸平贴于载玻片上，镜检有无蛲虫卵。由于雌虫多不在肠道内产卵，因此粪虫卵检出率小于 50%。

八、蛲虫病如何治疗？

阿苯达唑 100～200mg，一次顿服，2 周后重复一次，可全部治愈。甲苯达唑剂量为 100mg/d，连服 3 天，治愈率 95%以上。外用药如蛲虫膏、2%氧化氨基汞软膏等涂在肛门周围，有止痒和杀虫作用。

九、蛲虫病如何预防？

根据蛲虫生活史短、雌虫在肛门外产卵、接触传播及自身再感染等特点，需要有效而持久的预防措施，治疗效果才能巩固。预防原则是：①加强卫生宣传教育，提高卫生知识水平；②养成良好的卫生习惯，饭前便后洗手，勤剪指甲，不吸吮手指等。睡前及清晨应清洗肛门，以减少及防止再感染的机会；③搞好室内环境卫生，如洒水清扫，用湿布抹除灰尘，经常晒洗玩具等物品，勤换洗床单及内衣裤等，以减少和防止虫卵污染室内环境的机会；④有组织地进行集体性反复查治。

第九节 旋 毛 虫 病

一、什么是旋毛虫病？

旋毛虫病是旋毛虫引起的动物源性人畜共患寄生虫病，因生食或半生食含有旋毛虫幼虫包囊的猪肉或其他动物肉而被感染。临床主要特征为胃肠道症状、发热、肌肉剧烈疼痛、嗜酸性粒细胞明显增高。幼虫移行至心、肺、脑时，可引起心肌炎、肺炎或脑炎等。

二、旋毛虫的生活史有何特点？

人或动物吞食了含有幼虫包囊的肉类数小时后，包囊壁被胃液、肠液消化，幼虫在十二指肠逸出并寄生于十二指肠、空肠和回肠黏膜内，经5～7天发育为成虫。成虫为雌雄异体，寄生于十二指肠和空肠上段肠黏膜内，雌、雄虫交配后，雄虫死亡，雌虫在交配后5～7天胎生出幼虫。每条雌虫可产出1500～2000条幼虫。少数幼虫可自肠腔排出体外，多数在肠黏膜内的幼虫侵入淋巴管和小血管，随血液循环到达全身各组织器官，此即移行期。只有到达横纹肌的幼虫才可继续生长发育。幼虫进入横纹肌后，穿破血管进入肌纤维内，迅速增长至1mm大小，并出现两性分化，开始卷曲、盘绕成螺旋状，形成长轴与肌纤维平行的梭状包囊，称为囊虫期幼虫。包囊内含2条或以上幼虫，6～18个月后钙化，幼虫死亡，平均寿命为5～10年。感染性包囊被宿主吞食后即感染新宿主，重复生活史。旋毛虫包囊对外界抵抗力很强，猪肉中的包囊在-15℃环境能存活20天，在-12℃可生活57天。熏烤、腌制、暴晒等加工肉制品不能杀死旋毛虫幼虫。

三、旋毛虫病的流行状况如何？

本病与饮食习惯密切相关，在有食生肉习惯的地区尤为多见。法国、美国、英国均有暴发流行的报道。我国云南、广西壮族自治区、西藏自治区、吉林、黑龙江、辽宁、湖南、湖北、福建、广东、内蒙古自治区、四川、河南及河北等地均有本病流行。资料表明，我国旋毛虫病的暴发流行均因集体进食生肉或半生肉所致。猪是人旋毛虫病的主要传染源，其他食肉的家畜和野生哺乳动物如犬、猫、鼠、野猪、羊、狐等均可为传染源。

四、旋毛虫病的发病机制是什么？

旋毛虫对人体的致病作用及病情轻重与感染幼虫包囊的数量、不同的虫体发育阶段及人体对旋毛虫的免疫反应密切相关。旋毛虫成虫和幼虫寄生于十二指肠、空肠及回肠黏膜，可引起小肠黏膜充血、水肿、灶性坏死甚至浅表性溃疡，出现消化道症状。幼虫自肠黏膜侵入血循环并随血液到达全身的幼虫移行阶段，可产生代谢产物和毒素，引起全身中毒症状和炎症、过敏反应，出现发热、荨麻疹、血管神经性水肿和嗜酸性粒细胞增高等。另外，幼虫的机械性穿透作用造成脏器的血管损伤，引起急性炎症和间质水肿，如肺炎、肺水肿、心肌炎等。幼虫侵入脑组织中，引起全身和脑组织局部的炎性反应和坏死。大脑白质和皮质深部可见肉芽肿性结节，附近的神经细胞有各种变性改变。

五、旋毛虫病是怎样传染的？

旋毛虫病最常见的传播途径为生食或半生食含旋毛虫幼虫包囊的动物肉（以猪肉最多见）。包囊的抵抗力较强，涮、烤、腌及加热时间不足等均可使食者被感染。生或熟食的刀、砧板接触部位，也可被包囊污染。另外，患者和受染动物的粪便可带有幼虫或包囊，也可能成为传播途径之一。人群对本病普遍易感，但以青壮年男性多见，可能与他们进食猪肉较多、肌肉发达、有利于移行期幼虫寄生发育有关。感染旋毛虫后，人可获得一定程度的免疫力，但不足以消除感染。再感染时可无或仅有较轻的临床症状。

六、旋毛虫病的临床表现有哪些？

小肠侵入期从食入包囊，幼虫从包囊内脱出在小肠黏膜发育为成虫这一阶段，称为小肠侵入期。此期主要是小肠黏膜的炎症，表现为腹痛、腹泻、稀水便、恶心、呕吐等。此期持续1周左右。幼虫移行期相当于雌虫产生大量幼虫，侵入血循环并移行至全身各组织器官。主要表现为发热、肌痛、水肿和组织器官受累的相应表现。发热多为38～40℃，可伴有畏寒、头痛及出汗等。部分患者可有斑丘疹、猩红热样皮疹或荨麻疹。此期全身肌肉剧烈疼痛为本病最突出表现，同时肌肉肿胀，有硬结感，有明显压痛、触痛。肌痛以腓肠肌最明显，患者可呈强迫屈曲状。严重患者有咀嚼、吞咽和语言困难，有些甚至呼吸时也觉疼痛。水肿可见于大多数患者，自眼睑和面部开始，可扩展至四肢，重者可有浆膜腔积液。重症患者可出现肺炎、心肌炎、心功能不全、脑膜炎和脑炎等脏器受累表现。此期持续 2 周～2 个月。感染后 1 个月左右，幼虫在骨骼肌内逐渐形成包囊，即为包囊形成期。此期发热、水肿等急性炎症消退，全身症状减轻甚至消失，但肌痛、乏力等可持续数月。

七、旋毛虫病需要做哪些检查？

（1）血常规：外周血白细胞总数增高，可达（10～20）×10⁹/L。嗜酸性粒细胞明显升高，可达 40%～90%。用旋毛虫幼虫可溶性抗原作皮内注射，常于病后 2 周即可阳性并可持续约 20 年，但有假阳性，一般用于临床筛查和流行病学调查。人感染旋毛虫后，血清中也可检出特异性 IgG 抗体。

（2）肌肉组织压片活检法：常取胸大肌或腓肠肌，压片镜检见肌肉组织内有梭形包囊，内有卷曲的幼虫，为阳性结果，可以确诊。压片镜检发现钙化的包囊或幼虫，提示陈旧性感染。1%胃蛋白酶和 1%盐酸消化肌肉组织，离心后的沉淀物中找到幼虫。本法的阳性率高于压片法。腹泻初期，可在大便中找到幼虫。

八、旋毛虫病有哪些治疗方法？

（1）一般治疗：急性期应卧床休息，改善营养，补充水分，保持水电解质平衡，必要时予血浆、白蛋白。心功能不全时给予强心药。烦躁不安、头痛者可予镇静、止痛等对症治疗。脑水肿时给予脱水治疗。激素治疗皮质激素有抗变态反应、非特异性抑制炎症反应和减轻中毒症状的作用。对高热或有明显毒血症或有心肌炎、脑炎者，可与病原治疗合用。开始使用地塞米松 5mg/d 或氢化可的松 100～200mg/d 静脉滴注，待症状减轻后可改口服泼尼松 30mg/d，疗程 5～7 天。重者可加大用量、延长时间至 7～10 天。

（2）病原治疗：首选阿苯达唑，疗效可达 100%，不但可抑制雌虫产幼虫，且对移行期和包囊期幼虫和成虫均有杀灭作用；剂量为 20～25mg/（kg·d），分 2 次口服，5 天为 1 个疗程。一般于治疗后 2 天体温下降、4 天后降至正常，水肿和肌痛逐渐减轻或消失；少数患者因虫体死亡、崩解，释放出异性蛋白，可出现心慌、头晕、恶心及体温升高等。还可选用甲苯达唑 100mg，每日 3 次，10 天为 1 个疗程。该药对肠内各期和肠外旋毛虫都有效，几乎无不良反应。

九、旋毛虫病如何护理？

体温达 38.5℃时给予物理降温，局部冷疗和温水擦浴；体温达 39.5℃以上时给予乙醇擦浴；持续高热者病情危重，中枢神经受累，驱虫同时给予肾上腺皮质激素与阿苯达唑同时应用，氢化可的松静脉滴注及适当镇静、止痛、输液，纠正水和电解质紊乱，补充钾盐。对年老体弱者注意防止虚脱，给予高热量、高蛋白、高维生素、易消化的流质或半流质饮食，鼓励患者多饮水，每天 3000ml 为宜，以补充高热量消耗的大量水分，并促进毒素的排出。卧床休息，减少能量的消耗，有利于机体的康复，提供适宜的休息环境，室温适宜、环境安静、空气流通，在晨起后协助患者漱口，保持口腔清洁，因退热时大量出汗，及时擦干汗液及更换衣服和床单，防止受凉，保持皮肤的清洁、干燥。阿苯达唑服药期间注意饮食搭配，禁酒。

十、旋毛虫病有哪些预防措施？

改变不良的饮食习惯，不吃生猪肉，处理生熟食物的刀具和砧板应分开。用于盛装生肉的碗、盆应洗干净才盛熟食，防止生肉屑污染餐具，加强卫生宣传教育，使广大人民群众充分认识旋毛虫病的危害，自觉采取预防措施，不食生肉或半生的肉或肉制品。加强肉类食品的检疫，对生猪统一屠宰检疫，减少病猪入市，控制传染源。猪应圈养，饲料应加热至 70℃以上；病猪应隔离治疗或宰杀。积极灭鼠，防鼠污染猪圈。

第十节 肠绦虫病

一、什么是肠绦虫病？

肠绦虫病是由寄生于人体小肠中的各种绦虫所引起的一类肠道寄生虫病。其中以猪带绦虫和牛带绦虫最为常见。人多因进食含活囊尾蚴的猪肉或牛肉而被感染。

二、肠绦虫病的病原体是什么？生活史有什么特点？

肠绦虫病病原体为猪带绦虫和牛带绦虫。两种绦虫生活史相同。猪带绦虫在人体可存活 25 年以上，牛带绦虫可达 30～60 年以上。绦虫为雌雄同体，呈带状，可分头节、颈节与体节三部分。人是各种绦虫的终末宿主。成虫寄生于人体的小肠上部，其妊娠节片内充满虫卵。妊娠节片和虫卵随粪便排出体外，被牛或猪（中间宿主）吞食后，经胃液与肠液的作用，在十二指肠内孵出六钩蚴，逸出的六钩蚴钻过肠壁，经肠系膜小静脉及淋巴管进入血流，随血流播散至全身，主要在骨骼肌内发育为囊尾蚴。人进食生的或未煮熟的含有囊尾蚴的牛肉或猪肉后，囊尾蚴可在小肠内伸出头节，吸附于肠壁并逐渐伸长，经 10～12 周发育为成虫。

三、肠绦虫病的流行状况如何？

肠绦虫病在我国分布较广，猪带绦虫病多见于东北、华北、河南、云南、上海等，多为散发。牛带绦虫病主要流行于贵州、西藏自治区、四川、广西壮族自治区、新疆维吾尔自治区及宁夏回族自治区等少数民族地区，常呈地方性流行。肠绦虫病有家庭聚集现象。

四、肠绦虫病的发病机制是什么？

猪带绦虫与牛带绦虫以头节的小钩或吸盘钩挂或吸附在小肠黏膜上，引起局部损伤和炎症。很少引起严重的病理改变。但因虫体较大，且可多条绦虫同时寄生，可引起胃肠运动功能障碍，出现上腹隐痛等消化道症状，多条绦虫寄生偶可导致不完全性肠梗阻。

五、肠绦虫病是怎样传染的？

感染绦虫的患者是唯一传染源。患者从粪便中排出的虫卵分别使猪或牛感染而患囊尾蚴病。含有囊尾蚴的猪肉俗称"米猪肉"。人进食生的或未煮熟的含囊尾蚴的猪肉或牛肉而感染。感染与饮食习惯有关，如喜吃半熟猪（牛）肉，亦见于生尝肉馅或生肉与熟食共用砧板、刀具和食具造成熟食被污染等。人群普遍易感，以青壮年为多，男多于女。

六、肠绦虫病的临床表现是什么？

猪或牛带绦虫潜伏期一般为 2～3 个月，牛带绦虫病可长达 4～9 个月。多数患者症状轻微且无特异性，粪便中发现白色带状节片或节片自肛门逸出常为最初和唯一症状。临床症状可有上腹隐痛、恶心、食欲缺乏、肛门瘙痒，少数可有消瘦、乏力、食欲亢进等，偶有头痛、头晕、失眠、磨牙等神经系统症状。猪带绦虫患者因自体感染可同时患有囊尾蚴病，感染期越长，危险性越大。牛带绦虫病的并发症有肠梗阻和阑尾炎，多因链体或节片阻塞所致。

七、肠绦虫病需要做哪些检查？

患者粪便中可找到绦虫卵或妊娠节片，检查妊娠节片内子宫的分支数目及形状可鉴别绦虫种类。猪带绦虫为 7～13 个，呈树枝状，牛带绦虫为 15～30 个，呈对分支状。驱虫治疗 24 小时后，留取全部粪便检查头节形状及小钩有无可以区分虫种。头节被驱出表明治疗彻底。血常规检查嗜酸性粒细胞可轻度增高。用酶联免疫吸附试验可检测宿主粪便中特异性抗原，敏感性达 100%，且具有高度特异性。分子生物学检查，如 DNA-DNA 斑点印迹法可用于检测绦虫虫卵。

八、肠绦虫病如何治疗？

肠绦虫病主要是驱虫治疗。首选吡喹酮 15～20mg/kg（儿童以 15mg/kg 为宜）清晨空腹顿服，疗效达 95% 以上。此外，尚可选用甲苯达唑 300mg/d，每天 2 次，或阿苯达唑 8mg/kg，疗程 3 天。氯硝柳胺，即灭绦灵，成人清晨空腹 1 次口服 2g，儿童 1g，嚼碎后开水送服。

九、肠绦虫病如何护理？

肠绦虫病应观察腹痛的部位、性质、持续时间及粪便的性状，注意有无诱因；是否伴有恶心、呕吐；注意观察粪便中有无节片排出，有无肠梗阻、阑尾炎等并发症表现；有无贫血、消瘦。驱虫治疗应注意：

（1）服药前一天晚餐进流质饮食，避免油腻食物，服药当天早晨禁食、空腹、顿服。

（2）驱猪肉绦虫前先遵医嘱服用氯丙嗪，防止因恶心、呕吐致绦虫孕节片反流至十二指肠或胃，引致内源性感染囊尾蚴病。

（3）驱虫时应注意保持排便通畅。

（4）天冷时便盆应加温水，以免绦虫遇冷回缩。排虫过程中不要拉扯虫体，以免拉断。如虫体长时间不能完全排出，可用温水灌肠，使虫体完整排出。

（5）服用驱虫药后，应观察药物的不良反应，如有无头晕、乏力等不适，一般数天内可自行消失。

（6）服药后留取 24 小时粪便，以便寻找绦虫虫体与头节。未能获得绦虫头节者，应继续随访，隔 3～4 个月后复查，应检查至无绦虫孕节或虫卵者，才可视为痊愈。

十、肠绦虫病如何预防？

预防肠绦虫病应在流行区开展普查普治，对猪和牛采用氯硝柳胺进行预防性治疗，对绦虫患者进行早期和彻底驱虫治疗。加强人粪管理，防止猪牛感染。宣传教育重点是改变不良饮食习惯，不吃生猪肉或牛肉，处理生、熟食物的刀具和砧板应分开。除卫生防疫部门加强肉类检疫，防止"米猪肉"上市外，群众应提高识别"米猪肉"能力。

第十一节 囊尾蚴病

一、什么是囊尾蚴病？

囊尾蚴病又称囊虫病、猪囊尾蚴病，由猪带绦虫蚴虫寄生于人体各组织器官所致的疾病，为人兽共患病。人因吞食猪带绦虫虫卵而被感染。囊尾蚴可侵入人体各器官引起病变，其中以脑囊虫病危害最大。

二、囊尾蚴病的病原体是什么？ 生活史有什么特点？

囊尾蚴病的病原体为猪囊尾蚴。人经口感染猪带绦虫虫卵后，虫卵内的六钩蚴在胃及小肠消化液的作用下脱囊而出，钻入肠壁，进入肠系膜小静脉及淋巴管，随血液播散至全身组织，经 9～10 周逐渐发育为囊尾蚴。囊尾蚴按形态和大小可分为纤维素型、葡萄状型和中间型 3 型。囊尾蚴因寄生部位不同，形态、大小有一定差异。纤维素型最常见，位于皮下结缔组织，脑囊尾蚴患者以纤维素型多见。葡萄状型较大，直径为 4～12cm，其特征是肉眼看不见头节。仅见于人的脑部，其中间宿主（猪）中未见。囊尾蚴寿命一般 3～10 年，少数长达 20 年或以上。

三、囊尾蚴病的流行状况如何？

本病呈世界性分布，以中非、南非、拉丁美洲、东亚、南亚的发展中国家为甚，东欧与西欧次之。我国广泛分布，31 个省、市、自治区均有不同程度的发生和流行，其中以东北、西北、华北和西南等地的发病率较高。农村发病率高于城市，以散发病例居多。含有囊尾蚴的肉制品流入非流行区时可导致居民感染猪带绦虫病，继而发生家畜囊尾蚴病，形成新的流行区。本病在有吃生猪肉习惯的地区或居民中甚为流行。因此，该病的流行与饮食习惯、卫生环境密切相关。

四、囊尾蚴病的发病机制是什么？

囊尾蚴病的病变程度因囊尾蚴寄生的部位、数目、死活及局部组织的反应程度而不同。同一患者反复感染可同时出现不同的感染阶段。病变部位以皮下组织、肌肉、脑为多，但亦可累及其他器官。寄生于皮下组织及肌肉者，引起皮下结节。寄生于眼部可引起视力障碍等。囊尾蚴侵入中枢神经系统，常寄生于大脑皮质邻近运动区，引起局灶性刺激症状，表现为癫痫发作。寄生于第四脑室或侧脑室带蒂的囊尾蚴结节可致脑室活瓣性阻塞，引起脑积水。寄生于软脑膜引起蛛网膜炎。颅底的葡萄状虫体破裂可引起囊尾蚴性脑膜炎、脑积水或交通性脑积水。颅内大量囊尾蚴寄生或脑积水均可引起颅内高压。活的囊尾蚴并不直接引起脑组织炎症改变，当虫体死亡时，释放出虫体抗原诱发局部组织炎症。脑组织中囊尾蚴数量越多，局部反应越重者，临床表现越明显。

五、囊尾蚴病是怎样传染的？

猪带绦虫病患者是囊尾蚴病的唯一传染源。吞食猪带绦虫卵经口感染为主要传播途径，感染的方式有两种：①异体感染：系由于食用被猪带绦虫虫卵污染的蔬菜、饮用水或与猪带绦虫患者密切接触经口吞食虫卵所致，此为主要传播途径；②自体感染：可因体内有猪肉绦虫寄生，通过不洁的手把自体排出粪便中的虫卵带入口内而感染。亦可因呕吐反胃，致使虫卵随肠内容物反流入胃或十二指肠中，虫卵经消化液作用，六钩蚴孵出导致感染。这种方式感染程度较重，囊尾蚴可遍布全身肌肉、皮下组织和脑部。

六、囊尾蚴病的临床表现是什么？

根据寄生的部位不同可以分为脑囊尾蚴病、眼囊尾蚴病、皮下组织和肌肉囊尾蚴病。脑囊尾蚴病（脑囊虫病）此型最严重，亦最为常见，占脑囊尾蚴病的60%～90%，根据寄生部位可分为4个型。皮质型最为常见，以癫痫发作为突出症状。脑室型是囊尾蚴寄生在脑室孔附近，导致脑脊液循环梗阻、颅内压增高。表现为剧烈头痛、呕吐、复视、视乳头水肿，有时可表现为反复出现突发性体位性眩晕、呕吐，甚至出现呼吸循环障碍。蛛网膜下隙型主要病变为囊尾蚴性脑膜炎，患者多有颅内压增高、视力减退等症状。混合型是以上三型混合存在，其中以皮质型和脑室型混合存在症状最重。眼囊尾蚴病是虫体寄生于玻璃体和视网膜下，多为单眼感染。囊尾蚴在眼内存活时常无症状，虫体死亡后产生强烈的刺激，可引起色素膜炎、视网膜脉络膜炎。皮下组织和肌肉囊尾蚴病（皮肌型）可扪及皮下囊尾蚴结节，直径为0.5～1.5cm大小，呈圆形或椭圆形，数个至数百个不等，质韧似软骨，无痛，与周围组织无粘连，多出现在躯干及大腿上端，可引起假性肌肥大。结节可分批出现，亦可自行消失。

七、囊尾蚴病需要做哪些检查？

（1）病原检查包括取皮下结节作活体组织检查或眼、脑手术病理组织检查，找到囊尾蚴可明确诊断；在合并猪绦虫病的患者粪便中可找到虫卵或结片。

（2）血常规检查：少数患者嗜酸性粒细胞轻度升高。

（3）脑脊液检查：压力增高，细胞数和蛋白轻度增高，糖和氯化物正常或略低。

（4）免疫学检查：用ELISA法或间接血凝试验法检测患者血清或脑脊液中的特异性IgG抗体和抗原，对囊尾蚴病诊断具有重要参考价值。

（5）影像学检查：颅脑MRI及CT对脑囊虫病检查阳性率高达90%以上，其影像特征为直径<1cm的多发性低密度影，对诊断及疗效判断有重要意义。囊尾蚴病患者必须作头颅CT或MRI检查，以排除眼囊尾蚴病。X线检查可见头部或肢体软组织内椭圆形囊尾蚴钙化影。

八、囊尾蚴病如何治疗？

研究证实阿苯达唑和吡喹酮是抗囊尾蚴的主要药物。对眼囊尾蚴病者或脑室囊尾蚴病者，应先行手术摘除囊尾蚴，再给予驱虫药治疗，以防止驱虫后局部炎症反应加重导致视力障碍或脑室孔堵塞。阿苯达唑疗效好，不良反应较轻，可用于治疗各型囊尾蚴病，尤其适用于严重感染或伴明显精神症状的病例，是目前首选药物。剂量为15～20mg/（kg·d），分2次口服，疗程10天，每隔14～21天重复1～2个疗程。吡喹酮疗效较阿苯达唑强而迅速，因虫体死亡释放出各种物质引起不良反应，如头痛、呕吐等颅内高压表现或发热等过敏性反应。故应谨慎用药，以小剂量长疗程、多疗程为宜，即剂量为20mg/（kg·d），分3次口服，连续10天，必要时2～3个月重复1个疗程。为预防及减轻因虫体死亡后产生炎症性水肿而引起的颅内高压，在病原治疗前3～7天起至治疗后3～7

天宜用 20%甘露醇 250ml，静脉滴注，加用地塞米松 5mg，每天 1 次。癫痫发作频繁或颅内高压者，必须先降低颅内压后进行病原治疗，可酌情选用抗癫痫药物，如地西泮、苯妥英钠等。

九、囊尾蚴病如何护理？

囊尾蚴患者应密切观察有无局限性抽搐或癫痫发作表现，对于频繁抽搐者观察神志及生命体征变化，给予镇静剂、输氧等；对于全身抽搐伴意识障碍者，应迅速给患者放上牙垫，保持呼吸道通畅，解开衣领和腰带，将头偏向一侧，及时清除口腔内分泌物。避免外伤，注意保护头部、四肢及腰椎，切勿强力按压，加床栏，以免坠床。设专人护理，密切观察抽搐部位、顺序和持续时间、间隔时间。准确记录用药时间、用氧时间、药量、氧量、疗效。减少搬动，以免加重症状。观察有无头痛、头晕、呕吐等颅内高压的表现，及时给予脱水治疗，注意观察脱水治疗的效果。观察有无皮下囊尾蚴结节，以及结节的大小、部位、数目等变化。凡驱虫必须住院治疗。观察驱虫药物的不良反应，如头痛、恶心、呕吐、皮疹等。服药后注意休息，不能外出。观察有无眼前飞蚊征、视物模糊、视力下降、视野改变等，眼囊尾蚴及脑室囊尾蚴者应先行手术摘除囊尾蚴，再给予驱虫治疗，以防止驱虫后局部炎症反应加剧导致视力障碍、失明或颅内高压、脑疝。

十、囊尾蚴病如何预防？

在流行区开展普查普治，彻底治疗猪带绦虫患者，并对感染绦虫病的猪尽早驱虫治疗，这是控制传染源和预防囊尾蚴病发生的根本措施。改变不良卫生习惯，不吃生的或未煮熟的猪肉，防止"米猪肉"流入市场，加强粪便无害化处理，改善生猪的饲养方法，彻底切断囊尾蚴病的传播途径。

第十二节 棘球蚴病

一、什么是棘球蚴病？

棘球蚴病又称包虫病，是由棘球属绦虫的幼虫——棘球蚴（又称包虫）寄生人体引起的一种疾病。目前寄生于人体的棘球属绦虫有 4 种，即细粒棘球绦虫（EG）绦虫、泡型棘球绦虫、少节棘球和福氏棘球绦虫。前两者是引起人类疾病的主要病原体，后二者仅存在于中、南美洲的一些地区，病例极少。细粒棘球绦虫的蚴虫引起细粒棘球蚴病，又称囊型棘球蚴病或囊型包虫病。泡型棘球绦虫蚴虫引起泡型棘球蚴病，亦称泡型包虫病、泡球蚴病。

二、细粒棘球蚴和泡型棘球蚴的生活史有何特点？

细粒棘球绦虫成虫寄生在狗的小肠内，成虫体长 2～5mm，由头节、颈、幼节、未成熟节片、成熟节片及孕节各 1 节组成。孕节内含 100～1500 个卵。虫卵为圆形或椭圆形，对外环境有较强的抵抗力。煮沸或直射阳光 1 小时可杀死虫卵。孕节或虫卵随终宿主狗粪便排出，污染牧场、禽舍、皮毛、蔬菜、土壤及水源等，虫卵被中间宿主牲畜（牛、羊及骆驼等）或人吞食后，在十二指肠内，卵内六钩蚴迅速逸出，钻入肠壁后，经血液循环至肝、肺等处，约经 5 个月发育成囊状的棘球蚴。当犬吞食感染包虫囊的动物脏器时，原头节进入消化道，在其小肠内经 3～10 周发育为成虫，完成全部生活史。棘球蚴囊壁由外层透明角质层和内层生发膜组成。能够产生原头蚴的囊称为能育囊，不能形成原头蚴的称为不育囊。原头蚴从囊壁破入囊腔内的囊液中称为囊砂。棘球蚴囊一般为 5cm 左右，也可达 15～20cm。在体内可存活数年至 20 年。

泡型棘球蚴成虫体长 1.3～3mm，节片 4～6 个。孕节内虫卵平均约为 300 个。泡球蚴呈球形，由许多小囊泡组成的，小囊泡固定在结缔组织形成的纤维基质中，为蜂窝状或海绵状。囊壁由内层的生发膜和外层的匀质层组成。囊泡内充满胶状物质。在生发膜组成的育囊内含有原头节。每个囊泡的生发层细胞呈丝状向囊外延伸，相互构成网状，向周围浸润生长，不断形成新的囊泡，酷似癌肿。其生活史与细粒棘球蚴绦虫相似。

三、棘球蚴病的流行状况如何？

囊型包虫病分布于全世界，主要流行于畜牧区。发展中国家流行强度较高，且从 20 世纪 80 年代以来，呈明显上升的态势。我国包虫病例流行在西北、华北、新疆维吾尔自治区、青海、甘肃东北及西南广大牧区，人群患病率为 0.6%～4.5%。有 22 个省区存在当地感染包虫的病例。泡型包虫病遍及北美、欧、亚三大洲，多为散发。我国的四川石渠县、宁夏西吉县和甘肃漳县为高发区。

四、囊型棘球蚴病的发病机制是什么？

虫卵被吞入后在人体肝脏形成棘球蚴囊，少数经肝静脉和淋巴液达肺、心、脑、肾等器官。棘球蚴致病主要是机械性压迫，其次是其囊破坏引起异蛋白过敏反应。棘球蚴生长缓慢。从感染到出现症状常需 10 年或以上。肝棘球蚴逐渐长大时肝内胆小管被压迫，并可被包入外囊之中；有时胆小管因压迫坏死，胆汁可经破裂处进入囊腔，使子囊与囊液呈黄色，并可继发细菌感染。肺细粒棘球蚴囊生长较快，1 年可增长 4～6cm。肺棘球蚴可破入支气管，易并发感染；破入细支气管，空气进入内外囊之间即可呈新月状气带。大量囊液与头节破入浆膜腔可引起过敏性休克与继发性棘球蚴囊肿。

五、泡型棘球蚴病的发病机制是什么？

虫卵吞食后在小肠孵出六钩蚴，穿过肠黏膜达门静脉，到肝后发育为泡球蚴。病变为单个大块型或几个坚硬肿块，周围界限不清。表面可见多数散在灰白色大小不等的结节。严重者可破坏整个肝叶，中心区可形成假腔。病变向邻近器官组织扩散，可侵及下腔静脉、门静脉、胆总管；从泡球蚴脱落入血液循环的生发膜细胞可转移至肺、脑等远处器官，引起相应脏器病理改变。

六、细粒棘球蚴病是怎样传染的？

犬是细粒棘球绦虫最适终宿主和主要传染源。流行区犬感染率为 30%～50%。狼和狐等主要是野生动物中间的传染源。牧区绵羊是主要的中间宿主，绵羊感染率达 50%～90%。羊群放牧需养犬防狼。犬-羊循环株是最主要的病原。犬因吞噬绵羊等含包虫囊的内脏，感染严重，肠内的虫可达数百至数千条，粪便中的虫卵常污染全身皮毛，与其密切接触容易受感染。人与流行区犬密切接触，虫卵污染手经口感染。如犬粪中虫卵污染蔬菜、水源，也可导致感染。在干旱多风地区，虫卵随风飘扬吸入也有感染的可能。人群普遍易感，与环境卫生和不良卫生习惯有关。人类的感染及在人群中的流行强度取决于羊-犬循环株的传播水平及人类与之接触的密切程度。

七、泡型棘球蚴病是怎样传染的？

野犬、狐、狼、獾和猫等为终末宿主；被其捕食的田鼠等啮齿动物为中间宿主。人可因接触犬、狐，或误食被虫卵污染的食物或水而感染，感染后也可成为中间宿主。以农牧民与野外狩猎人员为多，男性青壮年为主。

八、细粒棘球蚴病的临床表现是什么？

（1）肝囊型棘球蚴病：约占棘球蚴病的 75%，可有肝区不适、隐痛或胀痛，肝肿大，表面隆起；可触及无痛性囊性肿块；肝门附近棘球蚴可压迫胆管出现梗阻性黄疸，也可压迫门静脉发生门静脉高压症。合并感染时，与肝脓肿或膈下脓肿症状相似。可因棘球蚴破入腹腔、胸腔，引起弥漫性腹膜炎、胸膜炎及过敏反应，甚至过敏性休克，可因囊液中头节播散移植至腹腔或胸腔产生多发性继发棘球蚴病。

（2）肺囊型棘球蚴病：占棘球蚴病的 8.5%～14.5%。常无症状，可有胸隐痛或咳嗽，与支气管相通可咳出大量液体，并带粉皮样囊壁和囊砂。继发感染可有高热、胸痛、咳脓痰。偶因大量囊液溢出与堵塞而导致窒息。

（3）脑囊型棘球蚴病：占棘球蚴病的 1%。多见于儿童，以顶叶为常见，多伴有肝或肺棘球蚴病。表现为头痛、视神经乳头水肿等颅内高压症，可有癫痫发作。

（4）肾脏、脾脏、心肌、心包等偶尔寄生细粒棘球蚴，出现相应器官压迫症状。

九、泡型棘球蚴病的临床表现是什么？

泡型棘球蚴病潜伏期达 10～20 年以上。

（1）肝泡型棘球蚴病：可表现为肝肿大、梗阻性黄疸，可有腹水、脾大和门脉高压征象，也可表现为巨肝结节，表现为上腹隆起，肝左右叶均极度肿大，表面有大小不等的结节，质硬。可因肝功能衰竭而死亡。

（2）肺泡型棘球蚴病：可由肝右叶病变侵蚀横膈后至肺，或经血液循环引起。临床可以少量咯血，少数可并发胸腔积液。胸部 X 线摄片可见双肺大小不等的结节性病灶。

（3）脑泡型棘球蚴病：主要表现为颅内占位性病变，常出现局限性癫痫或偏瘫。多伴有肝或肺泡型棘球蚴病。脑泡型棘球蚴病是死亡的常见原因。

十、棘球蚴病需要做哪些检查？

血常规嗜酸性粒细胞增多。腹腔及盆腔的包虫病基本上可以根据 B 超影像学的特征加以确诊。X 线透视检查对肺包虫病有重要诊断价值。CT 扫描对包虫囊在肝、脑中的确诊定位、大小测量和计数最为可靠。而 B 超扫描对于囊内容的变化具有直观和形态分辨清晰的优点。

十一、棘球蚴病如何治疗？

棘球蚴病以手术切除囊型棘球蚴病变为主，术前 2 周服阿苯达唑可以减少术中并发症及术后复发，术中可先以 0.1%西替溴铵杀原头蚴，将内囊剥离完整取出，严防囊液外溢。有手术禁忌或术后复发且无法再行手术治疗者，采用药物治疗。常用阿苯达唑，剂量为 6.0～7.5mg/kg 或 0.4g，每天 2 次，疗程 4 周，间隔 2 周后再用 1 个疗程，共 6～10 个疗程，有效率 80%。本品有致畸作用，孕妇禁用。肝、肺、脑、肾囊型棘球蚴病出现相应器官损害时，酌情治疗，维护器官功能；继发细菌感染时抗菌治疗；过敏反应时对症处理等。

十二、棘球蚴病术后如何护理？

患者全麻清醒前宜去枕平卧位，头偏向一侧，全麻清醒后床头抬高 10°～15°，术后第 1～2 天半卧位为主，增加床上运动，可在搀扶下适当下床边活动，术后第 3 天可增加活动量，活动能力应当根据患者个体情况，循序渐进，对年老体弱的患者，应相应延长活动进度。观察伤口是否有渗血渗液，妥善固定腹腔引流管并观察记录引流液的性质及量；安置胃管者妥善固定，并观察记录减压效果及胃液性质及量，记录 24 小时出入量。有镇痛泵（PCA）患者注意检查管道是否通畅，评价镇痛效果，必要时遵医嘱给予镇痛药物，保持病室安静舒适。根据手术情况，拔除胃管后给予饮水及流质饮食，第 2 天给予半流质，第 3 天可进软食，逐渐过渡至正常饮食，注意进食高热量、高维生素、高蛋白、低脂肪的饮食，忌生冷、刺激性及易产气食物，肝功能不良者宜进低蛋白质食物。

十三、棘球蚴病如何预防？

流行区的犬应普查普治，广泛宣传养犬的危害性。可用吡喹酮驱除犬的细粒棘球绦虫。加强健康知识宣传，使广大群众知道避免与犬接触，注意饮食和个人防护。加强屠宰场管理，病畜内脏要深埋，防止被犬吞食，避免犬粪中虫卵污染水源。养成良好的生活习惯，便前饭后洗手，不生吃蔬菜、牛羊肉等，不吃不洁食物，生活中不与狗、牛、羊同住或密切接触。对流行区居民进行包虫病普查、普治。

第十三节　蠕虫蚴移行症

一、什么是蠕虫蚴移行症？

蠕虫蚴移行症或称幼虫移行症，是指某些动物源寄生蠕虫的幼虫一旦侵入人体并移行，寄生在人体各器官组织而引起的各种综合征。因人不是适宜宿主，在其移行过程中可使被侵犯的组织产生特殊的局部病变，并可有全身症状出现。临床有发热、嗜酸性粒细胞增多、高球蛋白血症及有关器官的肉芽肿性损害等综合征。它不包括某些人类蠕虫如蛔虫、钩虫等幼虫在发育阶段经肺至肠内的移行过程中所造成的病变。我国较常见的线虫、吸虫与绦虫的幼虫可引起本症。根据病变部位不同，临床上可分为皮肤蠕虫蚴移行症和内脏蠕虫蚴移行症。

二、什么是转续宿主?

有些动物蠕虫的幼虫侵入非正常宿主后，其幼虫不能正常发育成熟与产卵，可长期处于幼虫状态，一旦进入正常的终宿主体内可继续发育成虫，这种动物蠕虫生活史中的特殊中间宿主，称为转续宿主。人感染动物蠕虫幼虫而致幼虫移行症，多与生食或半生食转续宿主有关。

三、什么是皮肤蠕虫蚴移行症?

皮肤蠕虫蚴移行症是由某些动物的钩虫、类圆线虫和吸虫的幼虫所引起。大多经皮肤感染，蠕虫蚴长期在皮肤组织中移行，所表现的症状也以皮肤损害为主，可出现匐行疹、尾蚴性皮炎、游走性皮下结节等。

四、可引起皮肤蠕虫蚴移行症的病原体有哪些?

能引起皮肤蠕虫蚴移行症的病原体种类很多，以巴西钩口线虫的幼虫最为常见，此外，狭头弯口线虫、羊仰口线虫、牛仰口线虫、管形钩口线虫、类圆线虫、重翼吸虫、犬钩口线虫、棘颚口线虫等的感染性幼虫也可引起游走性皮下结节或包块。尚有寄生兽类或家畜的吸血尾蚴，如鸟毕吸虫、小毕吸虫、毛毕吸虫、巨毕吸虫和东毕吸虫的尾蚴也会引起人类皮炎。

五、什么是匐行疹? 有何特点?

匐行疹是指某些蠕虫蚴侵入皮肤和移行所致皮肤损害的病症，以奇痒和匐行红色斑疹皮损伴嗜酸性粒细胞增多为特征。钩蚴钻入皮肤数小时，局部刺痒并出现红色丘疹或水疱。侵入部位以足部皮肤多见，手部次之。1~3 天后虫蚴在皮肤生发层与真皮层之间移行，形成红色、略高于皮肤的蜿蜒蛇形皮疹，显示虫蚴在皮肤移行的路径，即为匐行疹。匐行疹每日伸延数毫米至数厘米。患者自觉奇痒，尤以夜间为甚，常搔破皮肤而引起细菌感染，因而伴有发热、淋巴结肿大、荨麻疹和食欲缺乏等全身症状。匐行疹可持续半月至数月。皮肤损害活组织检查可见嗜酸性粒细胞浸润及炎症反应，但一般不能发现移行中的虫蚴。

六、什么是尾蚴性皮炎? 有何特点?

尾蚴性皮炎由寄生于鸟类、家畜及野生动物类血吸虫尾蚴侵入人体皮肤引起，动物血吸虫在中间宿主（椎实螺）体内发育成尾蚴并自螺体逸出入水。当人接触疫水时尾蚴感染引起尾蚴性皮炎，又称稻田性皮炎等。多数在接触疫水 15~30min 开始，在接触部位发生刺痒，半小时后尾蚴侵入处出现大头针帽大小的红色丘疹。数小时至 1 天发展至绿豆大小丘疹或丘疱疹及水肿，周围有红晕；呈散发或群集对称性分布，局限于浸在水中的皮肤，主要见于小腿，手与前臂也可累及。本病于第3~4 天达高峰，约 1 周内逐渐自行消退，结痂脱屑而遗留暂时性色素沉着。如重复感染，症状一般较初次感染重。

七、什么是游走性皮下结节? 有何特点?

由斯氏狸殖吸虫童虫、棘颚口线虫及曼氏迭宫绦虫裂头蚴等引起的皮肤蠕虫蚴移行症，往往出现在皮层深部或肌层中，呈移动性皮下肿块。局部皮肤表面正常或稍有红肿，疼痛常不明显，可有痒感、烧灼痛或刺痛。包块间歇出现在不同部位。常并发内脏蠕虫蚴移行症而出现相应症状。

八、皮肤蠕虫蚴移行症如何治疗?

匐行疹可用热敷、热浸等透热疗法，或用冰冻疗法，用液氮、氯乙烷或二氧化碳局部喷雾，以杀死虫蚴。10%噻苯达唑混悬液局部涂抹，再敷用 0.1%地塞米松软膏也有一定疗效。口服噻苯达唑 25mg/kg，每日 2 次，连服 5 天，间隔 2 天后再服 5 天。亦可 50mg/kg，每天 2 次，连服 3 天，间隔 3 天，再服 1~2 个疗程。对全身皮损较广泛者，除局部用药后均应口服驱虫药物。血吸虫尾蚴性皮炎治疗以对症为主：止痒、消炎及抗过敏，预防控制感染。应用吡喹酮每天 20mg/kg，连服 3~4 天，治疗各种吸虫引起的皮肤蠕虫蚴移行症，可获较好疗效。由斯氏狸殖吸虫蚴和裂头蚴等扁形蠕虫蚴引起的皮下包块型损害，可手术摘除并结合药物治疗。

九、什么是内脏蠕虫蚴移行症？

内脏蠕虫蚴移行症指动物蠕虫幼虫在人体内移行时侵入肺、肝、脑及眼等脏器引起病变。不同病原体侵犯部位不同，导致的临床表现各不相同，基本临床特征是嗜酸性粒细胞明显增多，伴有各受损脏器的相应症状。有时伴有高热、乏力等全身症状，血沉往往加快。

十、可引起内脏蠕虫蚴移行症的病原体有哪些？

能引起内脏蠕虫蚴移行症的病原体主要有三大类：动物线虫、绦虫和吸虫。

十一、什么是弓首线虫病？

弓首线虫病是较常见的内脏蠕虫蚴移行症，多由犬弓首线虫蚴引起。主要发生在 6 岁以下儿童，与儿童喜欢爬行，接触犬、猫粪便污染的土壤有关。因其幼虫比人似蛔线虫的幼虫还小，故可通过肺脏分布到全身，刺激组织形成嗜酸性肉芽肿。最常见的寄生部位是肝脏。病程长达半年至一年以上。80%的患者有肝肿大和持久的嗜酸性粒细胞增多症。50%的病例有肺部症状，即吕氏综合征，表现为咳嗽、发热、呼吸困难等，伴有血浆球蛋白显著增高和血沉增快。如蠕虫蚴侵及脑部，可引起癫痫等神经症状。有的病例可发生慢性肉芽肿性眼炎，或引起视网膜炎及视神经乳头炎，导致视力受损，甚至失明，是儿童眼睛失明的三大原因之一。

十二、什么是异尖线虫病？

异尖线虫病是异尖线虫属第三期幼虫寄生在胃肠道引起的疾病。人因生食含活幼虫的海鱼而感染。急性期临床表现有剧烈腹痛、恶心、呕吐、腹泻等胃肠道症状，伴嗜酸性粒细胞增多。大多数患者无须治疗，可自行缓解。用胃镜取出胃壁上的幼虫后症状缓解并治愈。慢性期以胃或肠道嗜酸性肉芽肿为特征，可并发肠梗阻、肠穿孔和腹膜炎。

十三、什么是广州管圆线虫病？

广州管圆线虫病是我国较常见的一种蠕虫蚴移行症，是一种人畜共患病。本病在我国南方及东南亚流行，因生食或半生食含有广州管圆线虫第三期幼虫的淡水虾、蟹、螺而感染。广州管圆线虫长侵入心脑肺等部位，尤其是中枢神经系统感染多见，导致发热、头痛、呕吐、抽搐、昏迷等嗜酸性粒细胞增多性脑膜脑炎或脑膜炎。

十四、什么是肺丝蚴移行症？

肺丝蚴移行症由犬恶丝虫的幼虫引起。犬为主要终宿主，蚊虫为中间宿主。蚊虫叮咬人时将犬丝虫蚴传播给人类。犬丝虫蚴在人体内不发育，但可引起皮下结节；移行至肺引起嗜酸性粒细胞肉芽肿，或引起局部血管炎。约半数感染者无症状，典型表现有发作性哮喘、咯嗽、气促、咯血及低热。胸片显示肺部有结节病灶或粟粒状、条索状阴影。外周血嗜酸性粒细胞显著增多。

十五、如何预防蠕虫蚴移行症？

预防蠕虫蚴移行症的发生，应从多方面着手。首先应提高人们的卫生知识水平，了解这些病原寄生虫的感染方式及预防措施，改善居住条件及卫生设施，检疫家禽、家畜、犬、猫等宠物，对携带有蠕虫的家禽、家畜和宠物给予驱虫治疗。对海产品加热处理。不吃生螺、虾，不喝生水，生熟餐具分开使用，以免污染。同时，要提高医疗卫生工作人员的专业知识和技术水平，识别和治疗这类疾病。

十六、内脏蠕虫蚴移行症如何治疗？

内脏蠕虫蚴移行症以病原治疗为主。常用于杀灭吸虫类、绦虫类蠕虫蚴的药物是吡喹酮；常用于杀灭线虫类蠕虫蚴是阿苯达唑。吡硅酮对裂头蚴有杀虫作用，剂量与疗程：成人、儿童每次按 25mg/kg 计算，每日 3 次，连续 2～3 天。必要时重复 1 个疗程。阿苯达唑对犬弓首线虫病、猫弓首线虫病、广州管圆线虫病、海异尖线虫病、颚口线虫病等都有疗效，每天 20mg/kg，分 2～3 次口服，1 疗程为 15 天。必要时可于间隔 2～4 周后重复治疗。疗程中应密切观察和及时处理可能发生的严重不良反应，如过敏性休克、颅内压增高等。

十七、吡硅酮不良反应如何护理？

此药常见不良反应有头昏、头痛、乏力、恶心、腹痛、肝区痛、胸闷、心悸、心律失常、心电图 T 波改变、发热、偶有便血、晕厥、迟缓性瘫痪及黄疸等。驱虫治疗分早餐、中餐、晚餐饭后服用，以减轻不良反应。驱虫期间禁止外出。

（林晓岚　郑丽花）

第九章　新发传染病

第一节　诺如病毒感染病

一、什么是诺如病毒?

诺如病毒(Norovirus, NV),又称诺瓦克病毒(Norwalk Viruses, NV)是人类杯状病毒科(Human Calicivirus, HuCV)中诺如病毒属的原型代表株。它是一组形态相似、抗原性略有不同的病毒颗粒。诺如病毒最早是从1968年在美国诺瓦克市暴发的一次急性腹泻患者粪便中分离的病原。2002年8月第八届国际病毒命名委员会批准名称为诺如病毒,它与在日本发现的札幌样病毒,合称为人类杯状病毒。

二、诺如病毒的病原学特点是什么?

诺如病毒为单链RNA病毒,呈球形,直径为25~35nm,无包膜,在宿主细胞核中复制,表面粗糙,呈二十面体对称。诺如病毒基因组全长约7.7kb,包含3个开放阅读框(open reading frames, ORFs)。ORF1编码1738个氨基酸具有RNA聚合酶性质的非结构蛋白体,其分子量约为193.5kD,ORF2编码与病毒衣壳蛋白相关的530个氨基酸多肽,分子量约为57kD,有抗原性,能刺激机体产生抗体,ORF3可编码212个氨基酸的多肽,分子量为22.5kD。根据RNA聚合酶区核苷酸序列分析,将诺如病毒分为两个基因组,基因组 I 以诺如病毒的原株NV68为代表,基因组 II 以雪山病毒为代表。这些病毒的共同特点有:①从胃肠炎患者的粪便中分离出的病毒颗粒;②电子显微镜观察在形态学上无明显区别,没有典型嵌杯病毒的表面杯状凹陷;③细胞培养不能生长;④具有RNA基因组;⑤在氯化铯密度梯度中的浮力密度为1.36~1.41g/cm³;⑥病毒蛋白分子重量为57~60kD。

三、诺如病毒的抵抗力如何?

诺如病毒对各种理化因子有较强的抵抗力,耐乙醚、耐酸、耐热。在pH 2.7的环境中可存活3小时。冷冻数年仍具有活性。60℃,30min不能灭活,但煮沸后病毒失活。4℃时能耐受20%乙醚24小时。含氯10mg/L,30min才能灭活。

四、诺如病毒感染病的发病机制是什么?

诺如病毒主要侵袭空肠上段,为可逆性病变。空肠黏膜保持完整,肠黏膜上皮细胞绒毛变宽、变短、尖端变钝,细胞质内线粒体肿胀,形成空胞,未见细胞坏死。肠固有层有单核细胞浸润。病变可在1~2周完全恢复。肠黏膜上皮细胞被病毒感染后,小肠刷状缘碱性磷酸酶水平明显下降,出现空肠对脂肪、D-木糖和乳糖等双糖的一过性吸收障碍,引起肠腔内渗透压上升,液体进入肠道,引起腹泻和呕吐症状。未发现空肠腺苷酸环化酶活性改变。肠黏膜上皮细胞内酶活性异常致使胃的排空时间延长,加重恶心和呕吐等临床症状。

五、诺如病毒的传染源是什么?

诺如病毒的传染源主要为隐性感染者和患者,主要是患者。感染后粪便排毒时间短暂,病后3~4天内从粪便排出病毒,其传染性持续到症状消失后2天。

六、诺如病毒感染病的传播途径是什么?

诺如病毒感染病的传播途径主要为粪-口途径传播。可散发,也可暴发。散发病例为人-人的接触感染。暴发流行常由于食物和水的污染所造成。当易感者接触污染物被感染后很快发病。如供水系统、食物和游泳池污染均可引起暴发流行。每次暴发流行的时间为1~2周。贝壳类生物通过过滤聚集病毒成为特殊的危险因素。感染者粪便和呕吐物中可以发现诺如病毒,可以通过几种方式感染诺如病毒：

（1）食用诺如病毒污染的食物或饮用诺如病毒污染的饮料；因为病毒很小，而且摄入不到100个病毒就能使人发病。接触诺如病毒污染的物体或表面，然后手接触到口。

（2）直接接触感染者，如照顾患者、与患者共餐或使用相同的餐具也可引起传播。直接接触到感染者（如照顾患者，与患者同餐或使用相同的餐具）。

（3）食物可以被污染的手、呕吐物或粪便污染的物体表面直接污染，或者通过附近呕吐物细小飞沫污染。尽管病毒在人体外很难繁殖，但是一旦存在食品或水中，就能引起疾病。

（4）有些食品在送至饭店或商店前可能被污染。一些暴发是由于食用从污染的水中捕获的牡蛎。其他产品如色拉和冰冻水果也可能在来源地被污染。

七、诺如病毒感染病的易感人群是哪些？

诺如病毒感染病普遍易感。但发病者以成人和大龄儿童多见。感染后患者血清中抗体水平很快上升，通常感染后第3周达高峰，但仅维持到第6周左右即下降。儿童期诺如病毒的特异性抗体水平不高，而成人血清特异性抗体的阳性率可达50%~90%。诺如病毒抗体无明显保护性作用，故本病可反复感染。

八、诺如病毒感染病的流行特征是什么？

诺如病毒感染病的流行特征是流行地区广泛，全年发病，秋、冬季流行较多，常出现暴发流行。诺如病毒引起的腹泻占急性非细菌性腹泻的1/3以上。

九、诺如病毒感染病的潜伏期是多长？

诺如病毒感染病的潜伏期多在24~48小时，最短12小时，最长72小时。

十、诺如病毒感染病的临床表现是什么？

诺如病毒感染性腹泻是一种急性肠道传染病，具有发病急、传播速度快、涉及范围广等特点，症状多表现为呕吐、腹泻。

感染者发病突然，主要症状为恶心、呕吐、发热、腹痛和腹泻，轻重不等。成人患者腹泻为多，儿童患者先出现呕吐，然后出现腹泻，体弱及老年人病情较重。腹泻为黄色稀水便或水样便，无黏液脓血，每天10余次。原发感染患者的呕吐症状明显多于续发感染者，有些感染者仅表现出呕吐症状，有时腹痛呈绞痛，可伴有低热、头痛、发冷、食欲减退、乏力、肌痛等，严重者可出现脱水症状。

十一、诺如病毒感染病的实验室检查的结果如何？

（1）血常规：外周血白细胞总数多为正常，少数可稍升高。

（2）粪便常规：粪便外观多为黄色水样。无脓细胞及红细胞，有时可有少量白细胞。

（3）病原学检查

1）电镜或免疫电镜：根据病毒的生物学特征及排毒时间可从粪便提取液中检出致病的病毒颗粒，但诺如病毒常因病毒量少而难以发现。

2）补体结合（CF）、免疫荧光（IF）、放射免疫试验（RIA）、酶联免疫吸附试验（ELISA）法检测粪便中特异性病毒抗原。

3）分子生物学检测：聚合酶链反应（PCR）或反转录PCR（RT-PCR）可以特异性地检测出粪便病毒RNA，具有很高的敏感性。

4）血清抗体的检测：应用病毒特异性抗原检测患者发病初期和恢复期双份血清的特异性抗体，若抗体效价呈4倍以上增高有诊断意义。血清特异性抗体通常在感染后第3周达峰值，延续至第6周，随后抗体水平下降，通常用ELISA进行检测。

十二、诺如病毒感染病的诊断标准是什么？

（1）临床诊断病例：主要依据流行季节、地区、发病年龄等流行病学资料、临床表现及实验室常规检测结果进行诊断。在一次腹泻流行中符合以下标准者，可初步诊断为诺如病毒感染：①潜伏期 24～48 小时；②50% 以上发生呕吐；③病程 12～60 小时；④粪便、血常规检查无特殊发现；⑤排除常见细菌、寄生虫及其他病原感染。

（2）确诊病例：除符合临床诊断病例条件外，需经电镜找到病毒颗粒，或检出粪便中特异性抗原，或血清检出特异性抗体。抗体效价呈 4 倍以上增高有诊断意义。

十三、诺如病毒与轮转病毒如何鉴别？

（1）高发时段

1）诺如病毒：全年均可发生感染，寒冷季节高发。

2）轮状病毒：每年在秋季流行。

（2）感染对象

1）诺如病毒：成人和学龄儿童为主。

2）轮状病毒：婴幼儿。

（3）传播途径

1）诺如病毒：主要为粪-口途径传播，或经由饮用或食用受污染的水和食物传播。

2）轮状病毒：粪-口途径。

（4）典型症状

1）诺如病毒：发热、恶心、腹泻、呕吐等，24 小时内腹泻可达 10 余次，粪便为稀水便或水样便，无黏液脓血。此外，也可见头痛、寒战和肌肉痛等症状，严重者可出现脱水症状。

2）轮状病毒：急性胃肠炎，病程一般为 7 天，发热持续 3 天，通常先吐后泻，呕吐 2～3 天，腹泻 5 天，严重可出现脱水症状。

十四、诺如病毒感染病应如何治疗？

诺如病毒感染病尚无特效的抗病毒药物，以针对腹泻和脱水的对症或支持治疗为主，一般不需使用抗生素，预后良好。脱水是诺如病毒感染性腹泻的主要威胁，对严重病例尤其是幼儿及体弱者应及时输液或口服补液，以纠正脱水、酸中毒及电解质紊乱。吐泻较重者，可予以止吐剂及镇静剂。有明显的痉挛性腹痛者，可口服山莨菪碱（654-2）或次水杨酸铋制剂以减轻症状。

十五、口服补液盐（ORS）的配方组成是什么？

口服补液盐（ORS）的配方组成是 1L 水中含 3.5g 氯化钠，2.5g 碳酸氢钠，1.5g 氯化钾，20g 葡萄糖或 40g 蔗糖。

十六、对有意识障碍的婴幼儿不宜口服液体的原因是什么？

对有意识障碍的婴幼儿不宜口服液体的原因是以防止液体吸入气道，应尽快静脉补液。

十七、诺如病毒感染病的消毒隔离措施是什么？

（1）病区内出现疑似患者时立即按流程上报医院感染科、医务部等部门，启动医院感染暴发应急预案。

（2）感染患者与非感染患者分开安置，重症患者单间隔离。

（3）物体表面的消毒：对经常接触的地方和物品如门窗、桌椅、水龙头、地面等，用 1000mg/L 有效氯含氯消毒剂溶液喷洒或擦拭消毒，作用 60min 后，再用清水清洗。如患者将呕吐物排在病室环境中，应先用卫生纸覆盖在呕吐物上，将覆盖物包裹呕吐物一起丢弃，随后再采取如上措施。

（4）空气的消毒：加强室内的通风换气，每天定时通风换气 1～2 小时。

（5）织物的消毒：被诺如病毒污染的患者被服与工作服，应立即更换，采用浓度为 1000mg/L

有效氯含氯消毒剂溶液浸泡 30min 后，清水清洗。耐热、耐湿的织物也可煮沸消毒30min。

（6）清洁用具的消毒：使用过的抹布、拖把采用浓度为 2500mg/L 有效氯含氯消毒剂溶液浸泡 30min 后，清水清洗。未经消毒处理的抹布、拖把严禁拿到别处使用。

（7）餐（饮）具消毒：首选煮沸消毒 30min，或流通蒸汽消毒 30 min。也可用 250～500mg/L 有效氯含氯消毒剂溶液浸泡 30min 后，再用清水洗净。

（8）勤洗手，注意个人清洁卫生：教育师生饭前便后用肥皂流动水彻底洗净双手。必要时可用 0.5%氯己定醇溶液消毒双手，尤其食物加工者使用洗手间后和加工食物之前更应彻底洗净双手，防止污染食物或饮料。

（9）注意个人防护：接触排泄、呕吐物时应戴外科口罩和手套，处理完毕应及时脱卸手套，避免戴有污染的手套触摸环境物表。

十八、诺如病毒感染性腹泻的护理要点是什么？

（1）消毒隔离：严格按照消毒隔离要求进行。

（2）病情观察：密切观察患者体温、血压、脉搏、神志变化，注意大便的色、质、量；观察患者末梢循环及皮肤弹性情况，注意尿量变化；患者呕吐时头偏向一侧，及时清除呕吐物，注意保持呼吸道通畅。

（3）脱水护理：轻度脱水及电解质平衡失调可以口服等渗液或口服补液盐（ORS）；严重脱水及电解质紊乱应静脉补液，特别要注意当缺钾时应补给钾离子，酸中毒时加碳酸氢钠予以纠正，情况改善后改为口服，注意观察患者脱水状况的改善情况并记录。

（4）饮食护理：嘱患者清淡易消化饮食，忌食生冷蔬菜、水果及不洁、过期食品，不与其他人混用食品、物品。

（5）皮肤护理：每次大便后先用流动的水清洗，再轻轻用纸巾擦干，保持洁净干爽，大便次数多时必要时可以用氧化锌乳膏或皮肤保护膜外用以保护皮肤。

（6）健康教育：加强以预防肠道传染病为重点的宣传教育，提倡喝开水，不吃生的半生的食物，尤其是禁止生食贝类等水产品，生吃瓜果要洗净，饭前便后要洗手、养成良好的卫生习惯。

十九、诺如病毒感染病的预防措施是什么？

（1）管理传染源：对病毒性腹泻患者应消毒隔离，积极治疗。对密切接触者及疑似患者施行严密的观察。

（2）切断传播途径：是预防该病的最重要而有效的措施。重视食品、饮水及个人卫生，加强粪便管理和水源保护。注意手的卫生。加强对海产品的卫生监督及海关检疫。保持良好的个人卫生习惯，不吃生冷变质食物，保证海鲜食品的加工、食用符合卫生要求。

（3）提高人群免疫力：现在尚无有效疫苗。不过有一种试验性诺如病毒疫苗能够提供对抗肠胃炎感染和症状的显著保护作用，但仅是在临床试验阶段，还未或最终批准。

第二节　人感染高致病禽流感

一、什么是人禽流感？

人禽流感（human avian influenza），是由甲型流感病毒某些感染禽类亚型中的一些毒株引起的急性呼吸道传染病。其中 H_5N_1 亚型、H_7N_9 引起的高致病性禽流感（highly pathogenic avian influenza），病情严重，可出现毒血症、感染性休克、多脏器功能衰竭及瑞氏综合征等并发而致人死亡。

二、禽流感病毒的病原学特点是什么？

引起禽流感（AI）的病原为禽流感病毒（AIV），该病毒属正粘病毒科流感病毒属。禽甲型流感病毒颗粒呈多形性，其中球形直径 80～120nm，有囊膜。基因组为分节段单股负链 RNA。依据其外膜血凝素（H）和神经氨酸酶（N）蛋白抗原性不同，目前可分为 16 个 H 亚型（$H_1 \sim H_{16}$）和 9 个 N 亚型（$N_1 \sim N_9$）。禽甲型流感病毒除感染禽外，还可感染人、猪、马、水貂和海洋哺乳动物。至今发现能直接感染人的禽流感病毒亚型有：H_5N_1、H_7N_1、H_7N_2、H_7N_3、H_7N_7、H_9N_2 和 H_7N_9 亚型。根据其对易感鸡的致病性，可分为高致病力、低致病力和无致病力 3 种。一般来说，H_5 和 N_1 对禽类具有高度的致病力，并可引起禽类重症流感的暴发流行。人感染 H_7N_9 禽流感病毒为新型重配病毒，于 2013 年 3 月底在上海和安徽两地率先发现，编码 H 的基因来源于 H_7N_3，编码 N 的基因来源于 H_7N_9，其 6 个内部基因来自于 H_9N_2 禽流感病毒。

三、禽流感病毒的抵抗力如何？

禽流感病毒没有超常的稳定性，因此对病毒本身的灭活并不困难。禽流感病毒普遍对热敏感，对低温抵抗力较强，65℃加热 30min 或煮沸（100℃）2min 以上可灭活。病毒在较低温度粪便中可存活 1 周，在 4℃水中可存活 1 个月，对酸性环境有一定抵抗力，在 pH4.0 的条件下也具有一定的存活能力。在有甘油存在的情况下可保持活力 1 年以上。

四、人禽流感的发病机制是什么？

禽流感病毒通常依靠血凝素（hemagglutinin，HA）与呼吸道表面纤毛柱状上皮细胞的特殊受体结合而进入细胞，在细胞内进行复制。在 HA 的协助下新的病毒颗粒被不断释放并播散继续感染其他细胞，被感染的宿主细胞则发生变性、坏死、溶解或脱落，发生炎症反应，从而出现发热、头痛、肌痛等全身症状。禽流感病毒的受体特异性是限制禽流感病毒直接感染人类的首要因素。尽管禽流感病毒对人呼吸道上皮细胞的亲嗜性和人流感病毒相似，但两者所识别受体糖蛋白的唾液酸类型不同，人流感病毒识别 a-2-6 交联唾液酸，而禽流感病毒则识别 a-2-3 交联唾液酸。在人呼吸道上皮中，a-2-6 交联唾液酸糖蛋白表达量明显多于 a-2-3 交联唾液酸糖蛋白。这样，低密度的禽流感受体分布使禽流感病毒难以感染人呼吸道上皮。即使禽流感病毒能够感染人的呼吸道上皮细胞，最先感染的往往是 a-2-3 交联唾液酸定位的纤毛细胞，它们的复制往往会受到这种并非最理想的细胞嗜性的限制。与人流感病毒相比，禽流感病毒在人呼吸道上皮内复制和传播能力明显低下。但是，禽流感病毒的受体特异性并不是限制禽流感病毒跨种传播的唯一决定因素。

禽流感病毒正在冲破种间屏障，逐渐获得感染人类的能力。禽流感病毒通过不断变异获得更高的感染力和致病力是其跨宿主感染人群的前提条件。在抗原漂变和抗原转变的共同作用下，流感病毒表面糖蛋白 HA 和 NA 能够不断进化获得更高的识别唾液酸、膜融合等活性，达到 HA 与 NA 活性新的平衡，从而具有更强的感染力、复制力。研究表明 HA 切割位点的结构及其附近的糖基化位点是决定病毒细胞亲嗜性和在宿主体内系统播散能力的主要因素，也是决定其对人致病性的重要因素之一。禽流感病毒通过不断变异和进化具备了感染人类细胞并在人体内有效复制的能力。禽流感病毒在人体内复制不仅能够对人体细胞、组织直接产生形态结构和功能的损伤，还可以削弱或逃逸机体抗病毒免疫防御机制而形成感染或诱导免疫功能紊乱、引起病理性免疫反应，从而进一步加重禽流感病毒感染，并造成组织、器官病理损伤。

五、人禽流感的传染源是什么？

禽流感的传染源主要为患禽流感或携带禽流感病毒的鸡、鸭、鹅等禽类。其他禽类、野兽或猪也有可能成为传染源。患者是否为人禽流感的传染源尚待进一步确定。

六、人禽流感的传播途径是什么？

人禽流感的传播途径是主要通过呼吸道传播，也可通过密切接触感染的家禽分泌物和排泄物、受病毒污染的物品和水等被感染，直接接触病毒毒株也可被感染。目前尚缺乏人与人之间传播的确切证据。

七、人禽流感的人群易感性如何？

人群普通易感人禽流感。12 岁以下儿童发病率较高，病情较重。与不明原因病死家禽或感染、疑似感染禽流感家禽密切接触人员为高危人群。

八、人禽流感的潜伏期有多长？

人禽流感的潜伏期一般为 1～7 天，通常为 1～3 天。

九、人感染高致病禽流感的临床表现是什么？

不同亚型的禽流感病毒感染人类后可引起不同的临床症状。感染 H_9N_2 亚型的患者通常仅有轻微的上呼吸道感染症状，部分患者甚至没有任何症状；感染 H_7N_7 亚型的患者主要表现为结膜炎；重症患者一般均为 H_5N_1 亚型病毒感染。患者呈急性起病，早期表现类似普通型流感，主要为发热，体温大多持续在 39℃以上，热程 1～7 天，多为 3～4 天，可伴有流涕、鼻塞、咳嗽、咽痛、头痛、肌肉酸痛和全身不适，部分患者可有恶心、腹痛、腹泻、稀水样便等消化道症状。常在发病后 1～5 天后出现呼吸急促及明显的肺炎表现。轻症患者临床症状较轻，仅有轻微的呼吸道症状，无发热或低热。体征主要包括咽部充血和扁桃体肿大。常呈现自限性过程。重症患者病情发展迅速，表现为重症肺炎，体温大多持续在 39℃以上，出现呼吸困难，可快速进展出现急性呼吸窘迫综合征（ARDS），大多数病例即使接受辅助通气治疗，仍然死亡，可伴有咯血痰、纵隔气肿、脓毒症、休克、意识障碍、多脏器功能衰竭及瑞氏（Reye）综合征、急性肾损伤等多种并发症，可继发细菌感染，发生败血症。

十、瑞氏（Reye）综合征是什么？

Reye 综合征是以肝性脑病和脂肪肝为主要的症状的一组综合征，患者表现为进行性意识障碍和肝功能损伤。某些患儿在急性病毒感染后，如流行性乙型脑炎、麻疹、禽流感病毒感染，应用水杨酸类退热药，容易出现该综合征。

十一、人感染高致病禽流感的体征是什么？

重症患者可有肺部实变体征等。胸部影像学检查显示 H_5N_1 亚型病毒感染者可出现肺部浸润。胸部影像学检查可表现为肺内片状影。重症患者肺内病变进展迅速，呈大片状毛玻璃样影及肺实变影像，病变后期为双肺弥漫性实变影，可合并胸腔积液。

十二、人感染高致病禽流感的实验室检查结果是什么？

（1）血常规检查：外周白细胞总数一般正常或降低。重症患者多有白细胞总数及淋巴细胞减少，并有血小板降低。

（2）血生化检查：多有肌酸激酶、乳酸脱氢酶、天门冬氨酸氨基转移酶、丙氨酸氨基转移酶升高，C 反应蛋白升高，肌红蛋白可升高。

（3）病毒抗原及基因检测：取患者呼吸道标本采用免疫荧光法或酶联免疫法检测甲型流感病毒核蛋白（nucleoprotein，NP）抗原、基质蛋白（M1）和禽流感病毒 H 亚型抗原。还可用 RT-PCR 法检测相应核酸。

（4）病原学检测：①核酸检测：对患者呼吸道标本（如鼻咽分泌物、口腔含漱液、气管吸出物或呼吸道上皮细胞）采用 real time PCR（或 RT-PCR）检测到 H_7N_9 流感病毒核酸。②病毒分离：从患者呼吸道标本中分离 H_7N_9 禽流感病毒。

（5）血清学检查：发病初期和恢复期双份血清禽流感病毒亚型毒株抗体滴度 4 倍或以上升高，有助于回顾性诊断。

（6）影像学检查：X 线胸片可见肺内斑片状、弥漫性或多灶性浸润，但缺乏特异性。重症患者肺内病变进展迅速，呈大片毛玻璃状或肺实变影像，少数可伴有胸腔积液。

十三、人感染高致病禽流感容易出现的并发症和后遗症是什么？

H_5N_1 亚型感染重症病例病情发展迅速，常出现重症肺炎、急性呼吸窘迫综合征、肺出血、胸前积液、全血细胞减少、多脏器功能衰竭、败血症、休克及瑞氏综合征等并发症。

十四、人感染高致病禽流感的预后如何?

人禽流感的预后与感染的病毒亚型有关。感染 H_9N_2、H_7N_7、H_7N_2、H_7N_3 者大多预后良好,而感染 H_5N_1、H_7N_9 者预后较差,病死率高。影响预后的因素还与患者年龄、是否有基础性疾病、是否并发合并症及就医、救治的及时性等有关。

十五、人感染高致病禽流感的诊断标准是什么?

(1)医学观察病例:有流行病学接触史,1 周内出现流感样临床表现者。对于被诊断为医学观察病例者,医疗机构应当及时报告当地疾病预防控制机构,并对其进行 7 天医学观察。

(2)疑似病例:有流行病学接触史和临床表现,呼吸道分泌物或相关组织标本甲型流感病毒 M1 或 NP 抗原检测阳性或编码它们的核酸检测阳性者。

(3)临床诊断病例:被诊断为疑似病例,但无法进一步取得临床检验标本或实验室检查证据,而与其有共同接触史的人被诊断为确诊病例,并能够排除其他诊断者。

(4)确诊病例:有流行病学接触史和临床表现,从患者呼吸道分泌物标本或相关组织标本中分离出特定病毒,或采用其他方法,禽流感病毒亚型特异抗原或核酸检查阳性,或发病初期和恢复期双份血清禽流感病毒亚型毒株抗体滴度 4 倍或以上升高者。

流行病学史不详的情况下,根据临床表现、辅助检查和实验室检查结果,特别是从患者呼吸道分泌物或相关组织标本中分离出特定病毒,或采用其他方法,禽流感病毒亚型特异抗原或核酸检查阳性,或发病初期和恢复期双份血清禽流感病毒亚型毒株抗体滴度 4 倍或以上升高,可以诊断确诊病例。

十六、人感染高致病禽流感应如何治疗?

(1)隔离:对疑似病例、临床诊断病例和确诊病例均应进行隔离治疗。

(2)一般治疗:卧床休息,多饮水,注意营养。密切观察和监测并发症。高热者予解热镇痛药,必要时使用止咳祛痰药物。儿童忌服含阿司匹林成分的药物,以避免引起瑞氏综合征。

(3)抗病毒治疗:应在发病 48 小时内试用抗流感病毒药物。如神经氨酸酶抑制剂,可选用奥司他韦(Oseltamivir)或扎那米韦(Zanamivir),能特异性抑制甲型流感病毒、乙型流感病毒的 NA,从而抑制病毒的释放,减少病毒传播,临床应用表明对禽流感病毒 H_5N_1 感染等有效,推测对人感染 H_7N_9 禽流感病毒也有效,应及早服用。奥司他韦成人剂量 75mg,每日 2 次,重症者剂量可加倍,疗程 5~7 天。儿童体重 15kg 者推荐剂量 30mg,15~23kg 者为 45mg,24~40kg 者为 60mg,大于 40kg 者可用 75mg,1 岁以下儿童不推荐使用。扎那米韦成人剂量 10mg,每日 2 次吸入。

(4)重症患者的治疗:①营养支持;②加强血氧监测和呼吸支持;③防治继发细菌感染;④防治其他并发症,如短期给予肾上腺皮质激素改善毒血症状及呼吸窘迫。

十七、人感染高致病禽流感的护理要点是什么?

(1)隔离:人禽流感已经列入乙类传染病范畴,按甲类传染病进行隔离治疗和管理。在标准预防的基础上,还应采取接触传播和飞沫传播的隔离与预防。

(2)一般护理:重症患者绝对卧床休息,呼吸困难时取半坐卧位,协助患者做好生活护理。发热期多饮水,给予易消化、营养丰富的富含维生素的流质或半流质饮食,成年人每天摄入量为 3000ml 左右。病情危重不能进食者,采用胃管肠内营养和部分静脉营养的方式保证营养摄入。

(3)病情观察:定时观察有无高热不退、呼吸急促、发绀、血氧饱和度下降、高热惊厥等;观察有无咳嗽、咳痰;咳嗽的特点和痰液的性状和量;观察有无恶心、呕吐、嗜睡、肝功能异常等情况,警惕并发症发生。

(4)对症护理

1)降温:体温>38.5℃者,先采取物理降温的方法,如用冰帽、冰袋冷敷头部及大动脉走向处,32~34℃的温水或者 25%~50%乙醇(温度 30℃左右)进行全身擦浴,一般擦浴 5~10min。

降温效果不好时遵医嘱药物降温，出汗较多时，及时更换衣裤及被服，以免着凉。

2）保持呼吸道通畅：指导患者进行有效咳嗽，痰液黏稠时给予祛痰药、雾化吸入、叩背等方法，及时排出呼吸道分泌物，必要时吸痰。协助患者取半卧位或坐位，给予吸氧，缓解呼吸困难，必要时给予机械通气。

3）保持眼、鼻部清洁：及时擦除分泌物，温水清洗局部，患者怕光时，给予眼罩或降低室内亮度。

4）保持口腔清洁：每日刷牙或口腔护理2次，进餐后温水漱口，预防口腔黏膜感染。

十八、人禽流感患者高热时降温应注意什么？

对高热患者进行降温可有效保护重要脏器的功能。降温不宜过快，过快容易导致患者出现虚脱症状。通常采用物理方法进行降温，包括头部冰袋冷敷、近体表处动脉酒精擦浴和冷盐水灌肠等。当采用物理方法降温而患者温度下降不理想时，应酌情配以药物进行降温，常用药物包括水杨酸制剂、中药制剂等。幼儿和年老体弱者可采用50%安乃近滴鼻，高热伴有抽搐患者可采用亚冬眠疗法，即以氯丙嗪和异丙嗪每次0.5~1mg/kg肌内注射降温，每4~6小时一次，配合物理降温。值得注意的是，在使用水杨酸类药物时应谨慎。有资料显示，禽流感高热患者在使用水杨酸类药物进行降温时，某些低龄患儿易引起Reye综合征。

十九、人感染高致病禽流感患者双肺若具有实变体征，伴有呼吸困难，在护理中首先应注意什么？

通过高浓度吸氧，辅助PEEP方式可减轻呼吸道堵塞，促进气体交换，增加血氧饱和度，保证重要器官和全身的氧供。在护理中，应加强呼吸道管理，防止机械通气的相关合并症，如保持患者呼吸道通畅，及时吸出气道分泌物和口腔中的食道反流物；密切观察患者是否存在缺氧表现，包括神态、呼吸频率、嘴唇颜色等；及时检查血氧饱和度和二氧化碳浓度。同时，机械通气过程中应注意室内通风、空气流向和医护人员防护，防止交叉感染。

二十、人感染高致病禽流感如何对医务人员防护和患者进行管理？

（1）医务人员的防护：

1）医务人员应当按照标准预防的原则，根据其传播途径采取飞沫隔离和接触隔离的防护措施。

2）医务人员使用的防护用品应当符合国家有关标准。

3）每次接触患者前后应当严格遵循《医务人员手卫生规范》要求，及时正确进行手卫生。

4）医务人员应当根据导致感染的风险程度采取相应的防护措施：①接触患者的血液、体液、分泌物、排泄物、呕吐物及污染物品时应戴清洁手套，脱手套后洗手。②可能受到患者血液、体液、分泌物等物质喷溅时，应戴外科口罩或者医用防护口罩、护目镜、穿隔离衣。③对疑似或确诊患者进行气管插管操作时，应戴医用防护口罩、护目镜、穿隔离衣。④外科口罩、医用防护口罩、护目镜、隔离衣等防护用品被患者血液、体液、分泌物等污染时应当及时更换。⑤正确穿戴和脱摘防护用品，脱去手套或隔离服后立即洗手或手消毒。⑥处理所有的锐器时应当防止被刺伤。

5）每个患者用后的医疗器械、器具应当按照《医疗机构消毒技术规范》的要求进行清洁与消毒。

（2）患者的管理

1）应当对疑似或确诊患者及时进行隔离，并按照指定路线由专人引导进入病区。

2）病情允许时，患者应当戴外科口罩；指导患者咳嗽或者打喷嚏时用卫生纸遮掩口鼻，在接触呼吸道分泌物后应当使用清洁剂洗手或者使用手消毒剂消毒双手。

3）患者出院、转院后按《医疗机构消毒技术规范》进行终末消毒。

4）患者死亡后，应当及时对尸体进行处理。处理方法为：用双层布单包裹尸体，装入双层尸体袋中，由专用车辆直接送至指定地点火化；因民族习惯和宗教信仰不能进行火化的，应当经上述处理后，按照规定深埋。

二十一、收治疑似或确诊人感染高致病禽流感患者，病区（房）有什么要求？

（1）应当备有应急隔离室，用于疑似或确诊患者的隔离与救治，建立相关工作制度及流程，备有充足的应对急性呼吸道传染病的消毒和防护用品。

（2）病区（房）内发现疑似或确诊患者，启动相关应急预案和工作流程，对患者实施及时有效隔离和救治。

（3）疑似或确诊患者宜专人诊疗与护理，限制无关医务人员的出入，原则不探视；有条件的可以安置在负压病房或及时转到有隔离和救治能力的专科医院。患者转出后按《医疗机构消毒技术规范》进行终末处理。

二十二、人感染高致病禽流感的预防措施是什么？

（1）监测及控制传染源：加强禽类疾病的监测，一旦发现禽流感疫情，立即封锁疫区，将高致病性禽流感疫点周围半径 3km 范围划为疫区，捕杀疫区内的全部家禽，并对疫区 5km 范围内的易感禽类进行强制性疫苗紧急免疫接种。此外，应加强对密切接触禽类人员的检疫。

（2）切断传播途径：发生禽流感疫情后，彻底消毒禽类养殖场、市售禽类摊档及屠宰场，销毁或深埋死禽及禽类废弃物；彻底消毒患者排泄物、用于患者的医疗用品及诊室；医护人员做好个人防护。严格按照生物安全标准进行检测患者标本和禽流感病毒分离。保持病室内空气清新流通；做好手卫生，杜绝院内感染。

（3）保护易感人群：目前，尚无有效疫苗。对密切接触者试用抗流感病毒药物或按中医药辨证施治。

第三节　寨卡病毒病

一、什么是寨卡病毒病？

寨卡病毒病（zika virus disease）是由寨卡病毒引起并通过蚊媒传播的一种自限性急性疾病。寨卡病毒主要通过埃及伊蚊叮咬传播，临床特征主要为发热、皮疹、结膜炎或关节痛，极少引起死亡。世界卫生组织认为，新生儿小头畸形、格林-巴利综合征可能与寨卡病毒感染有关。

二、寨卡病毒的病原学特点是什么？

寨卡病毒属黄病毒科（flaviviridae）黄病毒属（flavivirus），呈球形，直径为 40～70nm，有包膜。基因组为单股正链 RNA，长度约为 10.8kb，分为亚洲型和非洲型两个基因型，目前在南美地区流行的病毒为亚洲型。寨卡病毒与同为黄病毒属的登革病毒、黄热病毒及西尼罗病毒等存在较强的血清学交叉反应。病毒可在蚊源细胞（C6/36）、哺乳动物细胞（Vero）等细胞中培养繁殖并产生病变。

三、寨卡病毒的抵抗力如何？

寨卡病毒的抵抗力不详，但黄病毒属的病毒一般不耐酸、不耐热，60℃ 30min 可灭活，70%乙醇、1%次氯酸钠、脂溶剂、过氧乙酸等消毒剂及紫外照射均可灭活。

四、寨卡病毒病的传染源和传播媒介是什么？

（1）传染源：患者、无症状感染者和感染寨卡病毒的非人灵长类动物是该病的可能传染源。

（2）传播媒介：埃及伊蚊为寨卡病毒主要传播媒介，白纹伊蚊、非洲伊蚊、黄头伊蚊等多种伊蚊属蚊虫也可能传播该病毒。

根据监测，我国与传播寨卡病毒有关的伊蚊种类主要为埃及伊蚊和白纹伊蚊，其中埃及伊蚊主要分布于海南省沿海市县及火山岩地区、广东省雷州半岛、云南省的西双版纳、德宏州、临沧市，以及台湾嘉义县以南及澎湖县部分地区；白纹伊蚊则广泛分布于北至沈阳、大连，经天水、陇南，至西藏墨脱一线及其东南侧大部分地区。

五、寨卡病毒病的传播途径是什么？

（1）蚊媒传播为寨卡病毒的主要传播途径。蚊媒叮咬寨卡病毒感染者而被感染，其后再通过叮咬的方式将病毒传染给其他人。

（2）人与人之间的传播：

1）母婴传播：有研究证明寨卡病毒可通过胎盘由母亲传染给胎儿。孕妇可能在分娩过程中将寨卡病毒传播给新生儿。在乳汁中曾检测到寨卡病毒核酸，但尚无寨卡病毒通过哺乳感染新生儿的报道。

2）性传播：寨卡病毒可通过性传播，目前报告的少量病例均为男性患者感染其女性性伴。目前尚无证据表明感染寨卡病毒的女性可将病毒传播给其性伴。

3）血液传播：寨卡病毒可能通过输血传播，目前已有可能经输血传播的病例报告。

六、寨卡病毒病的人群易感性如何？

包括孕妇在内的各类人群对寨卡病毒普遍易感。曾感染过寨卡病毒的人可能对再次感染具有免疫力。

七、寨卡病毒病的流行特征是什么？

（1）地区分布：寨卡病毒病目前主要流行于拉丁美洲及加勒比、非洲、东南亚和太平洋岛国等国家和地区。1947年病毒发现至2007年以前，寨卡病毒病主要表现为散发。2007年在太平洋岛国出现暴发疫情。2013～2014年在南太平洋的法属波利尼西亚发生暴发疫情，报告病例约10 000例。2015年开始蔓延至拉丁美洲及加勒比多个国家。北美洲的美国、加拿大，亚洲及欧洲部分国家有输入病例报告。我国目前有输入病例报道，随着蚊媒活跃季节的到来，有伊蚊分布的地区存在发生本地传播的风险。

（2）发病季节特点：寨卡病毒病发病季节与当地的媒介伊蚊季节消长有关，疫情高峰多出现在夏秋季。在热带和亚热带地区，寨卡病毒病一年四季均可发病。

八、寨卡病毒病的潜伏期和传染期分别多长？

（1）潜伏期：目前该病的潜伏期尚不清楚，有限资料提示可能为3～12天。

（2）传染期：患者的确切传染期尚不清楚，有研究表明患者发病早期可产生病毒血症，具备传染性。病毒血症期多为5～7天，一般从发病前2～3天到发病后3～5天，部分病例可持续至发病后11天。患者尿液可检出病毒，检出持续时间长于血液标本。患者唾液也可检出病毒，病毒载量可高于同期血液标本。病毒在患者精液中持续检出时间长，个别病例发病后62天仍可检出病毒核酸。无症状感染者的传染性及期限尚不明确。

九、寨卡病毒病的临床表现是什么？

寨卡病毒病的临床症状包括发热（37.8～38.5℃）、皮疹（多为斑丘疹）、非化脓性结膜炎、关节痛（主要手、足等小关节）及肌肉痛等。感染寨卡病毒后，约80%的人为隐性感染，仅有20%的人出现上述临床症状，一般持续2～7天后自愈，重症和死亡病例少见。寨卡病毒感染可能导致少数人出现神经系统和自身免疫系统并发症。小儿感染病例后可出现神经系统、眼部和听力等改变。孕妇感染寨卡病毒可能导致新生儿小头畸形甚至胎儿死亡。

十、什么是小头症？

小头症由于一种常染色体畸变或胎儿特别是在妊娠早期，受放射线照射或宫内感染而引起，显示脑回过小，或无脑回，脑发育明显延缓，常在胎儿第3～5个月即停止进展。患小头症的新生儿头颅CT及超声提示存在弥漫的脑组织钙化。世界卫生组织日前宣布，可能引发了巴西密集出现的新生儿小头症和其他神经系统病变的寨卡病毒为全球突发公共卫生事件。

十一、寨卡病毒病如何诊断？

寨卡病毒感染以症状和流行病史为诊断基础（比如，蚊子叮咬，或者到已知存有寨卡病毒的地区旅行）。由于寨卡病毒与登革热、西尼罗河病毒和黄热病等其他黄病毒会发生交叉反应，因此通过血清学方法做出诊断可能较为困难。逆转录聚合酶链反应（RT-PCR）和血中病毒分离培养可以确诊。起病 7 天内，如果检测到外周血清中寨卡病毒 RNA 阳性可以诊断，但由于 RT-PCR 阳性窗比较短（3～7 天），也就是病毒血症期短，因此，阳性窗之外阴性结果不能除外感染。

十二、寨卡病毒与登革热和基孔肯雅热属于同科病毒，临床表现上应如何鉴别？

（1）登革热和寨卡病毒临床表现相似，传播方式相同。寨卡病毒感染患者一般不会超过 38.5℃，登革病毒感染通常体温更高，肌肉疼痛更严重，头痛可能与头颅出血有关；除此以外，登革热中结膜炎少见。

（2）基孔肯雅热通常热度更高，寨卡病毒感染患者关节痛一般为手、足等小关节，而基孔肯雅热关节痛较强烈，影响手、足、膝盖及背部。感染可导致功能障碍，引起患者弯腰明显，不能行走，甚至不能完成简单的手工作业。

十三、发现寨卡病毒病应该如何报告？

（1）各级各类医疗机构发现寨卡病毒病疑似病例、临床诊断病例或确诊病例时，应于 24 小时内通过国家疾病监测信息报告管理系统进行网络直报，报告疾病类别选择"其他传染病中的寨卡病毒病"，如为输入性病例须在备注栏注明来源地区，统一格式为"境外输入/×国家或地区"或"境内输入/×省×市×县"。

（2）各县（区）内出现首例病例，暂按照突发公共卫生事件要求在 2 小时内向所在地县级卫生计生行政部门报告，并同时通过突发公共卫生事件信息报告管理系统进行网络报告。接到报告的卫生计生行政部门应当在 2 小时内向本级人民政府和上级卫生计生行政部门报告。

十四、寨卡病毒应该如何进行实验室检测？

（1）对疑似病例、临床病例和确诊病例的血液等相关标本进行实验室病原学和血清学检测，对蚊媒标本进行采集、包装、运送和实验室检测，具体方案由中国疾病预防控制中心下发。

（2）寨卡病毒在我国归属于三类病原体，应在生物安全二级实验室（BSL-2）开展实验室检测。应按照《病原微生物实验室生物安全管理条例》等相关规定要求，做好生物安全防护工作。

十五、寨卡病毒病应如何治疗？

本病一般为自限性疾病，目前尚无针对该病的特异性抗病毒药物，临床上主要采取对症治疗。对症退热治疗不建议使用阿司匹林，可以使用对乙酰氨基酚，伴有关节痛患者可使用布洛芬，伴有结膜炎时可使用重组人干扰素-α滴眼液。对感染寨卡病毒的孕妇，建议每 3～4 周监测胎儿生长发育情况。小头畸形肯定对生长发育有影响，具体影响要进一步观察。

十六、寨卡病毒病的护理要点是什么？

（1）隔离：在标准预防的基础上，还应采用生物媒介的隔离与预防。采取防蚊隔离措施，如使用蚊帐、穿长袖衣裤、涂抹驱避剂等，患者发病后 2～3 个月避免性行为或采取安全性行为。妊娠期间如感染寨卡病毒，应根据医嘱终止妊娠。

（2）患者以卧床休息为主，保证营养供给，鼓励患者少量多餐，予高热量、高蛋白、高维生素、易消化的饮食，不能进食者给予静脉输液以恢复和维持机体的液体平衡状态。

（3）病情观察：密切监测生命体征，高热时注意监测体温；观察皮疹的颜色、性质和发生的部位、时间；观察和记录患者疼痛的部位、性质、程度、开始时间、持续时间及缓解方式等；观察神经系统的变化情况；孕妇定期监测胎儿生长发育情况。

（4）对症护理：

1）降温：通常体温不会太高，多采用物理降温，降温期间注意观察患者出汗情况，勤监测体温，维持水电解质平衡，出现异常随时报告医生处理，避免使用阿司匹林和其他非甾体类抗炎药物，以避免引起出血。

2）缓解疼痛：保持环境安静，控制噪音，避免不良刺激，取舒适体位，对剧烈的关节和肌肉疼痛进行药物镇痛，并观察用药后反应。

3）皮疹：每日用温水轻擦皮肤，禁用肥皂水、乙醇擦拭皮肤，保持皮肤清洁，避免抓挠，穿棉质宽松衣裤。

4）结膜炎：保持眼部清洁，避光避热，每日用生理盐水或3%硼砂液进行眼部清洁。

（5）心理护理：对患者进行健康教育，告知传播的途径和方式，预防和控制的措施，消除紧张、焦虑等不良情绪。

十七、寨卡病毒病的预防与控制措施是什么？

（1）预防输入及本地传播

1）关注国际疫情动态：密切追踪寨卡病毒病国际疫情进展信息，动态开展风险评估，为制定和调整本地防控策略与措施提供依据。

2）根据需要发布旅行健康提示：各地卫生计生部门协助外交、教育、商务、旅游及出入境检验检疫等部门做好前往寨卡病毒病流行区旅行者、居住于流行地区的中国公民及从流行地区归国人员的宣传教育和健康提示。健康教育要点：防止蚊虫叮咬，若出现发热、皮疹、红眼及肌肉关节痛等症状或体征要及时就医。

3）对群众开展健康教育：若发现输入病例或者出现本地传播，当地卫生计生行政部门要组织做好对群众的健康教育。健康教育要点：防止蚊虫叮咬，若出现发热、皮疹、红眼及肌肉关节痛等症状或体征要及时就医。

4）做好口岸卫生检疫：卫生检疫部门一旦发现疑似病例，应及时通报卫生计生部门，共同做好疫情调查和处置。

（2）病例监测与管理：

1）病例监测与早期发现：各级各类医疗机构发现发热、皮疹、结膜炎及肌肉关节痛的患者，应注意了解患者的流行病学史（流行地区旅行史），考虑本病的可能，并及时采样送检。此外，对于新生儿出现小头畸形的产妇，如有可疑流行病学史，也需考虑寨卡病毒感染的可能。

2）流行病学调查：对相关病例进行个案调查，重点调查患者发病前2周的活动史，查明可疑感染地点，寻找感染来源；同时调查发病后一周的活动史，开展病例搜索，评估发生感染和流行的风险。

3）病例搜索：对于输入病例，应详细追查旅行史，重点在与其共同出行的人员中搜索。如病例从入境至发病后1周曾在本县（区）活动，还应在其生活、工作区域搜索可疑病例。在出现本地感染散发病例时，以病例住所或与其相邻的若干户、病例的工作地点等活动场所为中心，参考伊蚊活动范围划定半径200米之内空间范围为核心区，1例感染者可划定多个核心区，在核心区内搜索病例。可根据城区或乡村不同建筑类型，推测伊蚊活动范围，适当扩大或缩小搜索半径。

4）病例管理：主要包括急性期采取防蚊隔离措施、患者发病后2～3个月内应尽量避免性行为或采取安全性行为。

A. 防蚊隔离期限为从发病之日起至患者血液标本中连续两次病毒核酸检测阴性，两次实验室检测间隔不少于24小时；如果缺乏实验室检测条件则防蚊隔离至发病后10天。防蚊措施包括病房/家庭安装纱门、纱窗，清除蚊虫孳生环境；患者采取个人防蚊措施，如使用蚊帐、穿长袖衣裤、涂抹驱避剂等。

B. 应向男性患者提供病毒传播、疾病危害和个人防护等基本信息。男性患者发病后2～3个月内应尽量避免性行为或每次性行为中全程使用安全套。如果其配偶处于妊娠期，则整个妊娠期间应尽量避免性行为或每次性行为中全程使用安全套。

C. 如果经检测发现无症状感染者，应采取居家防蚊隔离措施，防蚊隔离期限为自检测之日起10天；自检测之日起2～3个月内尽量避免性行为或采取安全性行为。

D. 医疗卫生人员在开展诊疗及流行病学调查时，应采取标准防护措施。在做好病例管理和一般院内感染控制措施的基础上，医疗机构，特别是收治病例的病区，应严格落实防蚊灭蚊措施，防止院内传播。病例的尿液、唾液及其污染物的处理按照《医院感染管理办法》和《医疗废物管理条例》等相关规定执行。

（3）媒介监测与控制：

1）日常监测与控制：各级卫生计生行政部门负责领导并组织当地疾病预防控制机构开展以社区为基础的伊蚊密度监测，包括伊蚊种类、密度、季节消长等。日常监测范围、方法及频次要求同登革热，可参照《登革热媒介伊蚊监测指南》中的常规监测进行。当发现媒介伊蚊布雷图指数及诱蚊诱卵器指数超过20时，应及时提请当地政府组织开展爱国卫生运动，清除室内外各种媒介伊蚊的孳生地及开展预防性灭蚊运动，降低伊蚊密度，以降低或消除寨卡病毒病等蚊传疾病的暴发风险。

2）应急监测与控制：当有寨卡病毒病病例出现且以疫点为圆心200米半径范围内布雷图指数或诱蚊诱卵指数≥5、警戒区（核心区外展200米半径范围）≥10时，其他区域布雷图指数或诱蚊诱卵器指数大于20时，应启动应急媒介伊蚊控制。媒介伊蚊应急控制要点：做好社区动员，开展爱国卫生运动，做好蚊虫孳生地清理工作；教育群众做好个人防护；做好病例和医院防蚊隔离；采取精确的疫点应急成蚊杀灭；根据媒介伊蚊抗药性监测结果指导用药，加强科学防控等。通过综合性的媒介伊蚊防控措施，尽快将布雷图指数或诱蚊诱卵器指数控制在5以下。

（4）宣传与沟通：

1）存在流行风险的地区应全民动员，采取多种有效形式，以通俗易懂的方式开展健康教育活动。宣传要点包括寨卡病毒病主要由伊蚊（俗称花斑蚊或花蚊子）叮咬传播；伊蚊在室内外的水缸、水盆、轮胎、花盆、花瓶等积水容器中孳生繁殖；翻盆倒罐清除积水，清除蚊虫孳生地可以预防寨卡病毒病流行；在发生疫情的地区要穿长袖衣裤，在身体裸露部位涂抹防蚊水、使用驱蚊剂或使用蚊帐、防蚊网等防止蚊虫叮咬。

2）除一般旅行健康提示外，应提醒孕妇及计划怀孕的女性谨慎前往寨卡病毒病流行的国家或地区，如确需赴这些国家或地区时，应严格做好个人防护措施，防止蚊虫叮咬。若怀疑可能感染寨卡病毒时，应及时就医，主动报告旅行史，并接受医学随访。

（5）培训和实验室能力建设：

1）强化医务人员培训，提高疾病识别能力：开展医务人员诊疗知识培训，提高疾病诊断与识别能力。重点地区应在每年流行季节前，结合登革热、基孔肯雅热的防控工作开展基层医务人员寨卡病毒病相关知识的强化培训，增强对寨卡病毒病的认识，及时发现和报告疑似寨卡病毒感染病例。

2）建立寨卡病毒检测能力：建立和逐步推广寨卡病毒的实验室检测技术。各省级疾病预防控制中心要尽快建立实验室检测的相关技术和方法，做好实验室技术和试剂储备，逐步提高基层疾病预防控制中心对该病的实验室检测能力，以应对可能发生的疫情。

第四节　中东呼吸综合征

一、什么是中东呼吸综合征？

中东呼吸综合征（Middle East respiratory syndrome，MERS）是2012年9月发现的，由一种新型冠状病毒引起的发热呼吸道疾病。世界卫生组织将该冠状病毒命名为中东呼吸综合征冠状病毒（Middle East respiratory syndrome coronavirus，MERS-CoV）。

二、中东呼吸综合征冠状病毒的病原学特点是什么？

中东呼吸综合征冠状病毒属于冠状病毒科，β 类冠状病毒的 2c 亚群，是一种具有包膜、基因组为线性非节段单股正链的 RNA 病毒。病毒粒子呈球形，直径为 120～160nm。基因组全长约 30kb。病毒受体为二肽基肽酶 4（dipeptidyl peptidase 4，DPP4，也称为 CD26），该受体与 ACE2 类似，主要分布于人深部呼吸道组织，可以部分解释 MERS 临床症状严重性。2014 年分别从沙特地区一个 MERS-CoV 感染患者及其发病前接触过的单峰骆驼体内分离出基因序列完全相同的 MERS-CoV，同时在埃及、卡塔尔和沙特其他地区的骆驼中也分离到和人感染病例分离病毒株相匹配的病毒，并在非洲和中东的骆驼中发现 MERS-CoV 抗体，因而骆驼可能是人类感染来源。但不排除蝙蝠或其他动物也可能是中东呼吸综合征冠状病毒的自然宿主。该病毒被病原学特征仍不完全清楚，病毒结构、性状、生物学和分子生物学特征还有待于进一步的研究。

三、中东呼吸综合征的发病机制是什么？

MERS 的发病机制与 SARS 有相似之处，可发生急性呼吸窘迫综合征和急性肾衰竭等多器官功能衰竭。冠状病毒入侵首先通过表面的 S 蛋白和（或）HE 蛋白与宿主细胞的表面受体相结合。第一群冠状病毒（HCoV-229E）能特异地与人类氨肽酶 N（aminopeptidase）结合。第二群冠状病毒（如 HCoV-NL63 和 SARS-CoV）与 ACE2 结合，还可同时与 9-O-乙酰神经氨酸分子结合。中东呼吸综合征冠状病毒的受体则为 DPP4。

四、中东呼吸综合征的病理表现是什么？

中东呼吸综合征的病理表现是肺充血和炎性渗出、双肺散在分布结节和间质性肺炎。

五、中东呼吸综合征的传染源是什么？

中东呼吸综合征的确切传染源尚不完全清楚。冠状病毒普遍存在于多种哺乳动物和禽类中，包括人、牛、羊、猪、骆驼、蝙蝠和鸡等，说明与 MERS 冠状病毒相近的病毒已广泛存在于蝙蝠中，但是蝙蝠与人类直接接触的情况很少，从蝙蝠直接传染到人类的传播模式不太容易实现。近年有研究报道，骆驼才是人类感染 MERS 的真正来源，而患者可作为传染源，导致续发病例发生。普遍认为在中东地区传染源是单峰骆驼和患者，而其他国家传染源是患者。

六、中东呼吸综合征的传播途径是什么？

单峰骆驼可能为 MERS-CoV 的中间宿主。人可能通过接触含有病毒的单峰骆驼的分泌物、排泄物（尿、便）、未煮熟的乳制品或肉而感染。而人际间主要通过飞沫经呼吸道传播，也可通过密切接触患者的分泌物或排泄物而传播。

七、中东呼吸综合征的易感人群是哪些？

中东呼吸综合征人群普遍易感。与目前认为传染源与带 MERS 病毒的骆驼有关，因此与骆驼有密切接触的人群（饲养人员、农场工人、屠宰场工人和兽医等）感染可能性较大；赴中东旅游接触了骆驼或其分泌物，饮用未消毒骆驼奶的游客也有可能感染。与病例有密切接触的医务人员、家属感染 MERS-CoV 的风险均较高；患有糖尿病、肾衰竭、慢性肺部疾病和免疫功能低下者易发展为中东呼吸综合征重症病例。

八、中东呼吸综合征的潜伏期及传染期是多长？

中东呼吸综合征的潜伏期为 2～14 天，常见为 5～6 天。患者出现症状后可排出病毒，传染期持续时间不明；潜伏期患者不具有传染性；无症状患者可能不具有传染性。

九、中东呼吸综合征的临床表现是什么？

中东呼吸综合征无特异性的临床症状或体征，临床可表现为重症、轻症和无症状感染。早期主要表现为发热、畏寒、乏力、头痛、肌痛等，随后出现咳嗽、胸痛、呼吸困难，部分病例还可出现呕吐、腹痛、腹泻等症状。重症病例多在一周内进展为重症肺炎，可发生肺水肿、急性呼吸窘迫综合征（ARDS）、急性肾衰竭、弥散性血管内凝血（DIC）、多脏器功能衰竭甚至死亡；年龄大于65岁，肥胖，患有其他疾病（如肺部疾病、心脏病、肾病、糖尿病、免疫功能缺陷等），为重症高危因素；部分病例可无临床症状或仅表现为轻微的呼吸道症状，无发热、腹泻和肺炎；二代病例往往比原发病例症状轻，很多二代病例为轻症、无症状感染。

十、中东呼吸综合征的影像学表现是什么？

中东呼吸综合征发生肺炎者影像学检查根据病情的不同阶段可表现为单侧至双侧的肺部影像学改变，主要特点为胸膜下和基底部分布，磨玻璃影为主，可出现实变影。部分病例可有不同程度胸腔积液。

十一、中东呼吸综合征的实验室检查结果如何？

（1）一般实验室检查：①血常规：白细胞总数一般不高，可伴有淋巴细胞减少；②血生化检查：部分患者肌酸激酶、天门冬氨酸氨基转移酶、丙氨酸氨基转移酶、乳酸脱氢酶、肌酐等升高。

（2）病原学相关检查：主要包括病毒分离、病毒核酸检测。病毒分离为实验室检测的"金标准"；病毒核酸检测可以用于早期诊断。及时留取多种标本（咽拭子、鼻拭子、鼻咽或气管抽取物、痰或肺组织，以及血液和粪便）进行检测，其中以下呼吸道标本阳性检出率更高。①病毒核酸检测（PCR）。以RT-PCR（最好采用real-time RT-PCR）法检测呼吸道标本中的MERS-CoV核酸。②病毒分离培养。可从呼吸道标本中分离出MERS-CoV，但一般在细胞中分离培养较为困难。

十二、中东呼吸综合征的诊断标准是什么？

（1）疑似病例：患者符合流行病学史和临床表现，但尚无实验室确认依据。

1）流行病学史：发病前14天内有中东地区和疫情暴发的地区旅游或居住史，或与疑似、临床诊断、确诊病例有密切接触史。

2）临床表现：难以用其他病原感染解释的发热，伴呼吸道症状。

（2）临床诊断病例：①满足疑似病例标准，仅有实验室阳性筛查结果（如仅呈单靶标PCR或单份血清抗体阳性）的患者；②满足疑似病例标准，因仅有单份采集或处理不当的标本而导致实验室检测结果阴性或无法判断结果的患者。

（3）确诊病例：具备下述4项之一，可确诊为中东呼吸综合征实验室确诊病例：①至少双靶标PCR检测阳性；②单个靶标PCR阳性产物，经基因测序确认；③从呼吸道标本中分离出MERS-CoV；④恢复期血清中MERS-CoV抗体较急性期血清抗体水平阳转或呈4倍以上升高。

十三、中东呼吸综合征应如何治疗？

（1）基本原则：目前无特异性抗病毒药物和治疗方法，尚无可用的疫苗，更多采取对症治疗和支持治疗。根据病情严重程度评估确定治疗场所；疑似、临床诊断和确诊病例应在具备有效隔离和防护条件的医院隔离治疗；危重病例应尽早入重症监护室（ICU）治疗。转运过程中严格采取隔离防护措施。

（2）一般治疗与密切监测：①卧床休息，维持水、电解质平衡，密切监测病情变化；②定期复查血常规、尿常规、血气分析、血生化及胸部影像；③根据氧饱和度的变化，及时给予有效氧疗措施，包括鼻导管、面罩给氧，必要时应进行无创或有创通气等措施。

（3）抗病毒治疗：目前尚无明确有效的抗MERS冠状病毒药物。体外试验表明，利巴韦林和INF-α联合治疗，具有一定抗病毒作用，但临床研究结果尚不确定。可在发病早期试用抗病毒治疗，使用过程中应注意药物的不良反应。

（4）抗菌药物治疗：避免盲目或不恰当使用抗菌药物，加强细菌学监测，出现继发细菌感染时应用抗菌药物。

（5）重症病例的治疗原则：在对症治疗的基础上，防治并发症，并进行有效的器官功能支持。

实施有效的呼吸支持（包括氧疗、无创、有创机械通气）、循环支持、肝脏和肾脏支持等。有创机械通气治疗效果差的危重症病例，有条件的医院可实施体外膜氧合支持技术。维持重症和危重症病例的胃肠道功能，适时使用微生态调节制剂。

十四、中东呼吸综合征的护理要点是什么？

（1）防护措施：按照标准预防和额外预防（飞沫预防+接触预防）相结合的原则，正确选择并穿脱防护用品。

1）每次接触患者前后应当及时正确进行手卫生。

2）进入隔离病房的医务人员应戴医用外科口罩、医用乳胶清洁手套、穿防护服（隔离衣），脱手套及防护用品后应洗手或手消毒。

3）进行可能受到患者血液、体液、分泌物等物质喷溅的操作时，应当戴医用防护口罩、医用乳胶无菌手套、护目镜或防护面屏、穿防渗防护服。

4）对疑似、临床诊断或确诊患者进行气管插管等可能产生气溶胶的有创操作时，应当戴医用防护口罩、医用乳胶手套、防护面屏或呼吸头罩、穿防渗防护服。

5）个人防护用品被血液、体液、分泌物等污染时应当及时更换。

（2）严格消毒隔离：

1）实行专人专职消毒管理，入住负压病房，每天用含氯消毒剂2000mg/L进行全面拖洗负压病区地板，仪器的擦洗，每班用专业的消毒湿巾擦拭。

2）MERS患者的病服床单、生活、医疗垃圾，每天专用消毒剂喷洒后用双层黄色垃圾袋结扎，再用消毒剂喷洒结扎口，置于医疗废物处理通道，专人专业处理；大小二便，均使用一次性专用便器，添加浓度为2000mg/L的含氯消毒剂，用双层黄色垃圾袋封扎，标识清晰，专人专车转运。

（3）饮食护理：鼓励患者予足够热量、高蛋白、高维生素、易消化的饮食，剧烈腹泻不能进食者通过静脉输液给予纠正，口服补液时应少量多次以免引起恶心呕吐，口服未纠正时加用静脉输液以恢复和维持机体的液体平衡状态。

（4）病情观察：

1）密切监测生命体征直至稳定，高热时要注意监测体温。

2）准确记录患者的出入量，观察失水征象及腹泻的特点，记录腹泻的颜色、性质、量和次数。

3）观察和记录患者疼痛的部位、性质、程度、开始时间、持续时间及缓解方式等。

4）密切观察患者呼吸困难和氧饱和度的情况。

（5）对症处理：

1）发热时严密监测体温，指导增加饮水量，温水擦浴，当体温38.5℃以上遵医嘱物理降温或药物降温，协助患者勤更衣。

2）气促、咳嗽予半坐卧位，鼻导管高流量给氧，使用呼吸机湿化治疗仪，给予正压吸氧和湿化，改善氧合，指导呼吸功能锻炼及有效咳嗽，必要时遵医嘱进行无创或有创通气相关护理措施。

3）腹泻时观察患者大便的颜色、性状、量和次数，必要时给予止泻药物和调节肠道菌群药物，注意遵医嘱补钾补液，做好肛周皮肤护理，每次大便后用温水轻轻擦洗肛周，予鞣酸软膏或皮肤保护膜外涂。

（6）心理护理：增加疾病及相关知识的宣教，有能力时鼓励多下床活动，加强护患交流，使其放松心情，提高战胜疾病的信心。

十五、中东呼吸综合征的出院标准是什么？

体温基本正常、临床症状好转，病原学检测间隔2～4天，连续两次阴性，可出院或转至其他相应科室治疗其他疾病。

十六、中东呼吸综合征的预防控制措施是什么?

（1）密切监视 MERS 疫情动态，随时进行疫情形势分析及传入风险评估，及时制定应对策略和防控方案。

（2）医务人员要提高警惕，对从中东旅游归国，或者参加朝圣的归国人员在入境 14 天内出现急性重症呼吸道感染（SARI）症状者开展 MERS-CoV 检测，同时应加强不明原因肺炎病例的监测、报告和排查。

（3）医疗机构要加强院感控制，接收、诊疗疑似和确诊 MESR 病例的医疗机构要采取适当的措施防止出现院内感染。

（4）做好宣教：对赴中东地区旅游或者参加朝圣的人员进行 MERS 防治知识宣传和预防指导，提高他们的警惕性，加强个人卫生和防控意识。

1）保持良好的个人卫生习惯和环境卫生，做到勤洗手，尽量避免密切接触有呼吸道感染症状人员，外出时尽量佩戴口罩，尽量避免在人群密集的场所长时间停留。

2）尽量避免前往动物饲养、屠宰、生肉制品交易场所及野生动物栖息地，避免直接接触动物及动物的排泄物，在疫区应避免接触患病骆驼和类似病例，不喝生骆驼奶。

3）出现呼吸道感染症状及时就医，尽量避免与其他人员密切接触，咳嗽或打喷嚏时用纸巾、毛巾等遮住口鼻，并将污染的纸巾妥善弃置，并彻底洗手。

4）在入境时有发热、咳嗽、气促、呼吸困难等急性呼吸道症状的人员，应当主动将患病情况向出入境检验检疫机构申报，并配合卫生检疫部门开展调查及相应医学检查。

5）回国 14 天内，如果出现急性呼吸道感染症状，应当及时就医。主动向医护人员告知近期的旅行史及在当地的暴露史，以便及时得到诊断和治疗。

十七、MERS 与 SARS 的区别是什么?

项目	MERS	SARS
出现时间	2012 年至今	2002～2003 年
流行地区	中东地区	中国东南地区
病毒形式	冠状病毒（MERS-CoV）	冠状病毒（SARS-CoV）
传染源	可能是单峰骆驼	中华菊头蝠
传染方式	近距离人与人接触，以及和特定动物碰触，如中东单峰骆驼和特定蝙蝠	呼吸道分泌物、飞沫传染
传染性	不强，仅具备有限的人传人的能力	很强，更易传播
易感人群	中老年，患有慢性疾病	年轻人，20～30 岁发病人数最多
潜伏期	2～14 天，更早进展为呼吸衰竭	2～7 天不等，最长可达 10 天以上
致死率	30%～40%	10%
防治	没有针对性治疗方式，也无疫苗	有临床疫苗

第五节　埃博拉出血热

一、什么是埃博拉出血热?

埃博拉出血热（Ebola hemorrhagic fever，EHF）是由埃博拉病毒（Ebola virus）引起的一种急性出血性传染病。主要通过接触患者或感染动物的血液、体液、分泌物和排泄物等而感染，临床表现主要为突起发热、呕吐、腹泻、出血和多脏器损害。病死率高，可达 50%～90%。本病于 1976 年在非洲首次发现，目前主要在乌干达、刚果、加蓬、苏丹、科特迪瓦、南非、几内亚、利比里亚、塞拉利昂等国家流行。

二、埃博拉病毒的病原学特点是什么？

埃博拉病毒属丝状病毒科，为不分节段的单股负链 RNA 病毒。病毒呈长丝状体，可呈杆状、丝状、"L"形等多种形态。毒粒长度平均为 1000nm，直径约 100nm。病毒有脂质包膜，包膜上有呈刷状排列的突起，主要由病毒糖蛋白组成。埃博拉病毒基因组是不分节段的负链 RNA，大小为 18.9kb，编码 7 个结构蛋白和 1 个非结构蛋白。埃博拉病毒可在人、猴、豚鼠等哺乳类动物细胞中增殖，对 Vero 和 Hela 等细胞敏感。

三、埃博拉病毒有几种类型？

埃博拉病毒可分为本迪布焦型、扎伊尔型、莱斯顿型、苏丹型和塔伊森林型。其中扎伊尔型毒力最强，苏丹型次之，莱斯顿型对人不致病。不同亚型病毒基因组核苷酸构成差异较大，但同一亚型的病毒基因组相对稳定。2014～2015 年西非流行的埃博拉病毒为扎伊尔型。

四、埃博拉病毒的抵抗力如何？

埃博拉病毒对热有中度抵抗力，在室温及 4℃存放 1 个月后，感染性无明显变化，60℃灭活病毒需要 1 小时，100℃ 5min 即可灭活。该病毒对紫外线、γ 射线、甲醛、次氯酸、酚类等消毒剂和脂溶剂敏感。

五、埃博拉出血热的发病机制是什么？

埃博拉病毒具有广泛的细胞嗜性。病毒进入机体后，可能在局部淋巴结首先感染单核细胞、巨噬细胞和其他单核吞噬系统的细胞（mononuclear phagocytic system，MPS）。当病毒释放到淋巴或血液中，可以引起肝脏、脾脏及全身固定的或移动的巨噬细胞感染。从 MPS 细胞释放的病毒可以感染相邻的细胞，包括肝细胞、肾上腺上皮细胞和成纤维细胞等。感染的 MPS 细胞同时被激活，释放大量的细胞因子和趋化因子，包括白细胞介素 2、白细胞介素 6、白细胞介素 8 和肿瘤坏死因子（TNF）等。这些细胞活性物质可增加血管内皮细胞的通透性，诱导表达内皮细胞表面黏附和促凝因子，以及组织破坏后血管壁胶原暴露，释放组织因子等，引起弥散性血管内凝血（DIC）、休克，最终导致多器官功能衰竭。

六、埃博拉出血热的病理改变是什么？

埃博拉出血热的主要病理改变是皮肤、黏膜、脏器的出血，多器官可以见到灶性坏死。肝细胞点、灶样坏死是本病的典型特点，可见小包涵体和凋亡小体。

七、埃博拉出血热的传染源是什么？

埃博拉出血热的患者是主要传染源，尚未发现潜伏期患者有传染性；感染埃博拉病毒的大猩猩、黑猩猩、猴、羚羊、豪猪等野生动物可为首发病例的传染源。

目前认为埃博拉病毒的自然宿主为狐蝠科的果蝠，尤其是锤头果蝠、富氏前肩头果蝠和小领果蝠，但其在自然界的循环方式尚不清楚。

八、埃博拉出血热的传播途径是什么？

（1）接触传播是本病最主要的传播途径，可以通过接触患者和被感染动物的血液、体液、分泌物、排泄物及其污染物感染。

（2）患者感染后血液和体液中可维持很高的病毒含量。医护人员、患者家属或其他密切接触者在治疗、护理患者或处理患者尸体过程中，如果没有严格的防护措施，容易受到感染。医院内传播是导致埃博拉出血热暴发流行的重要因素。

（3）有动物实验表明，埃博拉病毒可通过气溶胶传播。虽然尚未证实空气传播的病例发生，但应予以警惕，做好防护。

（4）据文献报道，埃博拉出血热患者的精液、乳汁中可分离到病毒，故存在相关途径传播的可能性。

九、埃博拉出血热的人群易感性如何？

人类对埃博拉病毒普遍易感。发病主要集中在成年人，可能与其暴露或接触机会较多有关。尚无资料表明不同性别间存在发病差异。

十、埃博拉出血热的潜伏期多长？

埃博拉出血热的潜伏期为 2～21 天，一般为 5～12 天。

十一、埃博拉出血热的临床表现是什么？

感染埃博拉病毒后可不发病或呈轻型，非重病患者发病后 2 周逐渐恢复。

（1）初期：典型病例急性起病，临床表现为高热、畏寒、头痛、肌痛、恶心、结膜充血及相对缓脉。2～3 天后可有呕吐、腹痛、腹泻、血便等表现，半数患者有咽痛及咳嗽。患者最显著的表现为低血压、休克和面部水肿。

（2）极期：病程 4～5 天进入极期，可出现神志的改变，如谵妄、嗜睡等，重症患者在发病数日可出现咯血，鼻、口腔、结膜下、胃肠道、阴道及皮肤出血或血尿，少数患者出血严重，多为病程后期继发弥漫性血管内凝血（DIC）。并可因出血、肝肾功能衰竭及致死性并发症而死亡。

（3）病程 5～7 天可出现麻疹样皮疹，以肩部、手心和脚掌多见，数天后消退并脱屑，部分患者可较长期地留有皮肤的改变。

（4）由于病毒持续存在于精液中，也可引起睾丸炎、睾丸萎缩等迟发症。

（5）90% 的死亡患者在发病后 12 天内死亡（7～14 天）。

十二、埃博拉出血热的实验室检查结果是什么？

（1）一般检查：①血常规：早期白细胞减少和淋巴细胞减少，随后出现中性粒细胞升高和核左移。血小板可减少；②尿常规：早期可有蛋白尿；③生化检查：AST 和 ALT 升高，且 AST 升高大于 ALT；④凝血功能：凝血酶原（PT）和部分凝血活酶时间（PTT）延长，纤维蛋白降解产物升高，表现为弥散性血管内凝血（DIC）。

（2）血清学检查：①血清特异性 IgM 抗体检测：多采用 IgM 捕捉 ELISA 法检测；②血清特异性 IgG 抗体：采用 ELISA、免疫荧光等方法检测。

（3）病原学检查：①病毒抗原检测：由于埃博拉出血热有高滴度病毒血症，可采用 ELISA 等方法检测血清中病毒抗原；②核酸检测：采用 RT-PCR 等核酸扩增方法检测。一般发病后一周内的患者血清中可检测到病毒核酸；③病毒分离：采集发病一周内患者血清标本，用 Vero 细胞进行病毒分离。

十三、埃博拉出血热的诊断标准是什么？

（1）诊断依据：应根据流行病学史、临床表现和相关病原学检查综合判断。流行病学史依据为：

1）发病前 21 天内，有在埃博拉传播活跃地区居住或旅行史。

2）发病前 21 天内，在没有恰当个人防护的情况下，接触过埃博拉患者的血液、体液、分泌物、排泄物或尸体等。

3）发病前 21 天内，在没有恰当个人防护的情况下，接触或处理过来自疫区的蝙蝠或非人类灵长类动物。

（2）病例定义：

1）留观病例：具备上述流行病学史中第（2）、（3）项中任何一项，并且体温＞37.3℃者；具备上述流行病学史中第 1 项，并且体温≥38.6℃者。

2）疑似病例：具备上述流行病学史中符合流行病学史第（2）、（3）中任何一项，并且符合以下三种情形之一者：①体温≥38.6℃，出现严重头痛、肌肉痛、呕吐、腹泻、腹痛；②发热伴不明原因出血；③不明原因猝死。

3）确诊病例：留观或疑似病例经实验室检测符合下列情形之一者：①核酸检测阳性：患者血

液等标本用 RT-PCR 等核酸扩增方法检测，结果阳性。若核酸检测阴性，但病程不足 72 小时，应在达 72 小时后再次检测；②病毒抗原检测阳性：采集患者血液等标本，用 ELISA 等方法检测病毒抗原；③分离到病毒：采集患者血液等标本，用 Vero、Hela 等细胞进行病毒分离；④血清特异性 IgM 抗体检测阳性；双份血清特异性 IgG 抗体阳转或恢复期较急性期 4 倍及以上升高；⑤组织中病原学检测阳性。

十四、埃博拉出血热的留观病例应该如何处置？

（1）符合流行病学史第（2）、（3）项的留观病例，按照确诊病例的转运要求转至定点医院单人单间隔离观察，动态监测体温，密切观察病情。相对独立区域内进行临床检验；按规定送疾病预防控制中心进行病原学检测。符合下列条件之一者可解除留观：①体温恢复正常，核酸检测结果阴性；②若发热已超过 72 小时，核酸检测结果阴性；③仍发热但不足 72 小时，第一次核酸检测阴性，需待发热达 72 小时后再次进行核酸检测，结果阴性。

（2）对仅符合流行病学史中第 1 项标准的留观病例，按照标准防护原则转运至定点医院单人单间隔离观察，动态监测体温，密切观察病情。符合下列条件之一者可解除留观：①诊断为其他疾病者，按照所诊断的疾病进行管理和治疗；②体温在 72 小时内恢复正常者；③发热已超过 72 小时，而且不能明确诊断为其他疾病者，进行核酸检测结果阴性。

十五、埃博拉出血热的疑似病例应该如何处置？

按照确诊病例的转运要求转至定点医院单人单间隔离观察治疗。及时采集标本，按规定在定点医院达到生物安全 2 级防护水平的实验室相对独立区域内进行临床检验；按规定送疾病预防控制中心进行病原学检测。

（1）病原学检测阳性，转为确诊病例，进行相应诊疗。

（2）若发热已超过 72 小时，采样进行病原学检测，阴性者排除诊断，解除隔离。

（3）若发热不足 72 小时，病原学检测阴性，需待发热达 72 小时后再次进行病原学检测，仍阴性者排除诊断，解除隔离。

十六、埃博拉出血热的确诊病例解除隔离治疗的条件是什么？

埃博拉出血热的确诊病例连续两次血液标本核酸检测阴性，临床医师可视患者实际情况，安排其适时出院。

十七、埃博拉出血热如何治疗？

埃博拉出血热尚无特异性治疗措施，主要是对症和支持治疗，注意水、电解质平衡，预防和控制出血，控制继发感染，治疗肾衰竭和出血、DIC 等并发症。

（1）一般支持对症治疗：卧床休息，少渣易消化半流质饮食，保证充分热量。

（2）补液治疗：有证据表明，早期补液，维持水电解质和酸碱平衡治疗，可明显提高存活率。可使用平衡盐液，维持有效血容量；加强胶体液补充如白蛋白、低分子右旋糖酐等，预防和治疗低血压休克。

（3）保肝抗炎治疗：应用甘草酸制剂。

（4）出血的治疗：止血和输血，新鲜冰冻血浆补充凝血因子，预防 DIC。

（5）预防及控制继发感染：应减少不必要的有创操作，严格无菌操作，及时发现继发感染。一旦发生继发感染，应早期经验性应用抗生素。

（6）肾衰竭的治疗：必要时行血液净化治疗。

（7）呼吸衰竭的治疗：及时行氧疗等呼吸功能治疗。

（8）病原学治疗：未经过人体学试验的三联单克隆抗体（ZMapp），在紧急状态下被批准用于埃博拉出血热患者的治疗，获得较好疗效；恢复期血清治疗曾在小范围内应用，亦似有较好的效果，但和 ZMapp 一样，还有待于在应用时机、不良反应等方面做进一步观察，目前无法推广应用。

十八、埃博拉出血热的护理要点是什么？

（1）隔离：在标准预防的基础上，还应采用接触隔离及空气传播的隔离与预防。

（2）对疑似患者实施单间检疫，有条件者应收住负压病房，严密隔离。接触感染患者的医护工作者，要实行严密的保护措施，对患者的排泄物及污染物品或场所严格彻底消毒。

（3）保证营养供给：给予少渣易消化的半流质饮食，补充足够水分和热量，咽喉疼痛进食困难或体质虚弱者，给予静脉营养支持。

（4）严密观察病情

1）监测体温情况：本病早期有持续高热，如体温＞38.5℃时，密切观察体温变化情况。

2）密切观察意识状态：有无嗜睡、精神错乱及脑膜刺激征，如出现意识障碍时，应专人看护，躁动时应加床档，防止坠床。

3）观察有无恶心、呕吐、腹泻等症状，准确记录患者的出入量，排泄物、呕吐物的颜色、性状和量，防止水、电解质平衡紊乱。

4）观察有无出血征象，如有要准确记录出血量，积极抢救。

5）观察有无肾损伤情况：如血尿、少尿及无尿等。

6）观察有无低血压情况：如提示有出血性休克，立即建立静脉通道，进行抢救。

7）询问患者疼痛情况，明确疼痛的部位、性质、出现的时间。

8）观察皮疹的颜色、性质和发生部位。

（5）对症护理：

1）降温：本病应以物理降温为主，对出血症状明显的患者，尽量避免乙醇擦浴。畏寒明显时加盖棉被，注意保暖。大量出汗患者及时补充液体，防止虚脱。

2）缓解疼痛：对疼痛进行评估，必要时遵医嘱给予镇痛药物。

3）减轻眼部不适：可用生理盐水进行眼部冲洗，及时清除分泌物，必要时应用眼药水，预防感染。

4）保持口腔清洁：早晚用软毛刷牙或口腔护理，进食后及呕吐后及时温开水漱口。

5）咯血、呕血时，应协助患者取半坐卧位，或卧位时头偏向一侧，防止窒息。

6）纠正休克：出现休克时迅速建立静脉通道，给予吸氧，遵医嘱输入扩容性药物，快速扩容时，注意观察心功能，避免发生急性肺水肿，维持好酸碱和水电解质平衡。

7）出现皮疹时勿抓挠，保持皮肤清洁，用清水冲洗皮肤，不宜使用刺激性清洗剂。

（6）心理护理：进行埃博拉相关知识宣教，帮助患者重树战胜疾病信心。

十九、埃博拉出血热的预防控制措施是什么？

目前埃博拉出血热尚没有疫苗可以预防，隔离控制传染源和加强个人防护是防控埃博拉出血热的关键措施。

（1）病例和接触者管理：一旦发现可疑病例，应采取严格的隔离措施，以控制传染源，防止疫情扩散。

1）密切接触者是指患者发病后，可能接触其血液、分泌物、排泄物等的人员，如陪护、救治、转运患者及尸体处理等人员。对密切接触者进行追踪和医学观察。医学观察期间一旦出现发热、乏力、咽痛等临床症状时，要立即进行隔离，并采集标本进行检测。

2）患者死亡后，应尽量减少尸体的搬运和转运。尸体应消毒后用密封防漏物品包裹，及时焚烧或按相关规定处理。需作尸体解剖时，应按《传染病病人或疑似传染病病人尸体解剖查验规定》执行。

（2）医院内感染控制：按照《医院感染管理规范》的要求做好院内感染控制。

1）加强个人防护：在标准防护的基础上，要做好接触防护和呼吸道防护。

2）对患者的分泌物、排泄物及其污染物品均严格消毒。患者的分泌物、排泄物需严格消毒，可采用化学方法处理。具有传染性的医疗污物（污染的针头、注射器等）可用焚烧或高压蒸汽消毒处理。人的皮肤暴露于可疑埃博拉出血热患者的体液、分泌物或排泄物时，应立即用清水或肥皂水彻底清洗，或用 0.5% 碘伏消毒液、75% 乙醇洗必泰溶液擦拭消毒，使用清水或肥皂水彻底清洗；黏膜应用大量清水冲洗或 0.05% 碘伏冲洗。

3）加强实验室生物安全：所有涉及埃博拉病毒的实验活动应严格按照我国实验室生物安全有关规定执行。采集标本应做好个人防护。标本应置于符合国际民航组织规定的 A 类包装运输材料之中，按照《可感染人类的高致病性病原微生物菌（毒）种或样本运输管理规定》要求运输至具有从事埃博拉病毒相关实验活动资质的实验室。开展相关实验活动的实验室应有相应的生物安全级别和实验活动资质。相应实验活动所需生物安全实验室级别应符合《人间传染的病原微生物名录》的规定，病毒培养在 BSL-4 实验室、动物感染实验在 ABSL-4 实验室、未经培养的感染材料的操作在 BSL-3 实验室、灭活材料的操作在 BSL-2 实验室、无感染性材料的操作在 BSL-1 实验室中进行。

4）流行病学调查：主要包括调查病例在发病期间的活动史、搜索密切接触者和共同暴露者，寻找感染来源。

5）开展公众宣传教育，做好风险沟通：积极宣传埃博拉出血热的防治知识，提高公众自我防护意识。及时回应社会关切。

二十、埃博拉出血热的个人防护措施有哪些？

接触或可能接触埃博拉出血热留观、疑似或确诊病例及其污染环境的所有人员均应做好个人防护，具体措施包括：

（1）手卫生：所有人员日常工作中均应加强手卫生措施，进入污染区域戴手套和穿个人防护装备前，对患者进行无菌操作前，有可能接触患者血液、体液及其污染物品之后，离开污染区域、脱去个人防护装备后均应执行手卫生措施。

（2）手部防护：进入污染区域、进行诊疗活动和实验室操作时，至少需佩戴一层一次性使用医用橡胶检查手套（以下简称一次性手套），搬运有症状患者和尸体、进行环境清洁消毒或医疗废物处理时，加戴长袖橡胶手套，在接触不同患者、手套污染严重或手套破损时及时更换并进行手卫生。

（3）面部和呼吸道防护：进入污染区域时，至少佩戴医用外科口罩。与患者近距离（1m 以内）接触，或进行可能产生气溶胶、液体喷溅的操作时，呼吸道有被血液、体液、分泌物、排泄物及气溶胶等污染的风险，应戴 N95 级别或以上的医用防护口罩，每次佩戴前应做密合性检查；眼睛、眼结膜及面部有被血液、体液、分泌物、排泄物及气溶胶等污染的风险时，应戴防护眼罩或防护面屏。

（4）皮肤防护：预计接触患者产生的血液、体液、分泌物、排泄物及气溶胶飞沫时需穿医用一次性防护服，在接触大量血液、体液、呕吐物、排泄物时应加穿防水围裙。

（5）足部防护：进入污染区域时，穿覆盖足部的密闭式防穿刺鞋（以下简称工作鞋）和一次性防水靴套，若环境中有大量血液、体液、呕吐物、排泄物时应穿长筒胶靴。

二十一、埃博拉出血热的医学观察期限是多长？

埃博拉出血热的医学观察期限为自最后一次暴露之日起 21 天。

二十二、埃博拉出血热的消毒液配制浓度要求是什么？

埃博拉出血热使用含氯消毒片配制消毒液。消毒空气、物体表面时，消毒液浓度为 5000mg/L。消毒患者的血液、体液、呕吐物及排泄物等时，消毒液浓度为 5000mg/L。消毒手部皮肤时，消毒液浓度为 500mg/L。

第六节 黄 热 病

一、什么是黄热病？

黄热病（yellow fever）是一种由黄热病毒引起，主要通过伊蚊叮咬传播的急性传染病。临床以高热、头痛、黄疸、蛋白尿、相对缓脉和出血等为主要表现。本病在非洲和南美洲的热带地区流行。由于黄热病的死亡率高及传染性强，已纳入世界卫生组织规定之检疫传染病之一。

二、黄热病毒的病原学特点是什么？

黄热病毒（yellow fever virus）为单股正链 RNA 病毒，属于黄病毒科（flaviviridae）黄病毒属（flavivirus）。病毒颗粒呈球形，直径为 40～60 nm，外有脂质包膜，表面有棘突，基因组长度约为 11 kb。

黄热病毒只有一个血清型，根据 prM、E 和 3UTR 核普酸序列的差异分为多个基因型。

黄热病毒可与黄病毒科其他成员如登革病毒、西尼罗病毒、圣路易脑炎病毒、寨卡病毒等产生交叉血清学反应。

三、黄热病毒的抵抗力如何？

黄热病毒抵抗力弱，不耐酸，不耐热。60℃ 30min 可灭活，70%乙醇、1%次氯酸钠、脂溶剂、过氧乙酸等消毒剂及紫外线照射均可灭活。但在血中能于 4℃保存 1 个月，在 50%甘油中于 0℃下可存活数月，于-70℃或冷冻干燥条件下可保持活力数年。

四、黄热病的发病机制是什么？

黄热病的发病机制尚不明确。病毒可在叮咬部位复制，通过淋巴和血液扩散至其他器官和组织，并在其中不断繁殖，然后释放入血，引起病毒血症，主要侵入肝脏、脾脏、心脏、骨髓和横纹肌等。靶器官损害可能为病毒直接作用所致。肝脏是主要靶器官，患者由于肝脏受损而出现血清转氨酶、胆红素升高和凝血酶原时间延长等，同时可见肾脏、心脏等受累。肝脏和脾脏的巨噬细胞产生的 TNF 等细胞因子、氧自由基堆积、内皮细胞损伤、微血栓形成和弥散性血管内凝血（DIC）是多脏器损害和休克的可能原因。出血可能是由于血小板减少、维生素 K 依赖的凝血因子在肝脏合成减少和 DIC 等原因引发。

五、黄热病的传染源是什么？

按照传播方式，黄热病主要分为城市型和丛林型。城市型的主要传染源为患者和隐性感染者，特别是发病 5 天以内的患者，以"人-埃及伊蚊-人"的方式循环。丛林型的主要传染源为猴及其他非人灵长类动物，以"猴-非洲伊蚊或趋血蚊属等-猴"的方式循环，人因进入丛林被蚊叮咬而感染。蚊叮咬感染病毒的人或非人灵长动物后，经 8～12 天可具传染性。受感染的蚊可终生携带病毒，并可经卵传代。

六、黄热病的传播途径是什么？

黄热病主要经蚊叮咬传播。城市型黄热病传播媒介主要是埃及伊蚊。丛林型的媒介蚊种比较复杂，包括非洲伊蚊、辛普森伊蚊、趋血蚊属、煞蚊属等。

七、黄热病的人群易感性如何？

人对黄热病毒普遍易感。感染或接种疫苗可获得持久免疫力。

八、黄热病的流行特征是什么？

（1）地区分布：主要流行于非洲和中南美洲热带地区。

（2）季节分布：在流行地区全年均可发病，蚊媒活跃季节高发。

九、黄热病的潜伏期是多长?

黄热病潜伏期通常为 3~6 天,也可长达 10 天。

十、人感染黄热病后典型临床表现分为几期?

人感染黄热病毒后大多数无症状或轻症感染,典型病例临床过程可分为 4 期:感染期、缓解期、中毒期和恢复期。

十一、人感染黄热病后临床表现是什么?

(1)感染期:此期为病毒血症期,持续 3~5 天。急性起病,寒战、发热(可达 39~41℃)、全身不适、头痛、畏光、腰骶部和下肢疼痛(特别是膝关节)、肌痛、厌食、恶心、呕吐、烦躁、易怒、头晕等,但症状无特异性。体格检查可有相对缓脉,皮肤、结膜和牙龈充血,特征性舌苔改变(舌边尖红伴白苔),肝大和上腹压痛。

(2)缓解期:发病 3~5 天后,患者进入缓解期,体温下降,症状减轻。大多数患者开始恢复,但约 15%的患者在 48 小时之内病情再次加重,进入第三期(中毒期)。

(3)中毒期(肝肾损害期):此期特点是病情再次加重,出现多器官功能损伤表现,常累及肝脏、肾脏和血液系统等。临床表现为体温再次升高,黄疸逐渐加重,频繁呕吐,上腹痛,可出现多部位出血,如皮肤瘀点、瘀斑、鼻衄、黏膜出血,甚至腔道大出血、休克。肾功能异常,蛋白尿、血尿,尿量减少,甚至无尿。心电图可见 ST-T 异常,少数可出现急性心脏增大。神经系统表现为躁动、谵妄、昏迷,脑脊液检查压力明显增高,蛋白升高但白细胞升高不明显。进入中毒期的患者约有 50%死亡。

(4)恢复期:恢复期可持续 2~4 周。体温下降至正常,症状逐步消失,器官功能逐步恢复正常。但疲乏症状可持续数周。黄疸和转氨酶升高可持续数月。有报道患者可在恢复期死亡,多死于心律失常。

十二、黄热病的实验室检查结果如何?

(1)一般检查:

1)血常规:外周血白细胞减少,中性粒细胞比例降低,血小板下降。

2)尿常规:出现蛋白尿,并有颗粒管型及红细胞。

3)粪便检查:大便隐血试验可阳性。

4)生化检查:血清转氨酶升高早于胆红素,门冬氨酸氨基转移酶(AST)升高程度高于丙氨酸转移酶(ALT),可达 20 000U/L 以上。血清胆红素也可明显升高,可达 255~340μmol/L。还可见血氨升高、血糖降低等。

5)凝血功能检查:凝血酶原时间延长、凝血酶原活动度下降、凝血因子(Ⅱ、Ⅴ、Ⅶ、Ⅸ和Ⅹ)下降。部分病例出现弥散性血管内凝血(DIC)相应凝血功能异常。

6)肾功能检查:血肌酐水平升高。

7)心肌损伤标志物检查:心肌损害时血肌钙蛋白明显升高。

8)其他生化检查:肌红蛋白、血淀粉酶、脂肪酶、尿淀粉酶也可明显升高。

(2)血清学检查:

1)血清特异性 IgM 抗体:采用 ELISA、免疫荧光等方法检测,捕获法检测 IgM 抗体的结果较为可靠。一般发病后第 5~7 天可检出 IgM 抗体,可持续数年。

2)血清特异性 IgG 抗体:采用 ELISA、免疫荧光抗体测定(IFA)、免疫层析等方法检测。黄热病毒抗体与其他黄病毒属的登革病毒、寨卡病毒和西尼罗病毒抗体等有较强的交叉反应,易于产生假阳性,在诊断时应注意鉴别。

(3)病原学检查:

1)核酸检测:应用 RT-PCR 等核酸扩增技术检测血液、尿液及其他体液标本黄热病毒 RNA,

可用于疾病早期诊断。

2）病毒分离：发病后 5 天内患者血液或死亡病例的组织标本可用于病毒分离。可用新生乳鼠脑内接种或 Vero 细胞和 C6/36 细胞等敏感细胞，在 BSL-3 实验室培养分离病毒。

3）抗原检测：使用免疫组化方法检测组织标本中的病毒抗原；采用 ELISA 方法检测血液等标本中的病毒抗原。

十三、黄热病的诊断标准是什么？

（1）疑似病例：符合流行病学史且有相应临床表现。

1）流行病学史发病前 14 天内有在黄热病流行地区居住或旅行史。

2）临床表现难以用其他原因解释的发热、黄疸、肝肾功能损害或出血等。

（2）临床诊断病例：疑似病例且黄热病毒 IgM 抗体检测阳性。

（3）确诊病例：疑似病例或临床诊断病例经实验室检测符合下列情形之一者：

1）黄热病毒核酸检测阳性。

2）分离出黄热病毒。

3）恢复期血清黄热病毒抗体滴度较急性期呈 4 倍及以上升高，同时排除登革热、寨卡病毒等其他常见黄病毒感染。

十四、黄热病如何治疗？

本病无特效抗病毒药物治疗，主要为对症支持治疗。

（1）一般治疗：急性期患者应卧床休息直至完全恢复，采取有效防蚊隔离措施。密切观察病情变化，监测生命体征。有频繁呕吐、消化道出血时应禁食、静脉补液，维持水、电解质及酸碱平衡。

（2）对症和支持治疗：高热时予物理降温，必要时予小剂量解热止痛剂，如对乙酸氨基酚，成人用法为 250～500mg/次、每日 3～4 次，儿童用法为 10～15mg/（kg·次），可间隔 4～6 小时 1 次，24 小时内不超过 4 次。禁用阿司匹林，因可诱发或加重出血；频繁呕吐可口服或肌注甲氧氯普胺；有继发细菌感染或并发疟疾者给予合适的抗生素或抗疟药；肝功能损害时，予保肝、降酶、退黄治疗，补充维生素 K 促进凝血因子合成，严重出血时补充凝血因子、血小板、新鲜血浆等，必要时输注红细胞；急性肾损伤时，必要时可予肾脏替代治疗；上消化道出血时可予质子泵抑制剂、凝血酶等治疗；心肌损害者可试用肾上腺皮质激素；出现脑水肿时，予渗透性利尿剂（3%高渗盐水或者 20%甘露醇）脱水治疗。

十五、黄热病的护理要点是什么？

（1）隔离：在标准预防的基础上，还应采用生物媒介的隔离与预防。

（2）患者住隔离病房，保持环境清洁、空气新鲜，空气净化器开启 2 次/天、地面、物体表面等用含有效氯 2000mg/L 消毒剂擦拭 2 次/天，患者以卧床休息为主，严格限制探视。

（3）保证营养供给：鼓励患者少量多餐，予高热量、高蛋白、高维生素、易消化的饮食，避免摄入过咸、过甜、过辣的刺激性食物。剧烈呕吐不能进食者通过静脉输液给予纠正，口服补液时应少量多次以免引起恶心呕吐，口服未纠正时加用静脉输液以恢复和维持机体的液体平衡状态。

（4）病情观察：密切监测生命体征直至稳定，高热时要注意监测体温，1～2 小时 1 次；血容量不足可发生心动过速、呼吸急促、血压降低，持续呕吐大量胃液丢失会发生代谢性碱中毒，患者呼吸可浅、慢；准确记录患者的出入量，观察失水征象及呕吐的特点，记录呕吐的次数，呕吐物的颜色、性质、量和气味；观察患者有无出血征象，如牙龈出血、鼻衄、皮肤瘀点瘀斑、呕血和便血等，采用软毛刷刷牙，避免磕碰、延长注射后局部按压时间，防止皮下出血；观察和记录患者疼痛的部位、性质、程度、开始时间、持续时间及缓解方式等。

（5）对症护理

1）降温：保持室温在 26～28℃，采用物理降温如头枕冰帽、在全身大血管处置冰袋，但要防止冻伤，还可采用 25%～50% 乙醇擦浴或冰盐水灌肠。必要时采用药物降温，如口服新癀片，吲哚美辛栓纳肛等。降温期间注意观察患者出汗情况，勤监测体温，维持水电解质平衡，出现异常随时报告医生处理。

2）缓解疼痛：保持环境安静，控制噪音，避免不良刺激，取舒适体位，对剧烈疼痛进行药物镇痛，并观察用药后反应。

3）减少瘙痒：皮肤黄疸时减少洗澡次数，选用中性温和浴液，水温不宜过热，内衣柔软、棉质，局部瘙痒时，防止抓挠。

4）保持口腔清洁：早晚刷牙或口腔护理，观察口腔黏膜情况，每次进食后给予温开水漱口，保持口腔湿润，预防口腔炎发生。

5）保持肛周皮肤清洁：腹泻和便血患者便后用温水冲洗干净，软纸擦干，减少对肛周皮肤刺激，必要时局部涂抹鞣酸软膏或皮肤保护膜，防止红臀。

6）呕血的护理：大出血时患者绝对卧床休息，呕吐时头偏向一侧防止窒息或误吸，必要时使用负压吸引器清除气道内的分泌物，保持呼吸道通畅给氧。配合医生迅速、准确、及时地输血、输液、各种止血治疗及用药等抢救措施，准备好急救用品，疑有休克时留置导尿管，保证每小时尿量大于 30ml。

（6）心理护理：富有同情心，用语言、行动感化患者，消除他们的紧张、焦虑、恐怖等不良情绪。

十六、黄热病患者的出院标准是什么？

综合评价住院患者病情转归情况以决定出院时间。建议出院时应符合以下条件：

（1）体温正常，临床症状缓解。

（2）血液核酸连续检测 2 次阴性（间隔 24 小时以上）。

（3）不具备核酸检测条件者，病程不少于 10 天。

十七、黄热病患者的预后如何？

轻症患者一般顺利恢复，不留后遗症。重症患者的病死率随每次流行而异，受种族、年龄、其他乙组虫媒病毒引起的免疫状态等多因素影响，可达 30%～50%。

十八、黄热病的预防措施是什么？

（1）控制传染源：对疑似、临床诊断和确诊病例应采取有效防蚊隔离措施。对来自黄热病疫区人员实施卫生检疫。由于我国已经发现输入性病例，所以黄热病的预防应加强边境检疫，对于来自疫区的人员必须出示有效的预防接种证书，以防止该病传入我国。对来自黄热病流行区的人员开展体温检测、医学巡查、流行病学调查和医学检查，重点关注有发热、黄疸等症状人员。

（2）切断传播途径：防蚊灭蚊是本病的重要防控措施。

（3）保护易感人群：前往黄热病流行区人员应在出发前至少 10 天接种黄热病疫苗，同时采取个人防蚊措施。17D 黄热病减毒活疫苗。一次皮内接种 0.5ml，7～9 天即可产生有效的免疫力并可持续达 10 年以上。在进入疫区、已知或预测有黄热病疫情活动的区域，对 9 个月以上的儿童应常规进行预防接种。但不宜用于 4 个月以下的婴儿，因接种后发生神经系统的并发症几乎均为小于 4 个月的婴儿。

第七节 朊病毒病

一、什么是朊病毒病？

朊是蛋白质的旧称，朊病毒就是蛋白质病毒，朊病毒又称蛋白质侵染因子、朊粒或感染性蛋白质。朊病毒的主要成分是蛋白酶抗性蛋白（proteinaseresistantprotein，PrP），不含核酸，可引起传染性海绵状脑病（transmissible spongiform encephalopathies，TSE）。TSE 是一类累及人类和动物中枢神经系统的退行性脑病，其潜伏期长，致死率达100%。

二、朊病毒病一共有几类？

目前人类认识的有5种朊病毒病：库鲁病（Kuru）、克雅病（Creutzfeldt-Jakob disease，CJD）、新型克雅病（new variant Creutzfeldt-Jakob disease，vCJD）、格斯特曼综合征（Gerstmann-Scheinker syndrome，GSS）和致死性家族性失眠症（fatal familial insomnia，FFI）。牛海绵状脑病（Bovine spongiform encephalopathy，BSE）俗称"疯牛病"，是动物感染朊病毒后发生的一种疾病，其与人vCJD的联系使得这一病原体引起广泛的社会关注。

三、朊病毒的病毒特征是什么？

朊病毒与常规病毒一样，有可滤过性、传染性、致病性、对宿主范围的特异性，但它比已知的最小的常规病毒还小得多（为30～50nm）；电镜下观察不到病毒粒子的结构，且不呈现免疫效应，不诱发干扰素产生，也不受干扰作用。朊病毒对人类最大的威胁是可以导致人类和家畜患中枢神经系统退化性病变，最终不治而亡。因此世界卫生组织将朊病毒病和艾滋病并立为世纪之最危害人体健康的顽疾。

四、朊病毒病的发病机制是什么？

通过不断聚合，形成自聚集纤维，然后在中枢神经细胞中堆积，最终破坏神经细胞。根据脑部受破坏的区域不同，发病的症状也不同，如果感染小脑，则会引起运动功能的损害，导致共济失调；如果感染大脑皮质，则会引起记忆下降。变异性克雅氏病的致死率较高。

人朊病毒病的主要脑组织病理学特点有：①海绵状改变；②神经元丢失（尤其是皮层Ⅲ～Ⅴ层）而无炎症；③异常朊病毒蛋白聚集。

五、朊病毒病的传染源是什么？

感染朊病毒的人和动物均可成为传染源。

六、朊病毒病的传播途径是什么？

（1）消化道传播：人和动物都可通过进食含有朊病毒的宿主组织或加工物而感染。例如，健康牛吃了含有朊病毒的病畜内脏饲料感染疯牛病；人通过进食库鲁病患者的内脏或脑组织感染库鲁病；人因进食疯牛病牛肉而感染新型克雅病。

（2）医源性传播：脑外科患者由于使用克雅病患者污染的手术器械而感染克雅病；器官移植患者因接受克雅病患者的器官感染克雅病；其他还可通过使用受朊病毒污染的垂体激素、生长激素或促性腺激素而感染克雅病。

七、朊病毒病的人群易感性如何？

朊病毒病普遍易感，感染朊病毒后不能产生保护性抗体。

八、几种朊病毒病的流行特征是什么？

（1）库鲁病：是第一种被发现并详细研究的传染性神经退行性变疾病，也是人朊病毒病研究的模型。Kuru曾流行于巴布亚新几内亚的原始部落，当地有一种奇特的习俗，即食用已故亲人的脑组织以示对死者的尊敬。一般认为Kuru正是通过这种食人习俗在人间传播的。19世纪50年代这种习俗被禁止后，Kuru一度销声匿迹；对巴布亚新几内亚的强化监视系统在1996年7月和2004年6月发现了11例新发的Kuru，提示一些病例的潜伏期可长达5余年之久。

（2）格斯特曼综合征：是一种少见的人朊病毒病，发病率为每年（1～10）例/1亿人。好发年龄集中于中年（平均年龄43～48岁），老年病例也可见报道。

（3）致死性家族性失眠症：最早发现于意大利家庭，目前全世界均有报道。FFI是一种迅速致死性的疾病，平均病程13个月，多见于中年人（平均年龄35～61岁）。

（4）克雅病：是常见的人朊病毒病，包括散发性（sCJD）、家族性（fCJD）、医源性（iCJD）

和新型 CJD（vCJD）。绝大部分（85%～95%）CJD 病例是散发性，其余 5%～15%是 fCJD，而 iCJD 病例不足 1%世界范围内散发 CJD 发病率为每年 1 例/1 百万人。平均发病年龄是 57～62 岁，少数年轻或 80 岁以上病例也有报道。

（5）新型克雅病：1996 年，因为与牛海绵状脑病（BSE）有关，vCJD 的相关报道很快引起全社会对人朊病毒病的广泛关注。至 2005 年 4 月为止，全球共报道 165 例 vCJD，其中 155 例来自英联邦，7 例来自法国，爱尔兰、意大利、加拿大和美国各 1 例。除了意大利的 25 岁女患者并没有到过英联邦或其他已知发生 BSE 的国家，其他病例都是出生于已知发生 BSE 的国家。vCJD 的发病率尚无一致的统计结果。

九、朊病毒病的临床表现是什么？

（1）库鲁病：与其他朊病毒病如 CJD 不同，Kuru 有较清晰的临床分期。早期或行走期的特征症状有颤抖、共济失调和姿势不稳。随着颤抖和共济失调的进展，患者逐渐失去行走能力，进入久坐期。非随意运动包括肌阵挛、舞蹈手足徐动症和肌束颤也在该期出现。痴呆症状起初表现为思维缓慢，在疾病后期出现。患者可能表现为对自己的疾病漠不关心。前皮质释放症状、小脑型言语障碍和无法起床标志着疾病的终末期。起病后 9～24 个月内患者通常因为合并肺炎而死亡。

（2）格斯特曼综合征：特征是小脑退行性变症状伴有不同程度的痴呆。一般 5 年左右发展至死亡。小脑性症状包括动作笨拙、动作失调和共济失调步态。感觉迟钝、反射减退、下肢近端肌肉无力也常是早期症状。GSS 一般无肌阵挛表现。由于家族和个体的差异，患者是否出现痴呆及痴呆的程度也不一样。

（3）致死性家族性失眠症：患者出现进行性的失眠，失去正常生理节律的睡眠模式，在清醒时可以表现为"白日梦"状态。智力和行为改变包括注意力不集中、记忆力下降、神经错乱和幻觉。明显的痴呆症状很少见。随着病情进展，患者可出现运动障碍如肌阵挛、共济失调和强直。FFI 是朊病毒病中唯一可出现家族性自主神经异常和内分泌失调的疾病。家族性自主神经异常可包括多汗、体温过高、心动过速和高血压。内分泌失调包括促肾上腺皮质激素分泌下降、糖皮质激素分泌增多、生长激素、褪黑激素和催乳激素分泌失去正常昼夜变化规律。

（4）克雅病：快速进行性智力退化和肌阵挛是 sCJD 最重要的两个临床特征。根据反映主要受累脑组织部位的神经病理表现，CJD 可以分成许多亚型。主要包括视觉的、小脑的、视丘的和纹状体的特征。快速进行性智力退化可表现为痴呆、行为异常和糖皮质激素功能过度增高引起的缺陷。注意力、记忆力和判断力障碍是常见的早期症状。情绪改变如情感淡漠和抑郁比较普遍；欣快、情绪不稳及忧虑则较少见。睡眠障碍也较普遍，主要表现为睡眠过度，也可以表现为失眠。随着疾病发展，痴呆成为绝大部分患者的主要症状并迅速进展，往往一年内死亡。肌阵挛，尤其是受惊易诱发，可在超过 90%患者的病程某一阶段出现，但在疾病早期或晚期如痴呆症状较明显时，无肌阵挛。约 2/3 的患者出现椎体外束症状如运动功能减退和小脑性症状如眼球震颤，共济失调。

（5）新型克雅病：vCJD 与典型 sCJD 的区别有：①出现症状的年龄较轻；②疾病进展较慢；③临床表现和病程不同；④神经病理改变不同。虽然两者都是致死性疾病，但 vCJD 的平均病程比 sCJD 长，两者分别是 14 个月和 4～5 个月。与 sCJD 不同，vCJD 患者常有感觉障碍和精神症状。感染异常包括感觉迟钝和脸、手、足甚至半侧肢体痛觉减退。在疾病发展最慢的患者，精神症状和感觉异常可存在于较长的前驱期。一旦出现神经系统症状（通常是共济失调），疾病就迅速进展，常可出现认知障碍、非随意运动、运动减少、无反应、缄默等症状。

十、朊病毒病的实验室检查的结果如何？

（1）脑脊液（CSF）：常规和生化检查基本正常：无细胞数增多，葡萄糖含量正常，约 40%患者 CSF 蛋白可有轻微升高。一种异常蛋白——14-3-3 蛋白已成为 sCJD 敏感性和特异性均较好的诊断指标。

（2）脑电图（EEG）：可作为 CJD 诊断提供较可靠的依据。绝大部分 sCJD 患者病程中可出现一种特异性 EEG 波形——周期性同步二或三相尖锐符合波。波形特点是：严格的周期性脑电位，长度为 100～600ms，间歇 500～2000ms；允许有泛平或侧向波形；要排除半周期性电活动，必须有连续 5 个间歇的长度差异<500ms。其他朊病毒病的 EEG 也有异常，但缺乏特异性。

（3）影像学：头颅 MRI 可见局灶性信号增强，与病变部位有关。DWI 在显示病灶方面优于常规 MRI。头颅 CT 一般无明显异常，诊断意义不是很大，但可以排除某些其他疾病。

（4）组织病理学：尸检或活检脑组织切片观察，可发现空泡、淀粉样斑块、胶质细胞增生、神经元丢失等。

（5）免疫组织化学：通过免疫组化染色检查脑组织抗蛋白酶 PrPSc 的存在，目前被认为是诊断朊病毒病的金标准。

（6）分子生物学：患者外周血白细胞提取 DNA 来对 PrP 进行分子遗传学分析，通过检测 PRNP 基因突变，可以用来诊断家族朊病毒病。

十一、朊病毒病的诊断标准是什么?

WHO 对于散发性 CJD 的确诊标准是需要符合 4 项临床特征：①进行性痴呆；②肌阵挛，视觉或小脑性障碍，锥体束或锥体外束功能障碍，运动不能或缄默；③病程中典型的 EEG 改变，和（或）2 年内死亡并且 CSF 中 14-3-3 蛋白阳性；④常规检查未提示其他诊断。

但除了此 4 项特征全部符合外，还需要以下神经病理学指标 5 项中的 1 项符合：①神经元丢失，胶质细胞增生，海绵状退行性病，或脑组织免疫组化 PrPSc 阳性斑块；②预先用蛋白激酶 K 处理（消除正常 PrPC 反应）后，染色可见 PrPSc 阳性；③预先用蛋白激酶处理后，脑组织行组织印迹见 PrPSc 阳性；④患者脑组织注射到实验动物后可引起特征性神经退行性疾病；⑤检测到 PRNP 基因突变的存在。

十二、朊病毒病的预后如何?

朊病毒病的预后极差，目前对朊病毒病缺乏有效治疗，此类疾病毫无例外均为致死性。

十三、朊病毒病应如何治疗?

针对朊病毒病目前尚无有效治疗，也没有特效药物，主要措施为支持治疗。有关金刚烷胺、阿糖腺苷等可以稳定或改善病情的个别报道，尚待进一步证实。新药研究的方向为针对朊病毒病的发病机制，有潜力的药物作用靶位包括 PrPC 向 PrPSc 的转化过程、PrPSc 结合至 PrPC 的过程、蛋白 X 结合位点及运输 PrPSc 至神经系统的步骤等。

十四、朊病毒病的护理要点是什么?

（1）基础护理：患者迅速发展为智能障碍，因此需及时对患者的意识和精神症状进行观察和评估，予以相应的护理，对不能自理者给予完全生活护理，满足基本需求。专人看护，加床档，以免发生摔倒、坠床等意外。肌阵挛、肌强直发作时要做好床旁保护，禁约束，防骨折、牵拉伤等发生。予以适当轻柔按摩，缓解肌肉紧张。保持病室安静，护理操作尽量集中进行，避免声、光刺激，操作应轻、柔、慢。

（2）呼吸道护理：患者长期卧床，呼吸运动减弱，大量呼吸道分泌物不易排出，有肺部感染，密切观察呼吸情况，正确判断血氧饱和度、血生化、血气分析变化，按需吸痰，予以翻身拍背，每日至少 2 次，每次 0.5 小时左右，予以生理盐水+氨溴索雾化吸入两次，吸痰前每次拍背翻身，吸痰后雾化吸入，雾化吸入后再吸痰，患者出院时肺部感染得到控制。

（3）肢体功能锻炼：肢体放于功能位，护士每日进行肢体被动功能锻炼，按摩患侧肢体，帮助患者瘫痪的肢体进行伸曲活动，用温水泡脚，促进血液循环，防止卜肌肉萎缩、关节畸形。肢体被动运动从小到大，循序渐进进行。

（4）鼻饲及并发症的护理本病进展迅速，患者出现吞咽困难后很快不能进食，必须留置胃管予以鼻饲流食，确保入量能满足机体所需。鼻饲患者做好鼻饲护理，妥善固定导管，和家属沟通后使用约束带，认真记录每日入量，每 2 小时鼻饲流食一次，每次 150～200ml，鼻饲速度宜慢，鼻饲前床头抬高 20°～30°，鼻饲后保持此体位 30min，每日口腔护理 2 次。

（5）皮肤护理：放置翻身卡，2 小时协助翻身 1 次，放置气垫床，两腿之间垫软枕，骨突处喷赛肤润，动作应轻、柔、慢。及时拭去汗液，保持床单位及衣服干燥。

（6）留置尿管护理：保持尿道口清洁，每日用碘伏棉球擦拭尿道口及周围皮肤 2 次，定时更换集尿袋，严格无菌操作，帮助患者翻身时注意尿袋不能高于患者身体，以免发生逆行感染，定期观察尿液的颜色量，两次喂食间多喂温开水，通过增加尿量达到冲洗尿道的目的，减少发生尿道感染的可能。

（7）家属心理护理：由于患者病情重，家庭经济负担重，家属对病情不了解，情绪焦躁，有发生医疗纠纷的可能。因此，对家属的心理护理格外的重要，由高年资护士管理患者，护士长每日查房，给家属讲解患者病情、治疗护理，让家属认识此病的特点、传染性，护理好患者的同时还要保护好自己以防感染。

（8）医源性防护：目前该病仍属于难治愈的致死性疾病，90%病例于病后 1 年内死亡。其致病因子朊蛋白有传染性，且对环境的抵抗力很强。对一般化学消毒剂如乙醇、氯仿、丙酮、过氧化氢、甲醛、戊二醛等均不敏感；对煮沸、紫外线及辐射等物理因子也有抵抗力，用 134～138℃高压蒸汽 1 小时只能减少其传染性，但不能完全灭活，安排单间病房，保持安静，减少各种不良刺激。护理过程中，护理人员做好安全防护，准备隔离衣、手套、护口镜等。床旁备快速手消毒剂，双层无渗漏黄色垃圾袋，患者使用过的注射器、输液器、敷料、纸巾及标本均密闭彻底焚烧，患者的排泄物应焚烧或深埋，以彻底灭活传染性的朊蛋白。接触患者戴橡胶手套，为患者抽血、输液、腰椎穿刺需戴手套、口罩、防护眼罩，尽量避免直接接触患者的血液、体液。各种操作发生意外时用大量流水冲洗，指导家属做好自我防护。接触血液、体液和排泄物均戴手套，防止皮肤黏膜直接接触，必要时进行基因检测，以明确是否有突变的基因并定期复诊。

十五、朊病毒病应该如何预防？

（1）因为朊病毒病目前尚无有效治疗，预防就显得尤为重要。常规用于处理患者血液和体液的预防措施均应遵循。物理方法有延长的高压蒸汽灭菌法（121℃，1kg/cm^2 压力，4.5 小时）可有效使用的化学试剂有 1mol/L NaOH 浸泡（30min，重复 3 遍）或浓缩的（＞3mol/L）异硫氰酸胍溶液均可完全灭活感染因子。需要注意的是不充分的高压蒸汽灭菌法似乎可以诱导热抵抗性的朊病毒亚种，不锈钢仪器即使在 10%甲醛溶液处理后仍可保留传染性。用十二烷基硫酸钠（SDS）、蛋白激酶 K、链霉蛋白酶组合的灭活方法研究已取得一些成功。高频气体等离子技术已成功用于手术器械消毒。含有效氯 0.0165 次氯酸钠溶液处理 2 小时，BSE 脑组织丧失传染性。

（2）朊病毒病患者或任何退行性神经系统疾病患者的器官和组织不得用于器官移植。医务人员，尤其是那些治疗、护理朊病毒病或怀疑有朊病毒病患者的医务人员应该保持皮肤不破损，并严格遵守安全程序，减少该病的传播。

（3）对从有 BSE 的国家进口活牛或牛肉及其制品，必须进行严格和特殊的检疫。禁止用牛羊等反刍动物内脏如脑、脊髓、骨、肉等作为饲料喂养牛。生产生物制品需用牛组织作为原料时，应考虑和了解生产这些材料的国家疯牛病流行情况。

（4）对遗传性朊病毒病家族进行监测，给予遗传咨询和产前 DNA 筛查。

（杨滢 张昕）

参 考 文 献

陈观连，沈丽琼，陈奕奕，等.2016.广东某高校一起诺如病毒感染暴发临床观察及护理.疾病监测与控制杂志，10（3）：182-184.

崔燕萍，于丽莎.2011.现代传染病护理学.北京：人民军医出版社.

国际在线.2015.12.1.中国艾滋病疫情保持低流行态势青年成为防艾工作重点.

李和翠.2013.感染性休克患者的护理.世界最新医学信息文摘，13（12）：488-489.

李兰娟，任红.2014.传染病学.8版.北京：人民卫生出版社.

李梦东，王宇明.2004.实用传染病学.3版.北京：人民卫生出版社，7.

李亚洁，曹秉振，马壮.2009.实用内科危重症监护学.北京：人民卫生出版社.

毛新娟.2013.24例重症病房感染性休克患者的护理,全科护理，3（10）：619.

梅冰.2010.内科急症.北京：科学出版社.

倪秀莹，李少华，夏德全.2016.寨卡病毒研究进展.山东医药，56（26）：105-107.

秦成峰，秦鄂德.2016.人类禽流感的发病机制、临床特征与防控策略.解放军医学杂志，31（1）：81-82.

魏来，李兰娟，侯金林，2014.2014年中国慢性乙型肝炎防治指南（科普版）.北京：人民卫生出版社.

辛绍杰，周先志.2007.现代急症传染病学.北京：人民军医出版社.

新华社.2016.7.20.全球新增艾滋病病毒感染人数缓慢下降.

徐丽华，钱培芬.2011.重症护理学.北京：人民卫生出版社.

尤黎明，吴瑛.2012.内科护理学.5版.北京：人民卫生出版社.

余乐华.2015.1例疑似克雅病患者的护理.当代护士，12：162-163.

张红，朱相格，李宁.2009.1例朊蛋白病患者的护理.中国实用神经疾病杂志，12（23）：91.

赵敏，王传礼，李进.2014.传染病防治技术临床培训教案.北京：军事医学科学出版社.

中国疾病预防与控制中心.埃博拉出血热个人防护指南.2版.

中国疾病预防与控制中心.埃博拉出血热医院感染预防与控制技术指南.

中国疾病预防与控制中心.埃博拉出血热诊疗方案.

中华人民共和国国家卫生和计划生育委员会.2016.黄热病诊疗方案（2016年版）.传染病信息，29（3）：1-4.

中华人民共和国卫生部.2008.艾滋病和艾滋病病毒感染诊断标准.

中华人民共和国卫生部.2009.血源性病原体职业接触防护导则.

中华人民共和国卫生部.2009.医院隔离技术规范.

中华人民共和国卫生部.2011.多重耐药菌医院感染预防与控制技术指南（试行）.

中华人民共和国卫生部.2012.医疗机构消毒技术规范.

中华人民共和国卫生部.2013.性病防治管理办法.

中华人民共和国卫生部.2004.中华人民共和国传染病防治法.

中华医学会肝病学分会，中华医学会感染病学分.丙型病毒性肝炎防治指南（2015年更新版）.

中华医学会肝病学分会，中华医学会感染病学分会.慢性乙型肝炎防治指南（2015年版）.

曾毅，汤洪洋.2016.中东呼吸综合征（MERS）最新研究进展.医学动物防制，32（2）：167-170，174.

钟毅.2013.诺如病毒感染性腹泻的防控及护理.北方药学，10（3）：172-173.

卓斯，刘砂沙，江桂素，等.2016.中国首例输入性中东呼吸综合征患者的护理.中华护理杂志，51（7）：881-883.

Magiorakos A P，Srinivasan A，Carey R B，et al. 2012. Multidrug-resistant，extensively drug-resistant and pandru-resistant bacteria：an international expert proposal for interim standard definitions for acquired resistance. Clin Microbiol　Infect,，18（3）：268-281.

Mlakar J，Korva M，Tul N，et al. 2016. Zika virus associated with microcephaly.N Engl J Med，374（10）：951-958.

WHO. 2016-8-21. Middle East respiratory syndrome coronavirus（MERS-CoV）-Saudi Aria[EB/OL]. http：//who.int/csr/don/ 21-august-2015-mers-saudi-arabia/en/.